Diätetik in der Allergologie

Diätvorschläge, Positionspapiere und Leitlinien zu Nahrungsmittelallergien und anderen Nahrungsmittelunverträglichkeiten

Herausgegeben von
Imke Reese, Christiane Schäfer,
Thomas Werfel und Margitta Worm

4. überarbeitete und erweitere Auflage

Dustri

Dustri-Verlag Dr. Karl Feistle
München – Orlando

Dr. rer. medic. Imke Reese, geb. Ehlers
Diplom-Oecotrophologin
Ernährungsberatung Schwerpunkt Allergologie
Ansprengerstraße 19
80803 München

Prof. Dr. med. Thomas Werfel
Klinik für Dermatologie, Allergologie und Venerologie
Abteilung Immundermatologie und
experimentelle Allergologie
Medizinische Hochschule Hannover
Carl-Neuberg-Str. 1,
30625 Hannover

Dipl. oec. troph. Christiane Schäfer
Allergologische Schwerpunktpraxis
Colonnaden 72
20354 Hamburg

Prof. Dr. med. Margitta Worm
Allergie-Centrum Charité
Klinik für Dermatologie und Allergologie
Charitéplatz 1
10117 Berlin

4. überarbeitete und wesentlich erweiterte Auflage

Satz: Dustri-Verlag Dr. Karl Feistle
Druck: A. Butz, München
Printed in Germany
ISBN 978-3-87185-425-5

Vorwort

Diätetik in der Allergologie: Diätvorschläge, Positionspapiere und Leitlinien zu Nahrungsmittelallergie und anderen Nahrungsmittelunverträglichkeiten

Etwa ein Drittel der deutschsprachigen Bevölkerung leidet unter Nahrungsmittelunverträglichkeiten. Ein Großteil der Beschwerden wird durch nichtallergische Unverträglichkeiten ausgelöst, allen voran die Kohlenhydratmalassimilationen (Laktose, Fructose). Dennoch liegt der Focus des Ringbuches wie gewohnt auf den Nahrungsmittelallergien. Diese kommen zwar deutlich seltener vor als subjektiv wahrgenommen, spielen aber als primäre Allergien insbesondere im Säuglings- und Kleinkindalter eine wichtige Rolle. In diesem Lebensalter sind es maßgeblich Grundnahrungsmittel wie Milcheiweiß, Hühnerei und Weizen, die allergische Reaktionen auslösen. Bei älteren Kindern bzw. Jugendlichen und Erwachsenen treten sekundäre Allergien, vor allem birkenpollenassoziierte Nahrungsmittelallergien, ausgelöst durch Obst und Gemüse, in den Vordergrund. Da das Wissen hinsichtlich dieser Kreuzreaktionen beständig wächst, ist es heute möglich, diagnostische und therapeutische Diäten auf deutlich sicherere Kenntnisse zu stützen. Neu hinzugekommen ist in der 4. Auflage ein Diätvorschlag zur weizenabhängigen anstrengungsinduzierten Anaphylaxie.

Darüber hinaus sind pseudoallergische Reaktionen auf natürliche aromatische Nahrungsmittel sowie Farb- und Konservierungsstoffe bei bestimmten Krankheitsbildern beschrieben. In seltenen Fällen kann eine orale Nickelaufnahme ein allergisches Kontaktekzem auslösen. Häufig, jedoch klinisch eher selten, wird oral aufgenommenes Histamin als Auslöser von Unverträglichkeitsreaktionen vermutet.

Bei Verdacht auf eine vorliegende Nahrungsmittelallergie gilt es durch eine fundierte Diagnostik den Nachweis zu erbringen bzw. zu differenzieren, um welchen Auslöser und damit um welches Krankheitsbild es sich bei den Beschwerden handelt. Nur eine sorgfältige Diagnosestellung ermöglicht die Einleitung einer sinnvollen Therapie. Eine gute Zusammenarbeit zwischen Allergologen und spezialisierten Ernährungsfachkräften bewährt sich sowohl für die Diagnostik als auch die therapeutische Betreuung der Patienten.

Das Ringbuch „Diätetik in der Allergologie: Diätvorschläge, Positionspapiere und Leitlinien zur Nahrungsmittelallergie und anderen Nahrungsmittelunverträglichkeiten", das hier in der 4. Auflage vorgelegt wird, liefert eine wichtige Grundlage sowohl für die Diagnostik als auch für die effiziente therapeutische Beratung der Patienten. Der Einsatz ist bei allergologisch orientierten Ärzten und Ernährungsfachkräften nicht mehr wegzudenken.

Um diesem Anspruch auch weiterhin gerecht zu werden, wurde die aktuelle Ausgabe des Ringbuchs von Grund auf überarbeitet, Diätvorschläge ergänzt bzw. auf den neuesten Stand gebracht und die Positionspapiere und Leitlinien aktualisiert.

Arbeitskreis Diätetik in der Allergologie

Das Herausgeber-Team wurde in der aktuellen Ausgabe um Frau Prof. Margitta Worm, der derzeitigen Leiterin der Arbeitsgruppe Nahrungsmittelallergie der DGAKI, und Frau Christiane Schäfer aufgrund ihres Einsatzes bei der Aktualisierung und Überarbeitung des Ringbuchs erweitert.
Wir bedanken uns bei allen Mitgliedern des Arbeitskreises „Diätetik in der Allergologie" und der Arbeitsgruppe Nahrungsmittelallergie der DGAKI, die uns durch ihre konstruktive Mitarbeit geholfen haben, das Ringbuch in der jetzigen Form zu realisieren, und wünsche allen Lesern, dass ihnen das Ringbuch auch weiterhin eine gute Basis für die tägliche Arbeit mit den Patienten bietet.

Mai 2013

Imke Reese, München, Christiane Schäfer, Hamburg, Thomas Werfel, Hannover und Margitta Worm, Berlin

Inhalt

Positionspapiere und Leitlinien

Einführung

Eliminationsdiäten bei Nahrungsmittelallergie und anderen Unverträglichkeitsreaktionen

Eliminations- oder Auslassdiäten spielen in der Diagnostik und Therapie von Unverträglichkeitsreaktionen auf Nahrungsmittel eine zentrale Rolle [16a, 20c, 33, 47]. Unabhängig davon, ob es sich um ein allergisches Geschehen, eine Pseudoallergie oder um eine oral provozierbare Kontaktsensibilisierung handelt, beruht die Diagnostik in einem wesentlichen Punkt auf einer Eliminationsdiät [6, 7, 8, 21, 29, 43, 51]. Allergien auf (Grund-)Nahrungsmittel, pollenassoziierte Nahrungsmittelallergien und die latexassoziierte Nahrungsmittelallergie lassen sich den IgE-vermittelten allergischen Reaktionen zurechnen, die in der Regel mit einer kurzen Latenzzeit auftreten. Während im Kindesalter zu 90% Allergien auf Grundnahrungsmittel wie Hühnerei, Kuhmilch, Erdnuss, Soja und Weizen auftreten, sind es im Erwachsenenalter vor allem pollenassoziierte Nahrungsmittel, Fisch und Schalentiere, die vorrangig zu allergischen Symptomen führen [10a], wobei Kinder, insbesondere bei Vorliegen einer atopischen Dermatitis, sehr viel häufiger von einer Nahrungsmittelallergie betroffen sind als Erwachsene [32, 49]. Die Häufigkeit pollenassoziierter Nahrungsmittelallergien, die gerade auch bei chronischen Erkrankungen wie atopischer Dermatitis und allergischem Asthma bronchiale eine nicht zu unterschätzende Bedeutung haben können, nimmt mit steigendem Lebensalter zu [28]. Die Analyse molekularer Allergenstrukturen verändert die Bewertung klinisch relevanter Kreuzreaktivitäten. Die Diätempfehlungen wurden entsprechend des aktuellen Kenntnisstandes geändert.

Pseudoallergische Reaktionen auf Nahrungsmittel und Nahrungsmittelzusatzstoffe sind sowohl für das Kindes- als auch für das Erwachsenenalter meist im Zusammenhang mit einer chronischen Urtikaria oder einem atopischen Ekzem beschrieben [12, 15, 39, 40, 45, 51], kommen im Kindesalter aber vergleichsweise selten vor [27, 48].

Bei Verdacht auf eine Nahrungsmittelallergie geben die Anamnese und gegebenenfalls Haut- und Bluttests wichtige Anhalte für den/die verantwortlichen Auslöser [5, 10, 21, 33, 44]. Sie sind richtungsweisend für den Umfang der durchzuführenden Auslassdiät. Eine Besserung der Beschwerden unter einer Eliminationsdiät weist bereits auf die klinische Relevanz des verdächtigten Auslösers hin, die notwendige Bestätigung erbringt aber erst eine nachfolgende Provokation. Letztere wird daher auch als Goldstandard der Diagnostik bezeichnet [6, 8, 47]. Auf die aktuelle Leitlinie zur Durchführung von oralen Provokationstestungen der DGAKI in diesem Ringbuch wird ausdrücklich hingewiesen.

In der aktuellen Auflage des Ringbuchs wurde das Provokationskapitel grundlegend überarbeitet. Im Zuge dessen wurden Übersichten zur titrierten Provokation aus dem Manuale der Gesellschaft für Pädiatrische Allergologie und Umweltmedizin (GPA) und aus dem kürzlich veröffentlichten PRACTALL consensus report aufgenommen [52, 53].

Bei Verdacht auf Pseudoallergie sind Haut- und Bluttests nicht aussagekräftig, weil das Geschehen nicht auf der Beteiligung von IgE-Antikörpern beruht. In diesem Fall liefern die Anamnese und/oder das Krankheitsbild (siehe oben) die Grundlage für die Entscheidung zur Durchführung einer speziellen Eliminationskost, der pseudoallergenarmen Diät [11, 43]. Gleiches gilt, wenn Kohlenhydratmalassimilationen im Verdacht stehen, Symptome hervorzurufen und sich dieser Verdacht durch H_2-Atemtests nachweisen lässt.

Aufgrund der großen Popularität des Krankheitsbildes der „Histaminintoleranz“ wurden in dieser Ringbuchausgabe sowohl eine Leitlinie als auch eine Empfehlung für eine diagnostische Ernährung bei Verdacht auf oral ausgelöste Histamin-Unverträglichkeit aufgenommen.

Bestätigen Eliminationsdiät und Provokation eine Allergie bzw. Pseudoallergie auf (ein) bestimmte(s) Nahrungsmittel, ist als therapeutische Maßnahme eine individuell angepasste Eliminationskost erforderlich [5, 22, 44]. Bei der Durchführung einer Eliminationsdiät über einen längeren Zeitraum ist nicht nur die konsequente Meidung unverträglicher Lebensmittel, sondern auch ein bedarfsgerechter Ersatz der Inhaltsstoffe, die aufgrund der notwendigen Karenz nicht oder nur unzureichend zugeführt werden, erforderlich [5, 10]. Unkontrollierte Diäten sind bei Patienten keine Seltenheit und Berichte über Nährstoffmängel infolge unausgewogener – zum Teil unnötiger – diätetischer Maßnahmen sind zahlreich in der Literatur zu finden [1, 21, 27, 28]. Im Gegensatz zur Nahrungsmittelallergie ist bei Kohlenhydratmalassimilationen und Pseudoallergien in der Regel keine komplette Meidung erforderlich. Therapeutisch geht es vielmehr darum, die individuell verträgliche Menge unter Berücksichtung relevanter Einflussfaktoren auszutesten und die langfristige Ernährung so einschränkungsarm wie möglich zu etablieren.

Bei einer Nickelkontaktsensibilisierung, die im Epikutantest nachgewiesen wurde, kann über eine nickelarme Diät und eine nachfolgende Provokation mit 2,5 mg Nickel festgestellt werden, ob oral aufgenommenes Nickel einen Einfluss auf den Hautzustand hat [30, 39a]. Die meisten Patienten mit einer Sensibilisierung auf Nickel tolerieren nickelhaltige Lebensmittel, lediglich in einigen wenigen Fällen verursachen stark nickelhaltige Speisen ein Aufflammen der Ekzeme (insbesondere dyshidrosiforme Handekzeme).

Neben Sicherheit durch Meidung des/der Auslöser und einer bedarfsgerechten Ernährung sollte auch die Lebensqualität des Patienten in der Ernährungstherapie Berücksichtigung finden. Ein gutes Krankheitsmanagement seitens des Patienten ist erst dann möglich, wenn die Lebensqualität als kaum oder wenig gemindert empfunden wird. Dies ist maßgeblich davon abhängig, ob dem Patienten interessante und praktikable, individuell angepasste Alternativen für das/die eliminierte(n) Lebensmittel geboten werden.

Der Arbeitskreis Diätetik in der Allergologie (www.ak-dida.de) verfolgt auch weiterhin drei maßgebliche Ziele bei der Aktualisierung und Neuerstellung von Beratungsgrundlagen:
- Standardisierung von Eliminationsdiäten, um Verunsicherungen seitens des Patienten durch unterschiedliche Diätpläne verschiedener Beratungskräfte einzugrenzen,
- Zusammentragen von spezifischem Fachwissen im Hinblick auf Elimination und Ersatzmöglichkeiten häufiger Auslöser von Nahrungsmittelunverträglichkeitsreaktionen,
- Hilfestellung zur Beratung durch qualitativ hochwertige, wisssenschaftlich abgesicherte Beratungsmaterialien.

Das Vorhaben des Arbeitskreises Diätetik in der Allergologie findet die volle Unterstützung der Arbeitsgemeinschaft Nahrungsmittelallergie der DGAKI. Um eine enge Verzahnung beider Gruppen zu erreichen und eine gute Kommunikation zu gewährleisten, hat die Arbeitsgruppe Nahrungsmittelallergie der DGAKI inzwischen zwei ständige Vertreterinnen des Arbeitskreises Diätetik in der Allergologie als Vollmitglieder aufgenommen.

Zur Erstellung der einzelnen Diätpläne wurde auf Informationen aus der Literatur, auf Beratungsmaterialien von Selbsthilfegruppen mit enger Verzahnung zur Wissenschaft sowie auf langjährige eigene Erfahrungen in der Beratung von Allergikern zurückgegriffen. In der Regel wurde auf die Nennung von Herstellern bewusst verzichtet, da Rezepturen von Produkten sich jederzeit ändern können und daher keine Sicherheit für (Pseudo-) Allergiker gewährleistet werden kann [16]. Eine Ausnahme bilden Produkte, die explizit für Allergiker geeignet sind bzw. die sich durch den Verzicht auf ein bestimmtes Nahrungsmittel auszeichnen.

Im vorliegenden Ringbuch wurden für die häufigsten Auslöser von Unverträglichkeitsreaktionen, aber auch für besonders potente und trotzdem seltene Nahrungsmittelallergene Empfehlungen entwickelt. Die Diäten, die bei Allergien [1, 4, 16, 19, 20, 24, 31, 36, 41] Verwendung finden, sind so aufgebaut, dass auf dem Deckblatt Hilfestellungen zur Überprüfung von Zutatenlisten und Tipps für Ersatzmöglichkeiten gegeben werden.

Dabei wurde zwischen einem ernährungsphysiologischen und einem küchentechnischen Ersatz unterschieden. Dazugehörig ist jeweils eine Tabelle, die die Nahrungsmittel, sortiert nach Obergruppen, in geeignete und in der Regel ungeeignete Lebensmittel (Vorkommen unverträglicher Nahrungsmittelbestandteile wahrscheinlich) einteilt. Da die meisten Lebensmittel ein Restrisiko bergen, unverträgliche Bestandteile zu enthalten, ist unter jeder Tabelle der Vermerk „Zutatenliste beachten oder beim Hersteller nachfragen“ abgedruckt. Die meisten Patienten mit Nahrungsmittelallergien reagieren auf ein oder zwei Nahrungsmittel allergisch [22], in Einzelfällen kann aber auch die Meidung mehrerer Nahrungsmittel erforderlich sein. Dieser Tatsache wurde insofern Rechnung getragen, als die gängigsten Kombinationsdiäten in Tabellenform erstellt wurden, denen für die Beratung die entsprechenden Deckblätter der relevanten Allergene hinzugefügt werden. So würden der kuhmilch-, weizen- und hühnereifreien Diät die drei Deckblätter Kuhmilch-, Weizen- und Hühnereiallergie beigefügt werden. Für die Beratung dieser Kombinationsdiäten kann es hilfreich sein, die Diäten farblich zu kennzeichnen (z.B. rot für Kuhmilch, gelb für Hühnerei, grün für Weizen). Die Auswahl der Kombinationen wurde nach Relevanz in der täglichen Beratungspraxis getroffen.

Zu pollenassoziierten Nahrungsmittelallergien [1, 17, 18, 20, 25, 35, 38, 47], zur latexassoziierten Nahrungsmittelallergie [2, 3, 37], zur Pseudoallergie [50] und zur nickelarmen Diät [4, 9, 14, 20a, 34, 34a, 39b] sind auf dem Deckblatt kurze Erläuterungen zu den Hintergründen und allgemeine Informationen zur Erkrankung gegeben. Mit Ausnahme der latexassoziierten Nahrungsmittelallergie wurden auch für diese Erkrankungen Diätpläne in Tabellenform erstellt.
Neu hinzugekommen ist eine Empfehlung zur Ernährung bei weizenabhängiger anstrengungsinduzierter Anaphylaxie.

Es ist davon auszugehen, dass ca. 15 – 20% der Bevölkerung an einer Laktoseintoleranz und etwa 30% an einer Fruktosemalabsorption leiden. Oftmals treten beide Krankheitsbilder in Kombination auf. Da es sich bei den Kohlenhydratmalassimilationen um mengenabhängige Erkrankungen handelt, sind die Diätempfehlungen 3-stufig formuliert. Vor allem bei einer Fruktosemalabsorption muss ein Verzicht nur in der Karenzphase erfolgen.

Seit der S3 Leitlinie Allergieprävention hat sich diätetisch Grundlegendes bei diesem Thema verändert. Die meisten Verbote haben ihre Berechtigung verloren. Doch das Fehlen konkreter Empfehlungen verunsichert viele. Folglich wurden in der 4. Auflage des Ringbuchs sowohl Empfehlungen für Schwangerschaft und Stillzeit als auch für das Säuglings- und Kleinkindalter aufgenommen.

Ein Informationsblatt zum Vorgehen bei Verdacht auf Zöliakie unterstreicht, dass dieses Krankheitsbild scharf von einer Weizenallergie abgegrenzt werden muss. So ist es bei Verdacht auf Zöliakie absolut kontraindiziert, eine Eliminationsdiät vor gesicherter Diagnose zu beginnen. Darüberhinaus sollten Betroffene unbedingt auf die wichtige Begleitung durch die Deutsche Zöliakie-Gesellschaft hingewiesen werden.

Durch den sinnvollen Einsatz der erarbeiteten Beratungsmaterialien kann die Arbeit von Ernährungsfachkräften mit Allergikern in Zukunft sowohl im diagnostischen als auch im therapeutischen Bereich auf einem gesicherten, qualitativ hohen Niveau stattfinden. Dabei ist zu beachten, dass selbstverständlich die Indikationsstellung zur Einleitung einer in der Regel einschränkenden Eliminationsdiät stets in Zusammenarbeit mit allergologisch erfahrenen Ärzten erfolgen muss und auf einer vorangegangenen intensiven Diagnostik beruht.

Das Beratungsmaterial ist ausdrücklich nicht dazu gedacht, als „Hand-out“ ohne eine individuelle Ernährungstherapie (siehe oben) herausgegeben zu werden.
Die Verwendung einheitlicher Materialien an unterschiedlichen Allergiezentren ist eine sinnvolle Maßnahme gegen die Verunsicherung der Patienten, deren Ursache unter anderem in einer Überflutung mit unterschiedlichen – häufig auch falschen und wissenschaftlich nicht gesicherten – Informationen begründet ist [26] und wirkt damit unkontrollierten diätetischen Maßnahmen entgegen.
Zum konkreten diätetischen Vorgehen bei der Bandbreite der verschiedenen Nahrungsmittelunverträglichkeiten ist im Dustri-Verlag das Buch „Ernährungstherapie in der Allergologie“ inzwischen in der 2. Auflage erschienen [54].

Auswahl von Kochbüchern und hilfreicher Patientenliteratur

Nahrungsmittelallergien

- *Santulli Ljuba, Heinzer Sarah, Kretz Mirinda:* Nahrungsmittelallergie-Kochbuch für Familie & Betroffene. Herausgeber: Hochgebirgsklinik Davos-Wolfgang, Institut für sportmedizinische Prävention und Rehabilitation (IsPR), c/o PCM Pharmedico Consulting Management GmbH (PCM), Wilhelm-Theodor-Römheld-Straße 20, 55130 Mainz, Telefon: 06131/9718830, email: natascha.ohlms@pharmedico.de. Das Buch wird für 15,– Euro abgegeben, zuzüglich Versandkosten.
- *Reese Imke, Constien Anja, Schäfer Christiane:* Richtig einkaufen bei Lebensmittelallergie". ISBN 987-3-8304-3351-4, Trias Verlag, Stuttgart.
- *Sherwood Alice:* Das Allergiker-Kochbuch. ISBN 987-8310-1126-1. Dorling Kindersley Verlag, München.

Ohne Milch, Ei, Weizen, Soja

- *Schäfer Christane, Schäfer Birgit:* Gesund essen für Kinder ohne Milch, Ei, Soja und Weizen. 14,90 Euro. ISBN 978-3-8338-2313-8. Graefe und Unzer, München.
- *DAAB:* Kochen für kleine Leckermäuler mit Nahrungsmittelallergie. Für ein- bis sechsjährige Kinder. Deutscher Asthmatiker- und Allergikerbund.

Glutenfrei

- *Deutsche Zöliakie Gesellschaft e.V.:* Rezeptsammlung; Brot und Backwaren.
- *Souffker Sigrid, Schäfer Christiane:* Gesund essen für Kinder: Glutenfrei kochen und backen. 14,90 Euro. ISBN 978-3-8338-2264-3. Graefe und Unzer, München.

Kreuzallergien

Schäfer Christiane, Kamp Anne: Das Trias Kochbuch für Kreuz-Allergiker. 19,95 Euro. ISBN 978-3-8304-3439-9, Trias Verlag, Stuttgart.

Fruktosemalabsorption

Kamp Anne, Schäfer Christiane: Gesund essen, Fruktosearm genießen, 100 Rezepte bringen den Bauch in Ruhe. ISBN 978-3-8338-0650-6. Graefe und Unzer, München.

Fruktose – Laktose – Sorbit

Schäfer Christiane, Kamp Anne: Köstlich essen; Fructose, Laktose & Sorbit meiden. ISBN 978-3-8304-3460-3. Trias Verlag, Stuttgart.

Literatur

[1] *Arbeitsgemeinschaft Allergiekrankes Kind e.V.:* ABC der Ernährung – Informationen für Eltern allergisch veranlagter Kinder. AAK Bundesverband, Herborn 1994.

[2] *Bayerl C., W. Seiler, T. Nebe, E. Jung:* Anaphylaktische Reaktion nach Affenbiß. Allergo J. *6,* 297-300 (1997).

[3] *Beezhold D., G. Sussman, G. Liss, N.-S. Chang:* Latex allergy can induce clinical reactions to specific foods. Clin. Exp. Allergy *26,* 416-422 (1996).

[4] *Behr-Völtzer C., M. Hamm, D. Vieluf, J. Ring:* Diät-Empfehlungen bei Nahrungsmittel-Allergie und anderen nahrungsmittelbedingten Unverträglichkeitsreaktionen. Allergo J. *4,* 7/95-7/97 (1995).

[4a] *Behr-Völtzer C., M. Hamm, D. Vieluf, J. Ring:* Diät bei Nahrungsmittelallergien und -intoleranzen, 2. Aufl. Urban & Vogel – Medien und Medizin, München 2002.

[5] *Binder C., U. Wahn:* Diäten in der Vorbeugung und Behandlung allergischer Erkrankungen. In: Wahn U., R. Seger, V. Wahn: Pädiatrische Allergologie und Immunologie, 3. Aufl. Urban und Fischer, München 1999, 262-266.

[6] *Bock S., H.A. Sampson, F.M. Atkins:* Double-blind, placebo-controlled food challenge (DBPCFC) as an official procedure: a manual. J. Allergy Clin. Immunol. *82,* 986-997 (1988).

[7] *Bresser H.:* Orale Nickelprovokation und nickelarme Diät. Hautarzt *43,* 610-615 (1992).

[8] *Bruijnzeel-Koomen C.A.F.M., C. Ortolani, K. Aas et al.:* Adverse reactions to food. European Academy of Allergology and Clinical Immunology Subcommittee. Allergy *50,* 623-635 (1995).

[9] *Bunselmeyer B., K.-C. Bergmann:* Nickelgehalte deutscher Lebensmittel. Allergo J. *8,* 419-424 (1998).

[10] *Constien A., T. Werfel, A. Kapp:* Ernährungstherapie bei Nahrungsmittelallergien und -intoleranzen. In: Bachert C., W. Heppt: Praktische Allergologie. Thieme, Stuttgart 1998, 111-114.

[10a] *DGAKI, ÄDA, DAAU:* Weißbuch Allergie in Deutschland 2010. Urban & Vogel, München 2010.

[11] *Ehlers I., B.M. Henz, T. Zuberbier:* Diagnose und Therapie pseudo-allergischer Reaktionen der Haut durch Nahrungsmittel. Allergologie *19,* 270-276 (1996).

[12] *Ehlers I., B. Niggemann, C. Binder, T. Zuberbier:* Role of nonallergic hypersensitivity reactions in children with chronic urticaria. Allergy *53,* 1074-1077 (1998).

[13] *Elmadfa J., W. Aign, E. Muskat, D. Fritzsche, H.D. Cremer:* Die große GU Nährwerttabelle 2006/ 2007. Gräfe und Unzer, München 2005.

[14] *Flyvholm M.-A., G. Nielsen, A. Andersen:* Nickel content of food and estimation of dietary intake. Z. Lebensm. Unters. Forsch. *179*, 427-431 (1984).

[15] *Fuglsang G., C. Madsen, S. Halken, M. Jørgensen, P.A. Østergaard, O. Østerballe:* Adverse reactions to food additives in children with atopic symptoms. Allergy 49, 31-37 (1994).

[16] *Gern J.E., E. Yang, H.M. Evrard, H.A. Sampson:* Allergic reaction to milk-contaminated "nondairy" products. N. Engl. J. Med. *324*, 976-979 (1991).

[16a] *Henzgen M., S. Vieths, I. Reese, S. Erdmann, T. Fuchs L. Jäger, J. Klein-Tebbe, U. Lepp, B. Niggemann, J. Saloga, I. Vieluf, T. Zuberbier, T. Werfel:* Nahrungsmittelallergien durch immunologische Kreuzreaktionen. Leitlinie der AG Nahrungsmittelallergien der DGAKI und ÄDA. Allergo J. *14*, 48-59 (2005).

[17] *Jäger L., B. Wüthrich:* Nahrungsmittelallergien und -intoleranzen, 1. Aufl. Fischer, Ulm 1998.

[18] *Jäger L.:* Biochemie, Immunologie und Nomenklatur wichtiger Nahrungsmittelallergene unter Berücksichtigung deren Kreuzreaktivität. Allergologie *21*, 24-32 (1998).

[19] *Jorde W.:* Mastzellen – Allergenextrakte – Schimmelpilze und Enzyme als Allergene – Nahrungsmittelallergie – Alveolitis. Dustri, München-Deisenhofen 1995.

[19b] *Kleine-Tebbe J., B. Ballmer-Weber, K. Beyer, S. Erdmann, T. Fuchs, M. Henzgen, I. Huttegger, U. Jappe, L. Jäger, U. Lepp, B. Niggemann, M. Raithel. I. Reese, J. Saloga, Z. Szépfalusi, S. Vieths, M. Worm, T. Zuberbier, T. Werfel:* In vitro Diagnostik und molekulare Grundlagen von IgE-vermittelten Nahrungsmittelallergien; Leitlinie DGAKI, GPA; ÄDA; ÖGAI; SGAI. Allergo J. *18*, 132-146 (2009).

[20] *Kreft D., R. Bauer, R. Goerlich:* Nahrungsmittelallergene: Charakteristika und Wirkungsweisen, 1. Aufl De Gruyter, Berlin 1995.

[20a] *Körner U.:* Die Nickelallergie – eine Kontaktallergie mit peroraler Auslösbarkeit. Diplomarbeit an der R.F.-W.-Universität Bonn, 1988.

[20b] Lebensmittelrecht, Textsammlung. Beck´sche Verlagsbuchhandlung, München.

[20c] *Lepp U., B. Ballmer-Weber, K. Beyer, S. Erdmann, T. Fuchs, M. Henzgen, I. Huttegger, B. Niggemann, M. Raithel, I. Reese, J. Saloga, C. Schäfer, Z. Szépfalusi, S. Vieths, T. Werfel, T. Zuberbier, M. Worm:* Therapiemöglichkeiten bei der IgE-vermittelten Nahrungsmittel-Allergie. Allergo J *11*, 156-162 (2002).

[21] *Niggemann B., J. Kleine-Tebbe, J. Saloga et al.:* Standardisierung von oralen Provokationstests bei IgE-vermittelten Nahrungsmittelallergien. Allergo J. *7*, 45-50 (1998). Nachdruck in: Allergologie *23*, 564-571 (2000).

[22] *Niggemann B., B. Sielaff, K. Beyer, C. Binder, U. Wahn:* Outcome of double-blind, placebo-controlled food challenge tests in 107 children with atopic dermatitis. Clin. Exp. Allergy *29*, 91-96 (1999).

[23] *Niggemann B., S. Reibel, U. Wahn:* The atopy patch test (APT) – a useful tool for the diagnosis of food allergy in children with atopic dermatitis. Allergy 55, 281-285 (2000).

[24] *Nordlee J.A., F.M. Atkins, R.K. Bush, S.L. Taylor:* Anaphylaxis from undeclared walnut in commercially processed cookies. J. Allergy Clin. Immunol. *91*, 154 (1993).

[25] *Ortolani C., M. Ispano, R. Ansaloni, F. Rotondo, C. Incorvaia, E. Pastorelle:* Diagnostic problems due to cross-reactions in food allergy. Allergy 53, 58-61 (1998).

[26] *Pearson D.J., K.J.B. Rix:* Food allergy: how much in mind? Lancet *I*, 1259-1261 (1983).

[27] *Pohl C., B. Niggemann:* Ernährung des Kleinkindes bei Nahrungsmittelallergie. Ernährungs-Umschau 43, 53-55 (1996).

[28] *Reekers R. M. Busche, M. Wittmann. A. Kapp, T. Werfel:* Birch pollen-related foods trigger atopic dermatitis in patients with specific cutaneous T-cell responses to birch pollen antigens. J. Allergy Clin. Immunol. *104*, 466-472 (1999).

[29] *Ring J., O. Braun-Falco:* Allergie-Diät: Verfahren zur Diagnostik und Therapie von Nahrungsmittel-Allergien und -Pseudo-Allergien. Hautarzt *38*, 198-205 (1987).

[30] *Roduner J., E. Haudenschild-Falb, E. Kunz, T. Hunziker, A. Krebs:* Perorale Nickelprovokation bei nicht dyshidrosiformem und dyshidrosiformem Nickelekzem. Hautarzt *38*, 262-266 (1987).

[31] *Sampson H.A., L. Mendelson, J.P. Rosen:* Fatal and near-fatal anaphylactic reactions to food in children and adolescents. N. Engl. J. Med. *327*, 380-384 (1992).

[32] *Sampson H.A.:* Food allergy. Part 1 Immunopathogenesis and clincal disorders. J. Allergy Clin. Immunol. *103*, 717-728 (1999).

[33] *Sampson H.A.:* Food allergy. Part 2: Diagnosis and management. J. Allergy Clin. Immunol. *103*, 981-989 (1999).

[34] *Scherz H.:* Nickel in Lebensmitteln. Verbraucherdienst *42*, 137-140 (1997).

[34a] *Souci S.W., W. Fachmann, H. Kraut:* Die Zusammensetzung der Lebensmittel. Nährwert-Tabellen, 6. rev. und erg. Aufl. medpharm Scientific Publishers, Stuttgart 2000.

[35] *Stepanowa A., W. Küster:* Nahrungsmittelallergien und -intoleranzen. Z. Dermatol. *185*, 10-16 (1999).

[36] *Steurich F., R. Feyerabend:* Gedanken zur Kennzeichnungspflicht bei versteckten Nahrungsmittelallergenen. Allergologie *21*, 78-82 (1998).

[37] *Taylor J., P. Praditsuwan:* Latex allergy. Arch. Dermatol. *132*, 265-271 (1996).

[38] *Thiel C.:* Nahrungsmittelallergien bei Pollenallergikern (sogenannte pollenassoziierte Nahrungsmittelallergien). Allergologie 11, 397-410 (1988).

[39] *van Bever H.P., M. Docx, W.J. Stevens:* Food and food addtives in severe atopic dermatitis. Allergy *44*, 588-594 (1989).

[39a] *Veien N.K., T. Hattel, O. Justesen, A. Norholm:* Oral challenge with metal salts (II). Varicus types of eczema. Contact Dermatitis *9*, 407-410 (1983).

[39b] *Veien N.K., M.R. Andersen:* Nickel in Danish food. Acta Derm. Venerol. (Stockh.) *66*, 502-509 (1986).

[40] *Vieluf D., B. Przybilla, I. Traenckner, J. Ring:* Provocation of atopic eczema (AE) by oral challenge tests (OCT) with food additives (FA). J. Allergy Clin Immunol. *85*, 206 (1990).

[41] *Vieths S., K. Fischer, L. Dehne, H. Aulepp, H. Wollenberg, K. Bögl:* Versteckte Allergene in Lebensmitteln. Bundesgesundhbl. *2,* 51-60 (1994).

[42] *Webber S.A., R.A.C. Graham-Brown, P.E. Hutchinson, D.A. Burns:* Dietary manipulation in childhood atopic dermatitis. Br. J. Dermatol. *121,* 91-98 (1989).

[43] *Werfel T., B. Wedi, J. Kleine-Tebbe et al.:* Vorgehen bei Verdacht auf eine pseudoallergische Reaktion auf Nahrungsmittelinhaltsstoffe. Allergo J. *8,* 135-141 (1999). Nachdruck in: Allergologie *23,* 572-579 (2000).

[44] *Werfel T.:* Nahrungsmittelallergie – Moderne Diagnostik und Therapie. In: Meigel W., I. Moll, H. Plettenberg: Dermatologie an der Schwelle zum neuen Jahrtausend. Springer, Berlin 1999, 134-136.

[45] *Worm M., I. Ehlers, W. Sterry, T. Zuberbier:* Clinical relevance of food additives in adult patients with atopic dermatitis. Clin. Exp. Allergy *30,* 407-414 (2000).

[46] *Wüthrich B.:* Zur Nahrungsmittelallergie. Allergologie *16,* 280-287 (1993).

[47] *Wüthrich B., T. Hofer:* Nahrungsmittelallergie: das "Sellerie-Beifuß-Gewürz-Syndrom". Dtsch. Med. Wochenschr. *109,* 981-986 (1984).

[48] *Young E., S. Patel, M. Stoneham, R. Rona, J.D. Wilkinson:* The prevalence of reaction to food additives in a survey population. J. R. Coll. Physicians Lond. *21,* 241-247 (1987).

[49] *Young E., M. Stoneham, A. Petruckevitch, J. Barton, A. Rona:* A population study of food intolerance. Lancet *343,* 1127-1130 (1994).

[50] *Zuberbier T., B.M. Czarnetzki:* Nahrungsmittelunverträglichkeit (II). Hautarzt *44,* 57-62 (1993).

[51] *Zuberbier T., S. Chantraine-Hess, K. Hartmann, B.M. Czarnetzki:* Pseudoallergen-free diet in the treatment of chronic urticaria. Acta Derm. Venereol. (Stockh.) *75,* 484-487 (1995).

[52] *AG Nahrungsmittelallergie der GPA:* Orale Nahrungsmittelprovokation bei Verdacht auf eine Nahrungsmittelallergie im Säuglings- und Kleinkindalter. Pädiatrische Allergologie in Klinik und Praxis *15,* 11-18 (2012).

[53] *Sampson H.A., R. Gerth van Wijk, C. Bindslev-Jensen, S. Sicherer, S.S. Teuber, A.W. Burks, A.E. Dubois, K. Beyer, P.A. Eigenmann, J.M. Spergel, T. Werfel, V.M. Chinchilli:* Standardizing double-blind, placebo-controlled oral food challenges: American Academy of Allergy, Asthma & Immunology-European Academy of Allergy and Clinical Immunology PRACTALL consensus report. J. Allergy Clin. Immunol. *130,* 1260-1274 (2012).

[54] *Reese I, C. Schäfer:* Ernährungstherapie in der Allergologie. 2. Auflage. Dustri, München-Deisenhofen 2012.

Allgemeine Empfehlungen für eine hühnereifreie Ernährung

Hühnerei gehört zu den ersten Nahrungsmitteln, die schwere allergische Reaktionen auslösen können. In der Regel treten Hühnereiallergien im Säuglings- und Kleinkindalter auf und verlieren sich bis zum Schulalter in den meisten Fällen wieder. Aktuelle Untersuchungen weisen darauf hin, dass Hühnerei von einem Teil der betroffenen Allergiker in stark erhitzen gebackenen Produkten vertragen wird. Eine Verträglichkeit von „gebackenem Ei" sollte unter Arztaufsicht, nicht aber im Eigenversuch zu Hause, getestet werden. Der Verzehr von Eiern anderer Vögel kann zu Kreuzreaktionen führen, so dass ein Verzehr nur nach Austestung der Verträglichkeit beim Allergologen erwogen werden kann.
Im Gegensatz zur Kuhmilch gefährdet ein Verzicht auf Hühnerei nicht eine vollwertige Ernährung, da die Versorgung mit hochwertigen Eiweißen auch durch andere tierische Produkte oder eine geeignete Kombination aus pflanzlichen Produkten sichergestellt werden kann.
Das Problem einer Hühnerei-Meidung liegt vielmehr im weit verbreiteten Vorkommen dieses Nahrungsmittels. Die Zutatenliste gibt die genaue Information, ob sich in dem Produkt Hühnerei in irgendeiner Form befindet.
Wenn allerdings auf der Verpackung eines Nahrungsmittels bei der Nährstoffanalyse die Zeile "Gramm (g) Eiweiß" zu lesen ist, handelt es sich hierbei um den Nährstoff Eiweiß (Protein) und deutet nicht unbedingt auf die Verwendung von Hühnerei hin.

Ausgewählte Alternativen zum Hühnerei:

- Ei-Ersatzpulver (im Reformhaus oder im Versandhandel zu beziehen), z.B. der Firmen Hammermühle und 3 Pauly (**nicht bei Lupinenallergie!**); Nutricia (SHS) Loprofin „statt Ei" und statt „Eiklar"
- ½ TL Natron auf 100 g Mehl
- 2 EL Kartoffelstärke oder eine fein zerstampfte Kartoffel = Ersatz für 1 Ei
- 1 EL Sojamehl (Schrot) auf 100 g Mehl (oder 1 EL Sojamehl mit 3 EL Wasser angesetzt = Ersatz für 1 Ei) (**nicht bei Sojaallergie!**)
- 1 TL Johannisbrotkernmehl oder Guarkernmehl = Ersatz für 1 Ei
- pürierte Banane statt Ei
- Arrowroot (Pfeilwurzelstärke) (ca. ½ EL Arrowroot mit 3 EL Wasser angesetzt = Ersatz für 1 Ei)
- Teige ohne Ei wie Hefeteig, Strudelteig oder Mürbeteig

Weitere Küchentipps:

Zum Panieren von Fleisch oder Fisch das Gargut nur in Paniermehl wenden.
Zur Teiglockerung von Hackfleisch kann Quark (nicht bei Kuhmilchallergie oder Laktoseintoleranz!) oder eine rohe, geriebene Kartoffel verwendet werden.

Überprüfen Sie immer beim Einkauf die Zutatenliste der Produkte und meiden Sie Produkte, die Hühnerei oder Hühnereibestandteile enthalten bzw. enthalten können. Kontaktieren Sie im Zweifelsfall den Hersteller (oftmals per Hotline oder Homepage möglich).

Arbeitskreis Diätetik in der Allergologie

Nahrungsmittelauswahl für eine **hühnereifreie Ernährung**

Lücken und Tücken der Kennzeichnungsverordnung:

- Laut Lebensmittelkennzeichnungsverordnung (vom 25.11.2005) müssen Eier und Eiererzeugnisse als Zutat von verpackten Nahrungsmitteln in der Zutatenliste aufgeführt werden.
- Achten Sie trotz der Kennzeichnung auf die Begrifflichkeiten: Eiweißpulver, Volleipulver, Eiklar, Eigelb, Ovo-, Lysozym, Simplesse.
- Zu dem Warnhinweis „Kann Spuren von Hühnerei enthalten" lassen Sie sich bitte im Rahmen Ihrer Ernährungstherapie beraten. Die Bedeutung dieses Warnhinweises muss für jeden Patienten im Einzelfall geklärt werden.
- Die Kennzeichnungspflicht gilt derzeit noch nicht für unverpackte, sogenannte lose Ware. Erst mit verbindlichem Inkrafttreten der neuen EU-Verordnung zur Information der Verbraucher über Lebensmittel (vom 25.10.2011) wird ab dem 13. Dezember 2014 die Deklaration von Hühnerei auch auf loser Ware verpflichtend. In welcher Form diese kenntlich gemacht werden, wird national entschieden. Fragen Sie deshalb nach, wenn Sie Backwaren, Wurst etc. unverpackt (ohne Zutatenliste) kaufen, ob Ei oder Eibestandteile enthalten sind.
- Brot und Backwaren können mit Ei glasiert sein.
- Lysozym (aus Hühnerei gewonnen) wird als antibakterieller Zusatz in Käserinde, geriebenem Käse und fettreduzierten Käsesorten verwendet.
- Auch beim Außer-Haus-Verzehr gibt es bis Ende 2014 keine Verpflichtung zur Allergenkennzeichnung. Fragen Sie immer nach, bevor Sie nicht selbst zubereitete Speisen verzehren, ob Ei oder Eibestandteile enthalten sind.

Hinweise:

- Auch Medikamente können Hühnerei enthalten (z. B. lysozymhaltige Hals-Lutschtabletten). Bitte fragen Sie Ihren Arzt oder Apotheker!
- Hühnerei-Eiweiß dient auch anderen Verwendungszwecken wie z.B. Ei-Shampoo.
- Extrem geringe Eibestandteile in Impfstoffen auf Eizuchtbasis (insbesondere Masern-Mumps-Röteln, Grippe- und Gelbfieberimpfstoffe) sind möglich → halten Sie diesbezüglich bitte Rücksprache mit dem behandelnden Arzt.

Nahrungsmittelauswahl für eine **hühnereifreie Ernährung**

	☺ Nahrungsmittel, die kein Ei* enthalten	☹ Nahrungsmittel, die Ei* enthalten können
Getränke	✓ (Mineral-)Wasser ✓ Fruchtsäfte und Fruchtsaftgetränke ✓ Tee, Kaffee ✓ Kakaogetränke ohne Ei*	↘ Instantgetränke ↘ Kakaogetränkepulver, Ovomaltine® ↘ Wein, Campari®, Likör (Eierlikör, Cremelikör, Marsalla®)
Gemüse, Obst und deren Erzeugnisse	✓ alle Sorten, frisch, tiefgekühlt, getrocknet oder Konserve ohne Zusätze von Ei*	↘ Obst- und Gemüsefertiggerichte, z.B. Aufläufe ↘ Legierte Suppen und Soßen
Kartoffeln und Kartoffelerzeugnisse	✓ alle (selbst hergestellten) Zubereitungen ohne Ei*	↘ Kartoffelzubereitungen wie Kartoffelgratin, -kroketten, -knödel ↘ Bauernfrühstück, Rösti, Kartoffelsalat
Getreide, Brot, Backwaren, Teigwaren, Nährmittel	✓ Brot, Brötchen und Knäckebrot ohne Ei* ✓ alle Getreidesorten wie Weizen, Roggen, Gerste, Hafer als: Flocken, Mehle, Grieß, Schrot, Stärke ✓ Frühstückscerealien ohne Ei* ✓ Zwieback, Kuchen und Gebäck ohne Ei* (s. Eiersatz) ✓ Nudeln ohne Ei* ✓ Reis, Mais, Hirse, Buchweizen, Quinoa und Amaranth sowie daraus hergestellte Produkte	↘ Milchbrot und -brötchen, Buttermilchbrötchen, Rosinenbrötchen, Butterzopf, Hefezopf ↘ Kuchen, Torten, Bisquit, Waffeln, Stollen ↘ Gebäck, Kekse, Löffelbisquit, Zwieback ↘ Fertigbackmischungen ↘ Eierteigwaren (z.B. Spätzle etc.), Backerbsen ↘ Flädle ↘ Nudeln ↘ nicht verpacktes Paniermehl vom Bäcker
Milch, Milchprodukte, Käse	✓ Kuhmilch, Sauermilch, Molke, Buttermilch, Kefir ✓ Sahne, Kondensmilch ✓ Joghurt, saure Sahne ✓ Käse, Frischkäse, Speisequark ✓ Kakao aus reinem Kakaopulver ✓ Milchshakes und -fertiggetränke ohne Ei*	↘ Milchpulver mit Eibestandteilen ↘ Eiscreme ↘ Kakaogetränke ↘ Käserinde, geriebener sowie fettreduzierter Käse (s. Deckblatt)
Fleisch, Fleischwaren, Geflügel, Wild, Innereien, Wurst	✓ alle unverarbeiteten Sorten, frisch, tiefgekühlt oder geräuchert ohne weitere Zusätze ✓ reines Hackfleisch ✓ kalter Braten, selbst hergestellt ✓ Rohschinken, Roastbeef, Putenbrustaufschnitt ✓ Aufschnitt und Würstchen ohne Ei*	↘ paniertes Fleisch, Fleischzubereitungen wie zubereitetes Hackfleisch (z.B. Frikadellen, Tartar, Hamburger, Fleischpflanzerl, Bouletten) ↘ Fleischfertiggerichte, z.B. Pfannengerichte, Hühnerfrikassee ↘ Leberwurst, Leberpastete, Leberparfaits, Bratwurst, Brühwurst oder Kochwurst wie Mortadella o.ä. ↘ Fleischsalate
Fisch und Fischerzeugnisse	✓ alle unverarbeiteten Sorten, frisch, tiefgekühlt oder geräuchert ohne weitere Zusätze ✓ Fischstäbchen ohne Ei*	↘ panierter Fisch, Fischstäbchen ↘ Fischsalate, Fischfertiggerichte, Fischpastete
Eier und Eierzeugnisse	✓ Eiersatz s. Deckblatt	↘ Eier und daraus hergestellte Eierspeisen wie Eierpfannkuchen, Omelett, Crepes ↘ Mayonnaise, Remoulade
Fette und Öle	✓ alle Öle (z.B. Olivenöl, Rapsöl) ✓ Butter, Margarine ✓ Plattenfette	
süße Brotaufstriche, Süßungsmittel, Süßigkeiten	✓ Honig, Konfitüre, Schokocreme ✓ Fruchtgummi, Fruchtbonbons, Kaugummi, Traubenzucker ✓ Schokolade, Blockschokolade, (Schoko-)Reiswaffeln ✓ Götterspeise, Fruchtkaltschalen, Grützen und Kompott ✓ selbst hergestellter Pudding ✓ reines Frucht- und Wassereis, Sorbet und Milchspeiseeis ohne Ei*	↘ Pralinen, Schokoküsse ↘ Marzipanzubereitungen ↘ Schaumzuckerwaren, Baiser ↘ Süßwaren mit Keksbestandteilen ↘ (Fertig-)Pudding, Dessert, Cremespeise (sowie deren Fertigpulver) ↘ Speiseeis (Eisdiele Kontamination!)
Verschiedenes und Spezialitäten	✓ Ketchup, Senf ✓ selbst hergestelltes Dressing ohne Ei* z.B. Essig-Öl-Dressing ✓ vegane Pasteten, Brotaufstriche ohne Ei*	↘ Fertigsuppen und -soßen ↘ Würzpasten, Würzsoßen, gek. Brühe, Brühwürfel, Gemüsebrühen etc. ↘ Mayonnaise, Remoulade, Dressing, Meerrettichzubereitungen ↘ Feinkostsalate, Fertiggerichte, Pizza

***Ei steht stellvertretend für Hühnerei und Hühnereibestandteile (inkl. Lysozym).**

Immer Zutatenliste beachten oder beim Hersteller nachfragen (Homepage/Hotline nutzen).
Die Liste erhebt keinen Anspruch auf Vollständigkeit.
Diätplan nur in Verbindung mit einer Ernährungstherapie sinnvoll. Individuelle Verträglichkeit beachten.

Allgemeine Empfehlungen für eine kuhmilchfreie Ernährung

Kuhmilch gehört zu den ersten Nahrungsmitteln, die allergische Reaktionen auslösen können. In der Regel treten Kuhmilchallergien im Säuglings- und Kleinkindalter auf und verlieren sich bis zum Schulalter. Es gibt aber auch Erwachsene, die Kuhmilch nicht vertragen. Dies ist in wenigen Fällen auf eine Kuhmilchallergie zurückzuführen. Viel häufiger leiden diese Patienten unter einer Milchzuckerunverträglichkeit (Laktoseintoleranz). Da die Nahrungsmittelauswahl bei einer Milchzuckerunverträglichkeit in vielen Punkten von der bei Kuhmilchallergie abweicht, ist es wichtig, die Ursache der Milchunverträglichkeit zweifelsfrei festzustellen.

Kuhmilch enthält mehrere Allergene, die unterschiedliche Eigenschaften aufweisen. Nicht alle sind gleichermaßen hitzeempfindlich und nicht alle zeigen Kreuzreaktionen mit anderen Tiermilchen (Schaf, Ziege, Pferd). Allerdings ist es selten, dass ein Patient nur auf ein Allergen reagiert (Monosensibilisierung). Meistens werden mehrere Allergene der Kuhmilch nicht vertragen, so dass Verarbeitungseinflüsse und die Eignung von anderen Tiermilchen nur im Einzelfall relevant sind. Aktuelle Untersuchungen weisen darauf hin, dass Kuhmilch von einem Teil der betroffenen Allergiker in stark erhitzen gebackenen Produkten vertragen wird. Eine Verträglichkeit von „gebackener Milch" sollte unter Arztaufsicht, nicht aber im Eigenversuch zu Hause, getestet werden.
Mandel-, Reis- und Haferdrink sowie Kokosmilch können küchentechnische Alternativen für Kuhmilch sein, sind aber keine guten Kalziumlieferanten und daher kein vollwertiger Ersatz für Kuhmilch (ernährungsphysiologisch).

Ein Verzicht auf Milch bedeutet im Hinblick auf eine vollwertige Ernährung, dass Eiweiß, Vit. D und v.a. Kalzium, dessen Hauptlieferant in unseren Breitengraden Milch ist, ausreichend ersetzt werden muss. Nicht angereicherte Pflanzendrinks enthalten nicht genügend Kalzium und Eiweiß. Kalzium ist u.a. wichtig für Knochen und Zähne und sollte – gerade in Zeiten eines schnellen Wachstums – altersentsprechend zugeführt werden. Die folgende Tabelle gibt einen Überblick über die Zufuhrempfehlung für Kalzium in verschiedenen Lebensaltern (in mg Ca/Tag):

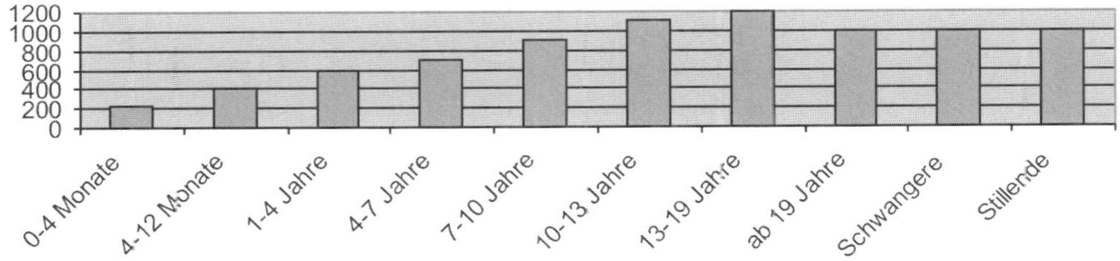

Quelle: DGE, ÖGE, SGE: Referenzwerte für die Nährstoffzufuhr. [illegible]. Auflage, Umschau Braus, Frankfurt am Main (1. Auflage, 4., korrigierter Nachdruck 2012).

Nahrungsmittelauswahl für eine **kuhmilchfreie Ernährung**

Kalziumquellen bei kuhmilchfreier Ernährung
1) im Säuglingsalter und ggf. im Kleinkindalter therapeutische Spezialnahrungen (s. Seite 14)
2) nach dem vollendeten 1. Lebensjahr:

- Sojadrinks und Sojaprodukte mit Kalzium (nicht bei Sojaallergie!)
- Reis-/Sojadrinks mit Kalzium (nicht bei Sojaallergie!), Haferdrinks mit Kalzium, Reisdrinks mit Kalzium
- Fruchtsäfte und Fruchtsaftgetränke mit Kalzium
- kalziumhaltiges Mineralwasser > 300 mg Ca/l und kalziumreiche Gemüsesorten
- Kalziumsupplemente (in Absprache mit dem Arzt)

Überprüfen Sie immer beim Einkauf die Zutatenliste der Produkte und meiden Sie Produkte, die Milch und Milchbestandteile enthalten bzw. enthalten können. Kontaktieren Sie im Zweifelsfall den Hersteller (oftmals per Hotline oder Homepage möglich).

Lücken und Tücken der Kennzeichnungsverordnung:

- Laut Lebensmittelkennzeichnungsverordnung (vom 25.11.2005) müssen Milch und Milcherzeugnisse (einschließlich Laktose) als Zutat von verpackten Nahrungsmitteln in der Zutatenliste aufgeführt werden.
- Achten Sie trotz Kennzeichnung, auf Begriffe wie Ghee, Niter, Kibbeh, Molke, Kasein, Kaseinat, (Lakt-)Albumin, Setzmilch, Laktoglobulin, Simplesse, da es sich um Milchprodukte oder -bestandteile handelt.
- Achten Sie im Zutatenverzeichnis auch auf Käse z.B. unter dem Sortennamen Ricotta, Mozzarella, Feta, Gouda etc. oder Mascarpone
- Zu dem Warnhinweis „Kann Spuren enthalten von Milch/Milchprodukten" lassen Sie sich bitte im Rahmen Ihrer Ernährungstherapie beraten. Die Bedeutung dieses Warnhinweises muss für jeden Patienten im Einzelfall geklärt werden.
- Die Kennzeichnungspflicht gilt derzeit noch nicht für unverpackte, sog. lose Ware. Erst mit verbindlichem Inkrafttreten der neuen EU-Verordnung zur Information der Verbraucher über Lebensmittel (vom 25.10.2011) wird ab dem 13. Dezember 2014 die Deklaration von Milch und Milchbestandteilen auch auf loser Ware verpflichtend. In welcher Form diese kenntlich gemacht werden, wird national entschieden. Fragen Sie deshalb nach, wenn Sie Backwaren, Wurst etc. unverpackt (ohne Zutatenliste) kaufen, ob Milch oder Milchbestandteile enthalten sind.
- Auch beim Außer-Haus-Verzehr gibt es bis Ende 2014 keine Verpflichtung zur Allergenkennzeichnung. Fragen Sie immer nach, bevor Sie nicht selbst zubereitete Speisen verzehren, ob Milch oder Milchbestandteile enthalten sind.

Hinweis:
Auch Medikamente können Milch oder Milchbestandteile enthalten.

Nahrungsmittelauswahl für eine **kuhmilchfreie Ernährung**

	☺ **Nahrungsmittel, die keine Milch enthalten**	☹ **Nahrungsmittel, die Milch enthalten können**
Getränke	✓ (Mineral-)Wasser ✓ Fruchtsäfte und Fruchtsaftgetränke ✓ Tee, Kaffee	↘ Kuhmilch, milchhaltiger Kakao ↘ Fruchtsaftgetränke mit Molke, Rivella® ↘ Instantgetränke
Gemüse, Obst und deren Erzeugnisse	✓ alle Sorten, frisch, tiefgekühlt, getrocknet oder Konserve ohne Zusätze von Milch*	↘ Obst- und Gemüsefertigprodukte wie Aufläufe, Rahmspinat, Rahmporree etc.
Kartoffeln und Kartoffelerzeugnisse	✓ alle (selbst hergestellten) Zubereitungen ohne Milch*	↘ Kartoffelbreipulver, milchhaltig oder mit Milch* zubereitet ↘ Kartoffelzubereitungen wie Kartoffelgratin, -kroketten, -knödel, -bratkartoffeln
Getreide, Brot, Backwaren, Teigwaren, Nährmittel	✓ Brot, Brötchen und Knäckebrot ohne Milch* ✓ alle Getreidesorten als: Flocken, Mehle, Grieß, Schrot, Stärke ✓ Frühstückscerealien ohne Milch* ✓ Zwieback, Kuchen und Gebäck ohne Milch* ✓ Nudeln ✓ Reis, Mais, Hirse, Buchweizen, Quinoa und Amaranth sowie daraus hergestellte Produkte ohne Milch* ✓ Paniermehl, Backerbsen ohne Milch*	↘ Milchbrot und -brötchen, Buttermilchbrötchen, Rosinenbrötchen, Knäckebrot mit Milch ↘ Sahnetorten, (Schokoladen-)Kuchen, Waffeln, Stollen ↘ Gebäck, Kekse, Butterkeks, Zwieback ↘ Fertigteige, Backmischungen ↘ Knusper- und Schokomüsli, Müsli mit Milchpulver ↘ vegetarische Fertigprodukte, Pizza ↘ Paniermehl als lose Ware beim Bäcker ↘ Backerbsen
Milch, Milchprodukte, Käse	✓ Ersatzprodukte (s. Seite 14) ✓ Kakaogetränke ohne Milch*	↘ Kuhmilch, Molke, Buttermilch, Kefir ↘ Sahne, Kondensmilch ↘ Milchmixgetränke, Kakaogetränke ↘ Sauermilcherzeugnisse (z.B. Joghurt, Sauermilch, saure Sahne) ↘ alle Sorten Käse (auch Ricotta, Mozzarella, Feta etc.), Mascarpone, Speisequark
Fleisch, Fleischwaren, Geflügel, Wild, Innereien, Wurst	✓ alle unverarbeiteten Sorten, frisch, tiefgekühlt oder geräuchert ohne weitere Zusätze ✓ reines Hackfleisch, kalter Braten, selbst hergestellt ✓ Rohschinken, Roastbeef, Putenbrustaufschnitt ✓ Aufschnitt und Würstchen ohne Milch*	↘ paniertes Fleisch ↘ Fleischfertiggerichte, Brühwurst (z.B. Bierschinken, Würstchen, Mortadella, Bockwurst, Bratwurst, Leberkäse, Fleischwurst) ↘ Kochwurst (Leberwurst) ↘ gekochter Schinken, Fleischsalate
Fisch und Fischerzeugnisse	✓ alle unverarbeiteten Sorten, frisch, tiefgekühlt oder geräuchert ohne weitere Zusätze	↘ panierter Fisch ↘ Fischerzeugnisse in Soßen und Marinaden, Feinkostfischsalate
Eier und Eierzeugnisse	✓ Eier und daraus hergestellte Zubereitungen ohne Milch*	↘ Eiergerichte mit Milch* (z.B. Rührei, Eierpfannkuchen)
Fette und Öle	✓ alle Öle (z.B. Olivenöl, Rapsöl) ✓ milchfreie Margarine ✓ Plattenfette	↘ Butter, Halbfettbutter ↘ Margarine mit Joghurtkulturen, Milcheiweiß oder Molke ↘ Butterschmalz, Butterfett, Ghee ↘ Halbfettmargarine
süße Brotaufstriche, Süßungsmittel, Süßigkeiten	✓ Honig, Konfitüre ✓ Carobcreme ohne Milch* ✓ Fruchtgummi, Fruchtbonbons, Kaugummi, Traubenzucker ✓ (Block-)Schokolade, Carobtafel ohne Milch* ✓ (Schoko-)Reiswaffeln ohne Milch* ✓ Götterspeise, Fruchtkaltschalen, Grützen, Kompott, Sojadessert ✓ Puddings und Soßen zubereitet mit verträglichem Milchersatz ✓ Frucht- und Wassereis, Sojaeis	↘ Nuss-Nougat-Creme, Schoko-Creme, Schokolade, Pralinen, Schokoküsse ↘ (Block-)Schokolade ↘ Marzipanzubereitungen, Nougat ↘ Schokoriegel, Süßwaren mit Keksbestandteilen, Müsliriegel ↘ Karamellbonbons, Fruchtgummis mit Joghurt ↘ Weichlakritzwaren, (Fertig-)Pudding, Dessert, Cremespeise (sowie deren Fertigpulver) ↘ Speiseeis (Eisdiele: Kontamination!)
Verschiedenes und Spezialitäten	✓ Ketchup, Senf, Mayonnaise und Remoulade ohne Milch ✓ selbst hergestelltes Dressing ohne Milch* z.B. Essig-Öl-Dressing ✓ vegane Pasteten, Brotaufstriche ohne Milch*	↘ Fertigsuppen und -soßen ↘ Würzsoßen, -pasten, Ketchup, Senf, Mayonnaise, Remoulade, Dressing ↘ Feinkostsalate, Fertiggerichte, Pizza ↘ vegetarische Brotaufstriche

***Milch steht stellvertretend für Milch, Milchprodukte und Milchbestandteile.**

Immer Zutatenliste beachten oder beim Hersteller nachfragen (Homepage/Hotline nutzen).
Die Liste erhebt keinen Anspruch auf Vollständigkeit.
Diätplan nur in Verbindung mit einer Ernährungstherapie sinnvoll. Individuelle Verträglichkeit beachten.

Liste therapeutisch einzusetzender Säuglingsnahrungen bei vorliegender Kuhmilchallergie (Stand Januar 2013)

Extensiv Hydrolysatnahrungen (Nährwertangaben pro 100 ml fertiger Nahrung).

		Aptamil Pepti (Milupa)	Althéra (Nestlé)	Aptamil Pregomin (Milupa)	Alfaré (Nestlé)	Nutramigen LGG® Lipil (Infektopharm)	Allernova (Novolac)
Altersangabe		von Geburt an	von Geburt an	von Geburt an	von Geburt an	von Geburt an	0 – 36 Monate
Energie	kcal	67	67	66	70	68	66,8
Eiweiß	g	1,6	1,7	1,8	2,1	1,9	1,6
Spaltungsgrad		eHF	eHF 80% Pept. 20% AS	eHF	eHF 80% Pept. 20% AS	eHF	eHF
Eiweißquelle		Molke	Molke	Molke	Molke	Casein	Casein
Kohlenhydrate	g	7,1	7,3	6,8	7,65	7,5	7,1
Laktose	g	2,9	3,8	< 0,1	< 0,2	nein	nein
Fett	g	3,5	3,4	3,5	3,56	3,4	3,5
MCT	g	nein	nein	1,8 (= 50%)	1,4 (= 40%)	nein	nein
Calcium	mg	47	40,9	50	54	77	70,2

Aminosäureformulanahrungen (Nährwertangaben pro 100 ml fertiger Nahrung).

		Alfamino (Nestle)	Aptamil Pregomin AS (Milupa)	Neocate infant (SHS)	Neocate active (SHS)	Neocate advance (SHS)	Neocate junior (SHS)
Altersangabe		von Geburt an	von Geburt an	0 – 12 Monate	nach dem 1. Lebensjahr	nach dem 1. Lebensjahr ausschließliche Ernährung	ab 4 Jahre
Energie	kcal	70	67	67	100	100	100
Eiweiß	g	1,9	1,8	1,8	2,8	2,5	3,3
Kohlenhydrate	g	7,9	7,2	7,2	11,3	14,6	10,4
Laktose		nein	nein	nein	nein	nein	nein
Fett	g	3,4	3,4	3,4	4,8	3,5	5
MCT	%	24%	nein	nein	nein	35%	35%
Calcium	mg	57	65,6	65,6	95	50	113

Allgemeine Empfehlungen für eine sojafreie Ernährung bei primärer Sojaallergie

Nicht nur im asiatischen sondern auch im europäischen Raum spielt Soja mittlerweile eine bedeutende lebensmitteltechnologische Rolle in der täglichen Ernährung. Folgende Nahrungsmittel werden aus Soja hergestellt: **Sojasauce (Tamari, Shoyu), Sojapaste, Miso, Natto, Tofu, Yuba, Tempeh, Fleischimitate (TVP), Sojamehl, Sojaflocken, Sojasprossen (Mungobohnen) und Sojaöl.** Folgende Produkte enthalten Sojaanteile oder können diese enthalten: **Margarine auf Sojabasis, Sojadrinks, Milchersatzprodukte, Diätgetränke und protein-(eiweiß)-angereicherte Erfrischungsgetränke, Sportlernahrung und Nahrungsergänzungsprodukte**.

Darüber hinaus findet Soja als gute und trotzdem kostengünstige Eiweißquelle, insbesondere isoliertes Sojaeiweiß, eine breite Anwendung in der modernen Nahrungsmittelindustrie. Unter anderem wird es zur Anreicherung von Fleisch-, Wurst- und Backwaren sowie Molkereiprodukten verwendet. Auch als Zusatzstoff (z.B. als Backmittel, Bindemittel, Stabilisator, Emulgator, Lecithin) wird es eingesetzt. Eine Verwendung von Soja kann nur bei verpackten Nahrungsmitteln erkannt werden, indem die Zutatenliste genau kontrolliert wird und sojahaltige Produkte gemieden werden. Bei unverpackten Nahrungsmitteln sollten Sie den Hersteller befragen und im Zweifel nicht verzehren.

Das Problem einer Soja-Meidung liegt vor allem im weit verbreiteten Vorkommen dieses Nahrungsmittels.

Soja gehört botanisch gesehen zu den Leguminosen (Hülsenfrüchte). Dadurch kann es Kreuzreaktionen mit anderen Leguminosen, wie z.B. Erdnuss, Erbsen, Linsen, Bohnen, Lupine, Guarkernmehl und Johannisbrotkernmehl kommen. Eine Meidung anderer Leguminosen sollte nur nach Absprache mit dem Allergologen durchgeführt werden.

Neben primären Sojaallergien kann es bei Birkenpollenallergikern zu Kreuzreaktionen gegenüber wenig erhitzten Sojaprodukten kommen. Für die Beratung dieser Patienten sind die Empfehlungen bei pollenassoziierter Nahrungsmittelallergie (s. Seite 89 – 92) besser geeignet.

Überprüfen Sie immer beim Einkauf die Zutatenliste der Produkte und meiden Sie Produkte, die Soja oder Nahrungsmittel aus Soja (s.o.) enthalten bzw. enthalten können. Kontaktieren Sie im Zweifelsfall den Hersteller (oftmals per Hotline oder Homepage möglich).

Nahrungsmittelauswahl für eine **sojafreie Ernährung bei primärer Sojaallergie**

Lücken und Tücken der Kennzeichnungsverordnung:

- Laut Lebensmittelkennzeichnungsverordnung (25.11.2005) müssen Soja und Sojaerzeugnisse als Zutaten von verpackten Nahrungsmitteln in der Zutatenliste aufgeführt werden.
- Achten Sie trotz Kennzeichnungspflicht auf Begriffe wie: Edamame, Kinako, Miso, Natto, Okara, Shoyu, Tamari, Tempeh, Tofu, TVP (Textured Vegetable Protein = Fleischersatz), E 322 Lecithin (Soja), E 426 Sojabohnen-Polyose, Yuba.
- Unbedenklich sind dagegen raffiniertes Sojaöl und E479b thermoxidiertes Sojaöl.
- Zu dem Warnhinweis „Kann Spuren enthalten von Soja“ lassen Sie sich bitte im Rahmen Ihrer Ernährungstherapie beraten. Die Bedeutung dieses Warnhinweises muss für jeden Patienten im Einzelfall geklärt werden.
- Die Kennzeichnungspflicht gilt derzeit noch nicht für unverpackte, sog. lose Ware. Erst mit verbindlichem Inkrafttreten der neuen EU-Verordnung zur Information der Verbraucher über Lebensmittel (vom 25.10.2011) wird ab dem 13. Dezember 2014 die Deklaration von Soja und Sojaerzeugnissen auch auf loser Ware verpflichtend. In welcher Form diese kenntlich gemacht werden, wird oft national entschieden. Fragen Sie deshalb nach, wenn Sie Backwaren, Wurst etc. unverpackt (ohne Zutatenliste) kaufen, ob Soja enthalten ist.
- Auch beim Außer-Haus-Verzehr gibt es bis Ende 2014 keine Verpflichtung zur Allergenkennzeichnung. Fragen Sie immer nach, bevor Sie nicht selbst zubereitete Speisen verzehren, ob Soja enthalten ist.

Hinweis:
Auch Medikamente und Sondennahrungen können Soja enthalten. Bitte fragen Sie Ihren Arzt oder Apotheker!

Nahrungsmittelauswahl für eine **sojafreie Ernährung bei primärer Sojaallergie**

	☺ Nahrungsmittel, die kein Soja* enthalten	☹ Nahrungsmittel, die Soja* enthalten können
Getränke	✓ (Mineral-)Wasser ✓ Fruchtsäfte und Fruchtsaftgetränke ✓ Tee, Kaffee ✓ Kakaogetränke ohne Soja*	↘ Sojadrinks, Soja-Reis-Drinks ↘ Instantgetränke ↘ Kakaogetränkepulver, Milchmixgetränke ↘ Sportlerdrinks, proteinangereicherte Getränke ↘ Cremelikör
Gemüse, Obst und deren Erzeugnisse	✓ alle Sorten, frisch, tiefgekühlt, getrocknet oder Konserve ohne Zusätze von Soja*	↘ Obst- und Gemüsefertiggerichte, z.B. Aufläufe, Pfannengerichte, vegetarische und vegane Gemüsegerichte mit „Fleischersatz" ↘ Suppen und Soßen, Sauce Hollandaise
Hülsenfrüchte	*Je nach Sensibilisierungsgrad sind Kreuzallergien zu anderen Hülsenfrüchten möglich. Im Rahmen einer ernährungstherapeutischen Beratung muss individuell entschieden werden.*	↘ Sojabohnen und Sojaprodukte (Tofu) ↘ Sojaflocken, Sojamehl ↘ Sojaknabberlinge (geröstete Sojabohnen) ↘ Sojasoße
Kartoffeln und Kartoffeler-zeugnisse	✓ alle (selbst hergestellten) Zubereitungen ohne Soja*	↘ Kartoffelzubereitungen wie Kartoffelgratin, -kroketten, -knödel, Bratkartoffeln ↘ Kartoffelsalat
Getreide, Brot, Backwaren, Teigwaren, Nährmittel	✓ Brot, Brötchen und Knäckebrot ohne Soja* ✓ alle Getreidesorten als: Flocken, Mehle, Grieß, Schrot, Stärke und Frühstückscerealien ohne Soja* ✓ Zwieback, Kuchen und Gebäck ohne Soja* ✓ Nudeln ohne Soja* ✓ Reis, Mais, Hirse, Buchweizen, Quinoa und Amaranth sowie daraus hergestellte Produkte ohne Soja*	↘ Brot, Brötchen insbesondere Mehrkorn- und Vielkornbrot und -brötchen ↘ Kuchen, Torten, Biskuit, Waffeln, Stollen ↘ Gebäck, Kekse ↘ Fertigteige, Backmischungen ↘ Knusper- und Schokomüsli, Frühstückscerealien ↘ Nudelprodukte ↘ Getreidebratlinge, Pizza
Milch, Milch-produkte, Käse	✓ Kuhmilch, Sauermilch, Molke, Buttermilch, Kefir ✓ Sahne, Kondensmilch ✓ Sauermilcherzeugnisse (z.B. Joghurt, Sauermilch, saure Sahne) ✓ Käse, Frischkäse, Speisequark ✓ Kakao aus reinem Kakaopulver ✓ Milchshakes und -fertiggetränke ohne Soja*	↘ Milchshakes, Milchfertiggetränke ↘ Milchersatzprodukte (Kaffeeweißer, Sojadrinks, Soja-„Joghurt", Sojaeis, Sojacreme, Sojadessert etc.) ↘ Käseimitate, Käsesalat, Salat-Joghurt-Dressings ↘ kalorienreduzierte Milchprodukte
Fleisch, Fleischwaren, Geflügel, Wild, Innereien, Wurst	✓ alle unverarbeiteten Sorten, frisch, tiefgekühlt oder geräuchert ohne weitere Zusätze ✓ reines Hackfleisch ✓ kalter Braten, selbst hergestellt ✓ Rohschinken, Roastbeef, Putenbrustaufschnitt ✓ Aufschnitt und Würstchen ohne Soja*	↘ paniertes Fleisch ↘ Fleischfertiggerichte (z.B. Hühnerfrikassee) ↘ zubereitetes Hackfleisch (z.B. Frikadellen, Tartar, Hamburger, Fleischpflanzerl, Bouletten) ↘ Aufschnitt und Würstchen ↘ Fleischsalate
Fisch und Fischerzeug-nisse	✓ alle unverarbeiteten Sorten, frisch, tiefgekühlt oder geräuchert ohne weitere Zusätze	↘ panierter Fisch, Fischstäbchen ↘ Fischsalate, Fischfertiggerichte, Fischpastete
Eier und Eierzeugnisse	✓ Eier und daraus hergestellte Zubereitungen ohne Soja*	↘ Mayonnaise, Remoulade ↘ Eiersatzpulver, Eiersalate
Fette und Öle	✓ alle Öle (z.B. Olivenöl, Rapsöl) **außer kalt gepresstem Sojaöl** ✓ Butter, Margarine ohne kaltgepresstes Sojaöl ✓ Plattenfette	↘ Margarine mit kalt gepresstem Sojaöl und/oder Sojaeiweiß ↘ kalt gepresstes Sojaöl
süße Brotauf-striche, Süßungsmittel, Süßigkeiten	✓ Honig, Konfitüre ✓ Carobcreme ohne Soja* ✓ Fruchtgummi, Fruchtbonbons und Kaugummi ohne Soja*, Traubenzucker ✓ (Block-)Schokolade, Carobtafel, (Schoko-)Reiswaffeln ohne Soja* ✓ Götterspeise, Fruchtkaltschalen, Grützen, Kompott und Puddinge ohne Soja* ✓ reines Frucht- und Wassereis, Sorbet, Milchspeiseeis ohne Soja*	↘ Nuss-Nougat-Creme, Schoko-Creme, Schokolade, Pralinen, Schokoküsse ↘ Marzipanzubereitungen, Nougat ↘ Schaumzuckerwaren ↘ (Block-)Schokolade, Schokoriegel, Süßwaren mit Schokolade und Keksbestandteilen, Müsliriegel ↘ (Fertig-)Pudding, Dessert, Cremespeise (sowie deren Fertigpulver) ↘ Speiseeis (Eisdiele: Kontamination!), Sojaeis

Nahrungsmittelauswahl für eine **sojafreie Ernährung bei primärer Sojaallergie**

	☺ Nahrungsmittel, die kein Soja* enthalten	☹ Nahrungsmittel, die Soja* enthalten können
Verschiedenes und Spezialitäten	✓ Ketchup, Senf ✓ reine Mayonnaise und Remoulade ohne Soja* ✓ selbst hergestelltes Dressing ohne Soja* z.B. Essig-Öl-Dressing, Joghurt-Dressing ✓ Brotaufstriche ohne Soja* (z.B. auf Basis von Sonnenblumenkernen)	➘ Fertigsuppen und -soßen ➘ Würzpasten, Würzsoßen, Brühwürfel, Brühe, Gewürzmischungen ➘ Mayonnaise, Remoulade, Dressing ➘ Feinkostsalate, Fertiggerichte ➘ vegetarische Brotaufstriche

***Soja steht stellvertretend für Soja, Sojaprodukte und Sojabestandteile.**

Immer Zutatenliste beachten oder beim Hersteller nachfragen (Homepage/Hotline nutzen).
Die Liste erhebt keinen Anspruch auf Vollständigkeit.
Diätplan nur in Verbindung mit einer Ernährungstherapie sinnvoll. Individuelle Verträglichkeit beachten.

Allgemeine Empfehlungen für eine weizenfreie Ernährung

Allgemeine Empfehlungen bei einer weizenfreien Ernährung

Weizen ist die Getreideart, die in unseren Breitengraden am häufigsten verzehrt wird. Von Brot, Backwaren, Teigwaren über Bindemittel bis hin zu Trägerstoffen für Aromaverbindungen können Nahrungsmittel Weizen enthalten. Das Problem in der Umsetzung einer Meidung liegt vor allem im weit verbreiteten Vorkommen des Weizens.

Eine Allergie gegen Weizen ist nicht zu verwechseln mit einer Glutenunverträglichkeit (Zöliakie, Sprue). Da die Nahrungsmittelauswahl bei einer Glutenunverträglichkeit nicht identisch mit der bei Weizenallergie ist, muss die Ursache der Weizenunverträglichkeit vor Beginn einer therapeutischen Diät zweifelsfrei geklärt sein. Der Hinweis auf Gluten in einem Nahrungsmittel muss nicht zwangsläufig auf Weizen hindeuten, da das Gluten auch aus Roggen oder Gerste stammen kann. Andererseits sind nicht alle glutenfreien Nahrungsmittel für Weizenallergiker geeignet, da sie zwar frei von Gluten, nicht aber frei von Weizenallergenen sein müssen (z.B. glutenfreie Weizenstärke).

Auch Urformen des Weizens wie Dinkel, Grünkern (unreif geernteter und gedarrter Dinkel), Einkorn, Zweikorn (Emmer) und Kamut sowie Verarbeitungen daraus werden von den meisten Weizenallergikern nicht vertragen, da die Allergene sehr ähnlich sind. Eine individuelle Verträglichkeit muss immer über eine Provokation durch den Arzt abgeklärt werden.

Ein **Sonderfall** der Weizenallergie, welcher vor allem im **Erwachsenenalter** auftritt, ist die in den letzten Jahren vermehrt auftretende weizenabhängige, anstrengungsinduzierte Anaphylaxie (WDEIA) bzw. Tri a 19 (Weizenprotein) Summations-Anaphylaxie. Für Patienten mit einem solchen Verdacht bzw. mit dieser Diagnose sind auf dieses Krankheitsbild zugeschnittene Empfehlungen direkt im Anschluss an diese Empfehlung zu finden (s. Seite 23 – 26

Lücken und Tücken der Kennzeichnungsverordnung:

- Laut Lebensmittelkennzeichnungsverordnung (vom 25.11.2005) müssen glutenhaltige Getreide und glutenhaltige Getreideerzeugnisse, also auch Weizen, als Zutaten von verpackten Nahrungsmitteln in der Zutatenliste aufgeführt werden.
- Zu dem Warnhinweis Kann „Spuren enthalten von glutenhaltigem Getreide (Weizen)" lassen Sie sich bitte im Rahmen Ihrer Ernährungstherapie beraten. Die Bedeutung dieses Warnhinweises muss für jeden Patienten im Einzelfall geklärt werden.
- Die Kennzeichnungspflicht gilt derzeit noch nicht für unverpackte, sog. lose Ware. Erst mit verbindlichem Inkrafttreten der neuen EU-Verordnung zur Information der Verbraucher über Lebensmittel (vom 25.10.2011) wird ab dem 13. Dezember 2014 die Deklaration von Weizen auch auf loser Ware verpflichtend. In welcher Form diese kenntlich gemacht werden, wird national entschieden. Fragen Sie deshalb nach, wenn Sie Backwaren, Wurst etc. unverpackt (ohne Zutatenliste) kaufen, ob glutenhaltiges Getreide (Weizen) enthalten ist.
- Auch beim Außer-Haus-Verzehr gibt es bis Ende 2014 keine Verpflichtung zur Allergenkennzeichnung. Fragen Sie immer nach, bevor Sie nicht selbst zubereitete Speisen verzehren, ob glutenhaltiges Getreide (Weizen) enthalten ist.
- Kalt gepresste Öle anderer Pflanzen (Sonnenblumenöl etc.) können mit Weizenbestandteilen kontaminiert sein, da kleine Ölmühlen oft für unterschiedliche Öle genutzt werden. Daher sollten bei hochgradiger Weizenallergie keine kalt gepresster Öle aus kleinen Ölmühlen verzehrt werden.

Nahrungsmittelauswahl für eine **weizenfreie Ernährung**

Alternativen zum Weizen:
- Hafer, Gerste, Roggen
- Reis, Mais, Hirse (Sorghum), Buchweizen, Quinoa, Amaranth, Tapioka, Teff
- weiterer Stärke-/Mehl-Ersatz: Kastanien/Maronenmehl, Kartoffelstärke, Batate, Maniok, Sojamehl, Bananenmehl, Guarkernmehl, Johannisbrotkernmehl, Pektin
- Weizenfreie Backwaren können in Reformhäusern, Drogerien, im Einzelhandel sowie über folgende Adressen bezogen werden – **bitte beachten Sie, dass glutenfrei nicht automatisch weizenfrei bedeutet (s.o.)**:
  - Querfood, www.querfood.de
  - 3 Pauly, www.3pauly.de
  - Delfs, Bäckerei, www.delfs-brot.de
  - Dr. Schär GmbH, www.schaer.de
  - DS Food GmbH (Italien), www.ds4you.com
  - Glutano GmbH, www.glutano.de
  - Hammermühle Diät GmbH, www.hammermuehle.de
  - Lifestyle Healthcare, www.gfdiet.com
  - Naturkorn Mühle Werz, www.vollwertcenter.de
  - Poensgen Spezial-Diät-Bäckerei, www.poensgen-brot.de
  - Riesal AG, www.riesal.ch
  - Schnitzer GmbH+Co.KG, www.schnitzer-bio.de
  - Sibylle Diät, www.sibylle-diaet.de
  - Wangenmühle GmbH, www.wangenmuehle.de

Überprüfen Sie immer beim Einkauf die Zutatenliste der Produkte und meiden Sie Produkte, die Weizen enthalten bzw. enthalten können. Kontaktieren Sie im Zweifelsfall den Hersteller (oftmals per Hotline oder Homepage möglich).

Hinweis:
Weizenmehl kann zur Herstellung von Medikamenten und Dragees verwendet werden.

Nahrungsmittelauswahl für eine **weizenfreie Ernährung**

	☺ **Nahrungsmittel, die keinen Weizen* enthalten**	☹ **Nahrungsmittel, die Weizen* enthalten können**
Getränke	✓ (Mineral-)Wasser, Tee, Kaffee ✓ Fruchtsaft, -getränke, Limonade ✓ Kakaogetränke ✓ Sekt, Wein, klare Schnäpse	↘ Getreidekaffee, Malzkaffee, Carokaffee®, Instantgetränke ↘ Frühstücksdrinks mit Cerealien ↘ Malzbier, diverse Biersorten, Weizenbier
Gemüse,Obst und deren Erzeugnisse	✓ alle Sorten, frisch, tiefgekühlt, getrocknet oder Konserve ohne Zusätze	↘ Obst- und Gemüsefertiggerichte, z.B. Aufläufe (Mehl oder Stärke in Soßen!) ↘ gebundene Suppen und Soßen
Kartoffeln und Kartoffelerzeugnisse	✓ alle (selbst hergestellten) Zubereitungen ohne Getreide ✓ Kartoffelbreipulver, Knödelzubereitungen, Bratkartoffeln ohne Weizen*	↘ Kartoffelzubereitungen wie Kartoffelgratin (Bechamelsauce!), -kroketten ↘ Kartoffelpuffer/Reibekuchen ↘ Country Potatoes ↘ Kartoffel-Schnellgerichte (z.B. Kartoffelbrei mit Croutons) ↘ Kartoffelknabbereien (z.B. Kartoffelchips)
Getreide, Brot, Backwaren, Teigwaren, Nährmittel	✓ Brot, Brötchen und Knäckebrot ohne Weizen* (Vorsicht bei bestäubten Waren!) ✓ glutenfreie Waren ohne Weizen* ✓ alle Getreidesorten außer Weizen als: Flocken, Mehle, Grieß, Schrot, Stärke und Frühstückscerealien (Hafer, Gerste, Roggen) ✓ Mais, Maiswaffeln, Cornflakes ohne Malz, Polenta ✓ Reis, Reisnudeln, Reiswaffeln ohne Weizen* ✓ Hirse, Buchweizen, Quinoa, Amaranth und Teff sowie daraus hergestellte Produkte ohne Weizen*	↘ Bulgur, Couscous, Weichweizen, Hartweizen(-grieß), Dinkel, Grünkern etc. ↘ Brot, Brötchen, Knäckebrot ↘ Kuchen, Torten, Waffeln, Eierpfannkuchen ↘ Gebäck, Kekse, Zwieback ↘ Backmischungen, Fertigteige ↘ Salzgebäck, Kräcker, Tortillachips, japanisches Reisgebäck ↘ Nudeln (Vorsicht bei Buchweizen-, Hirse-, Sojanudeln), Pizza, Bratlinge ↘ Semmelknödel ↘ Frischkornbreie und Weizenkeimlinge ↘ Müsli, Flocken, Cerealien ↘ Backerbsen, Paniermehl, Semmelmehl ↘ Backpulver ↘ Backoblaten, Hostien
Milch, Milchprodukte, Käse	✓ Kuhmilch, Sauermilch, Molke, Buttermilch, Kefir ✓ Sahne, Kondensmilch ✓ Joghurt ohne Getreideanteile, saure Sahne ✓ Käse, Frischkäse, Speisequark ✓ Frühstücksdrinks, Milchshakes und -fertiggetränke ohne Weizen*	↘ Joghurt mit Müsli (z.B. Bircher Müsli) oder Kleie ↘ Joghurt und Quarkspeisen mit Getreideflocken oder Müslizusatz ↘ Speiseeissorten mit Keks- oder Biskuitbestandteilen
Fleisch, Fleischwaren, Geflügel, Wild, Innereien, Wurst	✓ alle unverarbeiteten Sorten, frisch, tiefgekühlt oder geräuchert ohne weitere Zusätze ✓ reines Hackfleischkalter Braten, selbst hergestellt ✓ Rohschinken, Roastbeef, Putenbrustaufschnitt ✓ Aufschnitt und Würstchen ohne Weizen*	↘ Fleischfertiggerichte (mit gebundenen Soßen z.B. Hühnerfrikassee), paniertes Fleisch ↘ zubereitetes Hackfleisch (z.B. Frikadellen, Hamburger, Fleischpflanzerl, Bouletten) ↘ Aufschnitt/Würstchen mit Weizen (Grützwurst!) ↘ Pasteten, Leberkäse, in (Blätter-)Teig gehüllte Erzeugnisse, Fleischsalate
Fisch und Fischerzeugnisse	✓ alle unverarbeiteten Sorten, frisch, tiefgekühlt oder geräuchert ohne weitere Zusätze	↘ panierter Fisch, Fischstäbchen, Brathering ↘ Fischsalate, Fischfertiggerichte (mit gebundenen Soßen), Fischpastete, Surimi ↘ in (Blätter-)Teig gehüllte Erzeugnisse
Eier und Eierzeugnisse	✓ Eier und daraus hergestellte Zubereitungen ohne Weizen*	↘ Eiergerichte mit Mehl bzw. Stärke (z.B. Eierpfannkuchen, Crepes)
Fette und Öle	✓ alle Öle (z. B. Olivenöl, Rapsöl) außer kalt gepresstem WeizenkeimölButter, Margarine, Schmalz ohne kalt gepresstem Weizenkeimöl ✓ Plattenfette	↘ Margarine mit kalt gepresstem Weizenkeimöl bei hochgradiger Allergie gegen Weizen:alle kalt gepressten Pflanzenöle incl. Weizenkeimöl

Nahrungsmittelauswahl für eine **weizenfreie Ernährung**

	☺ Nahrungsmittel, die keinen Weizen* enthalten	☹ Nahrungsmittel, die Weizen* enthalten können
süße Brotaufstriche, Süßungsmittel, Süßigkeiten	✓ Honig, Konfitüre ✓ Schoko-, Nuss-Nougat-Streichcremes ohne Weizen* ✓ Fruchtgummi, Fruchtbonbons, Lakritze, Kaugummi und Traubenzucker ohne Weizen* ✓ (Schoko-)Reiswaffeln, Puffreis, Popcorn ✓ Götterspeise, Fruchtkaltschalen, Grützen, Kompott und Pudding ohne Weizen* ✓ Frucht-/Wassereis ohne Weizen* ✓ Milchspeiseeis ohne Weizen* (ohne Waffel!)	➘ Pralinen ➘ Marzipanzubereitungen, (weißer) Nougat ➘ Schokolinsen, Schokoriegel, Süßwaren und Schokoladen mit Keksbestandteilen, Müsliriegel, Keksriegel ➘ Malzbonbons, Hustenbonbons, Salmiakpastillen, Lakritz mit Weizenbestandteilen ➘ Speiseeis mit Waffel, Eistorte
Verschiedenes und Spezialitäten	✓ Würzsaucen (Ketchup, Senf, Remoulade, Mayonnaise etc.) ohne Weizen* ✓ (gekörnte) Brühe, -würfel ohne Weizen* ✓ Essig ohne Kräuter, Balsamico ✓ Weinsteinbackpulver, Frisch- /Trockenhefe ohne Weizen* ✓ Tortenguss, Sahnesteif ohne Weizen*	➘ Würzsaucen, -pasten, Gewürzzubereitungen ➘ einige Fertigbrühen, Sojasauce, Pesto ➘ vegetarische Brotaufstriche ➘ weizenhaltige Hefe, weizenhaltiges Backpulver* ➘ Weizen-/Dinkel*-Sauerteig ➘ Saftstopp®, San-apart® (Sahnesteif)

***Weizen steht stellvertretend für Weizen und Weizenbestandteile.**

Immer Zutatenliste beachten oder beim Hersteller nachfragen (Homepage/Hotline nutzen).
Die Liste erhebt keinen Anspruch auf Vollständigkeit.
Diätplan nur in Verbindung mit einer Ernährungstherapie sinnvoll. Individuelle Verträglichkeit beachten.

Allgemeine Empfehlungen für die Ernährung bei weizenabhängiger, anstrengungs-induzierter Anaphylaxie (WDEIA)

Die weizenabhängige, anstrengungsinduzierte Anaphylaxie (WDEIA) ist eine spezielle Form der Weizenallergie, die vor allem im Erwachsenenalter auftritt. Ursächlich für die Reaktion ist bei den meisten Patienten das Protein Omega-5-Gliadin (Tri a 19), welches Bestandteil des Weizenglutens (Klebereiweißes) ist.

Bei den betroffenen Patienten kommt es nach dem Verzehr weizenhaltiger Produkte erst in Kombination mit körperlicher Anstrengung oder anderen auslösenden Faktoren (sog. Triggerfaktoren) zum Auftreten einer allergischen Reaktion. Weizen und weizenhaltige Produkte können ohne den Zusammenhang mit Triggerfaktoren zwar verträglich sein, die tolerierten Weizenmengen sind jedoch individuell sehr unterschiedlich. Das Führen eines Ernährungs-Symptomprotokolls gibt wichtige Hinweise auf relevante Triggerfaktoren. Diese müssen individuell bewertet werden und können als Indikator für die Strenge der einzuhaltenden Diät herangezogen werden.

Zu den potentiellen Triggerfaktoren, die eine Reaktion bei Patienten mit WDEIA auslösen können, zählen:

Triggerfaktor	Erläuterung
Körperliche Anstrengung	Der Einfluss der körperlichen Aktivität wird individuell bestimmt durch: – Art, Intensität und Dauer der körperlichen Anstrengung – Zeitdifferenz zur weizenhaltigen Mahlzeit
Medikamente	– Als Triggerfaktoren wirken insbesondere ASS, Ibuprofen sowie andere nichtsteroidale antientzündliche Medikamente
Alkohol	– Alkohol jeglicher Art kann als Triggerfaktor wirken
Allgemeinzustand	– Erkältungen/grippale Infekte – Stress (Eustress und Disstress) – hormonelle Schwankungen, Zyklusabhängig
Art und Verarbeitungsgrad des Getreideprodukts	– Neben weizenhaltigen Produkten können bei einigen Patienten ggf. auch gerste- und roggenhaltige Speisen unverträglich sein – Weißmehlprodukte scheinen häufiger Reaktionen auszulösen als Produkte aus Vollkornmehl
Zusammensetzung und Menge des verzehrten Nahrungsmittels	– Menge der verzehrten weizen-, gerste- und roggenhaltigen Produkte und Kombination mit anderen Nahrungsmitteln bestimmen das Risiko für eine Reaktion – Ein großer zeitlicher Abstand zwischen der letzten Mahlzeit und dem Verzehr der allergenhaltigen Speisen scheint Reaktionen zu begünstigen

Der Diätplan bei WDEIA sollte unter Berücksichtigung aller relevanten Triggerfaktoren dreistufig gestaltet und die Empfehlungen zur Nahrungsmittelauswahl sowie zu speziellen Verhaltensmaßnahmen individuell formuliert werden.

Nahrungsmittelauswahl bei **WDEIA**

☹ **Nicht geeignet** für Patienten mit einer anstrengungsinduzierten Weizenallergie sind neben weizenhaltigen Nahrungsmitteln ebenfalls alle Urformen des Weizens, wie Dinkel, Grünkern, Kamut, Einkorn, wildes Einkorn, Emmer und Wildweizen sowie daraus hergestellte Produkte, da ihre Allergenstrukturen denen des Weizens stark ähneln.

☹ + ☺ **Fraglich verträglich** sind Produkte, die Roggen und Gerste enthalten, da sich das für die WDEIA ursächliche Allergen Omega-5-Gliadin in ähnlicher Struktur auch im Glutenanteil dieser heimischen Getreide findet. Die Verträglichkeit von Roggen und Gerste sollte daher im Zweifel unter Berücksichtigung aller individuell relevanten Triggerfaktoren in einer oralen Provokationstestung unter stationären Bedingungen überprüft werden. Eine glutenfreie Ernährung (gänzlich ohne Weizen, Gerste und Roggen) muss im Einzelfall – je nach Anamnese und individuellem Gefährdungspotential – als Therapieoption erwogen werden.

☺ **Geeignete Alternativen** zu Weizen, Roggen und Gerste, die auch vor körperlicher Anstrengung verzehrt werden können, sind:
- Hafer
- Reis, Mais, Hirse (Sorghum), Buchweizen, Quinoa, Amaranth, Tapioka, Teff
- Weiterer Stärke-/Mehl-Ersatz: Kastanien-/Maronenmehl, Kartoffelstärke, Batate, Sojamehl, Bananenmehl, Guarkernmehl, Johannisbrotkernmehl
- Weizenfreie (sowie ggf. glutenfreie) Backwaren können in Reformhäusern, Drogerien, im Einzelhandel sowie über das Internet bezogen werden (vgl. Adressen der Bezugsquellen s. Seite 20).

Lücken und Tücken in der Kennzeichnungsverordnung:
- Weizen, Weizenerzeugnisse sowie andere glutenhaltige Getreidesorten wie Gerste, Roggen, Dinkel oder Kamut (aber auch Hafer) müssen laut der Lebensmittelkennzeichnungsverordnung (vom 25. November 2005, in Ergänzung dazu auch 2008) als Zutat verpackter Nahrungsmittel grundsätzlich im Zutatenverzeichnis genannt werden. Die Zutatenliste verpackter Nahrungsmittel bietet daher für Patienten mit WDEIA eine größtmögliche Sicherheit und sollte stets gründlich auf das Vorkommen von Weizen kontrolliert werden.
- Diese Kennzeichnungspflicht gilt ab Ende 2014 auch für unverpackte, sog. lose Ware oder beim Außer-Haus-Verzehr. Hier muss derzeit noch deutlich nachgefragt werden. Im Zweifel empfiehlt sich für WDEIA Patienten ein Verzicht. Erst mit verbindlichem Inkrafttreten der neuen EU-Verordnung zur Information der Verbraucher über Lebensmittel (vom 25. Oktober 2011) wird ab dem 13. Dezember 2014 die Deklaration von Weizen, Weizenerzeugnissen und glutenhaltigen Getreidesorten auch auf loser Ware verpflichtend.
- Produkte mit dem Hinweis „Kann Spuren von Weizen, Roggen, Gerste oder anderen glutenhaltigen Getreide enthalten“ sind für Patienten mit anstrengungsinduzierter Weizenallergie generell als unbedenklich einzustufen und können verzehrt werden. Ebenfalls unproblematisch sind Malzextrakte sowie Getreide- und Stärkeverzuckerungsprodukte aus Weizen, Roggen oder Gerste, wie Glucosesirup oder Maltodextrin.

Nahrungsmittelauswahl bei **WDEIA**

Nahrungsmittel-gruppe	Nahrungsmittel, die weder Weizen* noch Gerste* noch Roggen* enthalten	Nahrungsmittel, die Roggen* und Gerste* enthalten können und fraglich verträglich sind	Nahrungsmittel, die Weizen*, Gerste* oder Roggen* enthalten können und die in Kombination mit Triggerfaktoren gemieden werden sollten
	☺☺☺	☺ + ☹	☹☹☹
Getränke	✓ Mineral-, Quell-, Leitungswasser ✓ Kräuter- und Früchtetees ✓ Obst- und Gemüsesäfte, Limonade ✓ Bohnenkaffee, Kakao ohne die genannten Getreidesorten, Tee ✓ Wein, Sekt, Most	□ Carokaffee®[1] □ Malzkaffee[2] □ Kakaogetränke mit Malzzusätzen (z.B. Ovomaltine®) □ Getreidekaffee □ Bier, Malzbier □ Frühstückdrinks mit reinen Roggen- und/ oder Gerstenanteilen	➘ Instantgetränke ➘ Frühstücksdrinks mit Cerealien ➘ Weizenbier (alle Sorten)
Gemüse, Obst und deren Erzeugnisse	✓ alle Sorten frisch, tiefgekühlt, getrocknet oder als Konserve ohne Zusätze ✓ Aufläufe, Gratin mit Kartoffel- oder Maisstärke (also weizen- und ggf. glutenfreien Zutaten)		➘ Obst- oder Gemüsefertiggericht, z.B. Aufläufe oder Gerichte mit Mehl oder Stärke in der Soße ➘ paniertes Gemüse (z.B. Gemüsesticks)
Kartoffeln und Kartoffel-erzeugnisse	✓ alle (selbsthergestellten) Zubereitungen ohne Getreide: Pellkartoffeln, Salzkartoffeln, Ofenkartoffeln, Kartoffelbreipulver, Knödelzubereitungen, Bratkartoffeln		➘ Kartoffelzubereitungen wie Kartoffelgratin (Bechamelsauce!), Kartoffelkroketten, Kartoffelpuffer, Reibekuchen ➘ Country Potatoes, Kartoffel-Schnellgerichte (z.B. Kartoffelbrei, Croutons) ➘ Kartoffelknabbereien (z.B. Kartoffelchips)
Getreide, Brot, Backwaren, Teigwaren, Nährmittel	✓ glutenfreies Brot, Brötchen und andere Backwaren ohne Weizenstärke ✓ Brot, Brötchen und andere Backwaren ohne Weizen, Gerste und Roggen ✓ Hafer, Haferkleie, Instantflocken ✓ Mais, Maiswaffeln, Cornflakes ohne Malz, Polenta ✓ Reis, Reisnudeln, Reiswaffeln ohne eines der genannten Getreide ✓ Hirse, Buchweizen, Quinoa, Amaranth und Teff sowie daraus hergestellte Produkte ✓ Sojamehl, Tapioka, Maniok, Sago, Pfeilwurzmehl/-stärke, Guarkernmehl, Johannisbrotkernmehl, Kastanienmehl, Kichererbsenmehl ✓ Sago und damit hergestellte Grützen, Soßen, Fruchtmuse	□ Cornflakes mit Malzextrakten □ reine Roggen- oder Gerstenflocken, -brote □ insbesondere Knäckebrot, Fincrisp® und Schwarzbrot sind als reine Roggenbrote erhältlich	➘ Brot, Brötchen, Knäckebrot ➘ Kuchen, Torten, Waffeln, Gebäck, Kekse, Zwieback ➘ Backmischungen, Fertigteige ➘ Salzgebäck, Kräcker, Tortillachips, japanisches Reisgebäck ➘ Nudeln (Vorsicht bei Buchweizen-, Reis- oder Sojanudeln), Pizza, Bratlinge, Semmelknödel ➘ Weizenmehl, -grieß, -stärke, -dunst, -kleie, -schrot, und -graupen ➘ Bulgur, Couscous, Weichweizen, Hartweizen(-grieß), Dinkel, Grünkern, Emmer etc. ➘ Roggenmehl, -schrot, -grieß, -flocken ➘ Gerstenmehl, -flocken, -graupen ➘ Frischkornbreie und Weizenkeimlinge, Müsli, Flocken, Cerealien ➘ Backerbsen, Paniermehl, Semmelmehl ➘ Puddingpulver, Backpulver mit Weizen ➘ Backoblaten, Hostien
Milch, Milch-produkte, Käse	folgende Rohzutaten oder Zubereitungen ohne Weizen- bzw. weitere glutenhaltige Getreideanteile: ✓ Kuhmilch, Sauermilch, Molke, Buttermilch, Kefir ✓ Sahne, Kondensmilch ✓ Joghurt und Fruchtjoghurt ✓ Schlagsahne, saure Sahne, Schmand, Quark, Frischkäse ✓ probiotische Joghurts ohne Zusätze (actimel®, activia®, Yakult®) ✓ Käse, Frischkäse, Speisequark ✓ Frühstücksdrinks, Milchshakes und Milchfertiggetränke ohne die genannten Getreidesorten	□ zubereitete Milchprodukte mit Zugabe von reinen Roggen- und/ oder Gerstenanteilen	➘ Joghurt mit Müsli (z.B. Bircher Müsli) oder Kleie ➘ Joghurt und Quark mit Getreideflocken oder Müslizusatz ➘ Speiseeissorten mit Keks- oder Bisquitbestandteilen ➘ fertig geriebener Käse

Nahrungsmittelauswahl bei **WDEIA**

Nahrungsmittel-gruppe	Nahrungsmittel, die weder Weizen* noch Gerste* noch Roggen* enthalten	Nahrungsmittel, die Roggen* und Gerste* enthalten können und fraglich verträglich sind	Nahrungsmittel, die Weizen*, Gerste* oder Roggen* enthalten können und die in Kombination mit Triggerfaktoren gemieden werden sollten
	☺☺☺	☺ + ☹	☹☹☹
Fleisch, Fleischwaren, Geflügel, Wild, Innereien, Wurst	✓ alle unverarbeiteten Sorten, frisch, tiefgekühlt oder geräuchert ohne weitere Zusätze ✓ reines Hackfleisch ✓ kalter Braten, selbst hergestellt ✓ Rohschinken, Roastbeef, Putenbrustaufschnitt ✓ Aufschnitt und Würstchen ohne die genannten Getreidesorten		➘ Fleischfertiggerichte (mit gebundenen Soßen z.B. Hühnerfrikassee), paniertes Fleisch ➘ zubereitetes Hackfleisch (z.B. Frikadellen, Hamburger, Fleischpflanzerl, Bouletten) ➘ Aufschnitt/Würstchen mit Weizen (Grützwurst!) ➘ Pasteten, Leberkäse, in (Blätter-)Teig gehüllte Erzeugnisse, Fleischsalate
Fisch und Fischerzeugnisse	✓ alle unverarbeiteten Sorten, frisch, tiefgekühlt oder geräuchert ohne weitere Zusätze		➘ panierter Fisch, Fischstäbchen, Brathering ➘ Fischsalate, Fischfertiggerichte (mit gebundenen Soßen), Fischpastete, Surimi
Eier und Eierzeugnisse	✓ Eier und daraus hergestellte Zubereitungen ohne die unverträglichen Getreidesorten		➘ Eiergerichte mit Mehl bzw. Stärke (z.B. Eierpfannkuchen, Crêpes)
Fette und Öle	✓ alle Öle (z.B. Raps-, Olivenöl) außer kaltgepresstes Weizenkeimöl ✓ Butter, Margarine, Schmalz ohne kaltgepresstes Weizenkeimöl ✓ Plattenfette		➘ Margarine mit kaltgepresstem Weizenkeimöl ➘ kaltgepresstes Weizenkeimöl
Süße Brotaufstriche, Süßungsmittel, Süßigkeiten	✓ Honig, Konfitüre, Schoko-, Nuss-Nougat-Streichcremes ohne die genannten Getreidesorten ✓ Fruchtgummi, Fruchtbonbons, Lakritze, Kaugummi und Traubenzucker ohne die genannten Getreidesorten ✓ (Schoko-) Reiswaffeln, Puffreis, Popcorn ✓ Götterspeise, Fruchtkaltschalen, Grütze, Kompott und Pudding ohne die genannten Getreidesorten ✓ Frucht-/Wasser- und Milcheis ohne die genannten Getreidesorten (ohne Waffel!)		➘ Pralinen, Marzipanzubereitungen, (weißer) Nougat ➘ Schokolinsen, Schokoriegel, Süßwaren und Schokolade mit Keksbestandteilen, Müslirigel, Keksrigel ➘ Malzbonbons, Hustenbonbons, Salmiakpastillen, Lakritze mit Bestandteilen der genannten Getreidesorten ➘ Speiseeis mit Waffeln, Eistorte ➘ Süßspeisen mit Grieß oder Graupen
Verschiedenes und Spezialitäten	✓ Würzsoßen (Ketchup, Senf, Remoulade, Mayonnaise etc.) ohne die genannten Getreidesorten ✓ (gekörnte) Brühe, Brühwürfel ohne die genannten Getreidesorten ✓ Essig ohne Kräuter, Balsamico ✓ Weinsteinbackpulver, Frisch-/Trockenhefe ohne die genannten Getreidesorten ✓ Tortenguss, Sahnesteif ohne die genannten Getreidesorten		➘ Würzsoßen und -pasten, Gewürzzubereitungen ➘ einige Fertigbrühen, Sojasoße, Pesto ➘ vegetarische Brotaufstriche ➘ weizenhaltige Hefe, weizenhaltiges Backpulver ➘ Saftstopp®, San-apart® (Sahnesteif)

[1]Gerste, Gerstenmalz, Zichorie und Roggen, [2]Bezeichnung Malzkaffee ist geschützt: darf nur aus Gerstenkörnern hergestellt werden, [3]Milch, Kakao, Hefe und Malzextrakt aus Gerste, [4]Zu bedenken ist vor allem der Alkoholgehalt! [5]Malzextrakte werden durch Wasserdampfextraktion gewonnen und enthalten daher kein allergieauslösendes Omega-5-Gliadin mehr

***Die Begriffe Weizen, Gerste und Roggen stehen stellvertretend für die jeweiligen Getreide und daraus hergestellten Produkten.**

Diese Liste bietet nur einen Auszug geeigneter und nicht geeigneter Produkte und erhebt keinen Anspruch auf Vollständigkeit. Es sollte stets die Zutatenliste kontrolliert oder beim Hersteller nachgefragt werden (Homepage/Hotline nutzen). Der dreistufige Diätplan ist nur in Verbindung mit einer Ernährungstherapie unter Erarbeitung individueller Verträglichkeiten und relevanter Triggerfaktoren sinnvoll. Neben den Ernährungsempfehlungen müssen gemeinsam mit dem Betroffenen individuelle Verhaltensmaßnahmen entwickelt werden.

Allgemeine Empfehlungen für eine Schalenfrucht („nuss")-freie Ernährung

Schalenfrüchte – im Englischen auch als „tree nuts" bezeichnet – gehören mit zu den häufigsten Allergieauslösern. Die Gruppe der Schalenfrüchte (Sammelbezeichnung) umfasst:
- Mandel,
- Haselnuss,
- Walnuss,
- Cashewkerne,
- Pekannuss,
- Paranuss,
- Pistazien,
- Macadamianuss/Queenslandnuss.

Eine gleichzeitige Allergie auf alle Schalenfrüchte ist sehr selten. Am häufigsten werden Haselnüsse nicht vertragen. Die Verträglichkeit muss individuell und durch eine ärztliche Diagnostik ausgetestet werden. Eine Meidung ist nur für individuell relevante Schalenfrüchte erforderlich, Allergien auf Schalenfrüchte können sehr heftige Reaktionen hervorrufen, von daher ist größte Vorsicht geboten.

Bei der Schokoladenherstellung kann die Reinheit bzgl. der Schalenfruchtbestandteile nur dann garantiert werden, wenn die Firma auf jegliche Verarbeitung von Schalenfrüchten verzichtet. Dies ist bei folgenden Firmen gewährleistet:
- Kinnerton, englische Schokolade und andere Süßigkeiten (Ostereier etc.); www.kinnerton.com
- Dammenberg; finnische Schokolade in verschiedenen Geschmacksrichtungen (Cola, Orange etc.); www.dammenberg.fi

Die Produkte sind in Spezialgeschäften erhältlich oder direkt über das Internet zu beziehen.

Überprüfen Sie immer beim Einkauf die Zutatenliste der Produkte und meiden Sie Produkte, die Schalenfrüchte oder Schalenfruchtbestandteile enthalten bzw. enthalten können. Kontaktieren Sie im Zweifelsfall den Hersteller (oftmals per Hotline oder Homepage möglich).

Lücken und Tücken der Kennzeichnungsverordnung:
- Laut Lebensmittelkennzeichnungsverordnung (vom 25 11.2005) müssen Schalenfrüchte (s.o.) und daraus hergestellte Erzeugnisse als Zutat von verpackten Nahrungsmitteln in der Zutatenliste aufgeführt werden.
- Zu dem Warnhinweis „Kann Spuren enthalten von Schalenfrüchten, Nüssen etc." lassen Sie sich bitte im Rahmen Ihrer Ernährungstherapie beraten. Die Bedeutung dieses Warnhinweises muss für jeden Patienten im Einzelfall geklärt werden.
- Die Kennzeichnungspflicht gilt derzeit noch nicht für unverpackte, sog. lose Ware. Erst mit verbindlichem Inkrafttreten der neuen EU-Verordnung zur Information der Verbraucher über Lebensmittel (vom 25.10.2011) wird ab dem 13. Dezember 2014 die Deklaration von Schalenfrüchten und Schalenfruchtbestandteilen auch auf loser Ware verpflichtend. In

welcher Form diese kenntlich gemacht werden, wird national entschieden. Fragen Sie deshalb nach, wenn Sie Brot, Brötchen und Backwaren, Wurst etc. unverpackt (ohne Zutatenliste) kaufen, ob Schalenfrüchte oder Schalenfruchtbestandteile enthalten sind. Regelmäßig Hersteller befragen!

- Auch beim Außer-Haus-Verzehr gibt es bis Ende 2014 keine Verpflichtung zur Allergenkennzeichnung. Fragen Sie immer nach, bevor Sie nicht selbst zubereitete Speisen verzehren, ob Schalenfrüchte oder Schalenfruchtbestandteile enthalten sind.
- Schalenfruchtkontaminationen können überall dort auftreten, wo Schalenfrüchte verwendet werden, also in Restaurants, Bäckereien, Fleischereien, Eisdielen, Fast-Food-Ketten etc., so dass bei hochgradiger Allergie vom „Essen außer Haus" abgeraten wird.
- Achten Sie besonders bei der asiatischen, mexikanischen und orientalischen Küche auf den Einsatz von Schalenfrüchten.
- Kalt gepresste Öle anderer Pflanzen (Sonnenblumenöl etc.) können mit Schalenfruchtbestandteilen kontaminiert sein, da kleine Ölmühlen oft für unterschiedliche Öle genutzt werden. Vor allem Öle, die in kleinem Stil vermarktet werden (Wochenmarkt, Delikatessengeschäft etc.) könnten kontaminiert sein. Daher sollten bei hochgradiger Schalenfruchtallergie keine kalt gepressten Öle aus kleinen Ölmühlen verzehrt werden.

►**Aufgrund der Inhomogenität der Gruppe der Schalenfrüchte empfiehlt sich gerade bei dieser Patientengruppe ein Einzelgespräch mit einer allergologisch versierten Ernährungsfachkraft und ihrem Arzt, um den genauen Umgang im Alltag zu den verschieden Punkten individuell zu besprechen.**

Nahrungsmittelauswahl für eine **Schalenfrucht („nuss")-freie Ernährung**

	☺ Nahrungsmittel, die keine Nüsse* enthalten	☹ Nahrungsmittel, die Nüsse* enthalten können
Getränke	✓ (Mineral-)Wasser ✓ Fruchtsäfte und Fruchtsaftgetränke ✓ Limonade ✓ Kakaogetränke, reines Kakaopulver	➘ Instantgetränke (kaltlösliche Pulver) ➘ Kakaogetränkepulver, Kakaogetränke, Milchmixgetränke, Sportlerdrinks, proteinangereicherte Getränke ➘ Cremelikör
Gemüse, Obst und deren Erzeugnisse	✓ alle Sorten **außer Nüsse***, frisch, tiefgekühlt, getrocknet oder Konserve	➘ Nüsse* ➘ Obst- und Gemüsefertiggerichte (z.B. Pfannengerichte, Aufläufe, Soßen) ➘ vegetarische Brotaufstriche ➘ zubereitete Obstgerichte, z.B. Obstsalat
Kartoffeln und Kartoffelerzeugnisse	✓ alle (selbst hergestellten) Zubereitungen	➘ Kartoffelzubereitungen wie z.B. Kartoffelgratin, -kroketten, -knödel, Rösti, Kartoffelsalat
Getreide, Brot, Backwaren, Teigwaren, Nährmittel	✓ Brot, Brötchen und Knäckebrot ohne Nüsse* ✓ alle Getreidesorten als: Flocken, Mehle, Grieß, Schrot, Stärke ✓ Frühstückscerealien ohne Nüsse* ✓ Zwieback, Kuchen und Gebäck ohne Nüsse* ✓ Nudeln ✓ Reis, Mais, Hirse, Buchweizen, Quinoa und Amaranth, Teff sowie daraus hergestellte Produkte ohne Nüsse* ✓ Paniermehl ohne Nüsse*	➘ Brot, Brötchen, Knödelbrot ➘ Kuchen, Torten, Biskuit, Waffeln, Stollen ➘ Gebäck, Kekse, Zwieback ➘ Kräcker, Salzgebäck ➘ Fertigbackmischungen ➘ vegetarische Fertigprodukte, Getreidebratlinge ➘ Müsli, Flocken, Cerealien (Cornflakes) ➘ Paniermehl als lose Ware
Milch, Milchprodukte, Käse	✓ Kuhmilch, Sauermilch, Molke, Buttermilch, Kefir, saure Sahne ✓ Sahne, Kondensmilch ✓ Joghurt ohne Nüsse* ✓ Käse, Frischkäse, Speisequark ✓ Kakao aus reinem Kakaopulver ✓ Milchshakes und -fertiggetränke ohne Nüsse*	➘ Milchshakes, Milchfertiggetränke ➘ Joghurt u.ä. mit Müsli oder Zusatz von Nüssen* ➘ Käseimitate, Käsezubereitungen, Käsesalat, Dessert, Pudding ➘ Speiseeis (Eisdiele: Vorsicht Kontamination!) ➘ kaltlösliches Kakaogetränkepulver
Fleisch, Fleischwaren, Geflügel, Wild, Innereien, Wurst	✓ alle unverarbeiteten Sorten, frisch, tiefgekühlt oder geräuchert ohne weitere Zusätze ✓ reines Hackfleisch ✓ kalter Braten, selbst hergestellt ✓ Rohschinken, Roastbeef, Putenbrustaufschnitt ✓ Aufschnitt und Würstchen ohne Nüsse*	➘ zubereitetes Hackfleisch (z.B. Frikadellen, Hamburger, Fleischpflanzerl, Bouletten) ➘ paniertes Fleisch ➘ Aufschnitt/Würstchen ➘ Fleischsalate
Fisch und Fischerzeugnisse	✓ alle unverarbeiteten Sorten, frisch, tiefgekühlt oder geräuchert ohne weitere Zusätze	➘ Fischsalate ➘ panierter Fisch, Fischstäbchen ➘ Fischfertiggerichte, Fischpastete u.a.
Eier und Eierzeugnisse	✓ Eier und daraus hergestellte Zubereitungen ohne Nüsse*	➘ Eiersalate ➘ Remoulade
Fette und Öle	✓ alle Öle (z. B. Olivenöl, Rapsöl) **außer kalt gepresstem Öl aus Nüssen*** ✓ Butter ✓ Schmalz/Margarine ohne kalt gepresstem Öl aus Nüssen* ✓ Plattenfette	➘ kalt gepresstes Öl aus Nüssen* ➘ bei hochgradiger Allergie gegen Nüsse*: alle kaltgepressten Öle
süße Brotaufstriche, Süßungsmittel, Süßigkeiten	✓ Honig, Konfitüre ✓ Carobcremes ohne Nüsse* ✓ Fruchtgummi, Fruchtbonbons und Kaugummi, Traubenzucker, selbst hergestellte Karamelbonbons, Schokolade ✓ Carobtafel ohne Nüsse* ✓ (Schoko-)Reiswaffeln ohne Nüsse* ✓ Götterspeise, Fruchtkaltschalen, Grützen, Kompott ohne Nüsse* ✓ Frucht-/Wassereis, selbst hergestelltes Speiseeis ohne Nüsse*	➘ Nuss-Nougat-Creme, Schoko-Creme, Schokolade, Pralinen, Schokoküsse ➘ Marzipanzubereitungen, Nougat ➘ Schokoriegel, Süßwaren mit Keksbestandteilen, Müsliriegel ➘ Karamelbonbons ➘ (Fertig-)Puddings, Dessert, Cremespeise (sowie deren Fertigpulver) ➘ Speiseeis (Eisdiele: Vorsicht Kontamination!)

Nahrungsmittelauswahl für eine **Schalenfrucht („nuss")-freie Ernährung**

	☺ Nahrungsmittel, die keine Nüsse* enthalten	☹ Nahrungsmittel, die Nüsse* enthalten können
Verschiedenes und Spezialitäten	✓ Ketchup, Senf, Remoulade und Mayonnaise ✓ selbst hergestelltes Dressing, z.B. Essig-Öl-Dressing	➘ Fertigsuppen und -soßen ➘ Feinkostsalate, Fertiggerichte ➘ Würzsoßen, -pasten, Gewürzzubereitungen, Brühwürfel, Fertigbrühen ➘ vegetarische Brotaufstriche

***Nüsse stehen stellvertretend für Schalenfrüchte und Schalenfruchtbestandteile.**

Immer Zutatenliste beachten oder beim Hersteller nachfragen (Homepage/Hotline nutzen).
Die Liste erhebt keinen Anspruch auf Vollständigkeit.
Diätplan nur in Verbindung mit einer Ernährungstherapie sinnvoll. Individuelle Verträglichkeit beachten.

Allgemeine Empfehlungen für eine erdnussfreie Ernährung bei primärer Erdnussallergie

Erdnüsse sind in der asiatischen, mexikanischen und afrikanischen Küche sehr verbreitet, z.B. als Erdnusssoße. Aber auch in Amerika spielt die Erdnuss eine große Rolle in der täglichen Ernährung (Erdnussbutter). In unseren Breitengraden ist besondere Vorsicht bei vorfrittierten Nahrungsmitteln (z.B. Pommes frites, Röstis, Kartoffelplätzchen, Geflügelnuggets, Fast Food etc.), Keksen und Knabberartikeln geboten, da diese Erdnussbestandteile enthalten können. Bei Unklarheit sind derartige Nahrungsmittel besser zu meiden. Dies gilt insbesondere für Allergiker, die auf hitzestabile Allergene reagieren.

Sind isoliert nur pollenassoziierte Allergene – also **keine** Speicherproteinsensibilisierungen – relevant, ist eine vollständige Meidung nicht notwendig. In einem solchen Fall sollte auf die Empfehlung bei pollenassoziierter Nahrungsmittelallergie (s. Seite 89 – 92) zurückgegriffen werden.

Die Erdnusspflanze (Schmetterlingsblütler) gehört botanisch gesehen zu den Leguminosen (Hülsenfrüchten). Dadurch kann es zu Kreuzreaktionen mit anderen Leguminosen wie Soja, Lupine, Erbsen, Linsen, Bohnen, Guar, und Johannisbrotkernen kommen. Eine Meidung dieser Nahrungsmittel sollte nur nach Absprache mit dem Arzt durchgeführt werden.
Die Erdnuss gehört zu den häufigsten Auslösern schwerer allergischer Beschwerden und kann im Einzelfall schon durch Spuren (z.B. durch Verunreinigung bei Herstellung und Lagerung) zu lebensbedrohlichen Rektionen führen.

Tragen Sie immer Ihr Notfallset mit sich!
Überprüfen Sie immer beim Einkauf die Zutatenliste der Produkte und meiden Sie Produkte, die Erdnuss und Erdnussbestandteile enthalten bzw. enthalten können. Kontaktieren Sie im Zweifelsfall den Hersteller (oftmals per Hotline oder Homepage möglich).

Lücken und Tücken in der Kennzeichnungsverordnung:

- Laut Lebensmittelkennzeichnungsverordnung (vom 25.11.2005) müssen Erdnüsse und Erdnusserzeugnisse als Zutat von verpackten Nahrungsmitteln in der Zutatenliste aufgeführt werden.
- Zu dem Warnhinweis „Kann Spuren enthalten von Erdnuss“ lassen Sie sich bitte im Rahmen Ihrer Ernährungstherapie beraten. Die Bedeutung dieses Warnhinweises muss für jeden Patienten im Einzelfall geklärt werden.
- Die Kennzeichnungspflicht gilt derzeit noch nicht für unverpackte, sog. lose Ware. Erst mit verbindlichem Inkrafttreten der neuen EU-Verordnung zur Information der Verbraucher über Lebensmittel (vom 25.10.2011) wird ab dem 13. Dezember 2014 die Deklaration von Erdnuss und Erdnusserzeugnissen auch auf loser Ware verpflichtend. In welcher Form diese kenntlich gemacht werden, wird national entschieden. Fragen Sie deshalb nach, wenn Sie Backwaren, Wurst etc. unverpackt (ohne Zutatenliste) kaufen, ob Erdnuss oder Erdnussbestandteile enthalten sind.
- Auch beim Außer-Haus-Verzehr gibt es bis Ende 2014 keine Verpflichtung zur Allergenkennzeichnung. Fragen Sie immer nach, bevor Sie nicht selbst zubereitete Speisen verzehren, ob Erdnuss oder Erdnussbestandteile enthalten sind.

Nahrungsmittelauswahl für eine **erdnussfreie Ernährung bei primärer Erdnussallergie**

- Erdnusskontaminationen können überall dort auftreten, wo Erdnüsse verwendet werden, also in Restaurants, Bäckereien, Fleischereien, Eisdielen, Fast-Food-Ketten etc., so dass bei hochgradiger Allergie vom „Essen außer Haus" abgeraten wird.
- Kaltgepresste Öle anderer Pflanzen (z.B. Oliven- oder Nussöle) aus Ländern, in denen Erdnussöle hergestellt werden, können mit Erdnussbestandteilen kontaminiert sein, da kleine Ölmühlen oft für unterschiedliche Öle genutzt werden. Daher sollten bei hochgradiger Erdnussallergie keine kaltgepressten Öle verzehrt werden. Raffiniertes (wärmebehandeltes) Erdnussöl wird in der Regel vertragen. Eine Reaktion bei hochgradiger Allergie kann allerdings nicht ausgeschlossen werden.

Hinweis:
Auch Medikamente (z.B. Vitaminpräparate wie Vitamin D) und Pflegemittel (Badeöle, Cremes, Shampoos) können Erdnuss enthalten.

Nahrungsmittelauswahl für eine **erdnussfreie Ernährung bei primärer Erdnussallergie**

	☺ **Nahrungsmittel, die keine Erdnuss* enthalten**	☹ **Nahrungsmittel, die Erdnuss* enthalten können**
Getränke	✓ (Mineral-)Wasser ✓ Fruchtsäfte und Fruchtsaftgetränke ✓ Tee, Kaffee ✓ Kakaogetränke ohne Erdnuss*	➘ Instantgetränke (kaltlösliche Pulver) ➘ Kakaogetränkepulver, Kakaogetränke, Milchmixgetränke, Sportlerdrinks u.a.
Gemüse, Obst und deren Erzeugnisse	✓ alle Sorten außer Erdnuss, frisch, tiefgekühlt, getrocknet oder Konserve ohne Zusätze von Erdnuss*	➘ Gemüsefertiggerichte z.B. Pfannengemüse, Aufläufe ➘ Suppen und Soßen ➘ zubereitete Obstgerichte, z.B. Obstsalat
Hülsenfrüchte	*Eine Aussage über die Verträglichkeit von Erbsen (Dosen, Tk-Ware, Zuckerschoten), Bohnen (grüne Bohnen, Dicke Bohnen), Linsen, Luzerne und Soja ist an dieser Stelle nicht zuverlässig möglich.* *Bitte sprechen Sie mit Ihrem Arzt und/oder Ihrer Ernährungstherapeutin*	➘ Erdnüsse und erdnusshaltige Produkte
Kartoffeln und Kartoffelerzeugnisse	✓ alle (selbst hergestellten) Zubereitungen ohne Erdnuss*	➘ fertige Kartoffelzubereitungen, wie z.B. Chips, Pommes frites, Kartoffelgratin, Kroketten, Knödel, Rösti, Kartoffelsalat, Bratkartoffeln u.a.
Getreide, Brot, Backwaren, Teigwaren, Nährmittel	✓ Brot und Brötchen ohne Erdnuss* ✓ Zwieback, Kuchen und Gebäck ohne Erdnuss* ✓ alle Getreideflocken als Flocken, Mehle, Grieß, Schrot, Stärke und Frühstückscerealien ohne Erdnuss* ✓ Nudeln ✓ Reis, Mais, Hirse, Buchweizen, Quinoa und Amaranth sowie daraus hergestellte Produkte ohne Erdnuss*	➘ Brot, Brötchen, Knödelbrot ➘ Kuchen, Torten, Biskuit, Waffeln ➘ Fertigbackmischungen ➘ Gebäck, Kekse, Zwieback ➘ Salzstangen/-gebäck, Flips, Cracker ➘ Müsli, Frühstückscerealien (z.B. Cornflakes) ➘ Fertigprodukte (z.B. Lasagne, Ravioli, Tortellini), Getreidebratlinge, Pizza u.a. ➘ Backerbsen, Paniermehl
Milch, Milchprodukte, Käse	✓ Kuhmilch, Sauermilch, Molke, Buttermilch, Kefir ✓ Sahne, Kondensmilch, saure Sahne ✓ Joghurt ohne Erdnuss*, Käse, Frischkäse, Speisequark ✓ Kakao aus reinem Kakaopulver ✓ Milchshakes und Fertiggetränke ohne Erdnuss*	➘ Milchshakes, Milchfertiggetränke ➘ kaltlösliche kakaohaltige Getränkepulver ➘ Joghurt u.ä. mit Müsli- oder Erdnusszusatz ➘ Käsezubereitungen, Käsesalat ➘ Dessert, Pudding ➘ Speiseeis (Eisdiele: Kontamination!)
Fleisch, Fleischwaren, Geflügel, Wild, Innereien, Wurst	✓ alle unverarbeiteten Sorten, frisch, tiefgekühlt oder geräuchert ohne weiteren Zusätze ✓ reines Hackfleisch ✓ kalter Braten, selbst hergestellt ✓ Rohschinken, Roastbeef, Putenbrustaufschnitt ✓ Aufschnitt und Würstchen ohne Erdnuss*	➘ paniertes Fleisch ➘ zubereitetes Hackfleisch (z.B. Frikadellen, Tartar, Hamburger, Fleischpflanzerl, Bouletten) ➘ Aufschnitt und Würstchen ➘ Fleischsalate
Fisch und Fischerzeugnisse	✓ alle unverarbeiteten Sorten, frisch, tiefgekühlt oder geräuchert ohne weitere Zusätze	➘ panierter Fisch, Fischstäbchen ➘ Fischsalate, Fischfertiggerichte, Fischpastete
Eier	✓ Eier und daraus hergestellte Zubereitungen ohne Erdnuss*	➘ Eiersalate, Eiersoßen ➘ Remoulade, Mayonnaise
Fette, Öle	✓ alle Öle (z.B. Olivenöl, Rapsöl) außer kalt gepresstem Erdnussöl ✓ Butter, Margarine ✓ Plattenfette ohne Erdnuss* ✓ Butterschmalz, Schmalz	➘ kaltgepresstes Erdnussöl und Erdnussfett ➘ bei hochgradiger Allergie auch raffiniertes Erdnussöl und andere kaltgepresste Öle aus Nicht-EU Ländern (siehe Erläuterung im Text)
Süße Brotaufstriche, Süßungsmittel, Süßigkeiten	✓ Honig, Konfitüre, Rübenkraut, (Haselnuss)-Schoko-Brotaufstrich ohne Erdnuss* ✓ Fruchtgummi, Fruchtbonbons, Kaugummi, Traubenzucker ✓ (Block)schokolade und (Schoko-)Reiswaffeln ohne Erdnuss* ✓ Pudding und Soße selbst zubereitet (oder Fertigpulver ohne Erdnuss*) ✓ Götterspeise, Fruchtkaltschale, Grütze, Kompott ✓ Frucht- und Wassereis, selbst hergestelltes Speiseeis ohne Erdnuss*	➘ Erdnussbutter, Schoko-Creme, Schokolade, Pralinen, Schokoküsse ➘ Marzipan, Nougat und Persipan ➘ Schaumzuckerwaren, Karamelbonbons ➘ Schokoriegel, Süßwaren mit Schoko- und Keksbestandteilen, Müsliriegel ➘ (Fertig-)Pudding, Dessert, Cremespeisen (sowie deren Fertigpulver) ➘ Speiseeis (Eisdiele: Kontamination!)

Nahrungsmittelauswahl für eine **erdnussfreie Ernährung bei primärer Erdnussallergie**

	☺ Nahrungsmittel, die keine Erdnuss* enthalten	☹ Nahrungsmittel, die Erdnuss* enthalten können
Verschiedenes und Spezialitäten	✓ Ketchup, Senf ✓ Mayonnaise und Remoulade ohne Erdnuss* ✓ selbsthergestellte Dressings ohne Erdnuss*, z.B. Essig-Öl- oder Joghurt-Dressing ✓ vegetarische Brotaufstriche ohne Erdnuss* (z.B. auf Basis von Sonnenblumenkernen)	➘ Fertiggerichte, -suppen und -soßen ➘ Würzpasten, -soßen, gekörnte Brühe, Brühwürfel, Gewürzzubereitungen (Currypulver) ➘ Feinkostsalate, vegetarische Brotaufstriche ➘ Erdnussflips ➘ Saté-Spieße, knusprige Teighüllen

***Erdnuss steht stellvertretend für Erdnuss, Erdnussprodukte und Erdnussbestandteile.**

Immer Zutatenliste beachten oder beim Hersteller nachfragen (Homepage/Hotline nutzen).
Die Liste erhebt keinen Anspruch auf Vollständigkeit.
Diätplan nur in Verbindung mit einer Ernährungstherapie sinnvoll. Individuelle Verträglichkeit beachten.

Allgemeine Empfehlungen für eine lupinenfreie Ernährung

Die Lupine gehört botanisch gesehen zu den Leguminosen (Hülsenfrüchte). Dadurch kann es zu Kreuzreaktionen mit anderen Leguminosen, wie Erdnuss, Soja, Erbsen, Linsen, Luzerne, Bohnen, Guar und Johannisbrotkernen kommen. Eine Meidung kreuzreaktiver Hülsenfrüchte sollte nur nach Absprache mit dem Allergologen durchgeführt werden. Generelle Empfehlungen sind an dieser Stelle nicht möglich!
Die Lupine gehört zu den Auslösern schwerer allergischer Beschwerden und kann im Einzelfall schon in geringen Mengen Symptome auslösen.

Süßlupinen werden aufgrund ihres hohen Eiweißgehaltes zunehmend in der Nahrungsmittelindustrie verwendet. Da sich das qualitativ hochwertige Eiweiß der Süßlupine hervorragend eignet, um Beschaffenheit, Textur und Farbe zu verbessern, wird es in den unterschiedlichsten Nahrungsmittelzubereitungen eingesetzt. Vor allem in der Back- und Teigwarenindustrie wird Lupinenmehl häufig verwendet (z.B. in glutenfreien Nahrungsmitteln). Durch den Zusatz von Lupineneiweiß kann der Fettgehalt in vielen Nahrungsmitteln reduziert werden, so dass auch in fett- und kalorienverminderten Produkten mit Lupinenbestandteilen zu rechnen ist. Weiterhin stellt das Lupineneiweiß eine Alternative für Vegetarier sowie für Personen mit Kuhmilchallergie oder Laktoseunverträglichkeit dar und wird somit als Fleisch- und Milchersatz verwendet.

Überprüfen Sie immer beim Einkauf die Zutatenliste der Produkte und meiden Sie Produkte, die Lupine und Lupinenbestandteile enthalten bzw. enthalten können. Kontaktieren Sie im Zweifelsfall den Hersteller (oftmals per Hotline oder Homepage möglich).

Lücken und Tücken in der Kennzeichnungsverordnung:

- Laut Lebensmittelkennzeichnungsverordnung (vom 23.12.2008) müssen Lupinenbestandteile bei verpackten Nahrungsmitteln in der Zutatenliste aufgeführt werden.
- Eine Kontamination mit Lupinenbestandteilen beim Herstellungsprozess, z.B. in Bäckereien kann zu Spuren von Lupinenbestandteilen im Produkt führen.
- Zu dem Warnhinweis „Kann Spuren enthalten von Lupine" lassen Sie sich bitte im Rahmen Ihrer Ernährungstherapie beraten. Die Bedeutung dieses Warnhinweises muss für jeden Patienten im Einzelfall geklärt werden.
- Die Kennzeichnungspflicht gilt derzeit noch nicht für unverpackte, sog. lose Ware. Erst mit verbindlichem Inkrafttreten der neuen EU-Verordnung zur Information der Verbraucher über Lebensmittel (vom 25. Oktober 2011) wird ab dem 13. Dezember 2014 die Deklaration von Lupine auch auf loser Ware verpflichtend. In welcher Form diese kenntlich gemacht werden, wird national entschieden. Fragen Sie deshalb nach, wenn Sie Backwaren, Wurst etc. unverpackt (ohne Zutatenliste) kaufen, ob Lupine enthalten ist.
- Lupinenkontaminationen können überall dort auftreten, wo Lupinenmehl oder andere Lupinenerzeugnisse verwendet werden, z.B. Bäckereien → Regelmäßig nachfragen.
- Auch beim Außer-Haus-Verzehr gibt es bis Ende 2014 keine Verpflichtung zur Allergenkennzeichnung. Fragen Sie immer nach, bevor Sie nicht selbst zubereitete Speisen verzehren, ob Lupine enthalten ist.

Hinweis:
Auch Pflegeprodukte (z.B. Anti-Falten Cremes), Nahrungsergänzungsmittel (z.B. für Sportler) und „Diät-Pulver" können Lupinenbestandteile enthalten.

Nahrungsmittelauswahl für eine **lupinenfreie Ernährung**

	☺ **Nahrungsmittel, die keine Lupine* enthalten**	☹ **Nahrungsmittel, die Lupine* enthalten können**
Getränke	✓ (Mineral-)Wasser ✓ Fruchtsäfte und Fruchtsaftgetränke ✓ Tee, Bohnenkaffee ✓ Softdrinks (Cola, Limonaden) ✓ Kakao- und Instantgetränke	↘ Kaffee-Ersatz (Lupinenkaffee) ↘ „Kaffeeweißer"
Gemüse, Obst und deren Erzeugnisse	✓ alle Sorten frisch, tiefgekühlt, getrocknet oder Konserve ohne Zusätze von Lupine*	↘ vegetarische oder Bio-Gemüsefertiggerichte z.B. Pfannengemüse, Aufläufe, Suppen und Soßen ↘ Fleischersatz auf Lupinenbasis ↘ Rohkost oder Blattsalate mit Keimlingsmischungen
Hülsenfrüchte	*Eine Aussage über die Verträglichkeit von Erbsen (Dosen, Tk-Ware, Zuckerschoten), Bohnen (grüne Bohnen, Dicke Bohnen), Linsen, Luzerne, Soja und Erdnüssen ist an dieser Stelle nicht zuverlässig möglich.* *Bitte sprechen Sie mit Ihrem Arzt und/ oder Ihrer Ernährungstherapeutin*	
Kartoffeln und Kartoffelerzeugnisse	✓ alle selbst hergestellten Zubereitungen (Püree, Knödel, Bratkartoffeln) ✓ Kartoffelfertigprodukte, z.B. Püree, Knödel, Chips ohne Zusatz von Lupine*	↘ Kartoffelfertiggerichte mit Lupine*
Getreide, Brot, Backwaren, Teigwaren, Nährmittel	✓ Brot und Brötchen ohne Lupine* ✓ Zwieback, Kuchen, (Eier-)Waffeln und Gebäck ohne Lupine* ✓ alle reinen Getreidesorten als Flocken, Mehle, Grieß, Schrot, Stärke ✓ Frühstückscerealien und Müsli ohne Lupine* ✓ Nudeln ohne Lupine* ✓ Reis, Mais, Hirse, Buchweizen, Quinoa und Amaranth sowie daraus hergestellte Produkte ohne Lupinen*	↘ glutenfreie Teig- und Backwaren ↘ Brot, Brötchen, Toastbrot, „Aufback-Brötchen", Hot-Dog-Brötchen, Croissants ↘ Nudeln und andere Teigwaren ↘ Kuchen, Torten, Biskuit, Waffeln, Gebäck, Kekse, Zwieback ↘ Fertigbackmischungen, fertige Pizzateige ↘ Müsli, Frühstückscerealien ↘ Fertigprodukte (z.B. Lasagne, Ravioli, Tortellini), Getreidebratlinge, Pizza u.a. ↘ Backerbsen, Paniermehl (lose Ware)
Milch, Milchprodukte, Käse	✓ Kuhmilch, Sauermilch, Molke, Buttermilch, Kefir ✓ Sahne, Kondensmilch, saure Sahne ✓ Joghurt, Joghurtzubereitungen ohne Lupine* ✓ Käse, Frischkäse, Speisequark ✓ Kakao, Milchshakes und Mixgetränke ohne Lupine*	↘ Milchsatz auf Lupinenbasis ↘ Lupinendrink, -joghurt, -quark, -käse ↘ Milch- oder Sojaersatzprodukte auf Lupinenbasis (z.B. Dessert, Pudding, Eis) ↘ ballaststoffangereicherte, fettreduzierte Milchprodukte ↘ „Kaffeeweißer"
Fleisch, Fleischwaren, Geflügel, Wild, Innereien, Wurst	✓ alle unverarbeiteten Sorten, frisch, tiefgekühlt oder geräuchert ohne weiteren Zusätze ✓ Braten, Rohschinken, gekochter Schinken, Roastbeef, Putenbrustaufschnitt ohne Lupinenmehl* ✓ Aufschnitt und Würstchen ohne Lupine*	↘ paniertes Fleisch (z.B. Schnitzel) ↘ vegetarischer Fleischersatz auf Lupinenbasis (z.B. in Form von Schnitzel, Geschnetzeltem, Frikadellen/Bouletten, Aufschnitt und Würstchen, Lupinen-Tofu/ Lopino)
Fisch und Fischerzeugnisse	✓ alle unverarbeiteten Sorten, frisch, tiefgekühlt oder geräuchert ohne Lupine*	↘ panierter Fisch, Fischstäbchen ↘ Fischfertiggerichte
Eier	✓ Eier und daraus hergestellte Zubereitungen ohne Lupine*	↘ Pfannkuchen (-teig) und Waffel(-teig) (Fertigprodukt) ↘ Remoulade, Mayonnaise ↘ Eierfertiggerichte
Fette, Öle	✓ alle Öle und Fette	
Süße Brotaufstriche, Süßungsmittel, Süßigkeiten	✓ Honig, Konfitüre, Marmelade, Rübenkraut, (Haselnuss)-Schoko-Brotaufstrich ohne Lupine* ✓ Fruchtgummi, Fruchtbonbons, Kaugummi ohne Lupine* ✓ Schokolade und Schokoküsse ohne Lupine* ✓ Pudding und Soße selbst zubereitet (oder Fertigpulver ohne Lupine*) ✓ Götterspeise, Fruchtkaltschale, Grütze, Kompott ✓ Speiseeis ohne Lupine*	↘ Fruchtaufstriche, Marmelade ↘ vegetarische Brotaufstriche ↘ gefüllte Schokolade, Pralinen, Müsliriegel, Süßwaren mit Keksbestandteilen ↘ Waffeln, Kekse, Kuchen ↘ Marzipan, Nougat und Persipan, Lebkuchen ↘ Schaumzuckerwaren ↘ (Fertig-)Pudding, Dessert, Cremespeisen (sowie deren Fertigpulver) ↘ Speiseeis (Eisdiele: Kontamination!)

Nahrungsmittelauswahl für eine **lupinenfreie Ernährung**

	☺ Nahrungsmittel, die keine Lupine* enthalten	☹ Nahrungsmittel, die Lupine* enthalten können
Verschiedenes und Spezialitäten	✓ Ketchup, Senf, Mayonnaise und Remoulade ohne Lupine* ✓ Dressings und Soßen ohne Lupine*, z.B. Essig-Öl- oder Joghurt-Dressing	↘ Ketchup ↘ vegetarische Nahrungsmittel ↘ kalorienverminderte Nahrungsmittel ↘ fettreduzierte Nahrungsmittel ↘ ballaststoffangereicherte Nahrungsmittel ↘ glutenfreie verarbeitete Nahrungsmittel ↘ Snack aus Lupinensamen

***Lupine steht stellvertretend für Lupinenmehl und andere Lupinenerzeugnisse, wie z.B. Lupinenkleie, Lupinenschrot und Lupinenproteinkonzentrate.**

Immer Zutatenliste beachten oder beim Hersteller nachfragen (Homepage/Hotline nutzen).
Die Liste erhebt keinen Anspruch auf Vollständigkeit.
Diätplan nur in Verbindung mit einer Ernährungstherapie sinnvoll. Individuelle Verträglichkeit beachten.

Allgemeine Empfehlungen für eine sesamfreie Ernährung

Sesam ist eine alte Kulturpflanze. Die Samen werden vor allem für Brot, Gebäcke und ostasiatische Speisen verwendet. Vorsicht ist immer bei Speisen aus folgenden Ländern geboten, in denen Sesam eine typische Zutat darstellt: vorderer Orient, Indien, Japan, China, Thailand, Türkei, Griechenland. Aber auch in Nordeuropa, Nordafrika, Karibik, Südamerika, Mexiko, Nordamerika u.a. wird Sesam eingesetzt – vor allem in der vegetarischen, veganen und makrobiotischen Küche ist Sesam weitverbreitet. Auch bei ayurvedischen Anwendungen wird Sesam verwendet (z.B. schwarzes Sesamöl sowie der Presskuchen als Nahrungsergänzung). Eine Sensibilisierung gegenüber Sesam kann zu schweren, mitunter sogar anaphylaktischen (lebensbedrohlichen, allergischen) Reaktionen führen.

Überprüfen Sie immer beim Einkauf die Zutatenliste der Produkte und meiden Sie Produkte, die Sesam enthalten bzw. enthalten können. Kontaktieren Sie im Zweifelsfall den Hersteller (oftmals per Hotline oder Homepage möglich).

Lücken und Tücken der Kennzeichnungsverordnung:

- Laut Lebensmittelkennzeichnungsverordnung (vom 25.11.2005) müssen Sesam und Sesambestandteile als Zutat von verpackten Nahrungsmitteln in der Zutatenliste aufgeführt werden.
- Zu dem Warnhinweis „Kann Spuren enthalten von Sesam" lassen Sie sich bitte im Rahmen Ihrer Ernährungstherapie beraten. Die Bedeutung dieses Warnhinweises muss für jeden Patienten im Einzelfall geklärt werden.
- Die Kennzeichnungspflicht gilt derzeit noch nicht für unverpackte, sog. lose Ware. Erst mit verbindlichem Inkrafttreten der neuen EU-Verordnung zur Information der Verbraucher über Lebensmittel (vom 25.10.2011) wird ab dem 13. Dezember 2014 die Deklaration von Sesam auch auf loser Ware verpflichtend. In welcher Form diese kenntlich gemacht werden, wird national entschieden. Fragen Sie deshalb nach, wenn Sie Brot, Knabbergebäck, Nahrungsmittel aus orientalischer Küche etc. unverpackt (ohne Zutatenliste) kaufen, ob Sesam enthalten ist.
- Achten Sie beim Brotkauf auch auf anhaftende Sesamkörner von anderen Backwaren. Sesam wird im Biobereich häufig als „Salzersatz" eingesetzt (Brezeln, „Salz"-Gebäck etc.).
- Auch beim Außer-Haus-Verzehr gibt es bis Ende 2014 keine Verpflichtung zur Allergenkennzeichnung. Fragen Sie immer nach, bevor Sie nicht selbst zubereitete Speisen verzehren, ob Sesam enthalten ist.

Nahrungsmittelauswahl für eine **sesamfreie Ernährung**

	☺ Nahrungsmittel, die kein Sesam* enthalten	☹ Nahrungsmittel, die Sesam* enthalten können
Getränke	✓ (Mineral-)Wasser ✓ Fruchtsäfte und Fruchtsaftgetränke ✓ Tee, Kaffee	➘ Cocktail-Getränke
Gemüse, Obst und deren Erzeugnisse	✓ alle Sorten, frisch, tiefgekühlt, getrocknet oder Konserve ohne Zusätze von Sesam*	➘ Fertigprodukte, insb. mit Gewürzmischungen (z.B. asiatischer oder türkischer Geschmacksrichtung) ➘ vegetarische Pasteten und Brotaufstriche ➘ häufig in "Bio-Produkten" und vegetarischen Zubereitungen ➘ Studentenfutter
Kartoffeln und Kartoffelerzeugnisse	✓ alle (selbst hergestellten) Zubereitungen ohne Sesam*	➘ Kartoffelzubereitungen mit Sesam*, z.B. Kroketten, Rösti etc.
Getreide, Brot, Backwaren, Teigwaren, Nährmittel	✓ Brot, Brötchen und Knäckebrot ohne Sesam* ✓ alle Getreidesorten als: Flocken, Mehle, Grieß, Schrot, Stärke und Frühstückscerealien ohne Sesam* ✓ Zwieback, Kuchen und Gebäck ohne Sesam* ✓ Nudeln ✓ Reis, Mais, Hirse, Buchweizen, Quinoa und Amaranth sowie daraus hergestellte Produkte ohne Sesam* ✓ Reiswaffeln ohne Sesam*	➘ Brot und Brötchen mit Körnerbesatz, "Mehrkorn- oder Vielkornbrote" ➘ Knäckebrot, Brezeln mit Sesam*, "Salz"-Gebäck mit Sesam* statt mit Salz ➘ türkisches und ostasiatische Gebäckwaren (z.B. Fladenbrote) ➘ Gebäckspezialitäten besonders asiatischer, türkischer oder griechischer Herkunft ➘ Reistaler, Reiskräcker, Reisgebäck ➘ Müslimischungen, Müsliriegel
Milch, Milchprodukte, Käse	✓ Kuhmilch, Sauermilch, Molke, Buttermilch, Kefir ✓ Sahne, Kondensmilch ✓ Joghurt ohne Sesam*, saure Sahne ✓ Käse, Frischkäse, Speisequark ✓ Kakao aus reinem Kakaopulver ✓ Milchshakes und -fertiggetränke ohne Sesam*	➘ Milch-/Joghurtzubereitungen mit Müslimischungen ➘ Frischkäsezubereitungen
Fleisch und Wurstwaren, Fisch, Eier	✓ alle unverarbeiteten Sorten, frisch, tiefgekühlt oder geräuchert ohne weitere Zusätze	➘ asiatische Gerichte z.B. Satespieße (Sesam* in Erdnussmehlmischung) ➘ Sushi
Fette und Öle	✓ alle Öle (z.B. Olivenöl, Rapsöl) außer kalt gepresstes Sesamöl ✓ Butter, Margarine ohne kaltgepresstes Sesamöl ✓ Plattenfette	➘ kalt gepresstes Sesamöl ➘ Margarine mit kalt gepresstem Sesamöl
süße Brotaufstriche, Süßungsmittel, Süßigkeiten	✓ Honig, Konfitüre, Carobcreme ✓ Fruchtgummi, Fruchtbonbons und Kaugummi ✓ Traubenzucker ✓ Schokolade ohne Sesam* ✓ (Schoko-)Reiswaffeln ohne Sesam* ✓ Götterspeise, Fruchtkaltschalen, Grützen, Kompott und Pudding ohne Sesam* ✓ reines Frucht- und Wassereis, Sorbet ohne Sesam*, Milchspeiseeis ohne Sesam*	➘ (gefüllte) Schokolade, Pralinen, Marzipanzubereitungen ➘ Müsliriegel, Schokoriegel ➘ Kekse und Gebäck mit Sesam* ➘ Reis-Sesam* Waffeln, "Salz"-Gebäck mit Sesam* ➘ Sesamriegel (mit Honig) ➘ Halva oder Halwa (süßes Gebäck mit Sesam*)
Verschiedenes und Spezialitäten		➘ vegetarische Brotaufstriche ➘ Chinesische, thailändische bzw. asiatische Gerichte ➘ Tahini Paste (Würzpaste aus Sesam*) ➘ Falaffel (Kichererbsenpaste/-gericht unter Verwendung von Sesam*) ➘ Kebabs (orientalische Fleischspieße häufig mit Sesam*) ➘ Moutabel oder Baba Ghanoush (pürierte Auberginen mit Sesam*) ➘ „Hamburger" (Brötchen mit Sesam* bei Fast-Food-Ketten) ➘ Gomasio (Sesamsalz geröstetem Sesam*)

***Sesam steht stellvertretend für Sesam und Sesambestandteile.**

Immer Zutatenliste beachten oder beim Hersteller nachfragen (Homepage/Hotline nutzen).
Die Liste erhebt keinen Anspruch auf Vollständigkeit.
Diätplan nur in Verbindung mit einer Ernährungstherapie sinnvoll. Individuelle Verträglichkeit beachten.

Allgemeine Empfehlungen für eine senffreie Ernährung

Senf/Senfsamen/Senfpulver/Senföl oder Senfmehl besteht aus gemahlenen, meist weißen Senfkörnern Besonders verbreitet ist es in der englischen Küche. Senf kann in verschiedenen Gerichten oder Nahrungsmitteln mitgekocht werden oder als Senfmehl – mit Wasser zu einer Paste verrührt – wie Tafelsenf Verwendung finden. Da schwarzer Senf maschinell schwerer zu ernten ist, werden heute im Wesentlichen nur weißer Senf und brauner Senf verwendet.
Ganze Senfsamen werden zum Kochen, Braten und Marinieren für die verschiedensten Nahrungsmittelgruppen verwendet. Die mild-nussig schmeckenden Samen entfalten dabei erst während des Garens bzw. Einlegens nach und nach ihr scharfes Aroma.
Senfkörner des weißen Senfs werden beispielsweise zum Einlegen von Senfgurken und Mixed Pickles sowie zur Wurstherstellung verwendet.
Senfpulver kann auch Bestandteil von Currypulver sein. Zudem wird es als Gewürzzutat in Wurstsorten und vielen verarbeiteten Produkten verwendet.
Tafelsenf wird zu Wurst, gepökeltem und kaltem Fleisch gereicht oder dient als würzende Zutat für Saucen, Salate, Fisch- und Gemüsegerichte. Wegen seiner würzenden und emulgierenden Wirkung ist er oftmals auch Bestandteil von Majonnaise und Vinaigrette.
Sorten: Mittelscharfer Senf, Scharfer Senf, Dijon-Senf, Englischer Senf, Kremser Senf. Süßer Senf, bayerischer oder Weißwurstsenf besteht aus grob gemahlenen, teilweise gerösteten Senfkörnern und wird mit Zucker, Süßstoff oder Apfelmus gesüßt. Rotisseur-Senf ist eine allgemeine Bezeichnung für nur grob geschroteten Senf.
Der Verzicht auf Senf und Senfsaat stellt für eine ausgewogene Ernährung keine Gefahr dar.

Überprüfen Sie immer beim Einkauf die Zutatenliste der Produkte und meiden Sie Produkte, die Senfbestandteile enthalten.

Lücken und Tücken der Kennzeichnungsverordnung:

- Laut Lebensmittelkennzeichnungsverordnung (vom 25.11.2005) müssen Senf und Senfbestandteile als Zutat von verpackten Nahrungsmitteln in der Zutatenliste aufgeführt sein.
- Zu dem Warnhinweis „Kann Spuren enthalten von Senf" lassen Sie sich bitte im Rahmen Ihrer Ernährungstherapie beraten. Die Bedeutung dieses Warnhinweises muss für jeden Patienten im Einzelfall geklärt werden.
- Die Kennzeichnungspflicht gilt derzeit noch nicht für unverpackte, sog. lose Ware. Erst mit verbindlichem Inkrafttreten der neuen EU-Verordnung zur Information der Verbraucher über Lebensmittel (vom 25.10.2011) wird ab dem 13. Dezember 2014 die Deklaration von Senf auch auf loser Ware verpflichtend. In welcher Form diese kenntlich gemacht werden, wird national entschieden. Fragen Sie deshalb nach, wenn Sie Wurst, Fleischerzeugnisse, belegte Brötchen, Marinaden etc. unverpackt (ohne Zutatenliste) kaufen, ob Senf enthalten ist.
- Auch beim Außer-Haus-Verzehr gibt es bis Ende 2014 keine Verpflichtung zur Allergenkennzeichnung. Fragen Sie immer nach, bevor Sie nicht selbst zubereitete Speisen verzehren, ob Senf enthalten ist.

Nahrungsmittelauswahl für eine **senffreie Ernährung**

	☺ Nahrungsmittel, die keinen Senf* enthalten	☹ Nahrungsmittel, die Senf* enthalten können
Getränke	✓ alle	
Gemüse,Obst	✓ alle Sorten, frisch, tiefgekühlt, getrocknet oder Konserve ohne Zusätze von Senf*	➘ Fertig- oder Halbfertigprodukte – insbesondere mit Gewürzmischungen ➘ Sauerkonserven (Gurken, Kürbis etc.) ➘ Chutneys, vegetarischer Brotaufstrich ➘ Salatsoßen (Vinaigrette)
Kartoffeln	✓ alle Sorten ✓ alle selbst hergestellten Zubereitungen ohne Senf*	➘ Kartoffelfertig – oder Halbfertigprodukte mit Gewürzen oder Marinaden
Getreide, Brot, Backwaren, Teigwaren, Reis	✓ Brot, Brötchen und Knäckebrot ✓ alle Getreidesorten als: Flocken, Mehle, Grieß, Schrot, Stärke und Frühstückscerealien ✓ Zwieback, Kuchen und Gebäck ✓ Nudeln ✓ Reis	➘ belegtes Brot und Brötchen, Laugengebäcke, die mit Senf* bestrichen oder mit senfhaltigen* Marinaden/ Remouladen oder senfhaltigen* Wurst und Wurstwaren belegt sind ➘ Fertig- oder Halbfertigprodukte – insb. mit Gewürzmischungen
Milch, Molkereiprodukte, Käse	✓ Kuhmilch, Sauermilch, Molke, Buttermilch, Kefir ✓ Sahne, Kondensmilch ✓ Sauermilch, saure Sahne ✓ Joghurt, Speisequark ✓ Käse, Frischkäse ohne Senf*	➘ Frischkäsezubereitungen ➘ Dipps, Dressings ➘ Senfkäse und daraus hergestellte Produkte
Fleisch und Wurstwaren, Eier	✓ alle unverarbeiteten Sorten, frisch, tiefgekühlt oder geräuchert ohne weitere Zusätze	➘ Wurst und Wurstwaren mit senfhaltigen Gewürzmischungen z.B. Teewurst, Leberwurst, Bratwurst, Gelbwurst, Frikadellen und andere Hackfleischzubereitungen mit Senf* (Mett- oder Tartarzubereitungen) ➘ Fleisch und Wurstwaren mit senfhaltigen Gewürzmischungen*, Rouladen ➘ Senf* als Beilage zu kaltem Fleisch ➘ Fleischsalate ➘ Senfeier/Soleier
Fisch und Fischerzeugnisse	✓ alle unverarbeiteten Sorten, frisch, tiefgekühlt oder geräuchert ohne weitere Zusätze	➘ Fisch mit senfhaltigen Gewürzen* oder senfhaltigen Marinaden* ➘ Fischsalate (Feinkost)
Fette/Öle	✓ alle raffinierten und kalt gepressten Öle (z.B. Olivenöl oder Rapsöl) ✓ Butter, Margarine ✓ Plattenfette	
Süßes	✓ Honig, Konfitüre, Rübenkraut ✓ Fruchtgummi, Fruchtbonbons und Kaugummi ✓ Traubenzucker ✓ Schokolade ✓ Götterspeise, Fruchtkaltschale, Grütze, Kompott und Pudding, Speiseeis	➘ Berliner mit Überraschungsfüllung
Verschiedenes und Spezialitäten		➘ Gerichte mit Senföl in der indischen und bengalischen Küche ➘ Saucen für Fischgerichte (besonders Lachs und Hering) ➘ Senfpulver in Eintöpfen und Suppen, Senfkörner in Würstchen, Fleischwaren, Sülzen und Aspikwaren, eingelegtem Suppenkraut, Sauergemüse (Mixed pickles, saure Gurken), Weißkohl, Wirsingkohl, Rosenkohl, Sauerkraut ➘ Senf* zu Würstchen, gepökeltem oder kaltem Fleisch (gegrilltes Fleisch) ➘ Senf* in Saucen, Marinaden, Vinaigretten ➘ Süßer Senf zu Weißwurst oder Leberkäse ➘ Würzsoßen von Grillfleisch ➘ Gewürzmischungen, Curry

***Senf steht stellvertretend für Senf und Senfbestandteile.**

Immer Zutatenliste beachten oder beim Hersteller nachfragen (Homepage/Hotline nutzen).
Die Liste erhebt keinen Anspruch auf Vollständigkeit.
Diätplan nur in Verbindung mit einer Ernährungstherapie sinnvoll. Individuelle Verträglichkeit beachten.

Allgemeine Empfehlungen für eine fischfreie Ernährung

Fisch hat als Jodlieferant, als Eiweißquelle und wegen seines Gehaltes an ungesättigten Fettsäuren eine sehr wichtige ernährungsphysiologische Bedeutung. Andererseits ist er einer der bedeutendsten Verursacher von starken Reaktionen bei Nahrungsmittelallergien. **Fischallergene sind hitzestabil und Kreuzreaktionen zwischen verschiedenen Fischarten häufig!** Bei einer hochgradigen Allergie können selbst Fischdämpfe und Fischgeruch Reaktionen hervorrufen! Aufgrund der möglicherweise heftigen Reaktionen, die bei einer gezielten Austestung einzelner Fischsorten auftreten können, wird Fischallergikern häufig zu einem kompletten Fischverzicht geraten.
Auch bei einer vollständigen Fischmeidung ist eine ausreichende Nährstoffversorgung möglich. Lediglich bei Jod kann es auf Dauer zu einer Unterversorgung kommen. Hier ist die Verwendung von Jodsalz und mit Jodsalz hergestellten Nahrungsmitteln (Brot, Wurst, Käse etc.) dringend zu empfehlen. Ist die Zufuhr über Jodsalz nicht ausreichend (insbesondere bei Kindern), wird eine zusätzliche regelmäßige Einnahme von Jod – in Absprache mit dem Arzt – empfohlen.

Auflistung verschiedener Fischarten (ohne Anspruch auf Vollständigkeit)

Salzwasserfische		Süßwasserfische
– Flunder – Hai – Heilbutt (weiß & schwarz) – Hering – Kabeljau/Dorsch – Lengfisch – Limandes – Makrele – Merlan (Wittling) – Rotbarsch (Goldbarsch)	– Rotzunge – Sardine – Schellfisch – Scholle – Seehecht – Seelachs – Seezunge – Sprotte – Steinbeißer – Steinbutt – Thunfisch	– Aal – Barsch – Forelle – Hecht – Karpfen – Lachs – Lachsforelle – Pangasius – Saibling – Schleie – Stint – Weißfische (Plötze, Rotfeder, Brasse, Karausche) – Zander

Überprüfen Sie immer beim Einkauf die Zutatenliste der Produkte und meiden Sie Produkte, die Fisch oder Fischbestandteile enthalten.

Nahrungsmittelauswahl für eine **fischfreie Ernährung**

Lücken und Tücken der Kennzeichnungsverordnung:
Laut Lebensmittelkennzeichnungsverordnung (vom 25.11.2005)

- müssen Fisch und Fischbestandteile als Zutat von verpackten Nahrungsmitteln in der Zutatenliste aufgeführt werden.
- Zu dem Warnhinweis „Kann Spuren enthalten von Fisch" lassen Sie sich bitte im Rahmen Ihrer Ernährungstherapie beraten. Die Bedeutung dieses Warnhinweises muss für jeden Patienten im Einzelfall geklärt werden.
- Die Kennzeichnungspflicht gilt derzeit noch nicht für unverpackte, sog. lose Ware. Erst mit verbindlichem Inkrafttreten der neuen EU-Verordnung zur Information der Verbraucher über Lebensmittel (vom 25.10.2011) wird ab dem 13. Dezember 2014 die Deklaration von Fisch auch auf loser Ware verpflichtend. In welcher Form diese kenntlich gemacht werden, wird national entschieden. Fragen Sie deshalb nach, wenn Sie Feinkostsalate, Fertiggerichte, asiatische Produkte etc. unverpackt (ohne Zutatenliste) kaufen, ob Fisch enthalten ist.
- Auch beim Außer-Haus-Verzehr gibt es bis Ende 2014 keine Verpflichtung zur Allergenkennzeichnung. Fragen Sie immer nach, bevor Sie nicht selbst zubereitete Speisen verzehren, ob Fisch enthalten ist oder eine Fischkontamination möglich ist (z.B. durch Pfannen, Friteusen, beim Belegen von Pizza etc.). Bei hochgradigen Fischallergikern wird von dem Besuch eines „Fischrestaurants" abgeraten.

Hinweis:
Fischallergiker sollten keine Fischölkapseln und keinen Lebertran einnehmen. Durch die besondere Stabilität des Fischeiweißes können selbst die Spuren von Fischeiweiß, die sich in diesen Kapseln befinden, schwerste allergische Symptome auslösen. Nur wenn der Hersteller die Eignung für Fischölallergiker ausdrücklich ausweist, kann eine Einnahme erfolgen. Schalentier- und Meeresfruchtallergien (z.B. auf Austern, Garnelen, Muscheln etc.) sind keine Fischallergien. Es handelt sich um andere Tierfamilien und Allergenstrukturen.

Nahrungsmittelauswahl für eine **fischfreie Ernährung**

	☺ **Nahrungsmittel, die keinen Fisch* enthalten**	☹ **Nahrungsmittel, die Fisch* enthalten können**
Getränke	✓ (Mineral-)Wasser ✓ Fruchtsäfte und Fruchtsaftgetränke ✓ Tee, Kaffee ✓ Kakaogetränke	
Gemüse,Obst und deren Erzeugnisse	✓ alle Sorten, frisch, tiefgekühlt, getrocknet oder Konserve ohne Zusätze von Fisch*	➘ Fertiggerichte, asiatische Gemüsemischungen, „fleischfreie" Hotdogs
Kartoffeln und Kartoffeler-zeugnisse	✓ alle (selbst hergestellten) Zubereitungen	➘ Chips mit orientalischer Würzmischung
Getreide, Brot, Backwaren, Teigwaren, Nährmittel	✓ Brot und Brötchen ✓ alle Getreidesorten als: Flocken, Mehle, Grieß, Schrot, Stärke und Frühstückscerealien ✓ Zwieback, Kuchen und Gebäck ✓ Nudeln ✓ Reis, Mais, Hirse, Buchweizen, Quinoa und Amaranth sowie daraus hergestellte Produkte	
Milch, Milch-produkte, Käse	✓ Kuhmilch, Sauermilch, Molke, Buttermilch, Kefir ✓ Sahne, Kondensmilch ✓ Joghurt, saure Sahne ✓ Käse, Frischkäse, Speisequark	
Fleisch, Fleischwaren, Geflügel, Wild, Innereien, Wurst	✓ alle unverarbeiteten Sorten, frisch, tiefgekühlt oder geräuchert ohne weitere Zusätze ✓ Aufschnitt und Würstchen ohne Fisch*	➘ *In einigen Ländern wird SURIMI (s.u.) Pizzabelägen und Hot Dogs beigegeben*
Fisch und Fisch-erzeugnisse		➘ alle Sorten in frischer oder verarbeiteter Form und daraus hergestellte Produkte z.B. Räucherfisch, Fischkonserven, Fischsalate, Fischsuppen, Fischstäbchen, Fischpastete, Kaviar ➘ Sushi ➘ *Vorsicht auch vor SURIMI: japanisches Fischprodukt, das aus zerkleinerten, gründlich gewaschenen kleinen Fischen besteht (unterschiedlicher Spezies)*
Eier und Eierzeugnisse	✓ Eier und daraus hergestellte Zubereitungen	
Fette und Öle	✓ alle Öle (z.B. Olivenöl, Rapsöl) ✓ Butter, Margarine ✓ Plattenfette	
Verschiedenes und Spezialitäten	✓ Ketchup, Senf ✓ Mayonnaise, Remoulade ✓ selbst hergestelltes Dressing z.B. Essig-Öl-Dressing, Joghurt-Dressing ✓ vegetarische Brotaufstriche	➘ Soßen, Würzsoßen, Würzpasten ➘ Senfspezialitäten ➘ Fertigprodukte, Feinkostsalate ➘ *In der chinesischen und asiatischen Küche wird anstatt Salz mit Squid Brand, einer Fischsauce/ Fischpaste, gewürzt. Diese besteht aus Fischextrakten (meist Sardellen), Salz und Zucker.* ➘ Paella, Vitello tonnato (Vorspeise mit Thunfisch) ➘ Sevruga, Osietra, Beluga (Kaviar in verschiedenen Korngrößen) ➘ Lachsersatz (Seelachs) ➘ Sild und Kronsild (Kleinheringe) ➘ Anchosen (Erzeugnis aus frischen oder gefrorenen Fischen mit Zusätzen) ➘ Anchovispaste (Sardellenpaste mit Salz, Gewürzen und Kräutern)

***Fisch steht stellvertretend für Fisch, Fischbestandteile und Fischerzeugnisse.**

Immer Zutatenliste beachten oder beim Hersteller nachfragen (Homepage/Hotline nutzen).
Die Liste erhebt keinen Anspruch auf Vollständigkeit.
Diätplan nur in Verbindung mit einer Ernährungstherapie sinnvoll. Individuelle Verträglichkeit beachten.

Allgemeine Empfehlungen für eine weichtierfreie Ernährung

Die Weichtiere (Mollusca) oder Mollusken bilden einen arten- und formenreichen Tierstamm. Sie kommen im Meer, auf dem Festland und im Süßwasser vor. Diese Gruppe umfasst eine Vielzahl von genießbaren Spezialitäten.

Schnecken (Gastropoda):
Man unterscheidet verschiedene Schneckenarten:
Meeresschnecken: Abalonen, Meerohren, Ohrschnecken, Seeohren. Von diesen Arten sind nur einige genießbar. Das eher zähe Muskelfleisch der Abalonen zählt aber zu den Delikatessen. Es wird als Tiefkühl-Kost, konserviert oder getrocknet angeboten. Gekocht kann es als Suppenzutat oder als Hauptgericht Verwendung finden. *Landschnecken:* Weinberg- und Wellhornschnecken. Insbesondere die Weinbergschnecken haben große wirtschaftliche Bedeutung als Speiseschnecken. Das Fleisch wird ausgelöst oder in den Gehäusen angeboten. Wegen der geringen Haltbarkeit gibt es strenge Handelsvorgaben, die nur den Verkauf von konservierten oder lebenden Tieren samt Gehäuse erlauben.

Muscheln (Bivalvia/Lamellibranchia):
Auf dem Boden von Meeren oder Süßwassern lebende Weichtiere, die durch eine Kalkschale geschützt sind: Austern, Miesmuscheln (Pfahlmuscheln), Venusmuscheln, Jakobsmuscheln, Herzmuscheln. Der Lebendverkauf erfolgt von September bis April. Außerdem werden sie ganzjährig konserviert, tiefgefroren oder geräuchert angeboten. Das Muskelfleisch findet vielfältige küchentechnische Anwendung.

Seeigel (Echinoidea):
Stachelhäuter mit über 9.000 Arten, von denen nur die Geschlechtsdrüsen verzehrt werden. Sie werden im Ganzen oder küchenfertig angeboten und roh oder als gekochte Delikatessenzutat verwendet.

Tintenfische (sepia officinalis):
Man unterscheidet: Kalamar, Sepia, Oktopus. Sowohl das Muskelfleisch als auch die Farbe (Tinte) finden küchentechnische Anwendung. Insbesondere in der Mittelmeerküche gibt es viele Zubereitungsvarianten. Das feste, weiße Fleisch kann sowohl als Hauptspeise (Kalamaris) als auch als Zutat (z.B. in Paella oder Fischsuppe) Verwendung finden. Es wird als Vollkonserve, Tiefkühlware oder frisch angeboten.

Die oben genannten Weichtiere sind ebenso wie Krebstiere eine durchaus bedeutsame Allergenquelle. Unverträglichkeitsreaktionen auf Weichtiere beruhen nicht notwendigerweise auf einer klaren allergischen Reaktion auf das Weichtiereiweiß, sondern müssen gegen die sogenannten Intoleranzreaktionen, die sich bei unsachgemäßer Lagerung zeigen können, oder toxischen Reaktionen (z.B. Saxitoxin) abgegrenzt werden.
Der Verzicht auf Weichtiere stellt für eine ausgewogene Ernährung keine Gefahr dar.

Überprüfen Sie immer beim Einkauf die Zutatenliste der Produkte und meiden Sie Produkte, die Weichtierbestandteile enthalten. Mögliche Produkte finden Sie in der umseitigen Nahrungsmittelauswahl unter Verschiedenes.

Nahrungsmittelauswahl für eine **weichtierfreie Ernährung**

Lücken und Tücken der Kennzeichnungsverordnung:

Laut Lebensmittelkennzeichnungsverordnung (vom 23.12.2008)

- müssen Weichtiere und Weichtierbestandteile als Zutat von verpackten Nahrungsmitteln in der Zutatenliste aufgeführt werden.
- Zu dem Warnhinweis „Kann Spuren enthalten von Weichtieren" lassen Sie sich bitte im Rahmen Ihrer Ernährungstherapie beraten. Die Bedeutung dieses Warnhinweises muss für jeden Patienten im Einzelfall geklärt werden.
- Die Kennzeichnungspflicht gilt derzeit noch nicht für unverpackte, sog. lose Ware. Erst mit verbindlichem Inkrafttreten der neuen EU-Verordnung zur Information der Verbraucher über Lebensmittel (vom 25.10.2011) wird ab dem 13. Dezember 2014 die Deklaration von Weichtieren auch auf loser Ware verpflichtend. In welcher Form diese kenntlich gemacht werden, wird national entschieden. Fragen Sie deshalb nach, wenn Sie unverpackte Nahrungsmittel (ohne Zutatenliste) kaufen, ob Weichtiere enthalten sind.
- Auch beim Außer-Haus-Verzehr gibt es bis Ende 2014 keine Verpflichtung zur Allergenkennzeichnung. Fragen Sie immer nach, bevor Sie nicht selbst zubereitete Speisen verzehren, ob Weichtiere enthalten sind.

Nahrungsmittelauswahl für eine **weichtierfreie Ernährung**

	☺ **Nahrungsmittel, die keine Weichtiere bzw. Weichtierbestandteile enthalten**	☹ **Nahrungsmittel, die Weichtiere bzw. Weichtierbestandteile enthalten können**
Getränke	✓ (Mineral-)Wasser ✓ Fruchtsäfte und Fruchtsaftgetränke ✓ Tee, Kaffee ✓ Kakaogetränke	
Gemüse, Obst	✓ alle Sorten, frisch, tiefgekühlt, getrocknet oder Konserve ohne Zusätze	➘ Fertig- oder Halbfertiggerichte ➘ asiatische und mediterrane Gemüsemischungen ➘ „fleischfreie" Hot-Dogs
Getreide, Brot, Backwaren, Teigwaren, Reis	✓ Brot und Brötchen ✓ alle Getreidesorten als: Flocken, Mehle, Grieß, Schrot, Stärke und Frühstückscerealien ✓ Zwieback, Kuchen und Gebäck ✓ Nudeln, Reis, Mais, Hirse, Buchweizen, Quinoa und Amaranth sowie daraus hergestellte Produkte	➘ gefärbte dunkle Nudeln (Tintenfisch) ➘ Nudelgerichte mit Füllungen
Kartoffeln	✓ alle Sorten ✓ alle selbst hergestellten Zubereitungen	
Milch, Milchprodukte, Käse	✓ Kuhmilch, Sauermilch, Molke, Buttermilch, Kefir ✓ Sahne, Kondensmilch ✓ Sauermilcherzeugnisse (z.B. Joghurt, Sauermilch, saure Sahne) ✓ Käse, Frischkäse, Speisequark ✓ Kakao aus reinem Kakaopulver ✓ Milchshakes und Fertiggetränke	
Fleisch	✓ alle unverarbeiteten Sorten, frisch, tiefgekühlt oder geräuchert ohne weitere Zusätze ✓ reines Hackfleisch ✓ kalter Braten, selbst hergestellt ✓ Rohschinken, Roastbeef, Putenbrustaufschnitt ✓ Aufschnitt und Würstchen ohne Weichtiere	➘ *In einigen Ländern wird* SURIMI *(s.u.) Pizzabelägen und Hot-Dogs beigegeben*
Eier	✓ Eier und daraus hergestellte Produkte	
Weichtiere, Fisch	✓ nur mit großer Vorsicht, da Kontaminationen in Restaurants und bei Außer-Haus-Verpflegung möglich sind	➘ Sashimi, Seeohr, Schnecken, Muscheln, Tintenfisch, Oktopus, Meeresschnecke ➘ Fisch in verarbeiteter Form und daraus hergestellte Produkte z.B. Fischkonserven, Fischsalate, Fischsuppen, Fischstäbchen, Fischpastete ➘ *Vorsicht auch vor* SURIMI*: japanisches Fischprodukt, das aus zerkleinerten, gründlich gewaschenen kleinen Fischen besteht (unterschiedlicher Spezies)*
Fette	✓ alle raffinierten und kalt gepressten Öle (z.B. Olivenöl, Rapsöl) ✓ Butter, Margarine Plattenfette	
Verschiedenes und Spezialitäten	✓ Ketchup, Senf, Mayonnaise, Remoulade ✓ selbst hergestelltes Dressing z.B. Essig-Öl-Dressing, Joghurt-Dressing	➘ Paella ➘ Bouillabaise ➘ asiatisches salziges Knabbergebäck ➘ Soßen, Würzsoßen, Würzpasten, z.B. Dash , Austernsoße, Sqiud Brand ➘ Senfspezialitäten ➘ Fertig- oder Halbfertigprodukte, Feinkostsalate ➘ Fischfonds ➘ Fischdauerkonserven mit oder ohne Aufgüsse, Soßen oder Cremes ➘ Fischölkapseln, Lebertranfrittierte Speisen bei Mehrfachverwendung des Fettes ➘ *Thailändische, französiche aber auch Mittelmeerküche*

Immer Zutatenliste beachten oder beim Hersteller nachfragen (Homepage/Hotline nutzen).
Die Liste erhebt keinen Anspruch auf Vollständigkeit.
Diätplan nur in Verbindung mit einer Ernährungstherapie sinnvoll. Individuelle Verträglichkeit beachten.

Nahrungsmittelauswahl für eine **hühnerei- und kuhmilchfreie Ernährung**

	☺ **Nahrungsmittel, die weder Ei* noch Milch** enthalten**	☹ **Nahrungsmittel, die Ei* und/oder Milch** enthalten können**
Getränke	✓ (Mineral-)Wasser ✓ Fruchtsäfte und Fruchtsaftgetränke ✓ Tee, Kaffee	➘ Kuhmilch, Kakao(getränkepulver), Ovomaltine® ➘ Fruchtsaftgetränke mit Molke, Rivella® ➘ Instantgetränke ➘ Wein, Campari®, Likör (Eierlikör, Cremelikör, Marsalla®)
Gemüse, Obst und deren Erzeugnisse	✓ alle Sorten, frisch, tiefgekühlt, getrocknet oder Konserve ohne Zusätze von Ei*/Milch**	➘ Obst- und Gemüsefertiggerichte, z.B. Aufläufe mit Rahm ➘ legierte Suppen und Soßen
Kartoffeln und Kartoffel-erzeugnisse	✓ alle (selbst hergestellten) Zubereitungen ohne Ei*/Milch**	➘ Kartoffelbreipulver, milchhaltig oder mit Milch* zubereitet ➘ Kartoffelzubereitungen wie Kartoffelgratin, -kroketten, -knödel, -bratkartoffeln ➘ Bauernfrühstück, Rösti, Kartoffelsalat
Getreide, Brot, Backwaren, Teigwaren, Nährmittel	✓ Brot, Brötchen und Knäckebrot ohne Ei*/Milch** ✓ alle Getreidesorten wie Weizen, Roggen, Gerste, Hafer als: Flocken, Mehle, Grieß, Schrot, Stärke ✓ Frühstückscerealien ohne Ei*/Milch** ✓ Zwieback, Kuchen und Gebäck ohne Ei*/Milch** ✓ Nudeln ohne Ei*, Nudelspezialitäten ohne Ei*/Milch** ✓ Reis, Mais, Hirse, Buchweizen, Quinoa und Amaranth sowie daraus hergestellte Produkte ohne Ei*/Milch** ✓ Paniermehl, Backerbsen ohne Ei*/Milch**	➘ Milchbrot und -brötchen, Buttermilchbrötchen, Rosinenbrötchen, Butterzopf, Hefezopf ➘ Knäckebrot mit Milch ➘ Kuchen, Torten, Bisquit, Waffeln, Stollen ➘ Gebäck, Kekse, Löffelbisquit, Zwieback ➘ Eierteigwaren (z.B. Spätzle etc.), Flädle ➘ Fertigteige, Backmischungen ➘ Müsli, Frühstückscerealien ➘ vegetarische Fertigprodukte, Pizza ➘ Paniermehl als lose Ware beim Bäcker ➘ Backerbsen
Milch, Milch-produkte, Käse	✓ Ersatzprodukte s. Deckblatt Kuhmilch ✓ Kakaogetränke auf milchfreier Basis ohne Ei*	➘ Kuhmilch, Molke, Buttermilch, Kefir ➘ Sahne, Kondensmilch ➘ Milchmixgetränke, Kakaogetränke ➘ Sauermilcherzeugnisse (z.B. Joghurt, Sauermilch, saure Sahne) ➘ alle Sorten Käse (auch Ricotta, Mozzarella, Feta etc.) Mascarpone, Speisequark ➘ Eiscreme
Fleisch, Fleischwaren, Geflügel, Wild, Innereien, Wurst	✓ alle unverarbeiteten Sorten, frisch, tiefgekühlt oder geräuchert ohne weitere Zusätze ✓ reines Hackfleisch ✓ kalter Braten, selbst hergestellt ✓ Rohschinken, Roastbeef, Putenbrustaufschnitt ✓ Aufschnitt und Würstchen ohne Ei*/Milch**	➘ paniertes Fleisch, Fleischzubereitungen wie zubereitetes Hackfleisch (z.B. Frikadellen, Tartar, Hamburger, Fleischpflanzerl, Bouletten) ➘ Fleischfertiggerichte, z.B. Pfannengerichte, Hühnerfrikassee ➘ Leberwurst, Leberpastete, Leberparfaits, Bratwurst, Brühwurst oder Kochwurst wie Mortadella o.ä. ➘ gekochter Schinken ➘ Fleischsalate
Fisch und Fisch-erzeugnisse	✓ alle unverarbeiteten Sorten, frisch, tiefgekühlt oder geräuchert ohne weitere Zusätze ✓ Fischstäbchen ohne Ei	➘ panierter Fisch, Fischstäbchen ➘ Fischsalate, Fischfertiggerichte, Fischpastete
Eier und Eierzeugnisse	✓ Eiersatz s. Deckblatt Hühnerei	➘ Eier und daraus hergestellte Eierspeisen wie Eierpfannkuchen, Omelett, Crepes ➘ Mayonnaise, Remoulade
Fette und Öle	✓ alle Öle (z.B. Olivenöl, Rapsöl) ✓ milchfreie Margarine ✓ Plattenfette	➘ Butter, Halbfettbutter ➘ Margarine mit Joghurtkulturen, Milcheiweiß oder Molke ➘ Butterschmalz, Butterfett, Ghee ➘ Halbfettmargarine

Nahrungsmittelauswahl für eine **hühnerei- und kuhmilchfreie Ernährung**

	☺ Nahrungsmittel, die weder Ei* noch Milch** enthalten	☹ Nahrungsmittel, die Ei* und/oder Milch** enthalten können
süße Brotaufstriche, Süßungsmittel, Süßigkeiten	✓ Honig, Konfitüre, Streichcremes ohne Milch** ✓ Fruchtgummi, Fruchtbonbons, Kaugummi, Traubenzucker ✓ (Block-)Schokolade, Carobtafel ohne Ei*/Milch** ✓ Götterspeise, Fruchtkaltschalen, Grützen, Kompott, Sojadesserts ✓ selbst hergestellter Pudding ohne Ei*/Milch** ✓ reines Frucht- und Wassereis, Sorbet, Sojaeis	↘ Schaumzuckerwaren, Baiser ↘ Nuss-Nougat-Creme, Schoko-Creme, Schokolade, Pralinen, Schokoküsse ↘ (Block-)Schokolade ↘ Marzipanzubereitungen, Nougat ↘ Schokoriegel, Süßwaren mit Keksbestandteilen, Müsliriegel ↘ Karamellbonbons, Fruchtgummis mit Joghurt ↘ Weichlakritzwaren ↘ (Fertig-)Pudding, Dessert, Cremespeise (sowie deren Fertigpulver) ↘ Speiseeis (Eisdiele: Kontamination!)
Verschiedenes und Spezialitäten	✓ Ketchup, Senf ohne Milch* ✓ selbst hergestelltes Dressing ohne Ei*/Milch** z.B. Essig-Öl-Dressing ✓ vegane Pasteten, Brotaufstriche ohne Ei*/Milch** (z.B. auf Sonnenblumenkernbasis)	↘ Fertigsuppen und -soßen ↘ Würzpasten, Würzsoßen, gek. Brühe, Brühwürfel, Gemüsebrühen etc. ↘ Mayonnaise, Remoulade, Dressing, Meerrettichzubereitungen ↘ Feinkostsalate, Fertiggerichte, Pizza ↘ vegetarische Brotaufstriche

***Ei steht stellvertretend für Hühnerei und Hühnereibestandteile (inkl. Lysozym).**
****Milch steht stellvertretend für Milch, Milchprodukte und Milchbestandteile.**

Immer Zutatenliste beachten oder beim Hersteller nachfragen (Homepage/Hotline nutzen).
Die Liste erhebt keinen Anspruch auf Vollständigkeit.
Diätplan nur in Verbindung mit einer Ernährungstherapie sinnvoll. Individuelle Verträglichkeit beachten.

Nahrungsmittelauswahl für eine **hühnerei- und weizenfreie Ernährung**

	☺ **Nahrungsmittel, die weder Ei* noch Weizen** enthalten**	☹ **Nahrungsmittel, die Ei* und/oder Weizen** enthalten können**
Getränke	✓ (Mineral-)Wasser ✓ Fruchtsäfte und Fruchtsaftgetränke ✓ Tee, Kaffee ✓ Kakaogetränke ohne Ei*	➘ Kakaogetränkepulver, Ovomaltine® ➘ Getreidekaffee, Malzkaffee, Carokaffee® ➘ Instantgetränke ➘ Frühstücksdrinks mit Cerealien ➘ Malzbier, diverse Biersorten, Weizenbier ➘ Wein, Campari®, Likör (Eierlikör, Cremelikör, Marsalla®)
Gemüse, Obst und deren Erzeugnisse	✓ alle Sorten, frisch, tiefgekühlt, getrocknet oder Konserve ohne Zusätze von Ei*/Weizen**	➘ Obst- und Gemüsefertiggerichte, z.B. Aufläufe (Mehl oder Stärke in Soßen!) ➘ gebundene oder legierte Suppen und Soßen
Kartoffeln und Kartoffelerzeugnisse	✓ alle (selbst hergestellten) Zubereitungen ohne Ei*/Weizen** ✓ Kartoffelbreipulver, Knödelzubereitungen, Bratkartoffeln ohne Ei*/Weizen**	➘ Kartoffelzubereitungen wie Kartoffelgratin (Bechamelsauce!), -kroketten, -knödel ➘ Bauernfrühstück, Kartoffelsalat ➘ Kartoffelpuffer/Reibekuchen, Rösti ➘ Country Potatoes ➘ Kartoffel-Schnellgerichte (z.B. Kartoffelbrei mit Croutons) ➘ Kartoffelknabbereien (z.B. Kartoffelchips)
Getreide, Brot, Backwaren, Teigwaren, Nährmittel	✓ Brot, Brötchen und Knäckebrot ohne Ei*/Weizen** (Vorsicht bei bestäubten Waren!) ✓ glutenfreie Waren ohne Ei*/Weizen** ✓ alle Getreidesorten außer Weizen als Flocken, Mehle, Grieß, Schrot, Stärke ✓ weizenfreie Frühstückscerealien (Hafer, Gerste, Roggen) ohne Ei* ✓ Mais, Maiswaffeln, Cornflakes ohne Malz, Polenta ohne Ei* ✓ Reis, Reisnudeln, Reiswaffeln ohne Weizen** ✓ Hirse, Buchweizen, Quinoa, Amaranth und Teff sowie daraus hergestellte Produkte ohne Ei*/Weizen**	➘ Bulgur, Couscous, Weichweizen, Hartweizen(-grieß), Dinkel, Grünkern etc. ➘ Brot, Brötchen, Knäckebrot ➘ Kuchen, Torten, Waffeln, Eierpfannkuchen ➘ Gebäck, Kekse, Zwieback, Bisquit ➘ Backmischungen, Fertigteige ➘ Salzgebäck, Kräcker, Tortillachips, japan. Reisgebäck ➘ Nudeln (Vorsicht bei Buchweizen-, Hirse-, Sojanudeln), Pizza, Bratlinge ➘ Semmelknödel ➘ Frischkornbreie und Weizenkeimlinge ➘ Müsli, Flocken, Cerealien ➘ Backerbsen, Paniermehl, Semmelmehl, Flädle ➘ Backpulver ➘ Backoblaten, Hostien
Milch, Milchprodukte, Käse	✓ Kuhmilch, Sauermilch, Molke, Buttermilch, Kefir ✓ Sahne, Kondensmilch ✓ Joghurt ohne Weizen**, saure Sahne ✓ Käse, Frischkäse, Speisequark ✓ Kakao aus reinem Kakaopulver ✓ Milchshakes und -fertiggetränke ohne Ei*/Weizen**	➘ Kakaogetränke ➘ Käserinde, geriebener sowie fettreduzierter Käse (s. Deckblatt) ➘ Joghurt und Quarkspeisen mit Getreideflocken oder Müslizusatz ➘ Milchpulver mit Eibestandteilen ➘ Eiscreme
Fleisch, Fleischwaren, Geflügel, Wild, Innereien, Wurst	✓ alle unverarbeiteten Sorten, frisch, tiefgekühlt oder geräuchert ohne weitere Zusätze ✓ reines Hackfleisch ✓ kalter Braten, selbst hergestellt ✓ Rohschinken, Roastbeef, Putenbrustaufschnitt ✓ Aufschnitt und Würstchen ohne Ei*/Weizen**	➘ paniertes Fleisch, Fleischzubereitungen wie zubereitetes Hackfleisch ➘ Fleischfertiggerichte ➘ Leberwurst, Leberpastete, Leberparfaits, Bratwurst, Brühwurst oder Kochwurst wie Mortadella o.ä., Grützwurst ➘ Fleischsalate ➘ Pasteten, Leberkäse, in (Blätter-)Teig gehüllte Erzeugnisse
Fisch und Fischerzeugnisse	✓ alle unverarbeiteten Sorten, frisch, tiefgekühlt oder geräuchert ohne weitere Zusätze	➘ panierter Fisch, Fischstäbchen, Brathering ➘ Fischsalate, Fischfertiggerichte, Fischpastete, Surimi ➘ in (Blätter-)Teig gehüllte Erzeugnisse
Eier und Eierzeugnisse	✓ Eiersatz s. Deckblatt Hühnerei	➘ Eier und daraus hergestellte Eierspeisen wie Eierpfannkuchen, Omelett, Crepes ➘ Mayonnaise
Fette und Öle	✓ alle Öle (z.B. Olivenöl, Rapsöl) **außer kalt gepresstem Weizenkeimöl** ✓ Butter, Margarine ✓ Schmalz ohne kalt gepresstes Weizenkeimöl ✓ Plattenfette	➘ Margarine mit kalt gepresstem Weizenkeimöl ➘ bei hochgradiger Allergie gegen Weizen: alle kalt gepressten Pflanzenöle incl. Weizenkeimöl

Nahrungsmittelauswahl für eine **hühnerei- und weizenfreie Ernährung**

	☺ **Nahrungsmittel, die weder Ei* noch Weizen** enthalten**	☹ **Nahrungsmittel, die Ei* und/oder Weizen** enthalten können**
süße Brotaufstriche, Süßungsmittel, Süßigkeiten	✓ Honig, Konfitüre ✓ Streichcremes ohne Ei*/Weizen** ✓ Fruchtgummi, Fruchtbonbons, Kaugummi, Traubenzucker ✓ (Block-)Schokolade, (Schoko-)Reiswaffeln ohne Ei*/Weizen** ✓ Puffreis, Popcorn ✓ Götterspeise, Fruchtkaltschalen und Kompott ✓ Pudding und Grütze, selbst hergestellt ohne Ei*/Weizen** ✓ reines Frucht- und Wassereis, Sorbet und Milchspeiseeis ohne Ei*/Weizen** (Waffel!)	➘ Pralinen, Schokoküsse, Schokolinsen ➘ Marzipanzubereitungen, Nougat ➘ Schaumzuckerwaren, Baiser ➘ Malzbonbons, Hustenbonbons, Salmiakpastillen, Lakritz mit Weizenbestandteilen ➘ Süßwaren und Schokolade mit Keksbestandteilen ➘ (Fertig-)Pudding, Dessert, Cremespeise (sowie deren Fertigpulver) ➘ Speiseeis (Eisdiele: Kontamination!), Eistorte
Verschiedenes und Spezialitäten	✓ selbst hergestelltes Dressing ohne Ei* z.B. Essig-Öl-Dressing ✓ vegane Pasteten, Brotaufstriche ohne Ei*/Weizen** (z.B. auf Sonnenblumenkernbasis) ✓ Würzsaucen (Ketchup, Senf) ohne Weizen** ✓ (gekörnte) Brühe, -würfel ohne Ei*/Weizen** ✓ Essig ohne Kräuter, Balsamico ✓ Weinsteinbackpulver, Frisch-/Trockenhefe ohne Weizen* ✓ Tortenguss, Sahnesteif ohne Weizen*	➘ Fertigsuppen und -soßen ➘ Würzpasten, Würzsoßen, Gewürzzubereitungen, gek. Brühe, Brühwürfel, Gemüsebrühen, Sojasauce ➘ Pesto ➘ Mayonnaise, Remoulade, Dressing, Meerrettichzubereitungen ➘ Feinkostsalate, Fertiggerichte, Pizza ➘ vegetarische Brotaufstriche ➘ weizenhaltige Hefe, weizenhaltiges Backpulver ➘ „Weizen-/Dinkel"-Sauerteig ➘ Saftstopp®, San-apart® (Sahnesteif)

***Ei steht stellvertretend für Hühnerei und Hühnereibestandteile (inkl. Lysozym).**
****Weizen steht stellvertretend für Weizen und Weizenbestandteile.**

Immer Zutatenliste beachten oder beim Hersteller nachfragen (Homepage/Hotline nutzen).
Die Liste erhebt keinen Anspruch auf Vollständigkeit.
Diätplan nur in Verbindung mit einer Ernährungstherapie sinnvoll. Individuelle Verträglichkeit beachten.

Nahrungsmittelauswahl für eine **hühnerei- und sojafreie Ernährung**

	☺ Nahrungsmittel, die weder Ei* noch Soja** enthalten	☹ Nahrungsmittel, die Ei* und/oder Soja** enthalten können
Getränke	✓ (Mineral-)Wasser ✓ Fruchtsäfte und Fruchtsaftgetränke ✓ Tee, Kaffee ✓ Kakaogetränke ohne Ei*/Soja**	↘ Sojadrinks, Soja-Reis-Drinks ↘ Kakaogetränkepulver, Milchmixgetränke, Ovomaltine® ↘ Sportlerdrinks, proteinangereicherte Getränke, Instantgetränke ↘ Wein, Campari®, Likör (Eierlikör, Cremelikör Marsalla®)
Gemüse, Obst und deren Erzeugnisse	✓ alle Sorten, frisch, tiefgekühlt, getrocknet oder Konserve ohne Zusätze von Ei*/Soja**	↘ Obst- und Gemüsefertiggerichte, z.B. Aufläufe, Pfannengerichte, vegetarische und vegane Gemüsegerichte mit „Fleischersatz" ↘ Suppen und Soßen
Hülsenfrüchte	*Je nach Sensibilisierungsgrad sind Kreuzallergien zu anderen Hülsenfrüchten möglich. Im Rahmen einer ernährungstherapeutischen Beratung muss individuell entschieden werden.*	↘ Sojabohnen und Sojaprodukte, (Tofu)Sojaflocken, Sojamehl, Sojaknabberlinge (geröstete Sojabohnen) ↘ Sojasoße
Kartoffeln und Kartoffelerzeugnisse	✓ alle (selbst hergestellten) Zubereitungen ohne Ei*/ Soja**	↘ Kartoffelzubereitungen wie Kartoffelgratin, -kroketten, -knödel, Bratkartoffeln, Bauernfrühstück, Rösti, Kartoffelsalat
Getreide, Brot, Backwaren, Teigwaren, Nährmittel	✓ Brot, Brötchen und Knäckebrot ohne Ei*/Soja** ✓ alle Getreidesorten wie Weizen, Roggen, Gerste, Hafer als: Flocken, Mehle, Grieß, Schrot, Stärke ✓ Frühstückscerealien ohne Ei*/Soja** ✓ Zwieback, Kuchen und Gebäck ohne Ei*/Soja** (s. Alternativen zum Backen) ✓ Nudeln ohne Ei*/Soja** ✓ Reis, Mais, Hirse, Buchweizen, Quinoa und Amaranth sowie daraus hergestellte Produkte ohne Ei*/Soja**	↘ Brot, Brötchen, insbesondere Mehr- und Vielkornbrot/-brötchen ↘ Hefegebäck ↘ Kuchen, Torten, Bisquit, Waffeln, Stollen ↘ Gebäck, Kekse, Löffelbisquit, Zwieback ↘ Frühstückscerealien ↘ Eierteigwaren (z.B. Spätzle etc.), Nudelprodukte ↘ Bratlinge ↘ Backerbsen, Flädle ↘ nicht verpacktes Paniermehl vom Bäcker
Milch, Milchprodukte, Käse	✓ Kuhmilch, Sauermilch, Molke, Buttermilch, Kefir ✓ Sahne, Kondensmilch ✓ Joghurt, saure Sahne ✓ Käse, Frischkäse, Speisequark ✓ Kakao aus reinem Kakaopulver ✓ Milchshakes und -fertiggetränke ohne Ei*/Soja**	↘ Milchshakes, Milchfertiggetränke, Kakaogetränke ↘ Milchersatzprodukte (Kaffeeweißer, Sojadrinks, Soja-„Joghurt", Sojaeis, Sojacreme, Sojadessert etc.) ↘ Käseimitate, Käsesalat, Salat-Joghurt-Dressings ↘ Käserinde, geriebener sowie fettreduzierter Käse (s. Deckblatt) ↘ kalorienreduzierte Milchprodukte ↘ Milchpulver mit Eibestandteilen ↘ Eiscreme
Fleisch, Fleischwaren, Geflügel, Wild, Innereien, Wurst	✓ alle unverarbeiteten Sorten, frisch, tiefgekühlt oder geräuchert ohne weitere Zusätze ✓ reines Hackfleisch ✓ kalter Braten, selbst hergestellt ✓ Rohschinken, Roastbeef, Putenbrustaufschnitt ✓ Aufschnitt und Würstchen ohne Ei*/Soja**	↘ paniertes Fleisch, Fleischzubereitungen wie zubereitetes Hackfleisch (z.B. Frikadellen, Tartar, Hamburger, Fleischpflanzerl, Bouletten) ↘ Fleischfertiggerichte, z.B. Pfannengerichte, Hühnerfrikassee ↘ Aufschnitt, Wurst, Würstchen ↘ Fleischsalate
Fisch und Fischerzeugnisse	✓ alle unverarbeiteten Sorten, frisch, tiefgekühlt oder geräuchert ohne weitere Zusätze ✓ Fischstäbchen ohne Ei*/Soja**	↘ panierter Fisch, Fischstäbchen ↘ Fischsalate, Fischfertiggerichte, Fischpastete
Eier und Eierzeugnisse	✓ Eiersatz s. Deckblatt Hühnerei	↘ Eier und daraus hergestellte Eierspeisen wie Eierpfannkuchen, Omelett, Crepes ↘ Mayonnaise, Remoulade ↘ Eiersatzpulver mit Soja**
Fette und Öle	✓ alle Öle (z.B. Olivenöl, Rapsöl) **außer kalt gepresstem Sojaöl** ✓ Butter, Margarine ohne kaltgepresstes Sojaöl ✓ Plattenfette	↘ Margarine mit kalt gepresstem Sojaöl und z.B. oder Sojaeiweiß ↘ kalt gepresstes Sojaöl

Nahrungsmittelauswahl für eine **hühnerei- und sojafreie Ernährung**

	☺ **Nahrungsmittel, die weder Ei* noch Soja** enthalten**	☹ **Nahrungsmittel, die Ei* und/oder Soja** enthalten können**
süße Brotaufstriche, Süßungsmittel, Süßigkeiten	✓ Honig, Konfitüre ✓ Streichcremes ohne Ei*/Soja** ✓ Fruchtgummi, Fruchtbonbons, Kaugummi ohne Soja**, Traubenzucker ✓ (Block-)Schokolade, (Schoko-)Reiswaffeln ohne Ei*/Soja** ✓ Götterspeise, Fruchtkaltschalen, Grützen und Kompott ✓ selbst hergestellter Pudding ohne Ei*/Soja** ✓ reines Frucht- und Wassereis, Sorbet und Milchspeiseeis ohne Ei*/Soja**	➘ Schaumzuckerwaren, Baiser ➘ Nuss-Nougat-Creme, Schoko-Creme, Schokolade, Pralinen, Schokoküsse ➘ Marzipanzubereitungen, Nougat ➘ (Block-)Schokolade, Schokoriegel, Süßwaren mit Schokolade und Keksbestandteilen, Müsliriegel ➘ (Fertig-)Pudding, Dessert, Cremespeise (sowie deren Fertigpulver) ➘ Speiseeis (Eisdiele: Kontamination!) ➘ Eis auf Sojabasis, Milchspeiseeis mit Soja*, Fertigpudding mit Soja*
Verschiedenes und Spezialitäten	✓ Ketchup, Senf ✓ selbst hergestelltes Dressing ohne Ei*/Soja** z.B. Essig-Öl-Dressing ✓ vegane Pasteten, Brotaufstriche ohne Ei*/Soja** (z.B. auf Sonnenblumenkernbasis)	➘ Fertigsuppen und -soßen ➘ Würzpasten, Würzsoßen, gek. Brühe, Brühwürfel, Gemüsebrühen etc. ➘ Mayonnaise, Remoulade, Dressing, Meerrettichzubereitungen ➘ Feinkostsalate, Fertiggerichte, Pizza ➘ vegetarische Brotaufstriche

***Ei steht stellvertretend für Hühnerei und Hühnereibestandteile (inkl. Lysozym).**
****Soja steht stell vertretend für Soja, Sojaprodukte und Sojabestandteile.**

Immer Zutatenliste beachten oder beim Hersteller nachfragen (Homepage/Hotlinenutzen).
Die Liste erhebt keinen Anspruch auf Vollständigkeit.
Diätplan nur in Verbindung mit einer Ernährungsberatung sinnvoll. Individuelle Verträglichkeit beachten.

Nahrungsmittelauswahl für eine **hühnerei- und erdnussfreie Ernährung**

	☺ **Nahrungsmittel, die weder Ei* noch Erdnuss** enthalten**	☹ **Nahrungsmittel, die Ei* und/oder Erdnuss** enthalten können**
Getränke	✓ (Mineral-)Wasser, Fruchtsäfte und Fruchtsaftgetränke Tee, Kaffee ✓ Kakaogetränke ohne Ei*/Erdnuss**	➘ Instantgetränke, Kakaogetränkepulver, Ovomaltine® ➘ Milchmixgetränke, Sportlerdrinks ➘ Wein, Campari®, Likör (Eierlikör, Cremelikör, Marsalla®)
Gemüse, Obst und deren Erzeugnisse	✓ alle Sorten, frisch, tiefgekühlt, getrocknet oder Konserve ohne Zusätze von Ei*/Erdnuss**	➘ Obst- und Gemüsefertiggerichte, Salate ➘ Suppen und Soßen
Hülsenfrüchte	*Je nach Sensibilisierungsgrad sind Kreuzallergien zu anderen Hülsenfrüchten möglich. Im Rahmen einer ernährungstherapeutischen Beratung muss individuellentschieden werden.*	➘ Erdnüsse und Erdnusserzeugnisse
Kartoffeln und Kartoffelerzeugnisse	✓ alle (selbst hergestellten) Zubereitungen ohne Ei*/Erdnuss**	➘ fertige Kartoffelzubereitungen, wie z.B. Chips, Pommes frites, Kartoffelgratin, Kroketten, Knödel, Rösti, Bratkartoffeln ➘ Bauernfrühstück, Kartoffelsalat
Getreide, Brot, Backwaren, Teigwaren, Nährmittel	✓ Brot, Brötchen und Knäckebrot ohne Ei*/Erdnuss** ✓ alle Getreidesorten wie Weizen, Roggen, Gerste, Hafer als: Flocken, Mehle, Grieß, Schrot, Stärke ✓ Frühstückscerealien ohne Ei*/Erdnuss* ✓ Zwieback, Kuchen und Gebäck ohne Ei*/Erdnuss** (s. Alternativen zum Backen) ✓ Nudeln ohne Ei* ✓ Reis, Mais, Hirse, Buchweizen, Quinoa und Amaranth sowie daraus hergestellte Produkte ohne Ei*/Erdnuss**	➘ Brot, Brötchen, Knödelbrot, süßes Hefegebäck ➘ Kuchen, Torten, Biscuit, Waffeln, Stollen ➘ Gebäck, Kekse, Löffelbisquit, Zwieback ➘ FertigbackmischungenSalzstangen/-gebäck, Flips, Cracker ➘ Müsli, Frühstückscerealien, Eierteigwaren (z.B. Spätzle etc.) ➘ Fertigprodukte (z.B. Lasagne, Ravioli, Tortellini), Getreidebratlinge, Pizza u.a. ➘ Backerbsen, Flädle ➘ nicht verpacktes Paniermehl vom Bäcker
Milch, Milchprodukte, Käse	✓ Kuhmilch, Sauermilch, Molke, Buttermilch, Kefir ✓ Sahne, Kondensmilch ✓ Joghurt ohne Erdnuss** (z.B. in Müslizusatz), saure Sahne ✓ Käse, Frischkäse, Speisequark ✓ Kakao aus reinem Kakaopulver ✓ Milchshakes und -fertiggetränke ohne Ei*/Erdnuss**	➘ Milchshakes, Milchfertiggetränke, kaltlösliche kakaohaltige Getränkepulver ➘ Joghurt u.ä. mit Müsli- oder Erdnusszusatz ➘ Käsezubereitungen, Käsesalat ➘ Käserinde, geriebener sowie fettreduzierter Käse (s. Deckblatt Hühnerei) ➘ Dessert, Pudding ➘ Milchpulver mit Eibestandteilen ➘ Eiscreme
Fleisch, Fleischwaren, Geflügel, Wild, Innereien, Wurst	✓ alle unverarbeiteten Sorten, frisch, tiefgekühlt oder geräuchert ohne weitere Zusätze ✓ reines Hackfleisch ✓ kalter Braten, selbst hergestellt ✓ Rohschinken, Roastbeef, Putenbrustaufschnitt ✓ Aufschnitt und Würstchen ohne Ei*/Erdnuss**	➘ paniertes Fleisch, Fleischzubereitungen wie zubereitetes Hackfleisch (z.B. Frikadellen, Tartar, Hamburger, Fleischpflanzerl, Bouletten) ➘ Fleischfertiggerichte, z.B. Pfannengerichte, Hühnerfrikassee ➘ Aufschnitt und Würstchen ➘ Fleischsalate
Fisch und Fischerzeugnisse	✓ alle unverarbeiteten Sorten, frisch, tiefgekühlt oder geräuchert ohne weitere Zusätze	➘ panierter Fisch Fischstäbchen ➘ Fischsalate, Fischfertiggerichte, Fischpastete
Eier und Eierzeugnisse	✓ Eiersatz s. Deckblatt Hühnerei	➘ Eier und daraus hergestellte Eierspeisen wie Eierpfannkuchen, Omelett, Crepes ➘ Mayonnaise, Remoulade
Fette und Öle	✓ alle Öle (z.B. Olivenöl, Rapsöl) außer kalt gepresstem Erdnussöl ✓ Butter, Margarine ✓ Plattenfette ohne Erdnuss* ✓ Butterschmalz, Schmalz	➘ kaltgepresstes Erdnussöl und Erdnussfett ➘ bei hochgradiger Allergie auch raffiniertes Erdnussöl und andere kaltgepresste Öle aus Nicht-EU Ländern (siehe Erläuterung im Text)
süße Brotaufstriche, Süßungsmittel, Süßigkeiten	✓ Honig, Konfitüre, Streichcremes ohne Ei*/Erdnuss** ✓ Fruchtgummi, Fruchtbonbons, Kaugummi, Traubenzucker ✓ (Block-)Schokolade ohne Erdnuss** (Schoko-)Reiswaffeln ohne Erdnuss** ✓ Götterspeise, Fruchtkaltschalen, Grützen und Kompott ✓ selbst hergestellter Pudding ohne Ei*/Erdnuss** ✓ reines Frucht- und Wassereis, Sorbet und Milchspeiseeis ohne Ei*/Erdnuss**	➘ Erdnussbutter, Schoko-Creme, Schokolade, Pralinen, Schokoküsse ➘ Marzipan, Nougat und Persipan ➘ Schaumzuckerwaren, Baiser, Karamelbonbons ➘ Schokoriegel, Süßwaren mit Schoko- und Keksbestandteilen, Müsliriegel ➘ (Fertig-)Pudding, Dessert, Cremespeisen (sowie deren Fertigpulver) ➘ Speiseeis (Eisdiele: Kontamination!)

Nahrungsmittelauswahl für eine **hühnerei- und erdnussfreie Ernährung**

	☺ **Nahrungsmittel, die weder Ei* noch Erdnuss** enthalten**	☹ **Nahrungsmittel, die Ei* und/oder Erdnuss** enthalten können**
Verschiedenes und Spezialitäten	✓ Ketchup, Senf ✓ selbst hergestelltes Dressing ohne Ei* z.B. Essig-Öl-Dressing ✓ vegane Pasteten, Brotaufstriche ohne Ei*/Erdnuss**	↘ Fertigsuppen und -soßen ↘ Würzpasten, Würzsoßen, gek. Brühe, Brühwürfel, Gemüsebrühen etc. ↘ Mayonnaise, Remoulade, Dressing, Meerrettichzubereitungen ↘ vegetarische Brotaufstriche ↘ Erdnussflips ↘ Feinkostsalate, Fertiggerichte, Pizza ↘ Satéspieße ↘ knusprige Teighüllen

***Ei steht stellvertretend für Hühnerei und Hühnereibestandteile (inkl. Lysozym).**
****Erdnuss steht stellvertretend für Erdnuss, Erdnussprodukte und Erdnussbestandteile.**

Immer Zutatenliste beachten oder beim Hersteller nachfragen (Homepage/Hotline nutzen).
Die Liste erhebt keinen Anspruch auf Vollständigkeit.
Diätplan nur in Verbindung mit einer Ernährungstherapie sinnvoll. Individuelle Verträglichkeit beachten.

Nahrungsmittelauswahl für eine **hühnerei- und fischfreie Ernährung**

	☺ **Nahrungsmittel, die weder Ei* noch Fisch** enthalten**	☹ **Nahrungsmittel, die Ei* und/oder Fisch** enthalten können**
Getränke	✓ (Mineral-)Wasser ✓ Fruchtsäfte und Fruchtsaftgetränke ✓ Tee, Kaffee ✓ Kakaogetränke ohne Ei*	↘ Instantgetränke ↘ Kakaogetränkepulver, Ovomaltine® ↘ Wein, Campari®, Likör (Eierlikör, Cremelikör Marsalla®)
Gemüse, Obst und deren Erzeugnisse	✓ alle Sorten, frisch, tiefgekühlt, getrocknet oder Konserve ohne Zusätze von Ei*/Fisch**	↘ Obst- und Gemüsefertiggerichte, z.B. Aufläufe, Pfannengerichte ↘ legierte Suppen und Soßen ↘ asiatische Gemüsemischungen, „fleischfreie" Hotdogs
Kartoffeln und Kartoffelerzeugnisse	✓ alle (selbst hergestellten) Zubereitungen ohne Ei*/ Fisch**	↘ Kartoffelzubereitungen wie Kartoffelgratin, -kroketten, -knödel ↘ Bauernfrühstück, Rösti, Kartoffelsalat ↘ Chips mit orientalischer Würzmischung
Getreide, Brot, Backwaren, Teigwaren, Nährmittel	✓ Brot, Brötchen und Knäckebrot ohne Ei* ✓ alle Getreidesorten wie Weizen, Roggen, Gerste, Hafer als: Flocken, Mehle, Grieß, Schrot, Stärke ✓ Frühstückscerealien ohne Ei* ✓ Zwieback, Kuchen und Gebäck ohne Ei* (s. Alternativen zum Backen) ✓ Nudeln ohne Ei* ✓ Reis, Mais, Hirse, Buchweizen, Quinoa und Amaranth sowie daraus hergestellte Produkte	↘ Milchbrot und -brötchen, Buttermilchbrötchen, Rosinenbrötchen, Butterzopf, Hefezopf ↘ Kuchen, Torten, Bisquit, Waffeln, Stollen ↘ Gebäck, Kekse, Löffelbisquit, Zwieback ↘ Fertigbackmischungen ↘ Eierteigwaren (z.B. Spätzle etc.), Flädle, Nudeln ↘ Backerbsen ↘ nicht verpacktes Paniermehl vom Bäcker
Milch, Milchprodukte, Käse	✓ Kuhmilch, Sauermilch, Molke, Buttermilch, Kefir ✓ Sahne, Kondensmilch ✓ Joghurt, saure Sahne ✓ Käse, Frischkäse, Speisequark ✓ Kakao aus reinem Kakaopulver ✓ Milchshakes und -fertiggetränke ohne Ei*	↘ Milchpulver mit Eibestandteilen ↘ Eiscreme ↘ Kakaogetränke ↘ Käserinde, geriebener sowie fettreduzierter Käse (s. Deckblatt)
Fleisch, Fleischwaren, Geflügel, Wild, Innereien, Wurst	✓ alle unverarbeiteten Sorten, frisch, tiefgekühlt oder geräuchert ohne weitere Zusätze ✓ reines Hackfleisch ✓ kalter Braten, selbst hergestellt ✓ Rohschinken, Roastbeef, Putenbrustaufschnitt ✓ Aufschnitt und Würstchen ohne Ei*/Fisch**	↘ paniertes Fleisch, Fleischzubereitungen wie zubereitetes Hackfleisch (z.B. Frikadellen, Tartar, Hamburger, Fleischpflanzerl, Bouletten) ↘ Fleischfertiggerichte, z.B. Pfannengerichte, Hühnerfrikassee ↘ Leberwurst, Leberpastete, Leberparfaits, Bratwurst, Brühwurst oder Kochwurst wie Mortadella o.ä. ↘ Fleischsalate ↘ *In einigen Ländern wird SURIMI (s.u.) Pizzabelägen und Hot Dogs beigegeben.*
Fisch und Fischerzeugnisse		↘ alle Sorten in frischer oder verarbeiteter Form und daraus hergestellte Produkte z.B. Räucherfisch, Fischkonserven, Fischsalate, Fischsuppen, Fischstäbchen, Fischpastete, Kaviar ↘ Sushi ↘ *Vorsicht auch vor SURIMI: japanisches Fischprodukt, das aus zerkleinerten, gründlich gewaschenen kleinen Fischen besteht (unterschiedlicher Spezies)*
Eier und Eierzeugnisse	✓ Eiersatz s. Deckblatt Hühnerei	↘ Eier und daraus hergestellte Eierspeisen wie Eierpfannkuchen, Omelett, Crepes ↘ Mayonnaise, Remoulade
Fette und Öle	✓ alle Öle (z.B. Olivenöl, Rapsöl) ✓ Butter, Margarine ✓ Plattenfette	

Nahrungsmittelauswahl für eine **hühnerei- und fischfreie Ernährung**

	☺ **Nahrungsmittel, die weder Ei* noch Fisch** enthalten**	☹ **Nahrungsmittel, die Ei* und/oder Fisch** enthalten können**
süße Brotaufstriche, Süßungsmittel, Süßigkeiten	✓ Honig, Konfitüre, Schokocreme ✓ Fruchtgummi, Fruchtbonbons, Kaugummi, Traubenzucker ✓ Schokolade, Blockschokolade, (Schoko-)Reiswaffeln ✓ Götterspeise, Fruchtkaltschalen, Grützen und Kompott ✓ selbst hergestellter Pudding ✓ reines Frucht- und Wassereis, Sorbet und Milchspeiseeis ohne Ei*	↘ Pralinen, Schokoküsse ↘ Marzipanzubereitungen ↘ Schaumzuckerwaren, Baiser ↘ Süßwaren mit Keksbestandteilen, (Fertig-)Pudding, Dessert, Cremespeise (sowie deren Fertigpulver) ↘ Speiseeis (Eisdiele: Kontamination!)
Verschiedenes und Spezialitäten	✓ Ketchup, Senf ✓ selbst hergestelltes Dressing ohne Ei* z.B. Essig-Öl-Dressing ✓ vegane Pasteten, Brotaufstriche ohne Ei* (z.B. auf Sonnenblumenkernbasis)	↘ Fertigsuppen und -soßen ↘ Würzpasten, Würzsoßen, gek. Brühe, Brühwürfel, Gemüsebrühen etc. ↘ Mayonnaise, Remoulade, Dressing, Meerrettichzubereitungen, Senfspezialitäten ↘ Feinkostsalate, Fertiggerichte, Pizza ↘ *In der chinesischen und asiatischen Küche wird anstatt mit Salz mit Squid Brand, einer Fischsauce/ Fischpaste, gewürzt. Diese besteht aus Fischextrakten (meist Sardellen), Salz und Zucker* ↘ Paella, Vitello tonnato (Vorspeise mit Thunfisch) ↘ Sevruga, Osietra, Beluga (Kaviar in verschiedenen Korngrößen) ↘ Lachsersatz (Seelachs) ↘ Sild und Kronsild (Kleinheringe) ↘ Anchosen (Erzeugniss aus frischen oder gefrorenen Fischen mit Zusätzen) ↘ Anchovispaste (Sardellenpaste mit Salz, Gewürzen und Kräutern)

***Ei steht stellvertretend für Hühnerei und Hühnereibestandteile (inkl. Lysozym).**
****Fisch steht stellvertretend für Fisch und Fischbestandteile.**

Immer Zutatenliste beachten oder beim Hersteller nachfragen (Homepage/Hotline nutzen).
Die Liste erhebt keinen Anspruch auf Vollständigkeit.
Diätplan nur in Verbindung mit einer Ernährungstherapie sinnvoll. Individuelle Verträglichkeit beachten.

Nahrungsmittelauswahl für eine **kuhmilch- und weizenfreie Ernährung**

	☺ **Nahrungsmittel, die weder Milch* noch Weizen** enthalten**	☹ **Nahrungsmittel, die Milch* und/oder Weizen** enthalten können**
Getränke	✓ (Mineral-)Wasser ✓ Fruchtsäfte und Fruchtsaftgetränke ✓ Tee, Kaffee	➘ Kuhmilch, milchhaltiger Kakao ➘ Fruchtsaftgetränke mit Molke, Rivella® ➘ Instantgetränke ➘ Getreidekaffee, Malzkaffee, Carokaffee®, ➘ Frühstücksdrinks mit Cerealien ➘ Malzbier, diverse Biersorten, Weizenbier
Gemüse, Obst und deren Erzeugnisse	✓ alle Sorten, frisch, tiefgekühlt, getrocknet oder Konserve ohne Zusätze von Milch*/Weizen**	➘ Obst- und Gemüsefertigprodukte wie Aufläufe, Rahmspinat, Rahmporree etc. ➘ gebundene Suppen und Soßen
Kartoffeln und Kartoffel-erzeugnisse	✓ alle (selbst hergestellten) Zubereitungen ohne Milch*/Weizen** ✓ Kartoffelbreipulver, Knödelzubereitungen, Bratkartoffeln ohne Weizen**	➘ Kartoffelbreipulver, milchhaltig/mit Milch* zubereitet oder mit Weizen (z.B. Croutons) ➘ Kartoffelzubereitungen wie Kartoffelgratin (Bechamelsauce!), -kroketten, -knödel, Bratkartoffeln ➘ Kartoffelpuffer/Reibekuchen ➘ Country Potatos ➘ Kartoffelknabbereien (z.B. Kartoffelchips)
Getreide, Brot, Backwaren, Teigwaren, Nährmittel	✓ Brot, Brötchen und Knäckebrot ohne Milch*/Weizen** (Vorsicht bei bestäubten Waren!) ✓ alle Getreidesorten außer Weizen** als: Flocken, Mehle, Grieß, Schrot, Stärke und Frühstückscerealien (Hafer, Gerste, Roggen) ohne Milch* ✓ glutenfreie Waren ohne Milch*/Weizen** ✓ Mais, Maiswaffeln, Cornflakes ohne Malz, Polenta ohne Milch* ✓ Reis, Reisnudeln, Reiswaffeln ohne Milch*/Weizen** ✓ Hirse, Buchweizen, Quinoa, Amaranth und Teff sowie daraus hergestellte Produkte ohne Milch*/Weizen** ✓ Maniok und Wildreis	➘ Brot, Brötchen, Knäckebrot ➘ Kuchen, Torten, Waffeln, Eierpfannkuchen ➘ Gebäck, Kekse, Zwieback ➘ Backmischungen, Fertigteige ➘ Müsli, Flocken, Cerealien, Frischkornbrei, Weizenkeimlinge ➘ Bulgur, Couscous, Weichweizen, Hartweizen(-grieß), Dinkel, Grünkern etc. ➘ Nudeln (Vorsicht bei Buchweizen-, Hirse-, Sojanudeln), Pizza, Bratlinge, vegetarische Fertigprodukte ➘ Salzgebäck, Kräcker, Tortillachips, japan. Reisgebäck ➘ Semmelknödel ➘ Backerbsen, Paniermehl, Semmelmehl ➘ Backpulver ➘ Backoblaten, Hostien
Milch, Milchprodukte, Käse	✓ Ersatzprodukte s. Deckblätter Kuhmilch/Weizen ✓ Kakaogetränke ohne Milch*	➘ Kuhmilch, Molke, Buttermilch, Kefir ➘ Sahne, Kondensmilch ➘ Milchmixgetränke, Kakaogetränke ➘ Sauermilcherzeugnisse (z.B. Joghurt, Sauermilch, saure Sahne) ➘ alle Sorten Käse (auch Ricotta, Mozzarella, Feta etc.) Mascarpone, Speisequark ➘ Speiseeissorten mit Keks- oder Biskuitbestandteilen
Fleisch, Fleischwaren, Geflügel, Wild, Innereien, Wurst	✓ alle unverarbeiteten Sorten, frisch, tiefgekühlt oder geräuchert ohne weitere Zusätze ✓ reines Hackfleisch ✓ kalter Braten, selbst hergestellt ✓ Rohschinken, Roastbeef, Putenbrustaufschnitt ✓ Aufschnitt und Würstchen ohne Milch*/Weizen**	➘ Fleischfertiggerichte, paniertes Fleisch ➘ zubereitetes Hackfleisch (z.B. Frikadellen, Hamburger, Fleischpflanzerl, Buletten) ➘ Aufschnitt/Würstchen mit Weizen (Grützwurst!) ➘ Brühwurst (z.B. Bierschinken, Würstchen, Mortadella, Bockwurst, Bratwurst, Leberkäse, Fleischwurst) ➘ Kochwurst (Leberwurst) ➘ gekochter Schinken, Fleischsalate ➘ Pasteten, Leberkäse, in (Blätter-)Teig gehüllte Erzeugnisse
Fisch und Fischerzeug-nisse	✓ alle unverarbeiteten Sorten, frisch, tiefgekühlt oder geräuchert ohne weitere Zusätze	➘ Fischerzeugnisse in Soßen und Marinaden, Feinkostfischsalate ➘ panierter Fisch, Fischstäbchen, Brathering ➘ Fischpastete, Surimi ➘ in (Blätter-)Teig gehüllte Erzeugnisse
Eier und Eierzeugnisse	✓ Eier und daraus hergestellte Zubereitungen ohne Milch*/Weizen**	➘ Eiergerichte mit Milch* und/oder Mehl

Nahrungsmittelauswahl für eine **kuhmilch- und weizenfreie Ernährung**

	☺ **Nahrungsmittel, die weder Milch* noch Weizen** enthalten**	☹ **Nahrungsmittel, die Milch* und/oder Weizen** enthalten können**
Fette und Öle	✓ alle Öle (z.B. Olivenöl, Rapsöl) außer kalt gepresstem Weizenkeimöl ✓ milchfreie Margarine, Schmalz ohne kalt gepresstem Weizenkeimöl ✓ Plattenfette	➘ Butter, Halbfettbutter, Halbfettmargarine ➘ Margarine mit Joghurtkulturen, Milcheiweiß/Molke oder kalt gepresstem Weizenkeimöl ➘ Butterschmalz, Butterfett, Ghee ➘ bei hochgradiger Allergie gegen Weizen: alle kalt gepressten Pflanzenöle incl. Weizenkeimöl
süße Brotaufstriche, Süßungsmittel, Süßigkeiten	✓ Honig, Konfitüre ✓ Streichcremes ohne Milch*/Weizen** ✓ Fruchtgummi, Fruchtbonbons, Kaugummi, Traubenzucker ohne Milch*/Weizen** ✓ (Block-)Schokolade, Carobtafel ohne Milch* ✓ (Schoko-)Reiswaffeln ohne Milch* ✓ Götterspeise, Fruchtkaltschalen, Kompott, Sojadessert ✓ Puddings und Soßen zubereitet mit verträglichem Milchersatz und ohne Weizen** ✓ Grützen ohne Weizen** ✓ Frucht- und Wassereis, Sojaeis ohne Weizen** (Waffel)	➘ Nuss-Nougat-Creme, Schoko-Creme, Schokolade, Pralinen, Schokoküsse ➘ (Block-)Schokolade ➘ Marzipanzubereitungen, Nougat ➘ Schokoriegel, Schokolinsen, Süßwaren mit Keksbestandteilen, Müsliriegel ➘ Karamellbonbons, Fruchtgummis mit Joghurt ➘ Weichlakritzwaren, Salmiakpastillen, Lakritz mit Weizenbestandteilen, Malzbonbons, Hustenbonbons ➘ Pudding, Dessert, Cremespeise ➘ Speiseeis (Eisdiele: Kontamination!), Eistorte
Verschiedenes und Spezialitäten	✓ Würzsaucen, Ketchup, Senf, Mayonnaise und Remoulade ohne Milch*/Weizen** ✓ selbst hergestelltes Dressing ohne Milch* z.B. Essig-Öl-Dressing ✓ vegane Pasteten, Brotaufstriche ohne Milch*/Weizen** (z. B. auf Basis von Sonnenblumenkernen) ✓ (gekörnte) Brühe, -würfel ohne Weizen** ✓ Essig ohne Kräuter, Balsamico ✓ Weinsteinbackpulver, Frisch-/Trockenhefe ohne Weizen** ✓ Tortenguss, Sahnesteif ohne Weizen**	➘ Fertigsuppen und -soßen ➘ Würzsoßen, -pasten, Ketchup, Senf, Mayonnaise, Remoulade, Dressing, Gewürzzubereitungen ➘ Feinkostsalate, Fertiggerichte, Pizza ➘ vegetarische Brotaufstriche ➘ einige Fertigbrühen, Sojasauce, Pesto ➘ vegetarische Brotaufstriche ➘ weizenhaltige Hefe, weizenhaltiges Backpulver ➘ „Weizen-/Dinkel"-Sauerteig ➘ Saftstopp®, San-apart® (Sahnesteif)

***Milch steht stellvertretend für Milch, Milchprodukte und Milchbestandteile.**
****Weizen steht stellvertretend für Weizen und Weizenbestandteile.**

Immer Zutatenliste beachten oder beim Hersteller nachfragen (Homepage/Hotline nutzen).
Die Liste erhebt keinen Anspruch auf Vollständigkeit.
Diätplan nur in Verbindung mit einer Ernährungstherapie sinnvoll. Individuelle Verträglichkeit beachten.

Nahrungsmittelauswahl für eine **kuhmilch- und sojafreie Ernährung**

	☺ Nahrungsmittel, die weder Milch* noch Soja** enthalten	☹ Nahrungsmittel, die Milch* und/oder Soja** enthalten können
Getränke	✓ (Mineral-)Wasser ✓ Fruchtsäfte und Fruchtsaftgetränke ✓ Tee, Kaffee	➘ Kuhmilch, Kakaogetränkepulver, Milchmixgetränke ➘ Fruchtsaftgetränke mit Molke, Rivella® ➘ Sojadrinks, Soja-Reis-Drinks ➘ Instantgetränke ➘ Sportlerdrinks, proteinangereicherte Getränke ➘ Cremelikör
Gemüse, Obst und deren Erzeugnisse	✓ alle Sorten, frisch, tiefgekühlt, getrocknet oder Konserve ohne Zusätze von Milch*/Soja**	➘ Obst- und Gemüsefertigprodukte wie Aufläufe, Pfannengerichte etc. ➘ Suppen und Soßen
Hülsenfrüchte	*Je nach Sensibilisierungsgrad sind Kreuzallergien zu anderen Hülsenfrüchten möglich. Im Rahmen einer ernährungstherapeutischen Beratung muss individuell entschieden werden.*	➘ Sojabohnen und Sojaprodukte (Tofu) ➘ Sojaflocken, Sojamehl ➘ Sojaknabberlinge (geröstete Sojabohnen) ➘ Sojasoße
Kartoffeln und Kartoffelerzeugnisse	✓ alle (selbst hergestellten) Zubereitungen ohne Milch*/Soja**	➘ Kartoffelbreipulver und Kartoffelzubereitungen wie Kartoffelgratin, -kroketten, -knödel, -bratkartoffeln ➘ Kartoffelsalat
Getreide, Brot, Backwaren, Teigwaren, Nährmittel	✓ Brot, Brötchen und Knäckebrot ohne Milch*/Soja** ✓ alle Getreidesorten als: Flocken, Mehle, Grieß, Schrot, Stärke ✓ Frühstückscerealien ohne Milch*/Soja** ✓ Zwieback, Kuchen und Gebäck ohne Milch*/Soja** ✓ Nudeln ohne Soja** ✓ Reis, Mais, Hirse, Buchweizen, Quinoa und Amaranth sowie daraus hergestellte Produkte ohne Milch*/Soja** ✓ Paniermehl, Backerbsen ohne Milch*/Soja**	➘ Brot, Brötchen ➘ Torten, (Schokoladen-) ➘ Kuchen, Waffeln, Stollen ➘ Gebäck, Kekse, Butterkeks, Zwieback ➘ Fertigteige, Backmischungen ➘ Knusper- und Schokomüsli, Frühstückscerealien ➘ vegetarische Fertigprodukte, Pizza, Bratlinge ➘ Paniermehl als lose Ware beim Bäcker ➘ Backerbsen
Milch, Milchprodukte, Käse	✓ Ersatzprodukte s. Deckblatt Kuhmilch ✓ Kakao aus reinem Kakaopulver ohne Milch*/Soja** ✓ Milchshakes und -fertiggetränke ohne Milch*/Soja**	➘ Kuhmilch, Molke, Buttermilch, Kefir ➘ Sahne, Kondensmilch ➘ Milchmixgetränke, Kakaogetränke ➘ Sauermilcherzeugnisse, Käse ➘ Milchshakes, Milchfertiggetränke ➘ Milchersatzprodukte (Kaffeeweißer, Sojadrinks, Soja- „Joghurt", Sojaeis, Sojacreme, Sojadessert etc.) ➘ Käseimitate, Käsesalat, Salat-Joghurt-Dressings
Fleisch, Fleischwaren, Geflügel, Wild, Innereien, Wurst	✓ alle unverarbeiteten Sorten, frisch, tiefgekühlt oder geräuchert ohne weitere Zusätze ✓ reines Hackfleisch ✓ kalter Braten, selbst hergestellt ✓ Rohschinken, Roastbeef, Putenbrustaufschnitt ✓ Aufschnitt und Würstchen ohne Milch*/Soja**	➘ paniertes Fleisch ➘ Fleischfertiggerichte ➘ zubereitetes Hackfleisch ➘ Aufschnitt und Würstchen ➘ gekochter Schinken ➘ Fleischsalate
Fisch und Fischerzeugnisse	✓ alle unverarbeiteten Sorten, frisch, tiefgekühlt oder geräuchert ohne weitere Zusätze	➘ panierter Fisch, Fischstäbchen ➘ Fischerzeugnisse in Soßen und Marinaden, Feinkostfischsalate, Fischpastete
Eier und Eierzeugnisse	✓ Eier und daraus hergestellte Zubereitungen ohne Milch*/Soja**	➘ Eiergerichte (z.B. Rührei, Eierpfannkuchen) ➘ Mayonnaise, Remoulade ➘ Eiersatzpulver, Eiersalate
Fette und Öle	✓ alle Öle (z.B. Olivenöl, Rapsöl) **außer kalt gepresstem Sojaöl** ✓ milchfreie Margarine ohne kaltgepresstes Sojaöl ✓ Plattenfette	➘ Butter, Halbfettbutter ➘ Margarine mit Joghurtkulturen, Milcheiweiß oder Molke, Halbfettmargarine ➘ Butterschmalz, Butterfett, Ghee ➘ kalt gepresstes Sojaöl, Margarine mit kalt gepresstem Sojaöl und/oder Sojaeiweiß

Nahrungsmittelauswahl für eine **kuhmilch- und sojafreie Ernährung**

	☺ **Nahrungsmittel, die weder Milch* noch Soja** enthalten**	☹ **Nahrungsmittel, die Milch* und/oder Soja** enthalten können**
süße Brotaufstriche, Süßungsmittel, Süßigkeiten	✓ Honig, Konfitüre ✓ Streichcremes ohne Milch*/Soja** ✓ Fruchtgummi, Fruchtbonbons, Kaugummi, Traubenzucker ✓ (Block-)Schokolade, Carobtafel ohne Milch*/Soja** ✓ (Schoko-)Reiswaffeln ohne Milch*/Soja** ✓ Götterspeise, Fruchtkaltschalen, Grützen, Kompott ✓ Puddings und Soßen ohne Milch*/Soja** ✓ Frucht- und Wassereis	➘ Nuss-Nougat-Creme, Schoko-Creme, Schokolade, Pralinen, Schokoküsse ➘ (Block-)Schokolade ➘ Marzipanzubereitungen, Nougat ➘ Schokoriegel, Süßwaren mit Keksbestandteilen, Müsliriegel ➘ Karamellbonbons, Fruchtgummis mit Joghurt ➘ Weichlakritzwaren ➘ (Fertig-)Pudding, Dessert, Cremespeise (sowie deren Fertigpulver) ➘ Speiseeis (Eisdiele: Kontamination!), Sojaeis
Verschiedenes und Spezialitäten	✓ Ketchup, Senf, Mayonnaise und Remoulade ohne Milch*/Soja** ✓ selbst hergestelltes Dressing ohne Milch*/Soja** z.B. Essig-Öl-Dressing ✓ vegane Pasteten, Brotaufstriche ohne Milch*/Soja** (z.B. auf Basis von Sonnenblumenkernen)	➘ Fertigsuppen und -soßen ➘ Würzsoßen, -pasten, Ketchup, Senf, Mayonnaise, Remoulade, Dressing ➘ Feinkostsalate, Fertiggerichte, Pizza ➘ vegetarische Brotaufstriche

***Milch steht stellvertretend für Milch, Milchprodukte und Milchbestandteile.**
****Soja steht stellvertretend für Soja, Sojaprodukte und Sojabestandteile.**

Immer Zutatenliste beachten oder beim Hersteller nachfragen (Homepage/Hotline nutzen).
Die Liste erhebt keinen Anspruch auf Vollständigkeit.
Diätplan nur in Verbindung mit einer Ernährungstherapie sinnvoll. Individuelle Verträglichkeit beachten.

Nahrungsmittelauswahl für eine **kuhmilch- und erdnussfreie Ernährung**

	☺ Nahrungsmittel, die weder Milch* noch Erdnuss** enthalten	☹ Nahrungsmittel, die Milch* und/oder Erdnuss** enthalten können
Getränke	✓ (Mineral-)Wasser ✓ Fruchtsäfte und Fruchtsaftgetränke ✓ Tee, Kaffee	↘ Kuhmilch, Kakaogetränke, Milchmixgetränke, Sportlerdrinks u.a., Fruchtsaftgetränke mit Molke, Rivella®, Instantgetränke
Gemüse, Obst und deren Erzeugnisse	✓ alle Sorten, frisch, tiefgekühlt, getrocknet oder Konserve ohne Zusätze von Milch*/Erdnuss**	↘ zubereitete Obstgerichte, z.B. Obstsalat ↘ Obst- und Gemüsefertigprodukte wie Aufläufe, Pfannengemüse etc. ↘ Suppen und Soßen
Hülsenfrüchte	*Je nach Sensibilisierungsgrad sind Kreuzallergien zu anderen Hülsenfrüchten möglich. Im Rahmen einer ernährungstherapeutischen Beratung muss individuell entschieden werden.*	↘ Erdnüsse und Erdnusserzeugnisse
Kartoffeln und Kartoffelerzeugnisse	✓ alle (selbst hergestellten) Zubereitungen ohne Milch*/Erdnuss**	↘ Kartoffelbreipulver ↘ fertige Kartoffelzubereitungen, wie z.B. Chips, Pommes frites, Kartoffelgratin, Kroketten, Knödel, Rösti, Kartoffelsalat, Bratkartoffeln u.a.
Getreide, Brot, Backwaren, Teigwaren, Nährmittel	✓ Brot, Brötchen und Knäckebrot ohne Milch*/Erdnuss** ✓ alle Getreidesorten als: Flocken, Mehle, Grieß, Schrot, Stärke ✓ Frühstückscerealien ohne Milch*/Erdnuss** ✓ Zwieback, Kuchen und Gebäck ohne Milch*/Erdnuss** ✓ Nudeln ✓ Reis, Mais, Hirse, Buchweizen, Quinoa und Amaranth sowie daraus hergestellte Produkte ohne Milch* ✓ Paniermehl, Backerbsen ohne Milch*/Erdnuss**	↘ (Milch-)Brötchen, Brot, Hefegebäck, Knödelbrot ↘ Torten, (Schoko ader-) ↘ Kuchen, Waffeln, Stollen ↘ Gebäck, Kekse, Butterkeks, Zwieback ↘ Salzstangen/-gebäck, Flips, Cracker ↘ Fertigteige, Backmischungen ↘ Knusper- und Schokomüsli, Frühstückscerealien ↘ vegetarische Fertigprodukte, Pizza ↘ Paniermehl als lose Ware beim Bäcker ↘ Backerbsen
Milch, Milchprodukte, Käse	✓ Ersatzprodukte s. Deckblatt Kuhmilch ✓ Kakao aus reinem Kakaopulver ohne Milch*	↘ Kuhmilch, Molke, Buttermilch, Kefir ↘ Sahne, Kondensmilch ↘ Milchmixgetränke, Kakaogetränke ↘ Sauermilcherzeugnisse ↘ alle Sorten Käse, Mascarpone, Speisequark ↘ Dessert, Pudding, Speiseeis
Fleisch, Fleischwaren, Geflügel, Wild, Innereien, Wurst	✓ alle unverarbeiteten Sorten, frisch, tiefgekühlt oder geräuchert ohne weitere Zusätze ✓ reines Hackfleisch ✓ kalter Braten, selbst hergestellt ✓ Rohschinken, Roastbeef, Putenbrustaufschnitt ✓ Aufschnitt und Würstchen ohne Milch*/Erdnuss**	↘ paniertes Fleisch ↘ zubereitetes Hackfleisch ↘ Fleischfertiggerichte ↘ Aufschnitt, Würstchen ↘ gekochter Schinken ↘ Fleischsalate
Fisch und Fischerzeugnisse	✓ alle unverarbeiteten Sorten, frisch, tiefgekühlt oder geräuchert ohne weitere Zusätze	↘ panierter Fisch, Fischstäbchen ↘ Fischerzeugnisse in Soßen und Marinaden, Feinkostfischsalate, Fischpastete
Eier und Eierzeugnisse	✓ Eier und daraus hergestellte Zubereitungen ohne Milch*/Erdnuss**	↘ Eiergerichte (z.B. Rührei, Eierpfannkuchen) ↘ Eiersalate, Eiersoßen ↘ Remoulade, Mayonnaise
Fette und Öle	✓ alle Öle (z.B. Olivenöl, Rapsöl) außer kalt gepresstem Erdnussöl ✓ milchfreie Margarine ✓ Plattenfette ohne Erdnuss*	↘ kaltgepresstes Erdnussöl und Erdnussfett ↘ bei hochgradiger Allergie auch raffiniertes Erdnussöl und andere kaltgepresste Öle aus Nicht-EU Ländern (siehe Erläuterung im Text) ↘ Butter, Halbfettbutter Butterschmalz, Butterfett, Ghee ↘ Margarine, Halbfettmargarine
süße Brotaufstriche, Süßungsmittel, Süßigkeiten	✓ Honig, Konfitüre ✓ Streichcremes ohne Milch*/Erdnuss** ✓ Fruchtgummi, Fruchtbonbons, Kaugummi, Traubenzucker ✓ (Block-)Schokolade, Carobtafel ohne Milch*/Erdnuss** ✓ (Schoko-)Reiswaffeln ohne Milch*/Erdnuss** ✓ Götterspeise, Fruchtkaltschalen, Grützen, Kompott, Sojadessert ✓ Puddings und Soßen ohne Milch*/Erdnuss** ✓ Frucht- und Wassereis, Sojaeis ohne Erdnuss**	↘ Erdnussbutter, Nuss-Nougat-Creme, Schoko-Creme, Schokolade, Pralinen, Schokoküsse ↘ (Block-)Schokolade ↘ Marzipanzubereitungen, Persipan, Nougat ↘ Schokoriegel, Süßwaren mit Keksbestandteilen, Müsliriegel ↘ Karamellbonbons, Fruchtgummis mit Joghurt ↘ Weichlakritzwaren ↘ Schaumzuckerwaren ↘ (Fertig-)Pudding, Dessert, Cremespeise (sowie deren Fertigpulver) ↘ Speiseeis (Eisdiele: Kontamination!)

Nahrungsmittelauswahl für eine **kuhmilch- und erdnussfreie Ernährung**

	☺ **Nahrungsmittel, die weder Milch* noch Erdnuss** enthalten**	☹ **Nahrungsmittel, die Milch* und/oder Erdnuss** enthalten können**
Verschiedenes und Spezialitäten	✓ Ketchup, Senf, Mayonnaise und Remoulade ohne Milch*/Erdnuss** ✓ selbst hergestelltes Dressing ohne Milch*/Erdnuss** z.B. Essig-Öl-Dressing ✓ vegane Pasteten, Brotaufstriche ohne Milch*/ Erdnuss** (z.B. auf Basis von Sonnenblumenkernen)	➘ Fertigsuppen und -soßen ➘ Würzsoßen, -pasten, Gewürzzubereitungen, Ketchup, Senf, Mayonnaise, Remoulade, Dressing ➘ Brühwürfel, gekörnte Brühe ➘ Feinkostsalate, Fertiggerichte, Pizza ➘ vegetarische Brotaufstriche ➘ Erdnussflips ➘ Satéspieße, knusprige Teighüllen

***Milch steht stellvertretend für Milch, Milchprodukte und Milchbestandteile.**
****Erdnuss steht stellvertretend für Erdnuss, Erdnussprodukte und Erdnussbestandteile.**

Immer Zutatenliste beachten oder beim Hersteller nachfragen (Homepage/Hotline nutzen).
Die Liste erhebt keinen Anspruch auf Vollständigkeit.
Diätplan nur in Verbindung mit einer Ernährungstherapie sinnvoll. Individuelle Verträglichkeit beachten.

Nahrungsmittelauswahl für eine **soja- und weizenfreie Ernährung**

	☺ **Nahrungsmittel, die weder Soja* noch Weizen** enthalten**	☹ **Nahrungsmittel, die Soja* und/oder Weizen** enthalten können**
Getränke	✓ (Mineral-)Wasser ✓ Fruchtsäfte und Fruchtsaftgetränke ✓ Tee, Kaffee ✓ Kakaogetränke ohne Soja*	➘ Sojadrinks, Soja-Reis-Drinks ➘ Kakaogetränkepulver, Milchmixgetränke ➘ Sportlerdrinks, proteinangereicherte Getränke ➘ Getreidekaffee, Malzkaffee, Carokaffee®, Instantgetränke ➘ Frühstücksdrinks mit Cerealien ➘ Cremelikör, Malzbier, Weizenbier u.a. Biere
Gemüse, Obst und deren Erzeugnisse	✓ alle Sorten, frisch, tiefgekühlt, getrocknet oder Konserve ohne Zusätze von Soja*/Weizen**	➘ Obst- und Gemüsefertiggerichte, z.B. Aufläufe, Pfannengerichte, vegetarische und vegane Gemüsegerichte mit „Fleischersatz" ➘ (gebundene) Suppen und Soßen
Hülsenfrüchte	*Je nach Sensibilisierungsgrad sind Kreuzallergien zu anderen Hülsenfrüchten möglich. Im Rahmen einer ernährungstherapeutischen Beratung muss individuell entschieden werden.*	➘ Sojabohnen und Sojaprodukte (Tofu) ➘ Sojaflocken, Sojamehl ➘ Sojaknabberlinge (geröstete Sojabohnen) ➘ Sojasoße
Kartoffeln und Kartoffelerzeugnisse	✓ alle (selbst hergestellten) Zubereitungen ohne Soja*/Weizen** ✓ Kartoffelbreipulver, Knödelzubereitungen, Bratkartoffeln ohne Weizen**	➘ Kartoffelzubereitungen wie Kartoffelgratin (Bechamelsauce!), -kroketten, -knödel, Bratkartoffeln, Country Potatos, Kartoffelpuffer/Reibekuchen ➘ Kartoffelsalat ➘ Kartoffel-Schnellgerichte (z.B. Kartoffelbrei mit Croutons) ➘ Kartoffelknabbereien (z.B. Kartoffelchips)
Getreide, Brot, Backwaren, Teigwaren, Nährmittel	✓ Brot, Brötchen und Knäckebrot ohne Soja*/Weizen** (Vorsicht bei bestäubten Waren!) ✓ glutenfreie Waren ohne Weizen** ✓ alle Getreidesorten außer Weizen als: Flocken, Mehle, Grieß, Schrot, Stärke und Frühstückscerealien (Hafer, Gerste, Roggen) ohne Soja* ✓ Mais, Maiswaffeln, Cornflakes ohne Malz, Polenta ✓ Reis, Reisnudeln, Reiswaffeln ohne Weizen** ✓ Hirse, Buchweizen Quinoa, Amaranth und Teff sowie daraus hergestellte Produkte ohne Soja*/Weizen**	➘ Bulgur, Couscous, Weichweizen, Hartweizen(-grieß), Dinkel, Grünkern etc. ➘ Brot, Brötchen, Knäckebrot ➘ Kuchen, Torten Waffeln, Eierpfannkuchen ➘ Gebäck, Kekse, Zwieback ➘ Backmischungen, Fertigteige ➘ Salzgebäck, Kräcker, Tortillachips, japan. Reisgebäck ➘ Nudeln (Vorsicht bei Buchweizen-, Hirse-, Sojanudeln), Pizza, Bratlinge ➘ Semmelknödel ➘ Frischkornbreie und Weizenkeimlinge ➘ Müsli, Flocken, Cerealien ➘ Backerbsen, Paniermehl, Semmelmehl ➘ Backpulver ➘ Backoblaten, Hostien
Milch, Milchprodukte, Käse	✓ Kuhmilch, Sauermilch, Molke, Buttermilch, Kefir, saure Sahne ✓ Sahne, Kondensmilch ✓ Joghurt ohne Weizen** ✓ Käse, Frischkäse, Speisequark ✓ Kakao aus reinem Kakaopulver ✓ Frühstücksdrinks, Milchshakes und -fertiggetränke ohne Soja*/Weizen**	➘ Milchshakes, Milchfertiggetränke, kalorienreduzierte Milchprodukte ➘ Milchersatzprodukte (Kaffeeweißer, Sojadrinks, Soja- „Joghurt", Sojaeis, Sojacreme, Sojadessert etc.) ➘ Käseimitate, Käsesalat, Salat-Joghurt-Dressings ➘ Joghurt und Quarkspeisen mit Getreideflocken, Kleie oder Müsli ➘ Speiseeissorten mit Keks- oder Biskuitbestandteilen
Fleisch, Fleischwaren, Geflügel, Wild, Innereien, Wurst	✓ alle unverarbeiteten Sorten, frisch, tiefgekühlt oder geräuchert ohne weitere Zusätze ✓ reines Hackfleisch ✓ kalter Braten, selbst hergestellt ✓ Rohschinken, Roastbeef, Putenbrustaufschnitt ✓ Aufschnitt und Würstchen ohne Soja*/Weizen**	➘ paniertes Fleisch ➘ Fleischfertiggerichte ➘ zubereitetes Hackfleisch (z.B. Frikadellen, Tartar, Hamburger, Fleischpflanzerl, Bouletten) ➘ Aufschnitt und Würstchen, Grützwurst ➘ Fleischsalate ➘ Pasteten, Leberkäse, in (Blätter-)Teig gehüllte Erzeugnisse
Fisch und Fischerzeugnisse	✓ alle unverarbeiteten Sorten, frisch, tiefgekühlt oder geräuchert ohne weitere Zusätze	➘ panierter Fisch, Fischstäbchen, Bratheringe ➘ Fischsalate, Fischfertiggerichte, Fischpastete, Surimi ➘ In Blätterteig gehüllte Erzeugnisse
Eier und Eierzeugnisse	✓ Eier und daraus hergestellte Zubereitungen ohne Soja*/Weizen**	➘ Mayonnaise, Remoulade ➘ Eiergerichte ➘ Eiersatzpulver, Eiersalate

Nahrungsmittelauswahl für eine **soja- und weizenfreie Ernährung**

	☺ Nahrungsmittel, die weder Soja* noch Weizen** enthalten	☹ Nahrungsmittel, die Soja* und/oder Weizen** enthalten können
Fette und Öle	✓ alle Öle (z.B. Olivenöl, Rapsöl) außer kalt gepresstem Soja- bzw. Weizenkeimöl ✓ Butter, Margarine ohne kaltgepresstes Soja- bzw. Weizenkeimöl ✓ Plattenfette	➘ Margarine mit kalt gepresstem Sojaöl und/oder Sojaeiweiß bzw. Weizenkeimöl ➘ bei hochgradiger Allergie gegen Soja bzw. Weizen: alle kalt gepressten Pflanzenöle incl. Sojaöl und Weizenkeimöl
süße Brotaufstriche, Süßungsmittel, Süßigkeiten	✓ Honig, Konfitüre ✓ Streichcremes ohne Soja*/Weizen** ✓ Fruchtgummi, Fruchtbonbons und Kaugummi ohne Soja*/Weizen**, Traubenzucker ✓ Carobtafel ohne Soja* (Schoko-)Reiswaffeln ohne Soja*/Weizen**, Puffreis, Popcorn ✓ Götterspeise, Fruchtkaltschalen, Grützen, Kompott und Puddinge ohne Soja*/Weizen** ✓ reines Frucht- und Wassereis, Sorbet ohne Soja*, Milchspeiseeis ohne Soja*/Weizen** (Waffel)	➘ Nuss-Nougat-Creme, Schoko-Creme, Schokolade, Pralinen, Schokoküsse, Schokolinsen ➘ Marzipanzubereitungen, Nougat ➘ Schaumzuckerwaren ➘ Blockschokolade, Schokoriegel, Süßwaren mit Schokolade und Keksbestandteilen, Müsliriegel ➘ Malzbonbons, Hustenbonbons, Lakritz mit Weizenbestandteilen, Salmiakpastillen ➘ Pudding, Dessert, Cremespeise, Speiseeis mit Waffel (Eisdiele: Kontamination!), Eistorte, Sojaeis
Verschiedenes und Spezialitäten	✓ Ketchup, Senf, reine Mayonnaise und Remoulade ohne Soja*/Weizen** ✓ (gekörnte) Brühe, -würfel ohne Weizen** ✓ Essig ohne Kräuter, Balsamico ✓ selbst hergestelltes Dressing ohne Soja* z.B. Essig-Öl-Dressing, Joghurt-Dressing ✓ Brotaufstriche ohne Soja* (z.B. auf Basis von Sonnenblumenkernen) ✓ Weinsteinbackpulver, Frisch-/Trockenhefe ohne Weizen** ✓ Tortenguss, Sahnesteif ohne Weizen**	➘ Fertigsuppen und -soßen ➘ Würzpasten, Würzsoßen, Brühwürfel, Brühe, Gewürzmischungen, einige Fertigbrühen, Sojasauce, Pesto ➘ Mayonnaise, Remoulade, Dressing ➘ Feinkostsalate, Fertiggerichte ➘ vegetarische Brotaufstriche ➘ weizenhaltige Hefe, weizenhaltiges Backpulver** ➘ Weizen-/Dinkel**-Sauerteig ➘ Saftstopp®, San-apart® (Sahnesteif)

***Soja steht stellvertretend für Soja, Sojaprodukte und Sojabestandteile.**
****Weizen steht stellvertretend für Weizen und Weizenbestandteile.**

Immer Zutatenliste beachten oder beim Hersteller nachfragen (Homepage/Hotline nutzen).
Die Liste erhebt keinen Anspruch auf Vollständigkeit.
Diätplan nur in Verbindung mit einer Ernährungstherapie sinnvoll. Individuelle Verträglichkeit beachten.

Nahrungsmittelauswahl für eine **soja- und erdnussfreie Ernährung**

	☺ **Nahrungsmittel, die weder Soja* noch Erdnuss** enthalten**	☹ **Nahrungsmittel, die Soja* und/oder Erdnuss** enthalten können**
Getränke	✓ (Mineral-)Wasser ✓ Fruchtsäfte und Fruchtsaftgetränke ✓ Tee, Kaffee ✓ Kakaogetränke ohne Soja*/Erdnuss**	➘ Sojadrinks, Soja-Reis-Drinks ➘ Instantgetränke ➘ Kakaogetränkepulver, Milchmixgetränke ➘ Sportlerdrinks, proteinangereicherte Getränke ➘ Cremelikör
Gemüse, Obst und deren Erzeugnisse	✓ alle Sorten, frisch, tiefgekühlt, getrocknet oder Konserve ohne Zusätze von Soja*/Erdnuss**	➘ Obst- und Gemüsefertiggerichte, z.B. Aufläufe, Pfannengerichte, vegetarische und vegane Gemüsegerichte mit „Fleischersatz" ➘ Suppen und Soßen, Sauce Hollandaise
Hülsenfrüchte	*Je nach Sensibilisierungsgrad sind Kreuzallergien zu anderen Hülsenfrüchten möglich. Im Rahmen einer ernährungstherapeutischen Beratung muss individuell entschieden werden.*	➘ Sojabohnen und Sojaprodukte (Tofu) ➘ Sojaflocken, Sojamehl ➘ Sojaknabberlinge (geröstete Sojabohnen) ➘ Sojasoße ➘ Erdnüsse oder erdnusshaltige Produkte
Kartoffeln und Kartoffelerzeugnisse	✓ alle (selbst hergestellten) Zubereitungen ohne Soja*/Erdnuss**	➘ fertige Kartoffelzubereitungen, wie z.B. Chips, Pommes frites, Kartoffelgratin, Kroketten, Knödel, Rösti, Kartoffelsalat, Bratkartoffeln u.a.
Getreide, Brot, Backwaren, Teigwaren, Nährmittel	✓ Brot, Brötchen und Knäckebrot ohne Soja*/Erdnuss** ✓ alle Getreidesorten als Flocken, Mehle, Grieß, Schrot, Stärke ✓ Frühstückscerealien ohne Soja*/Erdnuss** ✓ Zwieback, Kuchen und Gebäck ohne Soja*/Erdnuss** ✓ Nudeln ohne Soja* ✓ Reis, Mais, Hirse, Buchweizen, Quinoa und Amaranth sowie daraus hergestellte Produkte ohne Soja*/Erdnuss**	➘ Brot, Brötchen insbesondere Mehrkorn- und Vielkornbrot/-brötchen, Knödelbrot ➘ Kuchen, Torten, Biskuit, Waffeln, Stollen ➘ Gebäck, Kekse, Zwieback ➘ Salzstangen/-gebäck, Flips, Cracker ➘ Fertigteige, Backmischungen ➘ Müsli, Frühstückscerealien ➘ Fertigprodukte (Getreidebratlinge, Pizza, Nudelgerichte u.a.)
Milch, Milchprodukte, Käse	✓ Kuhmilch, Sauermilch, Molke, Buttermilch, Kefir, saure Sahne ✓ Paniermehl ohne Soja*/Erdnuss** ✓ Sahne, Kondensmilch ✓ Joghurt ohne Erdnuss** ✓ Käse, Frischkäse, Speisequark ✓ Kakao aus reinem Kakaopulver ✓ Milchshakes und -fertiggetränke ohne Soja*/Erdnuss**	➘ Milchshakes, Milchfertiggetränke ➘ Backerbsen, Paniermehl (lose Ware) ➘ Milchersatzprodukte (Kaffeeweißer, Sojadrinks, Soja-„Joghurt", Sojaeis, Sojacreme, Sojadessert etc.) ➘ Käseimitate, Käsesalat, Dressings ➘ kalorienreduzierte Milchprodukte ➘ Joghurt mit Müsli- oder Erdnusszusatz ➘ Dessert, Pudding
Fleisch, Fleischwaren, Geflügel, Wild, Innereien, Wurst	✓ alle unverarbeiteten Sorten, frisch, tiefgekühlt oder geräuchert ohne weitere Zusätze ✓ reines Hackfleisch ✓ kalter Braten, selbst hergestellt ✓ Rohschinken, Roastbeef, Putenbrustaufschnitt ✓ Aufschnitt und Würstchen ohne Soja*/Erdnuss**	➘ paniertes Fleisch ➘ Fleischfertiggerichte ➘ zubereitetes Hackfleisch (z.B: Frikadellen, Tartar, Hamburger, Fleischpflanzerl, Bouletten) ➘ Aufschnitt und Würstchen ➘ Fleischsalate
Fisch und Fischerzeugnisse	✓ alle unverarbeiteten Sorten, frisch, tiefgekühlt oder geräuchert ohne weitere Zusätze	➘ panierter Fisch, Fischstäbchen ➘ Fischsalate, Fischfertiggerichte, Fischpastete
Eier und Eierzeugnisse	✓ Eier und daraus hergestellte Zubereitungen ohne Soja*/Erdnuss**	➘ Mayonnaise, Remoulade, Soßen, Salate ➘ Eiersatzpulver
Fette und Öle	✓ alle Öle (z.B. Olivenöl, Rapsöl) **außer kalt gepresstem Soja- bzw. Erdnussöl** ✓ Butter, Margarine ohne kaltgepresstes Sojaöl ✓ Plattenfette ohne Erdnuss** ✓ Butterschmalz, Schmalz	➘ Margarine mit kalt gepresstem Sojaöl und/oder Sojaeiweiß ➘ kalt gepresstes Sojaöl sowie kaltgepresstes Erdnussöl und Erdnussfett ➘ bei hochgradiger Allergie auch raffiniertes Erdnussöl und andere kaltgepresste Öle aus Nicht-EU Ländern (siehe Erläuterung s. Deckblatt Erdnuss)

Nahrungsmittelauswahl für eine **soja- und erdnussfreie Ernährung**

	☺ **Nahrungsmittel, die weder Soja* noch Erdnuss** enthalten**	☹ **Nahrungsmittel, die Soja* und/oder Erdnuss** enthalten können**
süße Brotaufstriche, Süßungsmittel, Süßigkeiten	✓ Honig, Konfitüre ✓ Streichcremes ohne Soja*/Erdnuss** ✓ Fruchtgummi, Fruchtbonbons und Kaugummi ohne Soja*, Traubenzucker ✓ (Block-)Schokolade, Carobtafel, (Schoko-)Reiswaffeln ohne Soja*/Erdnuss** ✓ Götterspeise, Fruchtkaltschalen, Grützen, Kompott und Puddinge ohne Soja*/Erdnuss** ✓ reines Frucht- und Wassereis, Sorbet, Milchspeiseeis ohne Soja*/Erdnuss**	➘ Erdnussbutter, Nuss-Nougat-Creme, Schoko-Creme, Schokolade, Pralinen, Schokoküsse ➘ Marzipanzubereitungen, Nougat, Persipan ➘ Schaumzuckerwaren, Karamellbonbons ➘ Schokolade, Schokoriegel, Süßwaren mit Schokolade und Keksbestandteilen, Müsliriegel ➘ (Fertig-) Pudding, Dessert, Cremespeise (sowie deren Fertigpulver) ➘ Speiseeis (Eisdiele: Kontamination!), Sojaeis
Verschiedenes und Spezialitäten	✓ Ketchup, Senf, reine Mayonnaise und Remoulade ohne Soja*/Erdnuss** ✓ selbst hergestelltes Dressing ohne Soja*/Erdnuss** z.B. Essig-Öl-Dressing, Joghurt-Dressing ✓ Brotaufstriche ohne Soja*/Erdnuss** (z.B. auf Basis von Sonnenblumenkernen)	➘ Fertiggerichte, -suppen und -soßen ➘ Würzpasten, Würzsoßen, Brühwürfel, Brühe, Gewürzmischungen ➘ Mayonnaise, Remoulade, Dressing ➘ Feinkostsalate, Fertiggerichte ➘ vegetarische Brotaufstriche ➘ Erdnussflips

***Soja steht stellvertretend für Soja, Sojaprodukte und Sojabestandteile.**
****Erdnuss steht stellvertretend für Erdnuss, Erdnussprodukte und Erdnussbestandteile.**

Immer Zutatenliste beachten oder beim Hersteller nachfragen (Homepage/Hotline nutzen).
Die Liste erhebt keinen Anspruch auf Vollständigkeit.
Diätplan nur in Verbindung mit einer Ernährungstherapie sinnvoll. Individuelle Verträglichkeit beachten.

Nahrungsmittelauswahl für eine **erdnuss- und lupinenfreie Ernährung**

	☺ **Nahrungsmittel, die weder Erdnuss* noch Lupine** enthalten**	☹ **Nahrungsmittel, die Erdnuss* und/oder Lupine** enthalten können**
Getränke	✓ (Mineral-)Wasser ✓ Fruchtsäfte und Fruchtsaftgetränke ✓ Tee, Bohnenkaffee ✓ Softdrinks (Cola, Limonaden) ✓ Kakaogetränke und Instantgetränke ohne Erdnuss*/Lupine**	➘ Kaffee-Ersatz (Lupinenkaffee) ➘ Kaffeeweißer ➘ Instantgetränke (kaltlösliche Pulver) ➘ Kakaogetränkepulver, Kakaogetränke, Milchmixgetränke, Sportlerdrinks u.a.
Gemüse, Obst und deren Erzeugnisse	✓ alle Sorten, frisch, tiefgekühlt, getrocknet oder Konserve ohne Zusätze von Erdnuss*/Lupine**	➘ Gemüsefertiggerichte z.B. Pfannengemüse, Aufläufe ➘ Suppen und Soßen ➘ vegetarische oder Bio-Gemüsefertiggerichte ➘ Rohkost oder Blattsalate mit Keimlingsmischungen ➘ zubereitete Obstgerichte, z.B. Obstsalat
Hülsenfrüchte	*Je nach Sensibilisierungsgrad sind Kreuzallergien zu anderen Hülsenfrüchten möglich. Im Rahmen einer ernährungstherapeutischen Beratung muss individuell entschieden werden.*	➘ Erdnüsse und Erdnusserzeugnisse ➘ Lupinen und lupinenhaltige Produkte (z.B. als Fleischersatz)
Kartoffeln und Kartoffelerzeugnisse	✓ alle (selbst hergestellten) Zubereitungen ohne Erdnuss*/Lupine**	➘ fertige Kartoffelzubereitungen, wie z.B. Chips, Pommes frites, Kartoffelgratin, Kroketten, Knödel, Rösti, Kartoffelsalat, Bratkartoffeln u.a.
Getreide, Brot, Backwaren, Teigwaren, Nährmittel	✓ Brot und Brötchen ohne Erdnuss*/Lupine** ✓ Zwieback, Kuchen, Waffeln, Gebäck ohne Erdnuss*/Lupine** ✓ alle Getreideflocken, als Flocken, Mehle, Grieß, Schrot, Stärke und Frühstückscerealien ohne Erdnuss*/Lupine** ✓ Nudeln ohne Lupine** ✓ Reis, Mais, Hirse, Buchweizen, Quinoa und Amaranth sowie daraus hergestellte Produkte ohne Erdnuss*/Lupine**	➘ Brot, Brötchen insbesondere Mehrkorn- und Vielkornbrot/-brötchen, Knödelbrot ➘ Kuchen, Torten, Biskuit, Waffeln ➘ glutenfreie Back- und Teigwaren ➘ Fertigbackmischungen ➘ Gebäck, Kekse, Zwieback ➘ Salzstangen/-gebäck, Flips, Cracker ➘ Müsli, Frühstückscerealien (z.B. Cornflakes) ➘ Fertigprodukte (z.B. Lasagne, Ravioli, Tortellini), Getreidebratlinge, Pizza u.a. ➘ Backerbsen, Paniermehl (lose Ware)
Milch, Milchprodukte, Käse	✓ Kuhmilch, Sauermilch, Molke, Buttermilch, Kefir ✓ Sahne, Kondensmilch, saure Sahne ✓ Joghurt(-zubereitungen) ohne Erdnuss*/Lupine** ✓ Käse, Frischkäse, Speisequark ✓ Kakao aus reinem Kakaopulver ✓ Milchshakes und Fertiggetränke ohne Erdnuss*/Lupine**	➘ Milchshakes, Milchfertiggetränke ➘ Milch- oder Sojaersatz auf Lupinenbasis ➘ kaltlösliche kakaohaltige Getränkepulver ➘ ballaststoffangereicherte, fettreduzierte Milch- oder Milchersatzprodukte ➘ „Kaffeeweißer" ➘ Joghurt u.ä. mit Müsli- oder Erdnusszusatz ➘ Käsezubereitungen, Käsesalat ➘ Dessert, Pudding ➘ Speiseeis (Eisdiele: Kontamination!)
Fleisch, Fleischwaren, Geflügel, Wild, Innereien, Wurst	✓ alle unverarbeiteten Sorten, frisch, tiefgekühlt oder geräuchert ohne weiteren Zusätze ✓ reines Hackfleisch ✓ kalter Braten, selbst hergestellt ✓ Rohschinken, Roastbeef, Putenbrustaufschnitt ✓ Aufschnitt und Würstchen ohne Erdnuss*/Lupine**	➘ paniertes Fleisch ➘ zubereitetes Hackfleisch (z.B. Frikadellen, Tartar, Hamburger, Fleischpflanzerl, Bouletten) ➘ Aufschnitt und Würstchen ➘ Fleischsalate ➘ vegetarischer Fleischersatz auf Lupinenbasis (z.B. Würstchen, Schnitzel, Frikadellen etc.)
Fisch und Fischerzeugnisse	✓ alle unverarbeiteten Sorten, frisch, tiefgekühlt oder geräuchert ohne Erdnuss*/Lupine**	➘ panierter Fisch, Fischstäbchen ➘ Fischsalate, Fischfertiggerichte, Fischpastete
Eier	✓ Eier und daraus hergestellte Zubereitungen ohne Erdnuss*/Lupine**	➘ Eiersalate, Eiersoßen ➘ Remoulade, Mayonnaise
Fette, Öle	✓ alle Öle (z.B. Olivenöl, Rapsöl) außer kalt gepresstem Erdnussöl ✓ Butter, Margarine ✓ Plattenfette ohne Erdnuss* ✓ Butterschmalz, Schmalz	➘ kalt gepresstes Erdnussöl und Erdnussfett ➘ bei hochgradiger Allergie auch raffiniertes Erdnussöl und andere kaltgepresste Öle aus Nicht-EU Ländern (siehe Erläuterung im Text)

Nahrungsmittelauswahl für eine **erdnuss- und lupinenfreie Ernährung**

	☺ **Nahrungsmittel, die weder Erdnuss* noch Lupine** enthalten**	☹ **Nahrungsmittel, die Erdnuss* und/oder Lupine** enthalten können**
Süße Brotaufstriche, Süßungsmittel, Süßigkeiten	✓ Honig, Konfitüre, Rübenkraut ✓ (Haselnuss)-Schoko-Brotaufstrich ohne Erdnuss*/Lupine** ✓ Fruchtgummi, Fruchtbonbons, Kaugummi, Traubenzucker ✓ (Block)-schokolade und (Schoko-)Reiswaffeln ohne Erdnuss* ✓ Pudding und Soße selbst zubereitet (oder Fertigpulver ohne Erdnuss*/Lupine**) ✓ Götterspeise, Fruchtkaltschale, Grütze, KompottFrucht- und Wassereis, selbst hergestelltes Speiseeis ohne Erdnuss*/Lupine**	➘ Erdnussbutter, Schoko-Creme, Schokolade, Pralinen, Schokoküsse ➘ Marzipan, Nougat und Persipan ➘ Schaumzuckerwaren, Karamelbonbons ➘ Schokoriegel, Süßwaren mit Schoko- und Keksbestandteilen, Müsliriegel ➘ (Fertig-)Pudding, Dessert, Cremespeisen (sowie deren Fertigpulver) ➘ Speiseeis (Eisdiele: Kontamination!)
Verschiedenes und Spezialitäten	✓ Ketchup, Senf ✓ Mayonnaise und Remoulade ohne Erdnuss* ✓ Selbsthergestellte Dressings ohne Erdnuss*, z.B. Essig-Öl- oder Joghurt, Dressing ✓ vegetarische Brotaufstriche ohne Erdnuss*/Lupine** (z.B. auf Basis von Sonnenblumenkernen)	➘ Fertiggerichte, -suppen und -soßen ➘ Würzpasten, -soßen, gekörnte Brühe, Brühwürfel, Gewürzzubereitungen (Currypulver) ➘ Feinkostsalate, vegetarische Brotaufstriche ➘ Erdnussflips ➘ Satéspieße ➘ knusprige Teighüllen

***Erdnuss steht stellvertretend für Erdnuss, Erdnussprodukte und Erdnussbestandteile.**
****Lupine steht stellvertretend für Lupinenmehl und andere Lupinenerzeugnisse, wie z.B. Lupinenkleie, Lupinenschrot und Lupinenproteinkonzentrate.**

Immer Zutatenliste beachten oder beim Hersteller nachfragen (Homepage/Hotline nutzen).
Die Liste erhebt keinen Anspruch auf Vollständigkeit.
Diätplan nur in Verbindung mit einer Ernährungstherapie sinnvoll. Individuelle Verträglichkeit beachten.

Nahrungsmittelauswahl für eine **schalenfrucht- und erdnussfreie Ernährung**

	☺ **Nahrungsmittel, die weder Nüsse* noch Erdnuss** enthalten**	☹ **Nahrungsmittel, die Nüsse* und/oder Erdnuss** enthalten können**
Getränke	✓ (Mineral-)Wasser ✓ Fruchtsäfte und Fruchtsaftgetränke ✓ Limonade ✓ Kakaogetränke ohne Nuss*/Erdnuss**, reines Kakaopulver	↘ Instantgetränke (kaltlösliche Pulver) ↘ Kakaogetränkepulver, Kakaogetränke, Milchmixgetränke, Sportlerdrinks, proteinangereicherte Getränke ↘ Cremelikör
Gemüse, Obst und deren Erzeugnisse	✓ alle Sorten außer Nüsse*/Erdnuss**, frisch, tiefgekühlt, getrocknet oder Konserve	↘ Nüsse* und nusshaltige Produkte ↘ Obst- und Gemüsefertiggerichte (z.B. Pfannengerichte, Aufläufe, Soßen) ↘ vegetarische Brotaufstriche ↘ zubereitete Obstgerichte, z.B. Obstsalat
Hülsenfrüchte	*Je nach Sensibilisierungsgrad sind Kreuzallergien zu anderen Hülsenfrüchten möglich. Im Rahmen einer ernährungstherapeutischen Beratung muss individuell entschieden werden.*	↘ Erdnüsse** und Erdnusserzeugnisse
Kartoffeln und Kartoffelerzeugnisse	✓ alle (selbst hergestellten) Zubereitungen	↘ fertige Kartoffelzubereitungen, wie z.B. Chips, Pommes frites, Kartoffelgratin, Kroketten, Knödel, Rösti, Kartoffelsalat, Bratkartoffeln u.a.
Getreide, Brot, Backwaren, Teigwaren, Nährmittel	✓ Brot, Brötchen und Knäckebrot ohne Nüsse*/Erdnuss** ✓ alle Getreidesorten als: Flocken, Mehle, Grieß, Schrot, Stärke ✓ Frühstückscerealien ohne Nüsse*/Erdnuss** ✓ Zwieback, Kuchen und Gebäck ohne Nüsse*/Erdnuss** ✓ Nudeln ✓ Reis, Mais, Hirse, Buchweizen, Quinoa und Amaranth, Teff sowie daraus hergestellte Produkte ohne Nüsse*/ Erdnuss** ✓ Paniermehl ohne Nüsse*/Erdnuss**	↘ Brot, Brötchen, Knödelbrot ↘ Kuchen, Torten Biskuit, Waffeln, Stollen ↘ Gebäck, Kekse, Zwieback ↘ Kräcker, Salzstangen/-gebäck, Erdnussflips ↘ Müsli, Flocken, Cerealien (Cornflakes) ↘ Fertigbackmischungen ↘ (vegetarische) Fertigprodukte, Pizza, Getreidebratlinge ↘ Paniermehl als lose Ware, Backerbsen
Milch, Milchprodukte, Käse	✓ Kuhmilch, Sauermilch, Molke, Buttermilch, Kefir, saure Sahne ✓ Sahne, Kondensmilch ✓ Joghurt ohne Nüsse*/Erdnuss** ✓ Käse, Frischkäse, Speisequark ✓ Kakao aus reinem Kakaopulver ohne Nüsse ✓ Milchshakes und -fertiggetränke ohne Nüsse*/Erdnuss**	↘ Milchshakes, Milchfertiggetränke, (kaltlösliches) Kakaogetränkepulver ↘ Joghurt u.ä. mit Müsli oder Zusatz von Nüssen* ↘ Käseimitate, Käsezubereitungen, Käsesalat ↘ Dessert, Pudding ↘ Speiseeis (Eisdiele: Vorsicht Kontamination!)
Fleisch, Fleischwaren, Geflügel, Wild, Innereien, Wurst	✓ alle unverarbeiteten Sorten, frisch, tiefgekühlt oder geräuchert ohne weitere Zusätze ✓ reines Hackfleisch ✓ kalter Braten, selbst hergestellt ✓ Rohschinken, Roastbeef, Putenbrustaufschnitt ✓ Aufschnitt und Würstchen ohne Nüsse*/Erdnuss**	↘ zubereitetes Hackfleisch (z.B: Frikadellen, Hamburger, Fleischpflanzerl, Bouletten) ↘ paniertes Fleisch ↘ Aufschnitt/Würstchen ↘ Fleischsalate
Fisch und Fischerzeugnisse	✓ alle unverarbeiteten Sorten, frisch, tiefgekühlt oder geräuchert ohne weitere Zusätze	↘ panierter Fisch, Fischstäbchen ↘ Fischfertiggerichte, Fischpastete, Fischsalate
Eier und Eierzeugnisse	✓ Eier und daraus hergestellte Zubereitungen ohne Nüsse*/Erdnuss**	↘ Eiersalate, -soßen, Remoulade, Mayonnaise
Fette und Öle	✓ alle Öle (z.B. Olivenöl, Rapsöl) **außer kalt gepresstes Öl aus Nüssen* oder Erdnuss** ✓ Butter, Schmalz/Margarine ohne kalt gepresstem Öl aus Nüssen* ✓ Plattenfette ohne Erdnuss**	↘ kalt gepresstes Öl aus Nüssen*, Erdnuss** ↘ bei hochgradiger Allergie gegen Nüsse*: alle kaltgepressten Öle ↘ bei hochgradiger Allergie gegen Erdnuss: auch raffiniertes Erdnussöl und andere kaltgepresste Öle aus Nicht-EU Ländern (siehe Erläuterung Deckblatt Erdnuss)

Nahrungsmittelauswahl für eine **schalenfrucht- und erdnussfreie Ernährung**

	☺ **Nahrungsmittel, die weder Nüsse* noch Erdnuss** enthalten**	☹ **Nahrungsmittel, die Nüsse* und/oder Erdnuss** enthalten können**
süße Brotaufstriche, Süßungsmittel, Süßigkeiten	✓ Honig, Konfitüre ✓ Streichcremes ohne Nüsse*/Erdnuss** ✓ Fruchtgummi, Fruchtbonbons und Kaugummi, Traubenzucker, selbst hergestellte Karamelbonbons ✓ Schokolade, Carobtafel ohne Nüsse*/Erdnuss** ✓ (Schoko-)Reiswaffeln ohne Nüsse*/Erdnuss** ✓ Götterspeise, Fruchtkaltschalen, Grützen, Kompott ✓ Frucht-/Wassereis, selbst hergestelltes Speiseeis ohne Nüsse*/Erdnuss**	↘ Erdnussbutter, Nuss-Nougat-Creme, Schoko-Creme, Schokolade, Pralinen, Schokoküsse ↘ Marzipanzubereitungen, Nougat, Persipan ↘ Schokoriegel, Süßwaren mit Keksbestandteilen, Müsliriegel ↘ Karamelbonbons ↘ (Fertig-) Puddings, Dessert, Cremespeise (sowie deren Fertigpulver) ↘ Speiseeis (Eisdiele: Vorsicht Kontamination!)
Verschiedenes und Spezialitäten	✓ Ketchup, Senf, Remoulade und Mayonnaise ✓ selbst hergestelltes Dressing, z.B. Essig-Öl-Dressing ✓ vegetarische Brotaufstriche ohne Nüsse*/Erdnuss**	↘ Fertiggerichte, -suppen und -soßen ↘ Feinkostsalate ↘ Würzsoßen, -pasten, Gewürzzubereitungen (z.B. Curry), Brühwürfel, Fertigbrühen ↘ vegetarische Brotaufstriche ↘ Erdnussflips ↘ Satéspieße ↘ knusprige Teighüllen

***Nüsse stehen stellvertretend für Schalenfrüchte und Schalenfruchtbestandteile.**
****Erdnuss steht stellvertretend für Erdnuss, Erdnussprodukte und Erdnussbestandteile.**

Immer Zutatenliste beachten oder beim Hersteller nachfragen (Homepage/Hotline nutzen).
Die Liste erhebt keinen Anspruch auf Vollständigkeit.
Diätplan nur in Verbindung mit einer Ernährungstherapie sinnvoll. Individuelle Verträglichkeit beachten.

Nahrungsmittelauswahl für eine **hühnerei-, soja- und weizenfreie Ernährung**

	☺ Nahrungsmittel, die weder Ei* noch Soja** noch Weizen*** enthalten	☹ Nahrungsmittel, die Ei*, Soja** und/oder Weizen*** enthalten können
Getränke	✓ (Mineral-)Wasser ✓ Fruchtsäfte und Fruchtsaftgetränke ✓ Tee, Kaffee ✓ Kakaogetränke ohne Ei*/Soja**	➘ Sojadrinks, Soja-Reis-Drinks ➘ Kakaogetränkepulver, Milchmixgetränke, Ovomaltine® ➘ Getreidekaffee Malzkaffee, Carokaffee® ➘ Frühstücksdrinks mit Cerealien ➘ Sportlerdrinks, proteinangereicherte Getränke, Instantgetränke ➘ Malzbier, diverse Biersorten, Weizenbier, Wein, Campari®, Likör (Eierlikör, Cremelikör, Marsalla®)
Gemüse, Obst und deren Erzeugnisse	✓ alle Sorten, frisch, tiefgekühlt, getrocknet oder Konserve ohne Zusätze von Ei*/Soja**/Weizen***	➘ Obst- und Gemüsefertiggerichte, z.B. Aufläufe, Pfannengerichte, vegetarische und vegane Gemüsegerichte mit "Fleischersatz" ➘ (gebundene) Suppen und Soßen
Hülsenfrüchte	*Je nach Sensibilisierungsgrad sind Kreuzallergien zu anderen Hülsenfrüchten möglich. Im Rahmen einer ernährungstherapeutischen Beratung muss individuell entschieden werden.*	➘ Sojabohnen und Sojaprodukte (Tofu) ➘ Sojaflocken, Sojamehl ➘ Sojaknabberlinge (geröstete Sojabohnen) ➘ (Sojasoße)
Kartoffeln und Kartoffelerzeugnisse	✓ alle (selbst hergestellten) Zubereitungen ohne Ei*/Soja**/Weizen***	➘ Kartoffelzubereitungen wie Kartoffelgratin, -kroketten, -knödel, Bratkartoffeln ➘ Bauernfrühstück, Kartoffelpuffer/Reibekuchen/ Rösti, Country Potatoes ➘ Kartoffelsalat ➘ Kartoffel-Schnellgerichte (z.B. Kartoffelbrei mit Croutons) ➘ Kartoffelknabbereien (z.B. Kartoffelchips)
Getreide, Brot, Backwaren, Teigwaren, Nährmittel	✓ Brot, Brötchen und Knäckebrot ohne Ei*/Soja**/Weizen*** (Vorsicht bei bestäubten Waren!) ✓ glutenfreie Waren ohne Ei*/Soja**/Weizen*** ✓ alle Getreidesorten außer Weizen als: Flocken, Mehle, Grieß, Schrot, Stärke ✓ Weizenfreie Frühstückscerealien (Hafer, Gerste, Roggen) ohne Ei*/Soja** ✓ Mais, Maiswaffeln, Cornflakes ohne Malz, Polenta ✓ Reis, Reisnudeln, Reiswaffeln ohne Weizen*** ✓ Hirse, Buchweizen Quinoa, Amaranth und Teff sowie daraus hergestellte Produkte ohne Ei*/Soja**/Weizen***	➘ Bulgur, Couscous, Weichweizen, Hartweizen(-grieß), Dinkel, Grünkern etc. ➘ Brot, Brötchen, Knäckebrot ➘ Kuchen, Torten, Waffeln, Eierpfannkuchen ➘ Gebäck, Kekse, Zwieback, Bisquit ➘ Backmischungen, FertigteigeSalzgebäck, Kräcker, Tortillachips, japan. Reisgebäck ➘ Nudeln (Vorsicht bei Buchweizen-, Hirse-, Sojanudeln), Pizza, Bratlinge ➘ Semmelknödel ➘ Frischkornbreie und Weizenkeimlinge ➘ Müsli, Flocken, Cerealien ➘ Backerbsen, Paniermehl, Semmelmehl ➘ Backpulver ➘ Backoblaten, Hostien
Milch, Milchprodukte, Käse	✓ Kuhmilch, Sauermilch, Molke, Buttermilch, Kefir ✓ Sahne, Kondensmilch ✓ Joghurt ohne Getreideanteile, saure Sahne ✓ Käse, Frischkäse, Speisequark ✓ Kakao aus reinem Kakaopulver ✓ Milchshakes und -fertiggetränke ohne Ei*/Soja**/Weizen***	➘ Milchshakes, Milchfertiggetränke, Kakaogetränke ➘ Milchersatzprodukte (Kaffeeweißer, Sojadrinks, Soja-„Joghurt", Sojaeis, Sojacreme, Sojadessert etc.) ➘ Käseimitate, Käsesalat, Salat-Joghurt-Dressings ➘ Käserinde, geriebener sowie fettreduzierter Käse (s. Deckblatt) ➘ kalorienreduzierte Milchprodukte ➘ Milchpulver mit Eibestandteilen ➘ Eiscreme
Fleisch, Fleischwaren, Geflügel, Wild, Innereien, Wurst	✓ alle unverarbeiteten Sorten, frisch, tiefgekühlt oder geräuchert ohne weitere Zusätze ✓ reines Hackfleisch ✓ kalter Braten, selbst hergestellt ✓ Rohschinken, Roastbeef, Putenbrustaufschnitt ✓ Aufschnitt und Würstchen ohne Ei*/Soja**/Weizen***	➘ paniertes Fleisch, Fleischzubereitungen wie zubereitetes Hackfleisch (z.B. Frikadellen, Tartar, Hamburger, Fleischpflanzerl, Bouletten) ➘ Fleischfertiggerichte z.B. Pfannengerichte, Hühnerfrikassee ➘ Aufschnitt, Wurst, Würstchen, Grützwurst ➘ Fleischsalate ➘ in (Blätter-)Teig gehüllte Erzeugnisse

Nahrungsmittelauswahl für eine **hühnerei-, soja- und weizenfreie Ernährung**

	☺ Nahrungsmittel, die weder Ei* noch Soja** noch Weizen*** enthalten	☹ Nahrungsmittel, die Ei*, Soja** und/oder Weizen*** enthalten können
Fisch und Fischerzeugnisse	✓ alle unverarbeiteten Sorten, frisch, tiefgekühlt oder geräuchert ohne weitere Zusätze ✓ Fischstäbchen ohne Ei*/Soja**/Weizen***	➘ panierter Fisch, Fischstäbchen, Brathering ➘ Fischsalate, Fischfertiggerichte, Fischpastete ➘ Surimi, in (Blätter-)Teig gehüllte Erzeugnisse
Eier und Eierzeugnisse	✓ Eiersatz s. Deckblatt Hühnerei	➘ Eier und daraus hergestellte Eierspeisen wie Eierpfannkuchen, Omelett, Crepes ➘ Mayonnaise, Remoulade ➘ Eiersatzpulver mit Soja**
Fette und Öle	✓ alle Öle (z.B. Olivenöl, Rapsöl) außer kalt gepresstem Soja- oder Weizenkeimöl ✓ Butter, Margarine/Schmalz ohne kaltgepresstes Soja- oder Weizenkeimöl ✓ Plattenfette	➘ Margarine mit kalt gepresstem Sojaöl und/oder Sojaeiweiß bzw. kalt gepresstem Weizenkeimöl ➘ kalt gepresstes Sojaöl ➘ kalt gepresstes Weizenkeimöl ➘ bei hochgradiger Allergie gegen Weizen: alle kalt gepressten Pflanzenöle
süße Brotaufstriche, Süßungsmittel, Süßigkeiten	✓ Honig, Konfitüre ✓ Streichcremes ohne Ei*/Soja**/Weizen*** ✓ Fruchtgummi, Fruchtbonbons, Kaugummi ohne Soja**/Weizen***, Traubenzucker(✓ Block-)Schokolade, (Schoko-)Reiswaffeln ohne Ei*/Soja**/Weizen*** ✓ Götterspeise, Fruchtkaltschalen, Grützen und Kompott ohne Weizen*** ✓ selbst hergestellter Pudding ohne Ei*/Soja**/ Weizen*** ✓ reines Frucht- und Wassereis, Sorbet und Milchspeiseeis ohne Ei*/Soja**/Weizen*** (Waffel)	➘ Schaumzuckerwaren, Baiser ➘ Nuss-Nougat-Creme, Schoko-Creme, Schokolade, Pralinen, Schokoküsse, Schokolinsen ➘ Marzipanzubereitungen, Nougat ➘ Blockschokolade, Schokoriegel, Süßwaren mit Schokolade und Keksbestandteilen, Müsliriegel ➘ Malzbonbons, Hustenbonbons, Salmiakpastillen, Lakritz mit Weizenbestandteilen ➘ (Fertig-)Pudding, Dessert, Cremespeise (sowie deren Fertigpulver) ➘ Speiseeis (Eisdiele: Kontamination!), Eistorte ➘ Eis auf Sojabasis, Milchspeiseeis mit Soja**, Fertigpudding mit Soja**
Verschiedenes und Spezialitäten	✓ Ketchup, Senf ohne Weizen*** ✓ selbst hergestelltes Dressing ohne Ei*/Soja**/ Weizen*** z.B. Essig-Öl-Dressing ✓ vegane Pasteten, Brotaufstriche ohne Ei*/Soja**/ Weizen*** (z.B. auf Basis von Sonnenblumenkernbasis)	➘ Fertigsuppen und -soßen ➘ Würzpasten, Würzsoßen, gek. Brühe, Brühwürfel, Gemüsebrühen etc. ➘ Sojasauce, Pesto ➘ Mayonnaise, Remoulade, Dressing, Meerrettichzubereitungen ➘ Feinkostsalate, Fertiggerichte, Pizza ➘ vegetarische Brotaufstriche ➘ weizenhaltige Hefe, weizenhaltiges Backpulver ➘ „Weizen-/Dinkel"-Sauerteig ➘ Saftstopp®, San-apart® (Sahnesteif)

***Ei steht stellvertretend für Hühnerei und Hühnereibestandteile (inkl. Lysozym).**
****Soja steht stellvertretend für Soja, Sojaprodukte und Sojabestandteile.**
*****Weizen steht stellvertretend für Weizen und Weizenbestandteile.**

Immer Zutatenliste beachten oder beim Hersteller nachfragen (Homepage/Hotline nutzen).
Die Liste erhebt keinen Anspruch auf Vollständigkeit.
Diätplan nur in Verbindung mit einer Ernährungstherapie sinnvoll. Individuelle Verträglichkeit beachten.

Nahrungsmittelauswahl für eine **hühnerei-, weizen- und kuhmilchfreie Ernährung**

	☺ **Nahrungsmittel, die weder Ei* noch Weizen** noch Milch*** enthalten**	☹ **Nahrungsmittel, die Ei*, Weizen** und/oder Milch*** enthalten können**
Getränke	✓ (Mineral-)Wasser ✓ Fruchtsäfte und Fruchtsaftgetränke ✓ Tee, Kaffee	➘ Kuhmilch, milchhaltiger Kakao ➘ Kakaogetränkepulver, Ovomaltine® ➘ Getreidekaffee, Malzkaffee, Carokaffee® ➘ Fruchtsaftgetränke mit Molke, Rivella® ➘ Instantgetränke ➘ Frühstücksdrinks mit Cerealien ➘ Malzbier, diverse Biersorten, Weizenbier ➘ Wein, Campari®, Likör (Eierlikör, Cremelikör Marsalla®)
Gemüse, Obst und deren Erzeugnisse	✓ alle Sorten, frisch, tiefgekühlt, getrocknet oder Konserve ohne Zusätze von Ei*/Weizen**/Milch***	➘ Obst- und Gemüsefertiggerichte, z.B. Aufläufe, Pfannengerichte ➘ gebundene oder legierte Suppen und Soßen
Kartoffeln und Kartoffelerzeugnisse	✓ alle (selbst hergestellten) Zubereitungen ohne Ei*/Weizen**/Milch*** ✓ Kartoffelbreipulver, Knödelzubereitungen, Bratkartoffeln ohne Ei*/Weizen**/Milch***	➘ Kartoffelzubereitungen wie Kartoffelgratin (Bechamelsauce!), -kroketten, -knödel ➘ Bauernfrühstück, Kartoffelsalat ➘ Kartoffelpuffer/Reibekuchen, Rösti ➘ Country Potatoes ➘ Kartoffelbrei ➘ Kartoffelknabbereier (z.B. Kartoffelchips)
Getreide, Brot, Backwaren, Teigwaren, Nährmittel	✓ Brot, Brötchen und Knäckebrot ohne Ei*/ Weizen**/ Milch*** (Vorsicht bei bestäubten Waren!) ✓ glutenfreie Waren ohne Ei*/Weizen**/Milch*** ✓ alle Getreidesorten außer Weizen als: Flocken, Mehle, Grieß, Schrot, Stärke ✓ weizenfreie Frühstückscerealien (Hafer, Gerste, Roggen) ohne Ei*/Milch*** ✓ Mais, Maiswaffeln, Cornflakes ohne Malz, Polenta ohne Ei*/Milch*** ✓ Reis, Reisnudeln, Reiswaffeln ohne Weizen** ✓ Hirse, Buchweizen, Quinoa, Amaranth und Teff sowie daraus hergestellte Produkte ohne Ei*/Weizen**/ Milch***	➘ Bulgur, Couscous, Weichweizen, Hartweizen(-grieß), Dinkel, Grünkern etc. ➘ Brot, Brötchen, Knäckebrot ➘ Kuchen, Torten, Waffeln, Eierpfannkuchen ➘ Gebäck, Kekse, Zwieback, Bisquit ➘ Backmischungen, Fertigteige ➘ Salzgebäck, Kräcker, Tortillachips, japan. Reisgebäck ➘ Nudeln (Vorsicht bei Buchweizen-, Hirse-, Sojanudeln), Pizza, Bratlinge ➘ Semmelknödel ➘ Frischkornbreie und Weizenkeimlinge ➘ Müsli, Flocken, Cerealien ➘ Backerbsen, Paniermehl, Semmelmehl, Flädle ➘ Backpulver ➘ Backoblaten, Hostien
Milch, Milchprodukte, Käse	✓ Ersatzprodukte s. Deckblatt ✓ Kakao aus reinem Kakaopulver	➘ Kuhmilch und alle Milchprodukte (Sauermilchprodukte, Sahne, Joghurt, Quark, Käse etc.), Kondensmilch ➘ Kakaogetränke ➘ Speiseeis
Fleisch, Fleischwaren, Geflügel, Wild, Innereien, Wurst	✓ alle unverarbeiteten Sorten, frisch, tiefgekühlt oder geräuchert ohne weitere Zusätze ✓ reines Hackfleisch ✓ kalter Braten, selbst hergestellt ✓ Rohschinken, Roastbeef, Putenbrustaufschnitt ✓ Aufschnitt und Würstchen ohne Ei*/Weizen**/Milch***	➘ paniertes Fleisch, Fleischzubereitungen wie zubereitetes Hackfleisch ➘ Fleischfertiggerichte ➘ Aufschnitt und Würstchen ➘ Fleischsalate ➘ Pasteten, Leberkäse, in (Blätter-)Teig gehüllte Erzeugnisse
Fisch und Fischerzeugnisse	✓ alle unverarbeiteten Sorten, frisch, tiefgekühlt oder geräuchert ohne weitere Zusätze	➘ panierter Fisch, Fischstäbchen, Brathering ➘ Fischsalate, Fischfertiggerichte, Fischpastete, Surimi ➘ In (Blätter-)Teig gehüllte Erzeugnisse
Eier und Eierzeugnisse	✓ Eiersatz s. Deckblatt Hühnerei	➘ Eier und daraus hergestellte Eierspeisen wie Eierpfannkuchen, Omelett, Crepes ➘ Mayonnaise

Nahrungsmittelauswahl für eine **hühnerei-, weizen- und kuhmilchfreie Ernährung**

	☺ **Nahrungsmittel, die weder Ei* noch Weizen** noch Milch*** enthalten**	☹ **Nahrungsmittel, die Ei*, Weizen** und/oder Milch*** enthalten können**
Fette und Öle	✓ alle Öle (z.B. Olivenöl, Rapsöl) außer kalt gepresstem Weizenkeimöl ✓ milchfreie Margarine, Schmalz ohne kalt gepresstes Weizenkeimöl ✓ Plattenfette	↘ Butter, Halbfettbutter, Butterschmalz, Butterfett, Ghee ↘ Margarine mit Joghurtkulturen, Milcheiweiß oder Molke ↘ Margarine mit kalt gepresstem Weizenkeimöl ↘ bei hochgradiger Allergie gegen Weizen: alle kalt gepressten Pflanzenöle inkl. ↘ Weizenkeimöl
süße Brotaufstriche, Süßungsmittel, Süßigkeiten	✓ Honig, Konfitüre ✓ Streichcremes ohne Ei*/Weizen**/Milch*** ✓ Fruchtgummi, Fruchtbonbons, Kaugummi, Traubenzucker(Block-) ✓ Schokolade, (Schoko-)Reiswaffeln ohne Ei*/Weizen**/ Milch*** ✓ Puffreis, Popcorn ✓ Götterspeise, Fruchtkaltschalen und Kompott ✓ Pudding und Grütze, selbst hergestellt ohne Ei*/ Weizen**/Milch*** ✓ reines Frucht- und Wassereis, Sorbet ohne Weizen** (Waffel!)	↘ Pralinen, Schokolade, Schokoküsse, Schokolinsen-Marzipanzubereitungen, Nougat ↘ Schaumzuckerwaren, Baiser ↘ Malzbonbons, Hustenbonbons, Salmiakpastillen, Lakritze mit Weizenbestandteilen ↘ Karamellbonbons, Fruchtgummis mit Joghurt ↘ Weichlakritzwaren ↘ Süßwaren und Schokolade mit Keksbestandteilen ↘ (Fertig-)Pudding, Dessert, Cremespeise (sowie deren Fertigpulver) ↘ Speiseeis (Eisdiele: Kontamination!), Eistorte
Verschiedenes und Spezialitäten	✓ selbst hergestelltes Dressing ohne Ei*/Milch*** z.B. Essig-Öl-Dressing ✓ vegane Pasteten, Brotaufstriche ohne Ei*/Weizen**/ Milch*** (z.B. auf Basis von Sonnenblumenkernen) ✓ Würzsaucen (Ketchup, Senf) ohne Ei*/Weizen**/ Milch*** ✓ (gekörnte) Brühe, -würfel ohne Weizen** ✓ Essig ohne Kräuter, Balsamico ✓ Weinsteinbackpulver, Frisch-/Trockenhefe ohne Weizen** ✓ Tortenguss, Sahnesteif ohne Weizen**	↘ Fertigsuppen und -soßen ↘ Würzpasten, Würzsoßen, Gewürzzubereitungen, gekörnte Brühe, Brühwürfel, Gemüsebrühen ↘ Sojasauce, Pesto ↘ Mayonnaise, Remoulade, Dressing, Meerrettichzubereitungen ↘ Feinkostsalate, Fertiggerichte, Pizza ↘ vegetarische Brotaufstriche ↘ weizenhaltige Hefe, weizenhaltiges Backpulver ↘ „Weizen-/Dinkel"-Sauerteig ↘ Saftstopp®, San-apart® (Sahnesteif)

***Ei steht stellvertretend für Hühnerei und Hühnereibestandteile (inkl. Lysozym).**
****Weizen steht stellvertretend für Weizen und Weizenbestandteile.**
*****Milch steht stellvertretend für Milch, Milchprodukte und Milchbestandteile.**

Immer Zutatenliste beachten oder beim Hersteller nachfragen (Homepage/Hotline nutzen).
Die Liste erhebt keinen Anspruch auf Vollständigkeit.
Diätplan nur in Verbindung mit einer Ernährungstherapie sinnvoll. Individuelle Verträglichkeit beachten.

Nahrungsmittelauswahl für eine **hühnerei-, kuhmilch- und sojafreie Ernährung**

	☺ **Nahrungsmittel, die weder Ei* noch Milch** noch Soja*** enthalten**	☹ **Nahrungsmittel, die Ei*, Milch** und/oder Soja*** enthalten können**
Getränke	✓ (Mineral-)Wasser ✓ Fruchtsäfte und Fruchtsaftgetränke ✓ Tee, Kaffee	↘ Kuhmilch, Kakao(getränkepulver), Milchmixgetränke, Ovomaltine® ↘ Fruchtsaftgetränke mit Molke, Rivella® ↘ Sojadrinks, Soja-Reis-Drinks ↘ Instantgetränke, Sportlerdrinks, proteinangereicherte Getränke ↘ Wein, Campari®, Likör (Eierlikör, Cremelikör Marsalla®)
Gemüse, Obst und deren Erzeugnisse	✓ alle Sorten, frisch, tiefgekühlt, getrocknet oder Konserve ohne Zusätze von Ei*/Milch**/Soja***	↘ Obst- und Gemüsefertiggerichte, z.B. Aufläufe mit Rahm ↘ legierte Suppen und Soßen
Hülsenfrüchte	*Je nach Sensibilisierungsgrad sind Kreuzallergien zu anderen Hülsenfrüchten möglich. Im Rahmen einer ernährungstherapeutischen Beratung muss individuell entschieden werden.*	↘ Sojabohnen und Sojaprodukte (Tofu) ↘ Sojaflocken, Sojamehl ↘ Sojaknabberlinge (geröstete Sojabohnen) ↘ (Sojasoße)
Kartoffeln und Kartoffelerzeugnisse	✓ alle (selbst hergestellten) Zubereitungen ohne Ei*/Milch**/Soja***	↘ Kartoffelbrei(-pulver) ↘ Kartoffelzubereitungen wie Kartoffelgratin, -kroketten, -knödel, -bratkartoffeln ↘ Bauernfrühstück, Rösti, Kartoffelsalat
Getreide, Brot, Backwaren, Teigwaren, Nährmittel	✓ Brot, Brötchen und Knäckebrot ohne Ei*/Milch**/ Soja*** ✓ alle Getreidesorten wie Weizen, Roggen, Gerste, Hafer als: Flocken, Mehle, Grieß, Schrot, Stärke ✓ Frühstückscerealien ohne Ei*/Milch**/Soja*** ✓ Zwieback, Kuchen und Gebäck ohne Ei*/Milch**/ Soja*** ✓ Nudeln ohne Ei*/Soja*** ✓ Reis, Mais, Hirse, Buchweizen, Quinoa und Amaranth sowie daraus hergestellte Produkte ohne Ei*/Milch**/ Soja*** ✓ Paniermehl, Backerbsen ohne Ei*/Milch**/Soja***	↘ Brot, Brötchen, Knäckebrot ↘ Kuchen, Torten, Biscuit, Waffeln, Stollen ↘ Gebäck, Kekse, Löffelbisquit, Zwieback ↘ Eierteigwaren (z.B. Spätzle etc.), Flädle ↘ Fertigteige, Backmischungen ↘ Müsli, Frühstückscerealien ↘ vegetarische Fertigprodukte, Pizza ↘ Paniermehl als lose Ware beim Bäcker ↘ Backerbsen
Milch, Milchprodukte, Käse	✓ Ersatzprodukte s. Deckblatt Kuhmilch ✓ Kakao aus reinem Kakaopulver ohne Milch**/Soja***	↘ Kuhmilch und Milchprodukte ↘ Milch- und Käseimitate, Milchersatzprodukte ↘ Eiscreme, Sojaeis
Fleisch, Fleischwaren, Geflügel, Wild, Innereien, Wurst	✓ alle unverarbeiteten Sorten, frisch, tiefgekühlt oder geräuchert ohne weitere Zusätze ✓ reines Hackfleisch ✓ kalter Braten, selbst hergestellt ✓ Rohschinken, Roastbeef, Putenbrustaufschnitt ✓ Aufschnitt und Würstchen ohne Ei*/Milch**/Soja***	↘ paniertes Fleisch, Fleischzubereitungen wie zubereitetes Hackfleisch Fleischfertiggerichte, Aufschnitt und Würstchen ↘ gekochter Schinken ↘ Fleischsalate
Fisch und Fischerzeugnisse	✓ alle unverarbeiteten Sorten, frisch, tiefgekühlt oder geräuchert ohne weitere Zusätze ✓ Fischstäbchen ohne Ei*/Soja***	↘ panierter Fisch, Fischstäbchen ↘ Fischsalate, Fischfertiggerichte, Fischpastete
Eier und Eierzeugnisse	✓ Eiersatz s. Deckblatt Hühnerei	↘ Eier und daraus hergestellte Eierspeisen wie Eierpfannkuchen, Omelett, Crepes ↘ Mayonnaise, Remoulade
Fette und Öle	✓ alle Öle (z.B. Olivenöl, Rapsöl) **außer kalt gepresstem Sojaöl** ✓ Margarine ohne kalt gepresstes Sojaöl, milchfreie Margarine ✓ Plattenfette	↘ (Halbfett-)Butter, Butterschmalz, Butterfett, Ghee ↘ Margarine mit Joghurtkulturen, Milcheiweiß oder Molke, Halbfettmargarine ↘ Margarine mit kalt gepresstem Sojaöl und/oder Sojaeiweiß ↘ kalt gepresstes Sojaöl

Nahrungsmittelauswahl für eine **hühnerei-, kuhmilch- und sojafreie Ernährung**

	☺ **Nahrungsmittel, die weder Ei* noch Milch** noch Soja*** enthalten**	☹ **Nahrungsmittel, die Ei*, Milch** und/oder Soja*** enthalten können**
süße Brotaufstriche, Süßungsmittel, Süßigkeiten	✓ Honig, Konfitüre ✓ Streichcremes ohne Ei*/Milch**/Soja*** ✓ Fruchtgummi, Fruchtbonbons, Kaugummi ohne Soja*** Traubenzucker ✓ (Block-)Schokolade, Carobtafel ohne Ei*/Milch**/ Soja*** ✓ Götterspeise, Fruchtkaltschalen, Grützen, Kompott ✓ selbst hergestellter Pudding ohne Ei*/Milch**/Soja*** ✓ reines Frucht- und Wassereis, Sorbet	↘ Schaumzuckerwaren, Baiser ↘ Nuss-Nougat-Creme, Schoko-Creme, Schokolade, Pralinen, Schokoküsse ↘ (Block-)Schokolade ↘ Marzipanzubereitungen, Nougat ↘ Schokoriegel, Süßwaren mit Keksbestandteilen, Müsliriegel ↘ Karamellbonbons, Fruchtgummis mit Joghurt ↘ Weichlakritzwaren ↘ (Fertig-)Pudding, Dessert, Cremespeise (sowie deren Fertigpulver) ↘ Speiseeis (Eisdiele: Kontamination!), Sojaeis
Verschiedenes und Spezialitäten	✓ Würzpasten und –soßen Ei*/Milch**/Soja*** ✓ selbst hergestelltes Dressing ohne Ei*/Milch**/Soja*** z.B. Essig-Öl-Dressing ✓ vegane Pasteten, Brotaufstriche ohne Ei*/Milch**/ Soja*** (z.B. auf Basis von Sonnenblumenkernen)	↘ Fertigsuppen und -soßen ↘ Würzpasten, Würzsoßen, gek. Brühe, Brühwürfel, Gemüsebrühen etc. ↘ Mayonnaise, Remoulade, Dressing, Meerrettichzubereitungen ↘ Feinkostsalate, Fertiggerichte, Pizza ↘ vegetarische Brotaufstriche

***Ei steht stellvertretend für Hühnerei und Hühnereibestandteile (inkl. Lysozym).**
****Milch steht stellvertretend für Milch, Milchprodukte und Milchbestandteile.**
*****Soja steht stellvertretend für Soja, Sojaprodukte und Sojabestandteile.**

Immer Zutatenliste beachten oder beim Hersteller nachfragen (Homepage/Hotline nutzen).
Die Liste erhebt keinen Anspruch auf Vollständigkeit.
Diätplan nur in Verbindung mit einer Ernährungstherapie sinnvoll. Individuelle Verträglichkeit beachten.

Nahrungsmittelauswahl für eine **hühnerei-, kuhmilch- und erdnussfreie Ernährung**

	☺ **Nahrungsmittel, die weder Ei* noch Milch** noch Erdnuss*** enthalten**	☹ **Nahrungsmittel, die Ei*, Milch** und/oder Erdnuss*** enthalten können**
Getränke	✓ (Mineral-)Wasser ✓ Fruchtsäfte und Fruchtsaftgetränke ✓ Tee, Kaffee	↘ Kuhmilch, Kakao(getränkepulver), Milchmixgetränke, Ovomaltine® ↘ Fruchtsaftgetränke mit Molke, Rivella® ↘ Instantgetränke, Sportlergetränke ↘ Wein, Campari®, Likör (Eierlikör, Cremelikör, Marsalla®)
Gemüse, Obst und deren Erzeugnisse	✓ alle Sorten, frisch, tiefgekühlt, getrocknet oder Konserve ohne Zusätze von Ei*/Milch**/Erdnuss***	↘ Obst- und Gemüsefertiggerichte, z.B. Aufläufe mit Rahm ↘ legierte Suppen und Soßen
Hülsenfrüchte	*Je nach Sensibilisierungsgrad sind Kreuzallergien zu anderen Hülsenfrüchten möglich. Im Rahmen einer ernährungstherapeutischen Beratung muss individuell entschieden werden.*	↘ Erdnüsse und Erdnusserzeugnisse
Kartoffeln und Kartoffelerzeugnisse	✓ alle (selbst hergestellten) Zubereitungen ohne Ei*/Milch**/Erdnuss***	↘ Kartoffelbrei(-pulver) ↘ fertige Kartoffelzubereitungen, wie z.B. Chips, Pommes frites, Kartoffelgratin, Kroketten, Knödel, Rösti, Kartoffelsalat, Bratkartoffeln, Bauernfrühstück
Getreide, Brot, Backwaren, Teigwaren, Nährmittel	✓ Brot, Brötchen und Knäckebrot ohne Ei*/Milch**/ Erdnuss*** ✓ alle Getreidesorten wie Weizen, Roggen, Gerste, Hafer als: Flocken, Mehle, Grieß, Schrot, Stärke ✓ Frühstückscerealien ohne Ei*/Milch**/Erdnuss*** ✓ Zwieback, Kuchen und Gebäck ohne Ei*/Milch**/ Erdnuss*** ✓ Nudeln ohne Ei* ✓ Reis, Mais, Hirse, Buchweizen, Quinoa und Amaranth sowie daraus hergestellte Produkte ohne Ei*/Milch**/ Erdnuss*** ✓ Paniermehl, Backerbsen ohne Ei*/Milch**/Erdnuss***	↘ (Milch-)Brot und -brötchen, Hefegebäck ↘ Knäckebrot ↘ Kuchen, Torten, Bisquit, Waffeln, Stollen ↘ Gebäck, Kekse Löffelbisquit, Zwieback ↘ Salzstangen/-gebäck, Flips, Cracker ↘ Müsli, Frühstückscerealien (z.B. Cornflakes) ↘ Fertigprodukte (z.B. Lasagne, Ravioli, Tortellini), Getreidebratlinge, Pizza u.a. ↘ Eierteigwaren (z.B. Spätzle etc.), Flädle ↘ Fertigteige, Backmischungen ↘ vegetarische Fertigprodukte, Pizza ↘ Paniermehl als lose Ware beim Bäcker ↘ Backerbsen
Milch, Milchprodukte, Käse	✓ Ersatzprodukte s. Deckblatt Kuhmilch ✓ Kakao aus reinem Kakaopulver ohne Milch**	↘ Milch- und Milchprodukte ↘ Milchmixgetränke ↘ Eiscreme
Fleisch, Fleischwaren, Geflügel, Wild, Innereien, Wurst	✓ alle unverarbeiteten Sorten, frisch, tiefgekühlt oder geräuchert ohne weitere Zusätze ✓ reines Hackfleisch ✓ kalter Braten, selbst hergestellt ✓ Rohschinken, Roastbeef, Putenbrustaufschnitt ✓ Aufschnitt und Würstchen ohne Ei*/Milch**/Erdnuss***	↘ paniertes Fleisch, Fleischzubereitungen wie zubereitetes Hackfleisch ↘ Fleischfertiggerichte, z.B. Pfannengerichte, Aufschnitt, Würstchen ↘ gekochter Schinken ↘ Fleischsalate
Fisch und Fischerzeugnisse	✓ alle unverarbeiteten Sorten, frisch, tiefgekühlt oder geräuchert ohne weitere Zusätze ✓ Fischstäbchen ohne Ei*/Erdnuss***	↘ panierter Fisch, Fischstäbchen ↘ Fischsalate, Fischfertiggerichte, Fischpastete
Eier und Eierzeugnisse	✓ Eiersatz s. Deckblatt Hühnerei	↘ Eier und daraus hergestellte Eierspeisen wie Eierpfannkuchen, Omelett, Crepes ↘ Mayonnaise, Remoulade
Fette und Öle	✓ alle Öle (z.B. Olivenöl, Rapsöl) außer kalt gepresstes Erdnussöl ✓ milchfreie Margarine ✓ Plattenfette ohne Erdnuss***	↘ (Halbfett-)Butter, Butterschmalz, Butterfett, Ghee ↘ Margarine mit Joghurtkulturen, Milcheiweiß oder Molke, Halbfettmargarine ↘ kalt gepresstes Erdnussöl und Erdnussfett ↘ bei hochgradiger Allergie auch raffiniertes Erdnussöl und andere kaltgepresste Öle aus Nicht-EU Ländern (siehe Erläuterung s. Deckblatt Erdnuss)

Nahrungsmittelauswahl für eine **hühnerei-, kuhmilch- und erdnussfreie Ernährung**

	☺ **Nahrungsmittel, die weder Ei* noch Milch** noch Erdnuss*** enthalten**	☹ **Nahrungsmittel, die Ei*, Milch** und/oder Erdnuss*** enthalten können**
süße Brotaufstriche, Süßungsmittel, Süßigkeiten	✓ Honig, Konfitüre ✓ Streichcremes ohne Ei*/Milch**/Erdnuss*** ✓ Fruchtgummi, Fruchtbonbons, Kaugummi, Traubenzucker ✓ (Block-)Schokolade, Carobtafel ohne Ei*/Milch**/ Erdnuss*** ✓ Götterspeise, Fruchtkaltschalen, Grützen, Kompott, Sojadesserts ✓ selbst hergestellter Pudding ohne Ei*/Milch**/ Erdnuss*** ✓ reines Frucht- und Wassereis, Sorbet, Sojaeis	➘ Schaumzuckerwaren, Baiser ➘ Erdnussbutter, Nuss-Nougat-Creme, Schoko-Creme, Schokolade, Pralinen, Schokoküsse ➘ (Block-)Schokolade ➘ Marzipanzubereitungen, Nougat ➘ Schokoriegel, Süßwaren mit Keksbestandteilen, Müsliriegel ➘ Karamellbonbons, Fruchtgummis mit Joghurt ➘ Weichlakritzwaren ➘ (Fertig-)Pudding, Dessert, Cremespeise (sowie deren Fertigpulver) ➘ Speiseeis (Eisdiele: Kontamination!)
Verschiedenes und Spezialitäten	✓ Würzsoßen und -pasten ohne Ei*/Milch**/Erdnuss*** ✓ selbst hergestelltes Dressing ohne Ei*/Milch**/ Erdnuss*** z.B. Essig-Öl-Dressing ✓ vegane Pasteten, Brotaufstriche ohne Ei*/Milch**/ Erdnuss*** (z.B. auf Basis von Sonnenblumenkernen)	➘ Fertigsuppen und -soßen ➘ Würzpasten, Würzsoßen, gek. Brühe, Brühwürfel, Gemüsebrühen etc. ➘ Mayonnaise, Remoulade, Dressing, Meerrettichzubereitungen ➘ Feinkostsalate, Fertiggerichte, Pizza ➘ vegetarische Brotaufstriche ➘ Erdnussflips

***Ei steht stellvertretend für Hühnerei und Hühnereibestandteile (inkl. Lysozym).**
****Milch steht stellvertretend für Milch, Milchprodukte und Milchbestandteile.**
*****Erdnuss steht stellvertretend für Erdnuss, Erdnussprodukte und Erdnussbestandteile.**

Immer Zutatenliste beachten oder beim Hersteller nachfragen (Homepage/Hotline nutzen).
Die Liste erhebt keinen Anspruch auf Vollständigkeit. Diätplan nur in Verbindung mit einer Ernährungstherapie sinnvoll. Individuelle Verträglichkeit beachten.

Nahrungsmittelauswahl für eine **hühnerei-, kuhmilch- und fischfreie Ernährung**

	☺ Nahrungsmittel, die weder Milch* noch Ei** noch Fisch*** enthalten	☹ Nahrungsmittel, die Milch*, Ei** und/oder Fisch*** enthalten können
Getränke	✓ (Mineral-)Wasser ✓ Fruchtsäfte und Fruchtsaftgetränke ✓ Tee, Kaffee	↘ Kuhmilch, Kakaogetränke, Ovomaltine® ↘ Instantgetränke ↘ Fruchtsaftgetränke mit Molke, Rivella® ↘ Wein, Campari®, Likör (Eierlikör, Cremelikör, Marsalla®)
Gemüse, Obst und deren Erzeugnisse	✓ alle Sorten, frisch, tiefgekühlt, getrocknet oder Konserve ohne Zusätze von Milch*/Ei**/Fisch***	↘ Obst- und Gemüsefertiggerichte, z.B. Aufläufe, Pfannengerichte ↘ Legierte Suppen und Soßen ↘ asiatische Gemüsemischungen, „fleischfreie" Hotdogs
Kartoffeln und Kartoffelerzeugnisse	✓ alle (selbst hergestellten) Zubereitungen ohne Milch*/Ei**/Fisch***	↘ Kartoffelbrei(-pulver) ↘ Kartoffelzubereitungen wie Kartoffelgratin, -kroketten, -knödel ↘ Bauernfrühstück, Rösti, Kartoffelsalat ↘ Chips mit orientalischer Würzmischung
Getreide, Brot, Backwaren, Teigwaren, Nährmittel	✓ Brot, Brötchen und Knäckebrot ohne Milch/Ei** ✓ alle Getreidesorten wie Weizen, Roggen, Gerste, Hafer als: Flocken, Mehle, Grieß, Schrot, Stärke ✓ Frühstückscerealien ohne Milch*/Ei** ✓ Zwieback, Kuchen und Gebäck ohne Milch*/Ei** ✓ Nudeln ohne Ei** ✓ Reis, Mais, Hirse, Buchweizen, Quinoa und Amaranth sowie daraus hergestellte Produkte	↘ Milchbrot und -brötchen, Buttermilchbrötchen, Rosinenbrötchen, Butterzopf, Hefezopf ↘ Kuchen, Torten, Bisquit, Waffeln, Stollen ↘ Gebäck, Kekse, Löffelbisquit, Zwieback ↘ Müsli, Frühstückscerealien ↘ Fertigbackmischungen ↘ Eierteigwaren (z.B. Spätzle etc.), Flädle ↘ (vegetarische) Fertigprodukte, Pizza ↘ Backerbsen ↘ nicht verpacktes Paniermehl vom Bäcker
Milch, Milchprodukte, Käse	✓ Ersatzprodukte s. Deckblatt Kuhmilch ✓ Kakaogetränke ohne Milch*/Ei**	↘ Milch und Milchprodukte (Kuhmilch, Molke, Buttermilch, Kefir, Sahne, Kondensmilch, Frischkäse, Käse) ↘ Milchmixgetränke, Kakaogetränke ↘ Milchspeiseeis
Fleisch, Fleischwaren, Geflügel, Wild, Innereien, Wurst	✓ alle unverarbeiteten Sorten, frisch, tiefgekühlt oder geräuchert ohne weitere Zusätze ✓ reines Hackfleisch ✓ kalter Braten, selbst hergestellt ✓ Rohschinken, Roastbeef, Putenbrustaufschnitt ✓ Aufschnitt und Würstchen ohne Milch*/Ei**/Fisch***	↘ paniertes Fleisch, Fleischzubereitungen wie zubereitetes Hackfleisch (z.B. Frikadellen, Tartar, Hamburger, Fleischpflanzerl, Bouletten) ↘ Fleischfertiggerichte, z.B. Pfannengerichte, Hühnerfrikassee ↘ Aufschnitt und Würstchen, Fleischsalate ↘ *In einigen Ländern wird SURIMI (s.u.) Pizzabelägen und Hot Dogs beigegeben*
Fisch und Fischerzeugnisse		↘ alle Sorten in frischer oder verarbeiteter Form und daraus hergestellte Produkte z.B. Räucherfisch, Fischkonserven, Fischsalate, Fischsuppen, Fischstäbchen, Fischpastete, Kaviar ↘ Sushi ↘ *Vorsicht auch vor SURIMI: japanisches Fischprodukt, das aus zerkleinerten, gründlich gewaschenen kleinen Fischen besteht (unterschiedlicher Spezies)*
Eier und Eierzeugnisse	✓ Eiersatz s. Deckblatt Hühnerei	↘ Eier und daraus hergestellte Eierspeisen wie Eierpfannkuchen, Omelett, Crepes ↘ Mayonnaise, Remoulade
Fette und Öle	✓ alle Öle (z.B. Olivenöl, Rapsöl) ✓ milchfreie Margarine ✓ Plattenfette	↘ Butter, Halbfettbutter ↘ Margarine mit Joghurtkulturen, Milcheiweiß oder Molke, Halbfettmargarine ↘ Butterschmalz, Butterfett, Ghee

Nahrungsmittelauswahl für eine **hühnerei-, kuhmilch- und fischfreie Ernährung**

	☺ **Nahrungsmittel,die weder Milch* noch Ei** noch Fisch*** enthalten**	☹ **Nahrungsmittel, dieMilch*, Ei** und/oder Fisch*** enthalten können**
süße Brotaufstriche, Süßungsmittel, Süßigkeiten	✓ Honig, Konfitüre ✓ Schokocreme ohne Milch*/Ei** ✓ Fruchtgummi, Fruchtbonbons, Kaugummi, Traubenzucker ✓ (Block-)Schokolade, (Schoko-)Reiswaffeln ohne Milch*/Ei** ✓ Götterspeise, Fruchtkaltschalen, Grützen und Kompott ✓ selbst hergestellter Pudding ohne Milch*/Ei** ✓ reines Frucht- und Wassereis, Sorbet	➘ Pralinen, Schokoküsse, Schokolade ➘ Marzipanzubereitungen, Nougat ➘ Schaumzuckerwaren, Baiser ➘ Schokoriegel, Süßwaren mit Keksbestandteilen, Müsliriegel ➘ Karamellbonbons, Fruchtgummis mit Joghurt ➘ Weichlakritzwaren ➘ (Fertig-)Pudding, Dessert, Cremespeise (sowie deren Fertigpulver) ➘ Speiseeis (Eisdiele: Kontamination!)
Verschiedenes und Spezialitäten	✓ Ketchup, Senf ohne Milch*/Ei** ✓ selbst hergestelltes Dressing ohne Milch*/Ei** z.B. Essig-Öl-Dressing ✓ vegane Pasteten, Brotaufstriche ohne Milch*/Ei**	➘ Fertigsuppen und -soßen ➘ Würzpasten, Würzsoßen, gek. Brühe, Brühwürfel, Gemüsebrühen etc. ➘ Mayonnaise, Remoulade, Dressing, Meerrettichzubereitungen, Senfspezialitäten ➘ Feinkostsalate, Fertiggerichte, Pizza ➘ *In der chinesischen und asiatischen Küche wird anstatt Salz mit Squid Brand, einer Fischsauce/ Fischpaste, gewürzt. Diese besteht aus Fischextrakten (meist Sardellen), Salz und Zucker.* ➘ Paella, Vitello tonnato (Vorspeise mit Thunfisch) ➘ Sevruga, Osietra, Beluga (Kaviar in verschiedenen Korngrößen) ➘ Lachsersatz (Seelachs) ➘ Sild und Kronsild (Kleinheringe) ➘ Anchosen (Erzeugniss aus frischen oder gefrorenen Fischen mit Zusätzen) ➘ Anchovispaste (Sardellenpaste mit Salz, Gewürzen und Kräutern)

***Milch steht stellvertretend für Milch, Milchprodukte und Milchbestandteile.**
****Ei steht stellvertretend für Hühnerei und Hühnereibestandteile (inkl. Lysozym).**
*****Fisch steht stellvertretend für Fisch und Fischbestandteile.**

Immer Zutatenliste beachten oder beim Hersteller nachfragen (Homepage/Hotline nutzen).
Die Liste erhebt keinen Anspruch auf Vollständigkeit. Diätplan nur in Verbindung mit einer Ernährungstherapie sinnvoll. Individuelle Verträglichkeit beachten.

Nahrungsmittelauswahl für eine **hühnerei-, kuhmilch-, soja- und erdnussfreie Ernährung**

	☺ **Nahrungsmittel, die weder Ei* noch Milch** noch Soja*** noch Erdnuss**** enthalten**	☹ **Nahrungsmittel, die Ei*, Milch**, Soja*** und/oder Erdnuss**** enthalten können**
Getränke	✓ (Mineral-)Wasser ✓ Fruchtsäfte und Fruchtsaftgetränke ✓ Tee, Kaffee	➘ Kuhmilch, Kakao(getränkepulver), Milchmixgetränke, Ovomaltine® ➘ Fruchtsaftgetränke mit Molke, Rivella® ➘ Sojadrinks, Soja-Reis-Drinks ➘ Instantgetränke, Sportlerdrinks, proteinangereicherte Getränke ➘ Wein, Campari®, Likör (Eierlikör, Cremelikör, Marsalla®)
Gemüse,Obst und deren Erzeugnisse	✓ alle Sorten, frisch, tiefgekühlt, getrocknet oder Konserve ohne Zusätze von Ei*/Milch**/Soja***/ Erdnuss****	➘ Obst- und Gemüsefertiggerichte, z.B. Aufläufe mit Rahm ➘ legierte Suppen und Soßen
Hülsenfrüchte	*Je nach Sensibilisierungsgrad sind Kreuzallergien zu anderen Hülsenfrüchten möglich. Im Rahmen einer ernährungstherapeutischen Beratung muss individuell entschieden werden.*	➘ Sojabohnen und Sojaprodukte (Tofu) ➘ Sojaflocken, Sojamehl ➘ Sojaknabberlinge (geröstete Sojabohnen) ➘ (Sojasoße) ➘ Erdnüsse und erdnusshaltige Produkte
Kartoffeln und Kartoffeler-zeugnisse	✓ alle (selbst hergestellten) Zubereitungen ohne Ei*/Milch**/Soja***/Erdnuss****	➘ Kartoffelbrei(-pulver), Kartoffelsalat ➘ Kartoffelzubereitungen wie Pommes frites, Kartoffelgratin, -kroketten, -knödel, -bratkartoffeln, Bauernfrühstück, Rösti ➘ Kartoffelchips
Getreide, Brot, Backwaren, Teigwaren, Nährmittel	✓ Brot, Brötchen und Knäckebrot ohne Ei*/Milch**/ Soja***/Erdnuss**** ✓ alle Getreidesorten wie Weizen, Roggen, Gerste, Hafer als: Flocken, Mehle, Grieß, Schrot, Stärke ✓ Frühstückscerealien ohne Ei*/Milch**/Soja***/ Erdnuss**** ✓ Zwieback, Kuchen und Gebäck ohne Ei*/Milch**/ Soja***/Erdnuss**** ✓ Nudeln ohne Ei*/Soja*** ✓ Reis, Mais, Hirse, Buchweizen, Quinoa und Amaranth sowie daraus hergestellte Produkte ohne Ei*/Milch**/ Soja***/Erdnuss**** ✓ Paniermehl, Backerbsen ohne Ei*/Milch**/Soja***/ Erdnuss****	➘ Brot, Brötchen Knäckebrot, Knödelbrot ➘ Kuchen, Torten, Bisquit, Waffeln, Stollen ➘ Gebäck, Kekse, Löffelbisquit, Zwieback ➘ Salzstangen/-gebäck, Flips, Cracker ➘ Eierteigwaren (z.B. Spätzle etc.), Flädle ➘ Fertigteige, Backmischungen ➘ Müsli, Frühstückscerealien ➘ (vegetarische) Fertigprodukte, Pizza ➘ Paniermehl als lose Ware beim Bäcker ➘ Backerbsen
Milch, Milchprodukte, Käse	✓ Ersatzprodukte s. Deckblatt Kuhmilch ✓ Kakao aus reinem Kakaopulver ohne Milch**/Soja***/ Erdnuss****	➘ Kuhmilch und Milchprodukte ➘ Milch- und Käseimitate, Milchersatzprodukte ➘ Eiscreme, Sojaeis
Fleisch, Fleischwaren, Geflügel, Wild, Innereien, Wurst	✓ alle unverarbeiteten Sorten, frisch, tiefgekühlt oder geräuchert ohne weitere Zusätze ✓ reines Hackfleisch ✓ kalter Braten, selbst hergestellt ✓ Rohschinken, Roastbeef, Putenbrustaufschnitt ✓ Aufschnitt und Würstchen ohne Ei*/Milch**/Soja***/ Erdnuss****	➘ paniertes Fleisch ➘ Fleischzubereitungen wie zubereitetes Hackfleisch Fleischfertiggerichte, Aufschnitt und Würstchen ➘ gekochter Schinken ➘ Fleischsalate
Fisch und Fischerzeug-nisse	✓ alle unverarbeiteten Sorten, frisch, tiefgekühlt oder geräuchert ohne weitere Zusätze ✓ Fischstäbchen ohne Ei*/Soja***/Erdnuss****	➘ panierter Fisch, Fischstäbchen ➘ Fischsalate, Fischfertiggerichte, Fischpastete
Eier und Eierzeugnisse	✓ Eiersatz s. Deckblatt Hühnerei	➘ Eier und daraus hergestellte Eierspeisen wie Eierpfannkuchen, Omelett, Crepes ➘ Mayonnaise, Remoulade

Nahrungsmittelauswahl für eine **hühnerei-, kuhmilch-, soja- und erdnussfreie Ernährung**

	☺ **Nahrungsmittel, die weder Ei* noch Milch** noch Soja*** noch Erdnuss**** enthalten**	☹ **Nahrungsmittel, die Ei*, Milch**, Soja*** und/oder Erdnuss**** enthalten können**
Fette und Öle	✓ alle Öle (z.B. Olivenöl, Rapsöl) **außer kalt gepresstem Soja- und Erdnussöl** ✓ Margarine ohne kaltgepresstes Sojaöl, milchfreie Margarine ✓ Plattenfette ohne Erdnuss****	↘ (Halbfett-)Butter, Butterschmalz, Butterfett, Ghee ↘ Margarine mit Joghurtkulturen, Milcheiweiß oder Molke, Halbfettmargarine ↘ Margarine mit kalt gepresstem Sojaöl und/oder Sojaeiweiß, kalt gepresstes Sojaöl ↘ kalt gepresstes Erdnussöl und Erdnussfett ↘ bei hochgradiger Allergie auch raffiniertes Erdnussöl und andere kaltgepresste Öle aus Nicht-EU Ländern (siehe Erläuterung s. Deckblatt Erdnuss)
süße Brotaufstriche, Süßungsmittel, Süßigkeiten	✓ Honig, Konfitüre, Streichcremes ohne Ei*/Milch**/Soja***/Erdnuss**** ✓ Fruchtgummi, Fruchtbonbons, Kaugummi ohne Soja***, Traubenzucker ✓ (Block-)Schokolade, Carobtafel ohne Ei*/Milch**/Soja***/Erdnuss**** ✓ Götterspeise, Fruchtkaltschalen, Grützen, Kompott ✓ selbst hergestellter Pudding ohne Ei*/Milch**/Soja***/Erdnuss**** ✓ reines Frucht- und Wassereis, Sorbet	↘ Schaumzuckerwaren, Baiser ↘ Erdnussbutter, Nuss-Nougat-Creme, Schoko-Creme, Schokolade, Pralinen, Schokoküsse ↘ (Block-)Schokolade, Schokoriegel ↘ Marzipanzubereitungen, Nougat ↘ Süßwaren mit Keksbestandteilen, Müsliriegel ↘ Karamellbonbons, Fruchtgummis mit Joghurt ↘ Weichlakritzwaren ↘ (Fertig-)Pudding, Dessert, Cremespeise (sowie deren Fertigpulver) ↘ Speiseeis (Eisdiele: Kontamination!), Sojaeis
Verschiedenes und Spezialitäten	✓ Würzpasten und –soßen Ei*/Milch**/Soja***/Erdnuss**** ✓ selbst hergestelltes Dressing ohne Ei*/Milch**/Soja***/Erdnuss**** z.B. Essig-Öl-Dressing ✓ vegane Pasteten, Brotaufstriche ohne Ei*/Milch**/Soja***/Erdnuss**** (z.B. auf Basis von Sonnenblumenkernen)	↘ Fertigsuppen und -soßen ↘ Würzpasten, Würzsoßen, Gewürzzubereitungen (Curry), gek. Brühe, Brühwürfel, Gemüsebrühen etc. ↘ Mayonnaise, Remoulade, Dressing, Meerrettichzubereitungen ↘ Feinkostsalate, Fertiggerichte, Pizza ↘ vegetarische Brotaufstriche ↘ Erdnussflips

***Ei steht stellvertretend für Hühnerei und Hühnereibestandteile (inkl. Lysozym).**
****Milch steht stellvertretend für Milch, Milchprodukte und Milchbestandteile.**
*****Soja steht stellvertretend für Soja, Sojaprodukte und Sojabestandteile.**
******Erdnuss steht stellvertretend für Erdnuss, Erdnussprodukte und Erdnussbestandteile.**

**Immer Zutatenliste beachten oder beim Hersteller nachfragen (Homepage/Hotline nutzen).
Die Liste erhebt keinen Anspruch auf Vollständigkeit. Diätplan nur in Verbindung mit einer Ernährungstherapie sinnvoll. Individuelle Verträglichkeit beachten.**

Nahrungsmittelauswahl für eine **hühnerei-, weizen-, kuhmilch- und sojafreie Ernährung**

	☺ **Nahrungsmittel, die weder Ei* noch Weizen** noch Milch*** noch Soja**** enthalten**	☹ **Nahrungsmittel, die Ei*, Weizen**, Milch*** und/ oder Soja**** enthalten können**
Getränke	✓ (Mineral-)Wasser ✓ Fruchtsäfte und Fruchtsaftgetränke ✓ Tee, Kaffee	➘ Kuhmilch, milchhaltiger Kakao ➘ Kakaogetränkepulver, Ovomaltine® ➘ Getreidekaffee, Malzkaffee, Carokaffee® ➘ Frühstücksdrinks mit Cerealien ➘ Fruchtsaftgetränke mit Molke, Rivella® ➘ Sojadrinks, Soja-Reis-Drinks ➘ Sportlerdrinks, proteinangereicherte Getränke, Instantgetränke ➘ Malzbier, diverse Biersorten, Weizenbier ➘ Wein, Campari®, Likör (Eierlikör, Cremelikör, Marsala®)
GemüseObst und deren Erzeugnisse	✓ alle Sorten, frisch, tiefgekühlt, getrocknet oder Konserve ohne Zusätze von Ei*/Weizen**/Milch***/ Soja****	➘ Obst- und Gemüsefertiggerichte, z.B. Aufläufe, Pfannengerichte, vegetarische und vegane Gemüsegerichte mit „Fleischersatz“ ➘ gebundene oder legierte Suppen und Soßen
Hülsenfrüchte	*Je nach Sensibilisierungsgrad sind Kreuzallergien zu anderen Hülsenfrüchten möglich. Im Rahmen einer ernährungstherapeutischen Beratung muss individuell entschieden werden.*	➘ Sojabohnen und Sojaprodukte (Tofu) ➘ Sojaflocken, Sojamehl ➘ Sojaknabberlinge (geröstete Sojabohnen) ➘ Sojasoße
Kartoffeln und Kartoffeler-zeugnisse	✓ alle (selbst hergestellten) Zubereitungen ohne Ei*/ Weizen**/Milch***/Soja**** ✓ Kartoffelbreipulver, Knödelzubereitungen, Bratkartoffeln ohne Ei*/Weizen**/Milch***/Soja****	➘ Kartoffelzubereitungen wie Kartoffelgratin (Bechamelsauce!), -kroketten, -knödel ➘ Bauernfrühstück, Kartoffelsalat ➘ Kartoffelpuffer/Reibekuchen, Rösti ➘ Country Potatoes ➘ Kartoffelbrei ➘ Kartoffelknabbereien (z.B. Kartoffelchips)
Getreide, Brot, Backwaren, Teigwaren, Nährmittel	✓ Brot, Brötchen und Knäckebrot ohne Ei*/Weizen**/ Milch***/Soja**** (Vorsicht bei bestäubten Waren!) ✓ glutenfreie Waren ohne Ei*/Weizen**/Milch***/Soja**** ✓ alle Getreidesorten außer Weizen als: Flocken, Mehle, Grieß, Schrot, Stärke ✓ Weizenfreie Frühstückscerealien (Hafer, Gerste, Roggen) ohne Ei*/Milch***/Soja**** ✓ Mais, Maiswaffeln, Cornflakes ohne Malz, Polenta ohne Ei*/Milch***/Soja**** ✓ Reis, Reisnudeln, Reiswaffeln ohne Weizen** ✓ Hirse, Buchweizen, Quinoa, Amaranth und Teff sowie daraus hergestellte Produkte ohne Ei*/Weizen**/ Milch***/Soja****	➘ Bulgur, Couscous, Weichweizen, Hartweizen(-grieß), Dinkel, Grünkern etc. ➘ Brot, Brötchen, Knäckebrot ➘ Kuchen, Torten, Waffeln, Eierpfannkuchen ➘ Gebäck, Kekse, Zwieback, Bisquit ➘ Backmischungen, Fertigteige ➘ Salzgebäck, Kräcker, Tortillachips, japan. Reisgebäck ➘ Nudeln (Vorsicht bei Buchweizen-, Hirse-, Sojanudeln), Pizza, Bratlinge ➘ Semmelknöde ➘ Frischkornbreie und Weizenkeimlinge ➘ Müsli, Flocken, Cerealien ➘ Backerbsen, Paniermehl, Semmelmehl, Flädle ➘ Backpulver ➘ Backoblaten, Hostien
Milch, Milchprodukte, Käse	✓ Ersatzprodukte s. Deckblatt ✓ Kakao aus reinem Kakaopulver	➘ Kuhmilch und alle Milchprodukte (Sauermilchprodukte, Sahne, Joghurt, Quark, Käse etc.), Kondensmilch ➘ Milch- und Käseimitate, Milchersatzprodukte auf Sojabasis ➘ Kakaogetränke ➘ Speiseeis, Sojaeis
Fleisch, Fleischwaren, Geflügel, Wild, Innereien, Wurst	✓ alle unverarbeiteten Sorten, frisch, tiefgekühlt oder geräuchert ohne weitere Zusätze ✓ reines Hackfleisch ✓ kalter Braten, selbst hergestellt ✓ Rohschinken, Roastbeef, Putenbrustaufschnitt ✓ Aufschnitt und Würstchen ohne Ei*/Weizen**/ Milch***/ Soja****	➘ paniertes Fleisch, Fleischzubereitungen wie zubereitetes Hackfleisch ➘ Fleischfertiggerichte ➘ Aufschnitt und Würstchen ➘ Fleischsalate ➘ Pasteten, Leberkäse, in (Blätter-)Teig gehüllte Erzeugnisse

Nahrungsmittelauswahl für eine **hühnerei-, weizen-, kuhmilch- und sojafreie Ernährung**

	☺ **Nahrungsmittel, die weder Ei* noch Weizen** noch Milch*** noch Soja**** enthalten**	☹ **Nahrungsmittel, die Ei*, Weizen**, Milch*** und/ oder Soja**** enthalten können**
Fisch und Fischerzeugnisse	✓ alle unverarbeiteten Sorten, frisch, tiefgekühlt oder geräuchert ohne weitere Zusätze	➘ panierter Fisch, Fischstäbchen, Brathering ➘ Fischsalate, Fischfertiggerichte, Fischpastete, Surimi ➘ in (Blätter-)Teig gehüllte Erzeugnisse
Eier und Eierzeugnisse	✓ Eiersatz s. Deckblatt Hühnerei	➘ Eier und daraus hergestellte Eierspeisen wie Eierpfannkuchen, Omelett, Crepes ➘ Mayonnaise
Fette und Öle	✓ alle Öle (z.B. Olivenöl, Rapsöl) außer kalt gepresstem Weizenkeimöl bzw. Sojaöl ✓ milchfreie Margarine, Schmalz ohne kalt gepresstes Weizenkeimöl bzw. Sojaöl ✓ Plattenfette	➘ Butter, Halbfettbutter, Butterschmalz, Butterfett, Ghee ➘ Margarine mit Joghurtkulturen, Milcheiweiß oder Molke ➘ Margarine mit kalt gepresstem Weizenkeim- oder Sojaöl/-eiweiß ➘ bei hochgradiger Allergie gegen Weizen: alle kalt gepressten Pflanzenöle incl. Weizenkeimöl
süße Brotaufstriche, Süßungsmittel, Süßigkeiten	✓ Honig, Konfitüre ✓ Streichcremes ohne Ei*/Weizen**/Milch***/Soja**** ✓ Fruchtgummi, Fruchtbonbons, Kaugummi, Traubenzucker ✓ (Block-)Schokolade, (Schoko-)Reiswaffeln ohne Ei*/ Weizen**/Milch***/Soja**** ✓ Puffreis, Popcorn ✓ Götterspeise, Fruchtkaltschalen und Kompott ✓ Pudding und Grütze, selbst hergestellt ohne Ei*/ Weizen**/Milch***/Soja**** ✓ reines Frucht- und Wassereis, Sorbet ohne Weizen** (Waffel!)	➘ Pralinen, Schokolade, Schokoküsse, Schokolinsen ➘ Marzipanzubereitungen, Nougat ➘ Schaumzuckerwaren, Baiser ➘ Malzbonbons, Hustenbonbons, Salmiakpastillen, Lakritz mit Weizenbestandteilen ➘ Karamellbonbons, Fruchtgummis mit Joghurt ➘ Weichlakritzwaren ➘ Süßwaren und Schokolade mit Keksbestandteilen ➘ (Fertig-) Pudding, Dessert, Cremespeise (sowie deren Fertigpulver), Sojadesserts ➘ Speiseeis (Eisdiele: Kontamination!), Eistorte, Sojaeis
Verschiedenes und Spezialitäten	✓ selbst hergestelltes Dressing ohne Ei*/Milch***/ Soja**** z.B. Essig-Öl-Dressing ✓ vegane Pasteten, Brotaufstriche ohne Ei*/Weizen**/ Milch***/Soja**** ✓ Würzsaucen (Ketchup, Senf) ohne Ei*/Weizen**/ Milch***/Soja**** (z.B. auf Sonnenblumenkernbasis) ✓ (gekörnte) Brühe, -würfel ohne Weizen** ✓ Essig ohne Kräuter, Balsamico ✓ Weinsteinbackpulver, Frisch-/Trockenhefe ohne Weizen** ✓ Tortenguss, Sahnesteif ohne Weizen**	➘ Fertigsuppen und -soßen ➘ Würzpasten, Würzsoßen, Gewürzzubereitungen, gek. Brühe, Brühwürfel, Gemüsebrühen, Sojasauce, Pesto ➘ Mayonnaise, Remoulade, Dressing, Meerrettichzubereitungen ➘ Feinkostsalate, Fertiggerichte, Pizza ➘ vegetarische Brotaufstriche ➘ weizenhaltige Hefe, weizenhaltiges Backpulver ➘ „Weizen-/Dinkel"-Sauerteig ➘ Saftstopp®, San-apart® (Sahnesteif)

***Ei steht stellvertretend für Hühnerei und Hühnereibestandteile (inkl. Lysozym).**
****Weizen steht stellvertretend für Weizen und Weizenbestandteile.**
*****Milch steht stellvertretend für Milch, Milchprodukte und Milchbestandteile.**
******Soja steht stellvertretend für Soja, Sojaprodukte und Sojabestandteile.**

**Immer Zutatenliste beachten oder beim Hersteller nachfragen (Homepage/Hotline nutzen).
Die Liste erhebt keinen Anspruch auf Vollständigkeit. Diätplan nur in Verbindung mit einer Ernährungstherapie sinnvoll. Individuelle Verträglichkeit beachten.**

Allgemeine Empfehlungen für eine diagnostische Kostform bei Verdacht auf pollenassoziierte Nahrungsmittelallergie

Bei einer Allergie gegen Birken-, Erlen-, Hasel- und/oder Beifußpollen können neben Beschwerden wie Heuschnupfen auch Reaktionen nach Verzehr bestimmter Nahrungsmittel auftreten. Spezielle Eiweiße in diesen Nahrungsmitteln sind dem allergieauslösenden Eiweiß in den Pollen in ihrer Struktur so ähnlich, dass der Körper auf sie ebenfalls allergisch reagieren kann. Dieses Phänomen nennt man Kreuzallergie.
Aufgrund der zunehmenden Kenntnis über die molekularen Allergenstrukturen ist die Bewertung möglicher Kreuzreaktivitäten im Wandel. Viele Verbote und Empfehlungen stehen auf dem Prüfstand und eine sichere Aussage erscheint schwierig. **Diese hier dargestellte umfassende Auslassdiät ist keinesfalls als Dauerernährung für Patienten mit einer Birken- oder Beifußpollenallergie geeignet!** Sie dient nur zu diagnostischen Zwecken! Sprechen Sie Ihren Arzt oder Ihre Ernährungstherapeutin an. Die Möglichkeiten der allergenen Strukturdetektierung ermöglicht Ihnen heute eine genaue Diagnostik, die sinnlose Pauschaldiäten vermeidet!

Bei einer Birkenpollenallergie werden die häufigsten Kreuzreaktionen nach Verzehr von Kern- und Steinobst, Haselnuss sowie Karotten und Sellerie beobachtet. Für Allergiker mit alleiniger Beifußpollenallergie sind Kreuzreaktionen auf Gemüse, Kräuter und Gewürze beschrieben.

Inwieweit der Verzehr pollenassoziierter Nahrungsmittel im Einzelfall zu Reaktionen führt, muss **individuell** untersucht und bewertet werden. Eine vorbeugende Meidung aller Nahrungsmittel, die bekannte Kreuzallergene enthalten, ist nicht sinnvoll und führt zu einer nicht verantwortbaren Kosteinschränkung, welche nicht nur die Lebensqualität unnötig beeinträchtigt, sondern vor allem eine ausreichende Nährstoffzufuhr gefährdet!

Da die pollenassoziierten Allergene – je nach Leitallergen – größtenteils hitzeempfindlich sind, treten die Beschwerden bei pollenassoziierter Nahrungsmittelallergie zwar häufig lediglich nach Verzehr von rohem Gemüse und Obst auf, jedoch sind einzelne pollenassoziierte Nahrungsmittel, wie etwa Sellerie, auch in gekochter Form noch in der Lage, bei einem Teil der Betroffenen allergische Beschwerden auszulösen. Ebenso können viele Kräuter und Gewürze auch nach Erhitzen noch Symptome hervorrufen. Ob einzelne pollenassoziierte Nahrungsmittel auch in gegarter Form unverträglich sind und gemieden werden müssen, muss für jeden Patienten individuell entschieden werden.

Die umseitige diagnostische Auslassdiät ist bis zur Besserung der Beschwerden, aber maximal 2 – 4 Wochen, streng durchzuführen. Anschließend muss eine Auswertung erfolgen. Ein schrittweiser Kostaufbau über eine Provokation in der Klinik oder zu Hause nach ärztlicher Anweisung mit den wichtigsten bzw. individuell unverdächtigen pollenassoziierten Nahrungsmitteln muss sich zwingend anschließen.

Nahrungsmittelauswahl zur Diagnostik bei Verdacht auf eine pollenassoziierte Nahrungsmittelallergie

Lücken und Tücken der Kennzeichnungsverordnung:

- Laut Lebensmittelkennzeichnungsverordnung (vom 25. November 2005) müssen 14 Hauptauslöser und deren Erzeugnisse als Zutat von verpackten Nahrungsmitteln in der Zutatenliste aufgeführt werden. Damit ist aber nur ein Teil der pollenassoziierten Nahrungsmittel kennzeichnungspflichtig. So können sich z.B. unter der Bezeichnung „Gewürze" immer noch viele pollenassoziierte Nahrungsmittel verbergen.
- Die Kennzeichnungspflicht gilt derzeit zudem nicht für unverpackte, sog. lose Ware. Erst mit verbindlichem Inkrafttreten der neuen EU-Verordnung zur Information der Verbraucher über Lebensmittel (vom 25.10.2011) wird ab dem 13. Dezember 2014 die Deklaration von Schalenfrüchten, Soja und Sellerie auch auf loser Ware verpflichtend. In welcher Form diese kenntlich gemacht werden, wird national entschieden. Fragen Sie deshalb nach, wenn Sie Backwaren, Wurst etc. unverpackt (ohne Zutatenliste) kaufen, ob ein für Sie unverträgliches Nahrungsmittel enthalten ist.
- Auch beim Außer-Haus-Verzehr gibt es bis Ende 2014 keine Verpflichtung zur Allergenkennzeichnung. Fragen Sie während der diagnostischen Diät bzw. bei nachgewiesener Allergie immer nach, ob in einem Gericht pollenassoziierte Nahrungsmittel (siehe Lebensmittelliste) enthalten sind, bevor sie nicht selbst zubereitete Speisen verzehren.
- Zu den Warnhinweisen „Kann Spuren von Nüssen/Soja/Sellerie enthalten" lassen Sie sich bitte im Rahmen Ihrer Ernährungstherapie beraten, sofern Sie an einer nachgewiesenen Allergie gegen eines der genannten Nahrungsmittel leiden. Die Bedeutung dieses Warnhinweises muss für jeden Patienten individuell geklärt werden.

Überprüfen Sie immer beim Einkauf die Zutatenliste der Produkte und meiden Sie während der diagnostischen Auslassdiät Produkte, die pollenassoziierte Nahrungsmittel enthalten bzw. enthalten können. Kontaktieren Sie im Zweifelsfalle den Hersteller (oftmals per Hotline oder Homepage möglich).

Nahrungsmittelauswahl zur Diagnostik bei Verdacht auf eine **birken- und beifußpollen-assoziierte Nahrungsmittelallergie**

Nahrungsmittelgruppe	☺ Nicht birken- und beifußpollenassoziiert	☹ Birken- und beifußpollenassoziiert
Getränke	✓ Kaffee, schwarzer Tee ✓ Mineralwasser ✓ grüner Tee, Brennesseltee ✓ Hibiskus-, Malventee, Roiboschtee ✓ erhitzte Fruchtsäfte und Fruchtsäfte aus Konzentrat werden in der Regeln vertragen	➘ Fenchel-, Kamillen-, Pfefferminztee, Anistee, Früchtetee* ➘ Gemüsesäfte ➘ frisch gepresste Säfte, Smoothies ➘ naturtrüber Apfelsaft ➘ Kakaogetränkepulver (evtl. Nüsse enthalten)
Gemüse	✓ Artischocke, Aubergine, Blumenkohl**, Brechbohnen, Broccoli**, Champignons, Chinakohl, Eisbergsalat, Erbsen**, Feldsalat, Grünkohl, Gurke**, Linsen, Kohlrabi, Kürbis**, Mais, Mangold, Meerrettich, Olive**, Pastinake, Pilze, Porree, Radieschen, Rettich, Rhabarber, Rosenkohl, Rote Bete, Rotkohl, Sauerampfer, Sauerkraut, Schalotte, Schwarzwurzel, Spinat, Spitzkohl, Steckrübe, Tamarillo, Weißkohl, Wirsingkohl, Zucchini** ✓ stark fermentierte und erhitzte Produkte wie Sojasoße, Miso, Sojaöl und geröstete Sojabohnen	➘ Avocado, Batate*, Chicorée*, Endivie*, Fenchel, **Karotte, rohe Kartoffel**, Kopfsalat*, Löwenzahn*, **Paprika, Sellerie**, Spargel*, **Tomate** ➘ Mungobohne ➘ **Sojabohne, frische Sojabohnen** ➘ nicht fermentierte Sojaprodukte wie Sojagetränke, Sojajoghurt und -desserts, Sojaflocken, Diätpulver und Tofu ➘ Gemüsezubereitungen
Obst	✓ kein Obst außer Zitrusfrüchte wie Mandarinen, Clementinen, Satsumas, Orangen**, Grapefruit ✓ Ananas** ✓ Heidelbeeren ✓ Banane** ✓ Weintraube** ✓ Trockenobst: Korinthen, Rosinen, Sultaninen	➘ **Apfel, Aprikose, Birne**, Brombeere*, Erdbeere*, Feige, Himbeere*, Jackfrucht, **Kirsche, Kiwi**, Litschi, Mango, Melone, **Nektarine, Pfirsich, Pflaume**, Physalis*, Sharonfrucht, Zwetschge
Nüsse und andere Ölsaaten	✓ keine Nüsse, aber ggf. folgende Ölsaaten und Samen: ✓ Cashewkerne ✓ Leinsamen ✓ Sesam** ✓ Kürbiskerne** ✓ Sonnenblumenkerne** ✓ Kokosflocken ✓ Pistazien ✓ Pinienkerne	➘ **Haselnüsse, Walnüsse** ➘ Erdnüsse ➘ Mandeln ➘ Esskastanien/Maronen ➘ Mohn* ➘ Bockshornkleesamen
Gewürze	✓ Salz ✓ Knoblauch, Zwiebel ✓ Kapern ✓ Ysop ✓ Schnittlauch, Kresse ✓ Vanille ✓ Zucker ✓ weißer Senf**	➘ **Anis, Basilikum, Beifuß**, Bohnenkraut*, Cayennepfeffer, Chili, **Curry**, Cumin, Dill, Estragon, **Fenchel**, Kerbel*, Koriander, **Kümmel**, Lavendel*, Liebstöckel, Majoran, Melisse, Minze, Oregano, **Paprika**, **Petersilie**, **Pfeffer**, Pfefferminze, Rosmarin, Salbei, **Selleriesalz**, Thymian ➘ Kräuter der Provence ➘ gekörnte Brühe, Brühwürfel, Fondor ➘ Fertigsoßen, Gewürzmischungen ➘ Gewürzsenf

Nahrungsmittelauswahl zur Diagnostik bei Verdacht auf eine **birken- und beifußpollen-assoziierte Nahrungsmittelallergie**

Nahrungs-mittelgruppe	☺ Nicht birken- und beifußpollenassoziiert	☹ Birken- und beifußpollenassoziiert
Verschiedenes	✓ Milch und Milchprodukte ✓ Eier, Fisch, Fleisch ✓ selbst hergestellter Bratenaufschnitt, Parma-/ Seranoschinken (enthalten nur Salz) ✓ Brot, Getreide, Nudeln, Reis, Grieß etc. ✓ Fette: Butter, Margarine, Öle etc. ✓ Zuckerrübenkraut (Sirup), Reissirup ✓ Karamelle, Traubenzucker ✓ Popcorn nur mit Butterzusatz ✓ Vanilleeis ✓ Vanille- oder Grießpudding ✓ selbst hergestellter Kuchen oder Kekse ✓ Marmelade (ohne Gewürze) wird in der Regel vertragen ✓ Bonbons, Weingummi, Lakritze ✓ Salzstangen ohne Nussbestandteile ✓ Sojasoße, Miso, Sojaöl	↘ Tomatensoße, Ketchup, Tomatensoße ↘ fertige Fleischzubereitungen (Wurst, Würstchen, Kassler) ↘ Fertigprodukte, die eines der o.g. Nahrungsmittel enthalten ↘ Fertig- und Halbfertigsuppen, Fonduesoßen ↘ Salatdressings, Salatkräutermischungen ↘ Tiefkühlgemüse mit fertigen Soßen ↘ kaltgeschleuderter Honig, Marmelade mit Gewürzen ↘ Nuss-Nougat-Creme, Schokolade, Nougat ↘ Kuchen und Gebäck mit Haselnüssen und/oder Schokolade ↘ Printen, Lebkuchen ↘ Kräuterbonbons- und Lutschpastillen ↘ gewürztes Salz- oder Knabbergebäck (z.B. Chipszubereitungen etc.)

Die fettgedruckten Gemüse- und Obstsorten sowie Gewürze bezeichnen die häufigsten pollenassoziierten Nahrungsmittel. Die mit * gekennzeichneten Lebensmittel sind in der Regel gut verträglich.

Die mit ** gekennzeichneten Lebensmittel sind nur in Einzelfällen bei Profilinsensibilisierungen klinisch relevant. Die Verträglichkeit muss daher vor Beginn der Diätphase genau erfragt werden! Ein Meiden ist nur in Einzelfällen erforderlich.
Diagnostische Diät nur in Verbindung mit einer qualifizierten Ernährungstherapie sinnvoll.
Immer Zutatenlisten beachten oder beim Hersteller nachfragen (Homepage/Hotline).
Die Liste erhebt keinen Anspruch auf Vollständigkeit.

Allgemeine Empfehlungen für eine Ernährung bei latex-assoziierter Nahrungsmittelallergie

Latex-Allergene sind Proteine aus dem Parakautschukbaum (Hevea brasiliensis), die in vielen Gegenständen des alltäglichen (Gummibänder, Gummibälle, Luftballons, Kondome, Schnuller u.a.) und medizinischen Bedarfs (Gummihandschuhe, Katheder, Pflaster, elastische Binden u.a.) vorkommen.

Da in medizinischen und pflegerischen Berufsgruppen intensiver Kontakt mit naturlatexhaltigen Produkten besteht, gehören diese zu den gefährdeten Personen. Durch Bemühungen verstärkt latexfreie Materialien im medizinischen Bereich einzusetzen, ist die Anzahl der Neuerkrankungen für eine Latexsensibilisierung bei beruflichem Umgang erfreulicherweise rückläufig. Ein erhöhtes Risiko, eine Latexallergie zu entwickeln, besteht auch bei Patienten mit Handekzem, Arbeitern in der Gummiindustrie, bei Kindern, die mit einem Neuralrohrdefekt (Spina bifida) geboren werden.

Beobachtungen zeigen, dass zwischen Latex und bestimmten Früchten sowie einigen Gemüsesorten Kreuzreaktionen auftreten können. Latex und die entsprechenden Obst- und Gemüsesorten haben gemeinsame allergene Merkmale, die das Immunsystem einiger Menschen nicht unterscheiden kann. Hierfür sind verschiedene Allergene verantwortlich. Deshalb reagiert auch nicht jeder Latexallergiker auf jedes der unten aufgeführten Nahrungsmittel.

In Folge der unterschiedlichen allergenen Potenz der bisher identifizierten Allergenstrukturen sind die Reaktionsbreiten variabel: Häufig treten heftige Beschwerden (Kribbeln im Mundbereich, Schwellungen, Quaddeln etc.) bei rohem Obst und Gemüse auf. Bei Banane und Avocado sind auch schwere Reaktionen bis hin zum anaphylaktischen Schock beschrieben.

Inwieweit der Verzehr latexassoziierter Nahrungsmittel im Einzelfall zu Reaktionen führt, muss individuell untersucht werden. Eine vorbeugende Meidung aller bekannten Kreuzallergene – insbesondere dann, wenn die relelvanten Allergenstrukturen sehr häufig vorkommen, aber nur selten zu Reaktionen führen – ist nicht sinnvoll und führt zu einer zu umfangreichen Kosteinschränkung. Daher müssen Latexallergiker immer in enger Absprache mit Ihrem Arzt und einer allergologisch geschulten Ernährungsfachkraft beraten werden.

Sollten nach Verzehr eines dieser Nahrungsmittel Reaktionen beobachtet werden, ist unbedingt eine Rücksprache mit dem behandelnden Arzt angezeigt.

Die häufigsten Auslöser für eine Kreuzallergie zu Latex sind pflanzliche Nahrungsmittel, es sind aber auch Reaktionen nach dem Verzehr tierischer Nahrungsmittel beschrieben.

Hinweise zur Diagnostik bei Verdacht auf eine **latexassoziierte Nahrungsmittelallergie**

Nahrungsmittel, die mit Latex kreuzreagieren können:

Nahrungsmittel	Sensibilisierung in %[1]	manifeste Allergie in %[1]
Banane	30 – 40	15 – 20
Avocado	45 – 55	7 – 15
Kartoffeln, roh	0 – 40	0 – 15
Tomaten	25 – 45	4 – 8
Kiwi	15 – 20	2 – 17
Ananas	20	4
Marone / Esskastanie	keine Angaben	keine Angabe

[1]Henzgen et al.: Nahrungsmittelallergien durch immunologische Kreuzreaktionen. Leitlinie der Arbeitsgruppe Nahrungsmittelallergie der Deutschen Gesellschaft für Allergologie und klinischen Immunologie (DGAKI) und des Ärzteverbandes Deutscher Allergologen (ÄDA); Nachdruck *14,* 48-59 (2005) – siehe Seite 173.

Nahrungsmittelauswahl bei Pseudoallergie

Pseudoallergien ahmen Allergien nach. Im Unterschied zu allergischen Reaktionen bewirken Pseudoallergene allerdings direkt eine Reaktion, ohne dass IgE-Antikörper beteiligt sind. Da diese IgE-Antikörper aber die nötige Voraussetzung für Haut- und Bluttests sind, die in der Diagnostik der Nahrungsmittelallergie angewandt werden, lassen sich Pseudoallergien auf Nahrungsmittel nur durch eine Auslassdiät und nachfolgende Gabe der verdächtigen Auslöser (Provokation) diagnostizieren. Typische Auslöser sind Zusatzstoffe wie Farb- und Konservierungsstoffe, aber auch natürlicherweise in Nahrungsmitteln vorhandene Substanzen wie biogene Amine, Benzoesäureverbindungen und vermutlich Aromastoffe. Da es nicht ausgeschlossen ist, dass bisher noch nicht alle Pseudoallergene identifiziert worden sind, wird die Auslassdiät als pseudoallergenarm und nicht pseudoallergenfrei bezeichnet.

Folgende Begriffe der Zutatenliste weisen auf die Verwendung von Zusatzstoffen hin:
E100 – E1518, Farbstoff, Konservierungsstoff, Geliermittel, Verdickungsmittel, Feuchthaltemittel, Emulgator, Geschmacksverstärker, Antioxidationsmittel, Trennmittel, Überzugsmittel, Süßungsmittel/Süßstoff, Backtriebmittel, Festigungsmittel, Mehlbehandlungsmittel, modifizierte Stärke, Schaummittel, Schaumverhüter, Schmelzsalz, Stabilisator, Aroma(-stoffe)

Lücken und Tücken der Kennzeichnungsverordnung:

- Nach der neuen Kennzeichnungsverordnung (vom 25.11.2005) müssen Schwefeldioxid und Sulfite (bei einer Konzentration von mindestens 10 mg/kg oder Liter) bei verpackten Nahrungsmitteln in der Zutatenliste aufgeführt werden. Diese Vorschrift bedeutet keine komplette Deklaration! Vorsicht auch bei unverpackten Nahrungsmitteln.
- Folgende Nahrungsmittel können Zusatzstoffe enthalten, ohne dass diese deklariert sind:
  - unverpackte, verarbeitete Nahrungsmittel (z.B. Brot, Kuchen, Kekse, Wurst, Feinkostsalate)
  - Kartoffelprodukte (Kroketten, Pommes frites, vorgeschälte Kartoffeln etc.) beim Außer-Haus-Verzehr
  - alkoholische Getränke
  - offene Schokolade, Pralinen etc.
  - Nahrungsmittel mit zusammengesetzten Zutaten, in denen die Zusatzstoffe keine technologische Wirkung mehr haben (außer Schwefeldioxid und Sulfite (s.o.))

Überprüfen Sie immer beim Einkauf die Zutatenliste der Produkte und meiden Sie Produkte, die Zusatzstoffe und/oder natürliche Pseudoallergene enthalten bzw. enthalten können.

Die pseudoallergenarme Ernährung führen Sie für ca. 3 – 4 Wochen durch. Der Diäterfolg stellt sich meist erst nach 10 – 14 Tagen ein. Es ist wichtig, dass Sie die Diät in der ganzen Zeit strikt einhalten! Jeder Diätfehler kann einen Diäterfolg hinauszögern. Erst nach erfolgreich durchgeführter Diät kann mit der Suche nach dem/den konkreten Auslöser(n) begonnen werden.

Nahrungsmittelauswahl bei **pseudoallergenarmer Ernährung**

Modifiziert nach Zuberbier T., B.M. Czarnetzki: Nahrungsmittelunverträglichkeit (II). Hautarzt 44, 57-62 (1993)

	☺ **geeignet**	☹ **nicht geeignet**
Getränke	✓ Mineralwasser ✓ Kaffee ✓ schwarzer Tee	➘ alle übrigen Getränke wie Obstsäfte, Limonaden, Erfrischungsgetränke, Bier, Lightgetränke, Kräutertees und Alkoholika
Gemüse, Obst und deren Erzeugnisse	✓ alle Gemüsesorten außer den nicht geeigneten → z.B. Aubergine, (Bleich-)Sellerie, Blumenkohl, Bohnen, Broccoli, Chicoree, Chinakohl, (Eisberg)Salat, Endivie, Fenchel, Gurke, Karotten, Kohlrabi, Radieschen, Rosenkohl, rote Bete, Schwarzwurzeln, Spargel, Weißkohl, Zucchini	➘ Artischocken, Erbsen, Pilze, Rhabarber, Spinat, Tomaten(-mark, -soße), Oliven, Paprika ➘ frisches Obst ➘ Fertigprodukte wie Marmeladen, kandierte Früchte, Fruchtsäfte, -soßen, -kompott ➘ Trockenobst ➘ Obstessig ➘ Nüsse/Mandeln ➘ Obst und daraus hergestellte Produkte
Kartoffeln und Kartoffel-erzeugnisse	✓ alle selbst hergestellten Zubereitungen ohne Verwendung nicht geeigneter Produkte	➘ Kartoffelbreipulver ➘ (Fertig-)Kartoffelgratin, -kroketten, -knödel, -bratkartoffeln ➘ Pommes frites ➘ alle sonstigen Kartoffel-Fertigprodukte
Getreide, Brot, Backwaren, Teigwaren, Nährmittel	✓ Getreide, -flocken, -mehl, -grieß, -stärke ✓ abgepacktes Brot und abgepackte Brötchen/Semmeln ohne Zusatzstoffe, Knäckebrot ✓ Reis, Reiswaffeln (nur aus Reis u. Salz) ✓ Nudeln ohne Ei ✓ Hirse, Buchweizen	**alle** übrigen (Fertig-)Produkte z.B. ➘ Fertigmüsli ➘ frisches Brot vom Bäcker, abgepacktes Schnittbrot mit Zusatzstoffen ➘ Back- und Feinbackwaren ➘ Nudelprodukte (Ravioli, Tortellini), Eiernudeln
Milch, Milch-produkte, Käse	✓ Frischmilch, Buttermilch, Kefir ✓ frische süße und saure Sahne (ohne Verdickungsmittel) ✓ Speisequark, Mascarpone, Mozzarella ✓ Naturjoghurt ✓ Frischkäse (ungewürzt), Hütten-/Küstenkäse ✓ wenig junger Gouda	**alle** übrigen Milchprodukte wie ➘ Kräuterkäse, Schmelzkäse, Sauermilchkäse, Schimmelkäse ➘ fertiger Kräuterquark ➘ Fruchtjoghurt oder -quark ➘ Lightprodukte ➘ Milchreis (Fertigprodukt)
Fleisch, Fleischwaren, Geflügel, Wild, Innereien, Wurst	✓ frisches oder tiefgekühltes Fleisch ✓ frisches Hackfleisch (ungewürzt) ✓ selbsthergestelltes Roastbeef ✓ selbsthergestellter Bratenaufschnitt ✓ selbsthergestellte Frikadellen/Bouletten	**alle** verarbeiteten Produkte z.B. ➘ Wurstaufschnitt, Würstchen ➘ gewürzte Zubereitungen wie Schaschlik ➘ gepökeltes, geräuchertes Fleisch wie Schinken ➘ Pasteten, Terrinen, Fleisch in Aspik, Fleischsalate
Fisch und Fischerzeug-nisse		➘ in **jeder** Form
Eier und Eierzeugnisse		➘ in **jeder** Form
Fette und Öle	✓ Butter, kalt gepresste Pflanzenöle Tip: zum Braten Olivenöl	➘ **alle** übrigen Produkte (Margarine, Halbfettmargarine, Halbfettbutter)
süße Brotauf-striche, Süßungsmittel, Süßigkeiten	**keine Süßigkeiten** außer: ✓ selbst hergestelltem Kuchen und Gebäck ✓ sowie Zucker und Honig	➘ **alle** Süßigkeiten (auch energiearme Süßigkeiten mit Süßstoffen und Kaugummi)
Verschiedenes und Spezialitä-ten, Gewürze	✓ Salz ✓ Schnittlauch ✓ Zwiebeln	➘ Fertiggerichte (z.B. Pizza, Tütensuppen), Fertigsoßen, Würzsoßen, -pasten, Ketchup, Senf, Meerrettich, Remouladen, Dressing, Feinkostsalate ➘ Mayonnaise, Essig, Gewürze, Kräuter, Knoblauch

Immer Zutatenliste beachten oder beim Hersteller nachfragen (Homepage/Hotline nutzen).
Die Liste erhebt keinen Anspruch auf Vollständigkeit. Diätplan nur in Verbindung mit einer Ernährungstherapie sinnvoll.
Individuelle Verträglichkeit beachten.

Empfehlungen für eine diagnostische Ernährung bei Verdacht auf oral ausgelöste Histaminunverträglichkeit

Eine immer größer werdende Anzahl von Personen vermutet in einer Histamin-Unverträglichkeit – oftmals auch als Histamin-Intoleranz bezeichnet – die Ursache ihrer Beschwerden. Da Histamin als zentraler Botenstoff an allergischen und nichtallergischen Reaktionen beteiligt ist, erscheint die oftmals selbst gestellte Verdachtsdiagnose in der Regel plausibel. Übersehen wird bei dieser Blickweise aber meist, dass Histamin auch andere Aufgaben als Botenstoff erfüllt und daher fortwährend vom Körper eigenständig gebildet und freigesetzt wird.

Selbst wenn die diversen Beschwerden im Bereich des Magen-Darm-Trakts, der Atemwege, der Haut und des Herz-Kreislauf-Systems etc. durch Histamin ausgelöst werden, rechtfertigt dies noch nicht, die Ernährung auf eine histaminarme oder gar histaminfreie Kost umzustellen. Kursierende Nahrungsmittelempfehlungen sind von ihrer wissenschaftlichen Grundlage her in vielen Punkten nicht nachvollziehbar und zudem inkongruent in ihren Aussagen.

Die Schwierigkeit beim Erstellen von allgemeingültigen Empfehlungen besteht darin, dass Reifungszustand, Verarbeitungsprozesse und Verzehrmengen stets zu beachten sind und eine ausschließliche Orientierung am Histamingehalt nicht sinnvoll ist. So wird beispielsweise die gleiche Menge an Histamin, die in Form von (nicht mehr ganz frischem) Fisch verzehrt Reaktionen auslösen kann, in Käse in der Regel gut vertragen. Zudem führen solche pauschalen nicht abgesicherten Empfehlungen zu deutlichen Nährstoffimbalancen und – aufgrund des Verbotscharakters – meist zu einer massiven Einschränkung der Lebensqualität. Dies ist für Betroffene oftmals eine Sackgasse.

Vielmehr sollte auf der Grundlage einer 3-stufigen diagnostischen Diätphase der Versuch unternommen werden, dem Auslöser oder den Auslösern auf die Spur zu kommen. Da insbesondere gastrointestinale Beschwerden sich nur selten (allein) über die aufgenommene Menge an Histamin erklären, ist das vorgeschlagene Stufenschema auch unter deutlicher Berücksichtigung gastroenterologischer Aspekte zusammengestellt. Auf diese Weise werden die physiologischen Voraussetzungen für eine optimale Verdauung geschaffen, so dass histaminabhängige von histaminunabhängigen Beschwerden unterschieden werden können.

Die erste Phase sollte nicht länger als 10 bis 14 Tage dauern und dient insbesondere einer weitestgehenden Beschwerdereduktion. In dieser Zeit werden alle jene Nahrungsmittel aus der Kost entfernt, die gesichert einen hohen Gehalt an biogenen Aminen (Histamin u.a.) besitzen. Gleichzeitig gilt es, die Verdauungsvoraussetzungen zu optimieren. Dies hat bei den meisten Patienten Veränderungen hinsichtlich der Zusammensetzung ihrer Speisen, aber auch der Häufigkeit bzw. Abstände der Mahlzeiten zur Folge: Erfahrungsgemäß wirkt es sich meist günstig aus, den Gemüseanteil in der Nahrung zu erhöhen und auf eine ausreichende Eiweiß- und Fettaufnahme zu achten. Gleichzeitig gilt es, zucker- und stärkereiche Nahrungsmittel einzuschränken und diese nicht isoliert zu essen.

Arbeitskreis Diätetik in der Allergologie

Nahrungsmittelauswahl bei Verdacht auf **oral ausgelöste Histamin-Unverträglichkeit**

Die zweite Phase von etwa 6 Wochen dient der Erweiterung der Nahrungsmittelauswahl unter Berücksichtigung individueller Einflussfaktoren. So zeigt die therapeutische Arbeit mit Patienten, die eine Histamin-Unverträglichkeit vermuten, dass ihre individuellen Auslöser (z.B. Rotwein) nur unter bestimmten Voraussetzungen wie z.B. einer hohen Anspannung, Medikamenteneinnahme, Zeitpunkt im Monatzyklus etc. Beschwerden hervorrufen. In der Testphase werden dementsprechend histaminhaltige Lebensmittel wieder eingeführt und auf ihre Verträglichkeit hin überprüft. Gleichzeitig ist das Augenmerk auf individuelle Einflussfaktoren gerichtet.

Die dritte Phase schließt sich nahtlos an die Testphase an. Sie zeichnet sich durch individuelle Ernährungsempfehlungen aus, die auf den Erfahrungen aus der Testphase hinsichtlich eigener Auslöser und Einflussfaktoren basieren. Durch die individuelle Gestaltung der Dauerernährung kann die Lebensqualität auf einem hohen Niveau erhalten bleiben.

Nahrungsmittelauswahl bei Verdacht auf **oral ausgelöste Histamin-Unverträglichkeit**

	Nahrungsmittel, die für Phase 1, 2 und 3 geeignet sind	Nahrungsmittel, die in Phase 2 auf Verträglichkeit getestet werden sollten	Nahrungsmittel, die nur in Maßen oder gar nicht verzehrt werden sollten
Getränke **Empfehlung: Aufnahme gleichmäßig über den Tag verteilen**	✓ (Mineral-) Wasser ✓ Tee, Kaffee ✓ Kräuter- und Früchtetees	□ wenn gewünscht: histaminarme alkoholische Getränke in kleinen Mengen vorzugsweise zum Essen (Pils, histaminarme Weiß- oder Rotweine bzw. Sekt- oder Proseccosorten) □ kleine Mengen alkoholfreies Bier	↘ Weizenbier ↘ Histaminreiche Varianten an Wein, Sekt, Prosecco, Champagner ↘ Säfte, Limonaden u.a. gesüßte Erfrischungsgetränke
Gemüse, Hülsenfrüchte, Obst und deren Erzeugnisse **Empfehlung: 2 – 3 Portionen Gemüse/ Tag aber nur 1 – 2 Portionen Obst/Tag**	✓ gut verträgliche Gemüsesorten, ggf. als TK-Ware (sinnvoll bei mit * gekennzeichneten Sorten): wie Blumenkohl*, Broccoli*, Gurke, Mohrrübe, Feldsalat, Fenchel, Pastinaken, lbe und rote Paprika, rote Bete, Ruccola, Sellerie, Zucchini ✓ Obst in Kombination mit Sauermilchprodukten oder als Nachspeise nach einem ausgewogenen Essen (mit ausreichend Gemüse, Fett und Eiweiss)	□ kleine Mengen an sauer eingelegtem Gemüse □ Tempeh <u>Vermeintliche Auslöser wie:</u> □ Tomaten, Spinat, Auberginen, Nüsse □ Beeren, Zitrusfrüchte etc. □ oftmals blähende Gemüse wie Rotkohl, Weißkohl, Porree, Zwiebeln, grüne Paprika, Sauerkraut, Knoblauch □ Linsen, ggf. Erbsen und Bohnen □ Überreifes und saure Obstsorten nur in mäßigen Mengen	↘ Sauerkraut ↘ Pures Obst in größeren Mengen als Zwischen- oder Hauptmahlzeit (z.B. als Smoothies) ↘ Obstkonserven
Kartoffeln und Kartoffelerzeugnisse	✓ vorzugsweise als Röst- oder Bratkartoffeln oder in Form von Pellkartoffeln als Beilage zu einem ausgewogenen Essen (s.o.)		
Getreide, Brot, Backwaren, Teigwaren Nährmittel **Empfehlung: eher reduzieren und mengenmäßig weniger als Gemüse**	✓ Brot aus feingemahlenem Mehl (vorzugsweise mit ausreichend Fett- und/oder Eiweißbelag oder als Beilage zu Salat und Gemüsegerichten) ✓ Haferflocken mit Sauermilchprodukten ✓ Teigwaren, Reis etc. als Beilage nicht als Hauptsättigungsquelle	□ vermeintliche Auslöser wie: Brote und Backwaren mit Hefe □ Brot mit ganzen Körner in Kombination mit Fett/ Eiweiss/ Gemüse	↘ Brot oder Brötchen ohne oder mit wenig Belag als Zwischen- oder Hauptmahlzeit ↘ Teigwaren, Reis etc. als Hauptsättigungsquelle
Milch / Milchprodukte Käse **Empfehlung: Täglich 2 – 3 Portionen möglichst frische Produkte**	✓ Kuhmilch ✓ Naturjoghurt, Speisequark ✓ Kleine Mengen an Buttermilch, Kefir ✓ Frischkäse, Mozzarella, Feta, (saure) Sahne ✓ wenig gereifte Käsesorten	□ länger gereifte Käsesorten aus großen Molkereien □ Käse direkt vom Erzeuger □ wärmebehandelte Molkereierzeugnisse (z.B. Fruchtjoghurt)	↘ unsachgemäß gelagerter Käse ↘ Käsesalate und -zubereitungen zur „Resteverwertung"
Fleisch, Fisch, Eier	✓ alle unverarbeiteten Sorten, frisch, tiefgekühlt ✓ gekochter Schinken ✓ Bratenaufschnitt, Roastbeef ✓ Eier, Eierspeisen	□ Fischräucherwaren, Fischpaste, Anchovis, Schrimpspaste etc. □ Fleischräucherwaren, Dauerwurst, Schinken	↘ Fleisch- und Wurstsalate zur „Resteverwertung" ↘ unsachgemäß gelagerten Fisch und gelagertes Fleisch
Fette und Öle	✓ alle Öle (z. B. Olivenöl, Rapsöl) vorzugsweise wenig erhitzt ✓ Butter, Margarine		
Verschiedenes	✓ Senf ✓ Mayonnaise, Remoulade ✓ Essig-Öl- oder Joghurt-Dressing	□ Sojasauce, Würzsaucen und -pasten, Hefeextrakt □ Ketchup	↘ Gewürzketchup
Süßes	✓ Marmelade etc. vorzugsweise in Kombination mit einem Sauermilchprodukt	□ Schokolade, Kakao etc. in kleinen Mengen	↘ Süßes als Zwischen- oder Hauptmahlzeit ↘ stark gesüßte Getränke

Diätetik in der **ALLERGOLOGIE**

Nahrungsmittelauswahl bei Laktoseunverträglichkeit (Milchzuckerunverträglichkeit)

Die Ursache für die klassischen gastrointestinalen Beschwerden nach Verzehr von Laktose ist ein Mangel des Enzyms Laktase oder eine erniedrigte Aktivität des Enzyms. Die individuelle Verträglichkeit von Laktose variiert in weiten Grenzen und ist auch von diversen Ernährungsfaktoren abhängig. Deshalb sollte immer der individuelle Schwellenwert ausgetestet werden. Es empfiehlt sich ein 3-stufiges Diätregime: Karenz-, Testphase- und Dauerernährung. Zum Austesten der Toleranzgrenze sollte zu Beginn eine streng laktosearme Kost (KARENZ) durchgeführt werden, um dann schrittweise individuell verträgliche Milchprodukte (TEST-PHASE) auszutesten.

Es wird je nach Schweregrad der Störung eine laktosefreie oder die laktosearme Ernährung empfohlen. Als Ersatz sollten „laktosefreie" Milch und „laktosefreie" sowie von Natur aus laktosearme Milchprodukte verwendet werden. Laktoseintoleranz im Säuglingsalter bedeutet Meidung aller laktosehaltiger Säuglingsnahrungen und ggf. Muttermilch. Bei einer Alactasie (Laktoseintoleranz im Säuglingsalter) müssen auch laktosehaltige Säuglingsnahrungen und ggf. Muttermilch ersetzt werden. Diese werden durch laktosefreie Präparate ersetzt (s. Nahrungsmittelauswahl).

Eine **laktosearme Ernährung** bedeutet vor allem eine **Verzehrsumstellung bei Milch und vielen Milchprodukten**. Doch nicht alle Milchprodukte müssen in der laktosefreien Variante verzehrt werden (s. Nahrungsmittelauswahl).

Die Einnahme von Laktase-Enzympräparaten ist nur zu besonderen Anlässen und frühestens nach Ermittlung der individuellen Toleranzgrenze zu empfehlen, da auch hier die Dosierung individuell erfolgt.

Hersteller von laktosearmer Milch und laktosearmen Milchprodukten s. gesonderte Aufstellung

Entsprechende Produkte enthalten < 0,1 g Laktose pro 100 g Nahrungsmittel und sind unter dem Begriff „laktosefrei" gekennzeichnet.

Weitere Ersatzprodukte (ausreichende Kalziumversorgung beachten!):

- Sojadrinks und Sojaprodukte mit **Kalzium**, Reis-/Sojadrinks mit **Kalzium**, Haferdrinks mit **Kalzium**, Reisdrinks mit **Kalzium**, Fruchtsäfte und Fruchtsaftgetränke, **kalzium**haltiges Mineralwasser (> 150 mgCa/l) und
- Kalziumsupplemente (in Absprache mit dem Arzt)

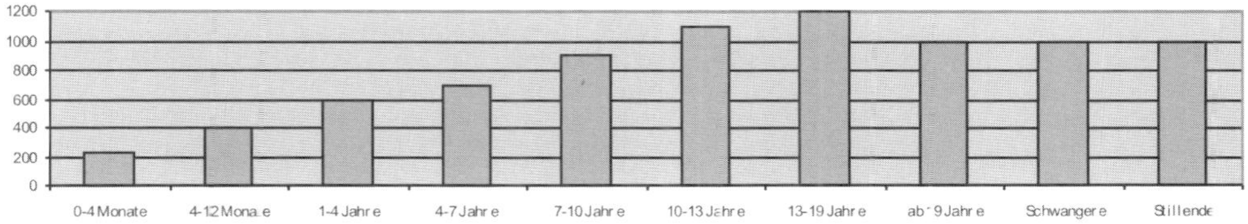

Abb. 1. Empfohlene Kalziumzufuhr (in mg Ca pro Tag): Quelle: DGE, ÖGE, SGE: Referenzwerte für die Nährstoffzufuhr. 1. Auflage, Umschau Brauns, Frankfurt am Main (1. Auflage, 4., korrigierter Nachdruck 2012).

Laktoseunverträglichkeit

Arbeitskreis Diätetik in der Allergologie

Nahrungsmittelauswahl bei **Laktoseunverträglichkeit**

Überprüfen Sie immer beim Einkauf die Zutatenliste der Produkte.
Kontaktieren Sie im Zweifelsfall den Hersteller (oftmals per Hotline oder Homepage möglich).

Lücken und Tücken der Kennzeichnungsverordnung:
- Laut Lebensmittelkennzeichnungsverordnung (vom 25.11.2005, in Ergänzung 2008) müssen Milch und Milcherzeugnisse (einschließlich Laktose) bei verpackten Nahrungsmitteln in der Zutatenliste aufgeführt sein.
- Für lose Ware gilt ab Ende 2014 ebenfalls eine verpflichtende Deklaration. Fragen Sie deshalb nach, wenn Sie Backwaren, Wurst etc. unverpackt (ohne Zutatenliste) kaufen, ob Laktose bzw. Milch oder Milchbestandteile enthalten sind.
- Auch beim Außer-Haus-Verzehr gibt es ab Ende 2014 eine Verpflichtung zur Allergenkennzeichnung. Fragen Sie immer nach, bevor Sie nicht selbst zubereitete Speisen verzehren, ob Laktose bzw. Milch oder Milchbestandteile enthalten sind.
- Eine Kontamination mit Milchbestandteilen beim Herstellungsprozess, z.B. bei Schokolade, wird mit „kann Spuren von Laktose enthalten" und ist diätetisch nicht relevant.
- Milchen anderer Tierarten enthalten ebenfalls Laktose (Schafsmilch 4,2%, Stutenmilch 6,2%, Ziegenmilch 4,4%)
- Auch Medikamente können Laktose oder Milchpulver enthalten, die nur in seltenen Fällen diätetisch von Bedeutung sind.

Der Diätplan ist nur in Verbindung mit einer Ernährungstherapie sinnvoll. Individuelle Verträglichkeiten müssen dabei beachtet werden.

Nahrungsmittelauswahl bei **Laktoseunverträglichkeit**

	Karenzphase: laktosefrei/ streng laktosearm geeignet ☺ ☺	**Testphase: laktosemodifiziert bedingt geeignet** ☺ ☹	**laktosereich i. d. R. nicht geeignet** ☹ ☹
Getränke	✓ (Mineral-)Wasser ✓ Fruchtsäfte, Fruchtsaftgetränke ✓ Tee, Kaffee ✓ Kakaogetränke ohne Laktose*		➘ Fruchtsaftgetränke mit Molke oder anderen Milchprodukten/Laktose ➘ Instantgetränke (lösliche Pulver) ➘ Tee, Kaffee mit Kondensmilch ➘ Sahnelikör ➘ Kaffeegetränke mit Milch/Laktose wie Cappucchino, Latte Macchiato
Gemüse, Obst und Gemüse-/ Obster-zeugnisse	✓ alle Sorten frisch, tiefgekühlt, getrocknet oder Konserve ohne Zusatz von Laktose*		➘ Gemüse- und Obstfertiggerichte mit Laktose, z.B. Pfannengemüse, Aufläufe und Suppen mit Sahne/ Milch
Kartoffeln	✓ Kartoffeln ✓ Kartoffelerzeugnisse ohne Milch/ Laktose		➘ Kartoffelerzeugnisse mit Milch/ Laktose
Getreide, Brot, Backwaren, Teigwaren, Nährmittel	✓ Brot, Brötchen und Knäckebrot ohne Laktose* ✓ alle Getreidesorten als: Flocken, Mehle, Grieß, Schrot, Stärke und Frühstückscerealien ohne Laktose* ✓ Zwieback, Kuchen und ✓ Gebäck ohne Laktose* ✓ Nudeln ✓ Reis, Mais, Hirse, Buchweizen, Quinoa und Amaranth sowie daraus hergestellte Produkte ohne Laktose* ✓ Paniermehl/Backerbsen ohne Laktose	□ Brot, Brötchen und Backwaren □ Kuchen und Backwaren □ Schokobrötchen □ Croissant □ Käsekuchen u.ä. mit laktosefreien Milchprodukten	➘ Milchbrot und -brötchen, Buttermilchbrötchen, Rosinenbrötchen, Knäckebrot mit Milch ➘ Sahne-, Käsetorten, (Schokoladen-)Kuchen, Waffeln, Stollen ➘ Gebäck, Kekse, Butterkeks, Löffelbisquit, ➘ Fertigbackmischungen Fertigteige, Backmischungen ➘ (vegetarische) Fertiggerichte, Pizza mit Laktose/Milchbestandteilen ➘ Nudelspezialitäten, z.B. Ravioli, Tortellini (mit Milchbestandteilen/ Laktose) ➘ Knusper- und Schokomüsli, Müsli mit Milchpulver ➘ Paniermehl/Backerbsen (lose Ware)
Milch, Milchprodukte, Käse	✓ „laktosefreie" Milch und Milchprodukte ✓ weitgehend laktosefreie Käsesorten, z.B. Emmentaler, Parmesan, Sauermilchkäse, Edamer, Gouda, Schafs- oder Ziegenhartkäse ✓ Kakao aus laktosearmer Milch und reinem Kakaopulver (ohne Zucker) ✓ Sojadrink und Tofu ohne Zusätze	□ laktosemodifizierte Käsesorten: Camembert, Mozzarella, Feta □ ggf. Ausprobieren: Naturjoghurt, Kefir, probiotischer Joghurt ohne weitere Zusätze*	aus dem Normal-, nicht laktosereduzierten Sortiment: ➘ Milch – unabhängig von der Tierart ➘ Joghurt, Sauermilchprodukte, Käse, Molke, Kondensmilch, Quark, Sahne, Buttermilch, Schmand u.a.
Fleich, Wurst, Fische, Krusten- und Schalentiere	✓ alle unverarbeiteten Sorten Fleisch und Fisch, frisch, tiefgekühlt ohne weitere Zusätze ✓ Bratenaufschnitt (selbst zubereitet) ✓ Roastbeef, roher Schinken, Dauerwurst, Putenbrustaufschnitt ✓ Wurst ✓ Krabben, Garnelen, Muscheln, Hummer ✓ Aufschnitt und Würstchen ohne Laktose*	□ Fleisch- und Fischfeinkost bzw. Fleisch- und Fischkonserven mit Zucker/Laktose □ Wurstaufschnitt und Würstchen mit Laktose: Brühwurst (z.B. Bierschinken, Würstchen, Mortadella, Bockwurst, Bratwurst, Leberkäse, Fleischwurst) □ paniertes Fleisch/Fisch □ Zubereitetes Hackfleisch (z.B. Frikadellen, Tartar, Hamburger, Fleischpflanzerl, Bouletten) □ Kochwurst (Leberwurst) □ gekochter Schinken	➘ Fleisch-, Wurst- und Fischprodukte mit Milch/Sahnezusatz ➘ Fertigsalate, z.B. Fleischsalate ➘ Fleisch/Fischerzeugnisse in Soßen und Marinaden, Feinkostsalate
Eier	✓ Eier ✓ Eierspeisen ohne Milch/Laktose	□ Eierspeisen mit wenig Milch. z.B. Crêpe, Eierpfannkuchen, Rührei	➘ Eierspeisen mit milchzuckerhaltigen Zutaten

Nahrungsmittelauswahl bei **Laktoseunverträglichkeit**

	Karenzphase: laktosefrei/ streng laktosearm geeignet ☺☺	Testphase: laktosemodifiziert bedingt geeignet ☺☹	laktosereich i. d. R. nicht geeignet ☹☹
Fette, Öle	✓ Margarine, Butter als Aufstrich ✓ Plattenfette ✓ Diätmargarine ohne Milch/ Laktose/Joghurtkulturen ✓ reine Keimöle oder Pflanzenöle (z.B. Rapsöl, Olivenöl) ✓ Schmalz, Bratfette	□ Butter in großen Mengen □ Margarine mit Milch/Laktose/ Joghurtzusätzen	➘ Halbfettbutter ➘ kalorienreduzierte Diätmargarinen (light Produkte)
Süßes	✓ Honig, Konfitüre, Carobcreme ✓ Fruchtgummi, Fruchtbonbons, Kaugummi, Traubenzucker ✓ Blockschokolade, Carobtafel, (Schoko-)Reiswaffeln ohne Laktose* ✓ Götterspeise, Fruchtkaltschalen, Grützen, Kompott, Sojadessert ✓ Puddings und Soßen zubereitet mit „laktosefreier" Milch oder Sojadrink ✓ Frucht- und Wassereis, selbst hergestelltes Speiseeis ohne Laktose*, Sojaeis ✓ Bitterschokolade ✓ dunkle Kuvertüre	□ Nougat, Pralinen	➘ Milchspeiseeis ➘ Pudding, Fertigdesserts, Milchreis, Grießbrei ➘ Karamellbonbons ➘ Weichlakritz ➘ Schokolade/Schokoriegel u.ä. mit Milch/Joghurt/Laktose ➘ Schokoladenaufstrich, Nuss-Nougat-Creme ➘ alle Süßwaren mit Schokolade oder Laktose/Milch* ➘ Fruchtgummis mit Joghurt ➘ Pudding mit Schokostückchen, Fertigdesserts zum Kaltanrühren (z.B. Mousse), Cremepulver, Milchreis, Grießbrei ➘ Milchspeiseeis
Verschiedenes, Gewürze	✓ Salz, alle Gewürze und Kräuter ✓ Brühe (ohne Laktose) ✓ Essig ✓ Senf, Mayonnaise ohne Laktose* ✓ Agar-Agar ✓ Backpulver, Backhefe ✓ Vanillemark ✓ Künstliche Aromen	□ Knoblauch, Zwiebeln □ Inulin, Oligofruktose	➘ Fertiggerichte, Fertigsuppen ➘ Würzmischungen, Würzsoßen ➘ Soßenbinder ➘ kalorienreduzierte Feinkostsoßen und Marinaden
Säuglings-nahrungen	*Der Verzicht auf Laktose in der Säuglingsernährung ist nicht sinnvoll und sollte nur wenn ausdrücklich indiziert erfolgen*		

*** Laktose steht stellvertretend für Laktose, Milch, Milchprodukte und Milchbestandteile**

Immer Zutatenliste beachten oder beim Hersteller nachfragen (Homepage/ Hotline nutzen)
Die Liste erhebt keinen Anspruch auf Vollständigkeit.
Diätplan nur in Verbindung mit einer Ernährungsberatung sinnvoll. Individuelle Verträglichkeit beachten

Hersteller von laktosearmer Milch und laktosearmen Milchprodukten

Molkereien	**im Handel erhältlich unter folgender Marke**
Heirler Cenovis GmbH Schützenstr. 24, 78315 Radolfszell	Heirler Bio-Laktosefrei
Molkerei Söbbeke GmbH Amelandsweg 131, 48599 Gronau - Epe	Söbbeke Bio H-Milch
Züger Frischkäse AG Industrie Haslen 9a, CH-9245 Oberbüren	Bio MinusL
Milchwerke Berchtesgardener Land Chiemgau eG, Hockerfeld 5, 83451 Piding	Laktosefreies Bio Alpenmilch-Sortiment
Lac-laktosefrei Schwarzwaldmilch GmbH Freiburg, Hasocherstr. 12, 79115 Freiburg	Lac-Lactosefrei
Omira Oberland Milchverwertung GmbH Jahnstr. 10, 88214 Ravensburg	Minus L laktosefrei
Molkerei Weihenstephan GmbH & Co. KG Milchstr. 1, 85354 Freising	Alpenmilch Laktosefrei
Privatmolkerei Bauer J. Bauer GmbH u. Co. KG, Milchverarbeitung, Molkerei Bauer Str. 1-10, 83512 Wasserburg/Inn	Der Laktosefreie
Ehrmann AG Hauptstr. 19, 87770 Oberschönegg	Lacto Zero
Danone GmbH 81703 München	Activia Laktosefrei
Arla Foods Deutschland GmbH Niederlassung Updahl, Meiereiweg 1, 23936 Updahl	MUH Hansano laktosefrei Milblu
Campus Milch Delfs KG, Semlover Str. 277, 18334 Bad Sülze	Campus Laktosefrei
Neuburger Milchwerke GmbH Nördliche Grünauer Str. 28, 86633 Neuburg	Lactowell Milbona

Die Liste erhebt keinen Anspruch auf Vollständigkeit

Das Sortiment an „laktosefreien" Produkten hat in den letzten Jahren deutlich zugenommen. Inzwischen gibt es neben ultrahocherhitzer (haltbarer) Milch in verschiedenen Fettstufen auch Frischmilch, Joghurt natur oder mit Frucht und probiotischen Joghurt sowie Quark, Sahne, Schmand/saure Sahne, Mozzarella und Frischkäse in verschiedenen Varianten.

Daneben bieten einige Molkereien auch laktosefreie Butter an, deren Einsatz nur dann erforderlich ist, wenn große Mengen verwendet werden, nicht aber als Brotbelag. Immer mehr Anbieter zeichnen ihren Käse als „laktosefrei" aus, wobei bei einem schnittfesten Käse generell davon ausgegangen werden kann, dass die Laktose im Verlauf der Reifung abgebaut wurde.

Nahrungsmittelauswahl bei Fruktosemalabsortion

Zur Behandlung dieser Zuckerverwertungsstörung ist ein 3-stufiges Diätregime zu empfehlen, um eine rasche Beschwerdelinderung zu erzielen. Diese Kostumstellung sollte von einer allergologisch versierten Ernährungsfachkraft begleitet werden. Das alleinige „Weglassen" der Fruktose wäre diätetisch kontraproduktiv, da bei begleitender Umsetzung verdauungsrelevanter Einflüsse (**Protein- und Fettgehalt der Nahrung**) die eingeschränkte Fruktoseverträglichkeit nur temporär zu beachten ist.

In der Karenzphase sollte die verzehrte Fruktose- und Sorbitmenge weitgehend reduziert werden. Daran schließt sich ein zügiges Aufsetzen und Erweitern (Testphase) der verzehrten Fruktosemenge zwingend an.

Beachten Sie bitte, dass die Grenzen der Fruktoseverträglichkeit von Patient zu Patient sehr unterschiedlich und vom grundsätzlichen Essverhalten und der Nahrungsmittelkombination abhängig sind.

Karenzphase:
Weitgehender Verzicht auf Fruktose für max. 2 Wochen:
- Verzicht auf Obst, Obstsaft oder Trockenfrüchte (Ausnahme Banane)
- Verzicht auf Haushaltszucker, Diabetikerzucker oder anderen Zuckeralkoholen (Sorbit E420, Mannit E421, Isomalt E953, Laktit E966, Maltit E965)
- Erythriol und Xylit sind zwar Zuckeralkohole, aber deutlich besser verträglich

Der gleichzeitige Verzicht auch auf Sorbit und andere Zuckeralkohole sowie auf voluminöse, blähende und kohlensäurehaltige Nahrungsmittel während der Karenzphase unterstützt den Therapieverlauf.
Tritt nach dieser Diätphase keine deutliche Besserung der Beschwerden ein, sollte eine weitere Differentialdiagnostik erfolgen. Vor allem scheint die Umstellung der Ernährung mit einer Reduktion der leicht verdaulichen Kohlenhydrate und einer Kontrolle der Ballaststoffqualitäten eine effektive Maßnahme. Diese Beobachtung sollte therapeutisch ausgeschöpft werden.

Aufbau-/Testphase:
Nach einer entsprechend konsequenten Diät steigt die Verträglichkeit von Fruktose wieder an. Es muss ein langsames Austesten von fruktosehaltigen Speisen bis zum „persönlichen Schwellenwert", bei gleichzeitiger Kontrolle über ein Ernährungs- und Symptomprotokoll, erfolgen. Bei dem Verzehr von Fruktose ist es von Bedeutung, in welcher Form die Aufnahme erfolgt. So wird Fruktose meist besser vertragen, wenn diese im ausgeglichenen Verhältnis mit Glucose (Traubenzucker) und/oder in der Anwesenheit von Fett und Eiweiß aufgenommen wird.

Langzeittherapie:
Prinzipiell werden moderate Fruktosemengen über den Tag wieder vertragen. Eine langfristige Fruktoseeinschränkung ist nicht notwendig. Eine ausreichende Nährstoffzufuhr sollte langfristig gewährleistet sein.

Nahrungsmittelauswahl bei **Fruktosemalabsortion**

(unter Berücksichtigung gastroenterologischer Empfehlungen)

Mit Hilfe der nachfolgenden Nahrungsmittelauswahl ist es möglich, die individuelle Grenze der Verträglichkeit herauszufinden. Dabei ist es notwendig, dass mit Nahrungsmitteln der linken Spalte der Tabelle (KARENZPHASE) begonnen und dann langsam ein Kostaufbau mit Nahrungsmitteln der mittleren Spalte (TESTPHASE) durchgeführt wird. Erst ganz zum Schluss kann ausprobiert werden, ob auch einige Nahrungsmittel der rechten Spalte vertragen werden.

Achtung: keine Medikamente, Vitaminpräparate oder Lutschpastillen einnehmen, die Fruktose oder Sorbit enthalten. Zudem sollte die Verwendung von anderen Zuckeraustauschstoffen aufgrund deren abführenden Wirkung generell vermieden werden.

Die Verwendung von sorbithaltiger Zahnpasta ist in der Regel unbedenklich.

Grundsätzlich ist die intestinale Fruktosemalabsorption ungefährlich.
Diätfehler können zwar zu verstärkten Beschwerden führen, wodurch aber keine langfristigen Schäden verursacht werden können.

Die intestinale Fruktosemalabsorption darf nicht mit der hereditären Fruktoseintoleranz verwechselt werden!
Dieses andere Krankheitsbild erfordert eine vollkommen andere Diät!
Zur besseren Verständlichkeit sollte im Umgang mit Patienten der Begriff Fruktoseintoleranz vermieden werden.

Nahrungsmittelauswahl bei **Fruktosemalabsorption**

(unter Berücksichtigung gastroenterologischer Empfehlungen)

	Karenzphase: geeignet ☺ ☺	**Testphase: bedingt geeignet** ☺ ☹	**in der Regel nicht geeignet** ☹ ☹
Getränke	✓ stilles Mineralwasser oder Mineralwasser mit wenig Kohlensäure ✓ Kräutertee, Früchtetee, Getreidekaffee ✓ Lightgetränke (mit Süßstoff, aber ohne Zuckeraustauschstoffe, z.B. Sorbit und Fruktose) ✓ in Maßen: Kaffee, schwarzer Tee; (~ 4 Tassen/Tag) ✓ Kaffeegetränke mit Milch ✓ alkoholische Getränke: Pils nach deutschem Reinheitsgebot, klarer Schnaps	□ kohlensäurehaltiges Mineralwasser □ Fruchtsaftschorlen aus verträglichen Obstsorten dieser Spalte □ Limonaden, Colagetränke mit Zucker □ Instant-Kaffee, Instant-Tee □ aromatisierte Kaffeespezialitäten (Coffeeshop) □ Malzbier □ alkoholische Getränke: kleine Mengen an trockenen Weinen/ Weinschorlen, Hefeweizen, Likör	➘ Fruchtsäfte ➘ Limonaden, Colagetränke, „Wellnessgetränke" mit Fruktose/ Sorbit/Isomalt oder anderen Zuckeraustauschstoffen ➘ isotonische Sportlergetränke ➘ Cocktails aus Fruchtsäften (mit und ohne Alkohol) ➘ Alkohol: Spätlese, Likörweine, Sahnelikör ➘ Instantgetränke
Gemüse und Gemüseerzeugnisse (in ausreichender Menge)	✓ Blumenkohl, Broccoli, Chinakohl, Dosenerbsen, Feldsalat, gegarte Pilze, Gurke, Kürbis, Mangold, Mohrrübe, Pastinaken, Oliven, gelbe und rote Paprika, Rosenkohl, rote Bete, Rucola, Sellerie, Spargelspitzen, Spinat, Tomate, Zucchini	□ üppige Mengen an Blattsalate □ Aubergine, Chicoree, Fenchel, Grünkohl, Rotkohl, Weißkohl, Kohlrabi, Mais, grüne Paprika, Porree, Spargel, Zwiebeln, Sauerkraut, Knoblauch, Wirsing □ dicke Bohnen □ frische Erbsen, grüne Bohnen, Wachsbohnen, Schwarzwurzeln □ Linsen, weiße und rote Bohnen □ Fertig- oder Halbfertiggerichte □ Sojaprodukte (aus Sojadrink, Tofu etc.)	➘ frische Sojabohnen, Limabohnen ➘ Konserven mit Fruktose/Sorbit (Diabetiker-geeignet) ➘ rohe Pilze
Obst und Obsterzeugnisse (in Maßen)	✓ Banane ✓ Rhabarber (bei Bedarf mit Traubenzucker oder Süßstoff) ✓ Avocado ✓ Nüsse, Kokos, Samen	□ Ananas, Aprikosen, Clementine, Erdbeere, Grapefruit, Himbeere, Brombeere, Litchi, Heidelbeeren, Holunderbeere, Mandarine, Mirabelle, Orange, Papaya, Pfirsich, Kiwi, rote Johannisbeere, Sauerkirsche, Stachelbeere, Zitrone	➘ alle übrigen Obstsorten, z.B. Apfel, Birne, Feige, Weintrauben ➘ Rosinen u.a. Trockenfrüchte ➘ Säfte und Konfitüren mit Fruktose/ Sorbit oder Isomalt
Getreide, Brot, Backwaren, Teigwaren, Nährmittel, Kartoffeln (in Maßen)	✓ Brote aus fein gemahlenen Mehlen ✓ Weizenmehl, Haferflocken (fein) ✓ Roggenmehl in kleinen Mengen ✓ Brote, Brötchen/Semmeln ohne Zucker, Honig oder Sirup ✓ Nudeln, Reis, ungezuckerter Puffreis, Reiswaffeln ✓ Feinbackwaren nur mit Traubenzucker gesüßt ✓ Kartoffeln	□ Brote, Brötchen/Semmeln mit Zucker, Honig, Sirup □ Feinbackwaren mit Zucker, Honig, Sirup □ Müsli ohne Früchte □ Cornflakes, Crunchies, Puffreis mit Zucker/Honig □ Kuchen mit Zucker/Honig außer Obstkuchen □ Getreidesprossen	➘ Brot und Brötchen/Semmeln mit Fruktose, Sorbit, Isomalt ➘ Diabetikerbackwaren und -feinbackwaren ➘ Müsli mit Trockenfrüchten ➘ Müsli mit Fruktose, Sorbit, Isomalt (Diabetiker-geeignet) ➘ Nudelfertiggerichte
Milch/ Milchprodukte, Käse (auf frische Sauermilchprodukte achten)	✓ Frischmilch, Sahne, Speisequark, Joghurt ✓ Frischkäse, Käse, Weichkäse, Schnittkäse, Schmelzkäse ✓ reine Buttermilch, Kefir ✓ Milchmischgetränk mit reinem Kakaopulver (ohne Zucker)	□ mit Zucker oder Honig gesüßte Sahne, Kondensmilch, Speiseeis oder andere Milchprodukte □ Milchprodukte mit Fruchtmus aus geeigneten oder bedingt geeigneten Obstsorten, Zucker/Honig □ Kakaogetränkepulver mit Zucker	➘ mit Fruktose/Sorbit/Isomalt gesüßte Milchprodukte bzw. Speiseeissorten
Fleisch, Wurst, Fisch, Krusten- und Schalentiere	✓ jegliches Fleisch frisch, gekühlt oder tiefgekühlt ✓ Bratenaufschnitt, Schinken ✓ Wurst ✓ Fisch, frisch oder Tiefkühlware	□ Wurstsorten mit Zucker als Gewürz (Mortadella, Leberwurst etc.) □ Fleisch- und Fischfeinkost bzw. Fleisch- und Fischkonserven mit Zucker	

Nahrungsmittelauswahl bei **Fruktosemalabsorption**

(unter Berücksichtigung gastroenterologischer Empfehlungen)

	Karenzphase: geeignet ☺ ☺	**Testphase: bedingt geeignet** ☺ ☹	**in der Regel nicht geeignet** ☹ ☹
Eier	✓ in jeglicher Form	□ alle mit Zucker gesüßten Eierspeisen wie Pfannkuchen, Crepes	
Fette, Öle (in ausreichender Menge)	✓ Butter, Margarine ✓ Pflanzenöle, Schmalz, Bratfette		
Zucker (in Maßen)	✓ Traubenzucker (Glukose), Dextrine, Dextrose, Glukosesirup, Maltose, Malzzucker, Maltodextrin, Reissirup ✓ Milchzucker (Lactose) ✓ Süßstoffe (Saccharin, Cyclamat, Aspartam, Acesulfam, Stevia, Neohesperidin, Thaumatin) ✓ flüssiger Süßstoff (auch wenn er Spuren von Fruktose enthält)	□ Honig, Glukosesirup □ Haushaltszucker □ Inulin	➘ Fruchtzucker (Fruktose), Fruktosesirup, Maissirup ➘ Fruktose-Glukosesirup ➘ Zuckeralkohole/Zuckeraustauschstoffe: ➘ Sorbit, Sorbitol, Mannit/Maltiol, Maltit Isomalt (Handelsname Palatinit), Lactit/Lactiol ➘ Agavendicksaft ➘ Birnendicksaft, Apfelkraut, Birnenkraut
Süßes (in Maßen)	✓ Traubenzuckerbonbon ohne Frucht, z.B. Dextroenergeen® ✓ Reissirup	□ Fruchtgummi, Fruchtbonbon, Lakritz mit Zucker/Glukosesirup □ Karamellbonbons □ Schokolade, Nougat, Pralinen Schokoküsse mit Zucker □ Konfitüre (mit Glukosesirup), Gelee aus geeigneten Obstsorten mit Zucker	➘ Fruchtbonbon, Pralinen Schokolade, Nougat, mit Fruktose/Sorbit/Isomalt ➘ Fruchtgummis aus reinem Fruchtsaft ➘ Konfitüre, Gelee aus ungeeigneten Obstsorten bzw. mit Fruktose/Sorbit/Isomalt ➘ Kaugummi, Marzipan
Verschiedenes Gewürze	✓ Salz, Pfeffer, Essig, Backpulver ✓ Kräuter, Gewürze, Vanillemark ✓ Brühe, Hefe	□ Ketchup, Senf, Mayonnaise ohne Zucker □ Würzmischungen, Würzsoßen, Agar-Agar	➘ Gewürzketchup mit hohem Fruchtzuckeranteil

Immer Zutatenliste beachten oder beim Hersteller nachfragen (Homepage/Hotline nutzen).
Die Liste erhebt keinen Anspruch auf Vollständigkeit.
Diätplan nur in Verbindung mit einer Ernährungsberatung sinnvoll. Individuelle Verträglichkeit beachten.

Nahrungsmittelauswahl bei **Laktose- und Fruktoseunverträglichkeit**

	☺ Karenzphase geeignet	Testphase bedingt geeignet	☹ i. d. R. nicht geeignet
Getränke	✓ stilles (Mineral-)Wasser oder Mineralwasser mit wenig Kohlensäure ✓ Kräutertee, Früchtetee, Getreidekaffee ✓ Lightgetränke (mit Süßstoff, aber ohne Zuckeraustauschstoffe, z.B. Sorbit und Fruktose) ✓ in Maßen: Kaffee, schwarzer Tee (~ 4 Tassen/Tag) ✓ Kaffeegetränke mit laktosefreier Milch ✓ Kakaogetränke ohne Laktose* ✓ alkoholische Getränke: Pils nach deutschem Reinheitsgebot, klarer Schnaps	□ kohlensäurehaltiges Mineralwasser □ Fruchtsaftschorlen aus verträglichen Obstsorten dieser Spalte □ Limonaden, Colagetränke mit Zucker □ Instant-Kaffee, Instant-Tee □ aromatisierte Kaffeespezialitäten mit laktosefreier Milch (Coffeeshop) □ Malzbier □ alkoholische Getränke: kleine Mengen an trockenen Weinen/ Weinschorlen, Hefeweizen, Likör	↘ Fruchtsäfte ↘ Fruchtsaftgetränke mit Molke oder anderen Milchprodukten/ Laktose ↘ Limonaden, Colagetränke, „Wellnessgetränke“ mit Fruktose/ Sorbit/ Isomalt oder anderen Zuckeraustauschstoffen ↘ isotonische Sportlergetränk ↘ Instantgetränke (lösliche Pulver) ↘ Tee, Kaffee mit Kondensmilch, Kaffeegetränke mit Milch/Laktose wie Cappucchino, Latte Macchiato ↘ Cocktails aus Fruchtsäften (mit und ohne Alkohol) ↘ Alkohol: Spätlese, Likörweine, Sahnelikör
Gemüse und Gemüseerzeugnisse (in ausreichender Menge)	✓ Blumenkohl, Broccoli, Chinakohl, Dosenerbsen, Feldsalat, gegarte Pilze, Gurke, Kürbis Mangold, Mohrrübe, Pastinaken, Oliven, gelbe und rote Paprika, Rosenkohl, rote Bete, Ruccola, Sellerie, Spargelspitzen Spinat, Tomate, Zucchini ✓ alle o.g. Sorten frisch, tiefgekühlt, getrocknet oder Konserve ohne Zusatz von Laktose	□ üppige Mengen an Blattsalate □ Aubergine, Chicoree, Fenchel, Grünkohl, Knoblauch, Kohlrabi Mais, grüne Paprika, Porree, Rotkohl, Sauerkraut, Schwarzwurzeln , Weißkohl, Wirsing, Zwiebeln □ dicke Bohnen □ frische Erbsen, grüne Bohnen, Wachsbohnen □ Linsen, weiße und rote Bohnen □ Fertig- oder Halbfertiggerichte □ Sojaprodukte (aus Sojadrink, Tofu etc.)	↘ frische Sojabohnen, Limabohnen ↘ Konserven mit Fruktose/Sorbit (Diabetiker-geeignet) ↘ rohe Pilze ↘ Gemüsefertiggerichte, z.B. Pfannengemüse, Aufläufe und Suppen mit Sahne/Milch oder laktosehaltigen Zutaten
Obst und Obsterzeugnisse (in Maßen)	✓ Banane ✓ Rhabarber (bei Bedarf mit Traubenzucker oder Süßstoff) ✓ Avocado ✓ Nüsse, Kokos, Samen	□ Ananas, Aprikosen, Brombeere, Clementine, Erdbeere, Grapefruit, Heidelbeeren, Himbeere, Holunderbeere, Kiwi, Litchi, Mandarine, Mirabelle, Orange, Papaya, Pfirsich, rote Johannisbeere, Sauerkirsche Stachelbeere, Zitrone	↘ alle übrigen Obstsorten, z.B. Apfel, Birne, Feige, Weintrauben ↘ Rosinen u.a. Trockenfrüchte ↘ Säfte und Konfitüren mit Fruktose/ Sorbit oder Isomalt
Kartoffeln (in Maßen)	✓ Kartoffeln ✓ Kartoffelerzeugnisse ohne Milch/ Laktose		↘ Kartoffelerzeugnisse mit Milch/ Laktose

Nahrungsmittelauswahl bei **Laktose- und Fruktoseunverträglichkeit**

	☺ Karenzphase geeignet	Testphase bedingt geeignet	☹ i. d. R. nicht geeignet
Getreide, Brot, Backwaren, Teigwaren, Nährmittel (in Maßen)	✓ Brot aus fein gemahlenen Mehlen ohne Laktose* ✓ Weizenmehl, Haferflocken (fein) ✓ Roggenmehl in kleinen Mengen ✓ Brote, Brötchen/ Semmeln ohne Zucker, Honig oder Sirup und Laktose* ✓ Nudeln, Reis, ungezuckerter Puffreis, Reiswaffeln ✓ Feinbackwaren nur mit Traubenzucker gesüßt ✓ Mais, Hirse, Buchweizen, Quinoa und Amaranth sowie daraus hergestellte Produkte ohne Laktose* ✓ Paniermehl/ Backerbsen ohne Laktose	□ Käsekuchen u.ä. mit laktosefreien Milchprodukten □ Brote, Brötchen/Semmeln mit Zucker, Honig, Sirup □ Schokobrötchen, Croissant □ Feinbackwaren mit Zucker, Honig, Sirup □ Müsli ohne Früchte □ Cornflakes, Crunchies, Puffreis mit Zucker/Honig □ Kuchen mit Zucker/Honig außer Obstkuchen □ Getreidesprossen	↘ Milchbrot und -brötchen, Buttermilchbrötchen, Rosinenbrötchen, Knäckebrot mit Milch ↘ Brot und Brötchen/ Semmeln mit Fruktose, Sorbit, Isomalt ↘ Sahne-, Käsetorten, (Schokoladen-)Kuchen, Waffeln, Stollen ↘ Gebäck, Kekse, Butterkeks, Löffelbisquit ↘ Diabetikerbackwaren und -feinbackwaren ↘ Fertigbackmischungen, Fertigteige, Backmischungen ↘ (vegetarische) Fertiggerichte, Pizza ↘ Nudelspezialitäten, z.B. Ravioli, Tortellini (mit Milchbestandteilen/ Laktose) ↘ Knusper- und Schokomüsli, Müsli mit Milchpulver ↘ Müsli mit Trockenfrüchten ↘ Müsli mit Fruktose, Sorbit, Isomalt (Diabetiker-geeignet) ↘ Nudelfertiggerichte ↘ Paniermehl/Backerbsen (lose Ware)
Milch, Milchprodukte, Käse	✓ „laktosefreie" Milch und Milchprodukte (Joghurt, Speisequark, Sahne) ✓ weitgehend laktosefreie Käsesorten, z.B. Emmentaler, Parmesan, Sauermilchkäse, Edamer, Gouda, Schafs- oder Ziegenhartkäse ✓ Kakao aus laktosearmer Milch und reinem Kakaopulver (ohne Zucker)	□ laktosemodifizierte Käsesorten: Camembert, Mozzarella, Feta □ laktosearme Milchprodukte mit Fruchtmus aus geeigneten oder bedingt geeigneten Obstsorten, Zucker/Honig □ Kakaogetränkepulver mit Zucker □ ggf. Ausprobieren: Naturjoghurt, probiotischer Joghurt ohne weitere Zusätze*	↘ aus dem Normal- (nicht laktosereduzierten) Sortiment: Milch – unabhängig von der Tierart ↘ Quark- und Joghurtzubereitungen mit und ohne Frucht, Molke, Kondensmilch, Quark, Sahne, Buttermilch, Schmand u.a. ↘ mit Fruktose/Sorbit/Isomalt, gesüßte Milchprodukte bzw. Speiseeissorten
Fleisch, Wurst, Fische, Krusten- und Schalentiere	✓ alle unverarbeiteten Sorten Fleisch und Fisch, frisch, tiefgekühlt ohne weitere Zusätze ✓ Bratenaufschnitt (selbst zubereitet) ✓ Roastbeef, roher Schinken, Dauerwurst, Putenbrustaufschnitt ✓ Wurst ✓ Krabben, Garnelen, Muscheln, Hummer ✓ Aufschnitt und Würstchen ohne Laktose*	□ Fleisch- und Fischfeinkost bzw. Fleisch- und Fischkonserven mit Zucker/Laktose □ je nach Verzehrsmenge: Wurstaufschnitt und Würstchen mit Laktose: Brühwurst (z.B. Bierschinken, Würstchen, Mortadella, Bockwurst, Bratwurst, Leberkäse, Fleischwurst) □ paniertes Fleisch/Fisch mit Füllung □ zubereitetes Hackfleisch (z.B. Frikadellen, Hamburger, Fleischpflanzerl, Bouletten) □ Kochwurst (Leberwurst) □ gekochter Schinken □ Wurstsorten mit Zucker als Gewürz (Mortadella, Leberwurst etc.) □ Fleisch- und Fischfeinkost bzw. Fleisch- und Fischkonserven mit Zucker	↘ Fleisch-, Wurst- und Fischprodukte mit Milch/Sahnezusatz ↘ Fertigsalate, z.B. Fleischsalate ↘ Fleisch/Fischerzeugnisse in Soßen und Marinaden, Feinkostsalate
Eier	✓ Eier ✓ Eierspeisen ohne Zucker sowie Milch/Laktose	□ mit Zucker gesüßten Eierspeisen mit wenig Milch. z.B. Crêpe, Eierpfannkuchen, Rührei	↘ Eierspeisen mit (milch)zuckerhaltigen Zutaten: z.B. Kaiserschmarrn

Nahrungsmittelauswahl bei **Laktose- und Fruktoseunverträglichkeit**

	☺ Karenzphase geeignet	Testphase bedingt geeignet	☹ i. d. R. nicht geeignet
Fette, Öle	✓ Margarine, Butter als Aufstrich ✓ Plattenfette ✓ Diätmargarine ohne Milch/ Laktose/Joghurtkulturen ✓ reine Keimöle oder Pflanzenöle (z.B. Rapsöl, Olivenöl) ✓ Schmalz, Bratfette	□ Butter in großen Mengen □ Margarine mit Milch/Laktose/ Joghurtzusätzen	➘ Halbfettbutter ➘ Kalorienreduzierte Diätmargarinen (light Produkte)
Zucker und Süßes in Maßen	✓ Traubenzucker (Glukose), Dextrine, Dextrose, Glukosesirup, Maltose, Malzzucker, Maltodextrin, Reissirup ✓ Süßstoffe (Saccharin, Cyclamat, Aspartam, Acesulfam, Stevia, Neohesperidin) ✓ flüssiger Süßstoff (auch wenn er Spuren von Fruktose enthält) ✓ Traubenzuckerbonbon ohne Fruchtzucker, z.B. Dextro-energeen®	□ Honig, Glukosesirup □ Haushaltszucker □ Inulin □ Fruchtgummi, Fruchtbonbon, Lakritz mit Zucker/ Glukosesirup □ Dunkle Schokolade ohne Laktose*, Schokoküsse mit Zucker □ Konfitüre (mit Glukosesirup), Gelee aus geeigneten Obstsorten mit Zucker □ Nougat, Pralinen ohne Laktose*	➘ Fruchtzucker (Fruktose), Fruktose-sirup, Maissirup ➘ Fruktose-Glukosesirup ➘ Zuckeralkohole/Zuckeraustausch-stoffe: Sorbit, Sorbitol, Mannit/ Maltiol, Maltit Isomalt (Handelsna-me Palatinit), Lactit/Lactiol ➘ Agavendicksaft ➘ Birnendicksaft, Apfelkraut, Birnenkraut, Traubensaftkonzent-rat ➘ Milchspeiseeis ➘ Fruchtbonbon/Pralinen Schokola-de/Nougat mit Fruktose/Sorbit/ Isomalt bzw. Milch/Joghurt/ Laktose* ➘ Fruchtgummis aus reinem Fruchtsaft ➘ Konfitüre, Gelee aus ungeeigneten Obstsorten bzw. mit Fruktose/ Sorbit/Isomalt ➘ Kaugummi ➘ Marzipan ➘ Karamellbonbons ➘ Weichlakritz ➘ Schokoladenaufstrich, Nuss-Nougat-Creme ➘ alle Süßwaren mit Schokolade oder Milch ➘ Fruchtgummis mit Joghurt ➘ Pudding mit Schokostückchen, Fertigdesserts (z.B. Mousse, Cremepulver, Milchreis, Grießbrei)
Verschiedenes, Gewürze	✓ Salz, alle Gewürze und Kräuter ✓ Brühe (ohne Laktose) ✓ Essig ✓ Senf/Mayonnaise ohne Laktose ✓ Agar-Agar ✓ Backpulver, Backhefe ✓ Vanillemark ✓ künstliche Aromen	□ Ketchup, Senf, Mayonnaise ohne Zucker □ Würzmischungen, Würzsoßen, Agar-Agar □ Knoblauch, Zwiebeln □ Inulin, Oligofruktose	➘ Gewürzketchup ➘ Fertiggerichte, Fertigsuppen ➘ Würzmischungen, Würzsoßen ➘ Soßenbinder ➘ kalorienreduzierte Feinkostsoßen und Marinaden
Säuglings-nahrungen	*Der Verzicht auf Laktose in der Säuglingsernährung ist nicht sinnvoll und sollte nur wenn ausdrücklich indiziert erfolgen*		

*** Laktose steht stellvertretend für Laktose, Milch, Milchprodukte und Milchbestandteile**

Immer Zutatenliste beachten oder beim Hersteller nachfragen (Homepage/Hotline nutzen)
Die Liste erhebt keinen Anspruch auf Vollständigkeit.
Diätplan nur in Verbindung mit einer Ernährungsberatung sinnvoll. Individuelle Verträglichkeit beachten

Nickelarme Diät

Indikation:
Verdacht auf durch orale Nickelaufnahme ausgelöstes allergisches Kontaktekzem (therapeutischer Einsatz nur nach positivem Provokationstest, siehe unten).

Durchführung:

1. Reduzierung von Nahrungsmitteln in der Ernährung, die Nickel besonders gut anreichern bzw. überdurchschnittlich zur Nickelaufnahme beitragen können. Besonders hohe Nickelwerte weisen Kakaoprodukte, Hülsenfrüchte (inkl. Erdnuss), Nüsse, Samen, Vollkornprodukte und Haferflocken auf, so dass im Rahmen der nickelarmen Diät zunächst ein völliger Verzicht empfohlen wird. Allgemein sind die Nickelgehalte jedoch von verschiedenen Faktoren wie Standort (Zusammensetzung des Bodens, Ausmaß industrieller Luftverschmutzung), von Pflanzenart und -teilen sowie von der Verarbeitung der Nahrungsmittel abhängig. Die nachfolgende Tabelle kann deshalb nur eine Orientierungshilfe sein.
2. Reduzierung der Nickelgesamtzufuhr mit der Nahrung. Mehr als die Hälfte der aufgenommenen Nickelmenge wird auf den Verzehr von Getreideprodukten wie Brot, Nudeln und Reis sowie Kartoffeln, Gemüse und Obst zurückgeführt. Empfohlen wird deshalb eine generelle Reduzierung der Mengen dieser Nahrungsmittel in der diagnostischen Phase der nickelarmen Diät. In der Literatur wird eine Begrenzung auf jeweils 200 g/Tag vorgeschlagen. Zur Vermeidung von Nährstoffdefiziten muss im Einzelfall geprüft werden, ob die Mengen gesteigert werden können.
3. Während der nickelarmen Kost ist der äußere intensive Hautkontakt mit nickelhaltigen Gegenständen (z.B. nickelhaltiger Schmuck) zu vermeiden sowie auf Rauchen zu verzichten (Tabakrauch enthält große Nickelmengen), da sonst der Nachweis einer Wirksamkeit der Diät nicht gewährleistet ist.

Weitere Maßnahmen, um den Nickelgehalt der Nahrung zu reduzieren:

- Vermeidung von älterem Kochgeschirr aus rostfreiem Stahl/Edelstahl, da das Risiko besteht, dass Nickel in das Kochgut übergeht (heute sind Kochgeschirre auf dem Markt, bei denen laut Hersteller das Risiko der Nickelfreisetzung minimiert wurde). *Alternative Kochgeschirre: Geschirr aus Email, Glas, Glaskeramik, Keramik, Ton, speziellem nickelfreiem Material (z.B. NAHRATH Gourmet® oder Silargan®).*
- Säurehaltige Speisen (Rhabarber, Spinat, Sauerkraut, Zitronen, Johannisbeeren etc.) sollten nur in Porzellan oder Glasgeschirr zubereitet werden.
- Kaffee sollte mit der Hand aufgebrüht werden, da Kaffee aus der Kaffeemaschine bis zu 10-mal mehr Nickel enthalten kann. Die Analysenwerte von schwarzem Tee beziehen sich auf den Nickelgehalt in Teeblättern. Im fertigen Teegetränk sind die Werte – je nach Aufguss – wesentlich geringer, so dass 2 Tassen dünner schwarzer Tee/Tag in der Regel vertragen werden.
- Für die Heißwasserzubereitung sollten keine Wasserkocher verwendet werden, da sie Nickel freisetzen können. Insbesondere beim Entkalken der Geräte kann der Nickelwert im Wasser auf mehrere hundert Mikrogramm ansteigen. Statt dessen sind alternative Kochgeschirre zu bevorzugen (s.o.).
- Bei der Verwendung von Leitungswasser für die Zubereitung von Speisen und Getränken sollte ca. ein halber Liter des ersten Ablaufwassers aus der Trinkwasserleitung verworfen werden (sofern das Wasser vorher über längere Zeit in der Leitung gestanden hat).
- In Konservendosen sind Nahrungsmittel wahrscheinlich nicht zusätzlich mit Nickel belastet. Sicherheitshalber sollte der Verzehr von säurehaltiger Konservennahrung wie Sauerkraut, sauer eingelegte Gurken und Gemüse, eingeschränkt werden.

Nahrungsmittelauswahl bei **nickelarmer Ernährung**

- Essigsäure kann selbst in kaltem Zustand Nickel aus rostfreien Stählen lösen. Es ist deshalb nicht auszuschließen, dass handelsüblicher Essig größere Mengen Nickel enthält, vorausgesetzt er wurde in Edelstahltanks gelagert. Verwendung von Essig, bei dem ausgeschlossen werden kann, dass eine Lagerung in Edelstahltanks stattgefunden hat (z.B. „Aceto Balsamico Tradizionale di Modena" bzw. „Aceto Balsamico di Modena") ist auch während der diagnostischen Phase möglich.
- Bei Obst, Gemüse, Kartoffeln und Getreide reichert sich Nickel besonders stark in der Haut bzw. in den Schalen an, so dass empfohlen wird, diese Nahrungsmittel zumindest in der diagnostischen Phase der nickelarmen Kost zu schälen.

Anmerkungen:
Nach einer 4- bis 6-wöchigen nickelarmen Diät und begleitender Führung eines Ernährungs- und Symptomprotokolls sollte durch eine Provokationstestung (doppelblind plazebokontrolliert) mit 2,5 mg Nickelsulfat die klinische Relevanz der oralen Auslösbarkeit der Nickelallergie überprüft werden. Bei positivem Ergebnis beginnt in Absprache mit einer Ernährungsfachkraft der individuelle Kostaufbau auf Basis der nickelarmen Diät. Hierbei sollten bisher gemiedene, jedoch ernährungsphysiologisch wertvolle Nahrungsmittel (z.B. Pellkartoffeln, Vollkornprodukte, Broccoli) auf ihre individuelle Verträglichkeit überprüft werden. Desweiteren ist eine bedarfsgerechte Steigung der Verzehrsmengen der einzelnen Nahrungsmittel anzustreben. Ziel des Kostaufbaus ist die Ermittlung der individuellen Tolereranzschwelle, unterhalb welcher keine Symptome mehr ausgelöst werden.

Nahrungsmittelauswahl bei **nickelarmer Ernährung**

	☺ geeignet	☹ nicht geeignet
Getränke	✓ Trinkwasser nach Ablauf der ersten Menge aus dem Wasserhahn ✓ Mineralwasser ✓ max. 2 Tassen Kaffee (s. Seite 115) ✓ max. 2 Tassen dünnen schwarzen Tee (s. Seite 115) ✓ Fruchtsaft und Saftschorlen	➘ gestandenes Wasser aus der Leitung ➘ Kaffee aus der Kaffeemaschine ➘ starker schwarzer Tee aus losen Blättern ➘ alle alkoholischen Getränke (insbesondere Bier und Wein)
Gemüse, Hülsenfrüchte und deren Erzeugnisse	✓ alle nicht in Spalte 2 genannten Gemüse, frisch oder TK bevorzugen z.B. Aubergine, Chicoree, Eisbergsalat, Feldsalat, Fenchel, Grünkohl, Gurke, Kopfsalat, Kohlrabi, Kresse, Möhre, Paprika, Pilze, Porree, Radieschen, Rettich, Rosenkohl, Rote Bete, Rotkohl, Schnittbohnen, Schwarzwurzeln, Sellerie, Spargel, Spinat, Steckrübe, Tomate, Weißkohl, Wirsingkohl, Zucchini, Zwiebeln	➘ Hülsenfrüchte (Sojabohnen, Linsen, weiße Bohnen, Erbsen) ➘ Sojaprodukte ➘ Blumenkohl, Broccoli, Chinakohl ➘ Petersilie ➘ säurehaltige Konservennahrung (Sauerkraut, Gurken, Tomaten) ➘ Tomatenmark
Obst und Obsterzeugnisse, Nüsse, Erdnüsse und Samen	✓ alle Sorten Obst, frisch, tiefgekühlt oder Konserve (s. Seite 115) außer Nüsse, Erdnüsse, Samen	➘ Trockenobst ➘ alle Nüsse ➘ Erdnüsse, Pistazien ➘ Ölsamen (Sonnenblumenkerne, Leinsamen, Mohn, Sesam)
Kartoffeln und Kartoffelerzeugnisse	✓ geschälte Kartoffeln und daraus selbst hergestellte Zubereitungen	➘ Pellkartoffeln
Getreide, Brot, Backwaren, Teigwaren, Reis	✓ Brot ohne Samen ✓ Weizenmischbrot (hell) ✓ Weizenbrot mit Weizenmehl Typ 405/550 ✓ Roggenbrot mit Roggenmehl Typ 815 ✓ Kuchen/Gebäck aus Weizenmehl Typ 405/550 ✓ Weizenstärke, -grieß ✓ Kartoffelstärke ✓ helle Nudeln (Weizenmehl Typ 405/550) ✓ parboiled Reis ✓ Reis (poliert)	➘ Vollkornbrot, -kekse, -nudeln ➘ Getreidekörner ➘ Keimlinge ➘ Getreidevollkornflocken, insbes. Haferflocken ➘ Buchweizen, Hirse ➘ Amaranth ➘ Mais ➘ Kleie ➘ Müsli, Cornflakes
Milch, Milchprodukte, Käse	✓ Kuhmilch, Sauermilch, Molke, Buttermilch, Kefir ✓ Sahne, Kondensmilch ✓ Sauermilcherzeugnisse (z.B. Joghurt, saure Sahne) ✓ Käse, Frischkäse, Speisequark ✓ Frühstücksdrinks, Milchshakes und -fertiggetränke ohne Müsli, Nüsse/Samen, Schokolade, Kakao	➘ Milch oder Joghurt mit Müsli, Nüssen/Samen, Trockenobst ➘ Schokoladenjoghurt ➘ Schokoladenpudding ➘ Kakao, Trinkschokolade
Fleisch, Fleischwaren, Geflügel, Wild, Innereien, Wurst	✓ alle unverarbeiteten Sorten, frisch, tiefgekühlt oder geräuchert ✓ alle nicht in Spalte 2 genannten Wurstsorten (z.B. Roastbeef, Schinken, Bratenaufschnitt)	➘ Innereien ➘ Wurstwaren mit hohem Gehalt an Innereien (z.B. Leber- und Blutwurst)
Fisch und Fischerzeugnisse, Krusten- und Schalentiere	✓ alle nicht in Spalte 2 genannten unverarbeiteten Sorten, frisch, tiefgekühlt oder geräuchert z.B. Lachs, Forelle, Seelachs, Scholle, Kabeljau/Dorsch etc. ✓ Krabben, Garnelen	➘ Hecht, Schleie ➘ Austern ➘ MuschelnHummer
Eier und Eierzeugnisse	✓ Eier und daraus hergestellte Zubereitungen	
Fette und Öle	✓ alle Öle (z.B. Olivenöl, Rapsöl, Sonnenblumenöl) ✓ Butter, Margarine ✓ Plattenfette	

Nahrungsmittelauswahl bei **nickelarmer Ernährung**

	☺ geeignet	☹ nicht geeignet
Süße Brotaufstriche, Süßungsmittel, Süßigkeiten	✓ Marmelade, Honig ✓ Weich- und Hartkaramell ✓ Gummibärchen ✓ Eis (außer Nuss-, Schokoladeneis) ✓ Pudding, selbst gekocht (außer Schokoladenpudding) ✓ Reiswaffeln ohne Sesam und ohne Schokolade	➘ Nuss-Nougatcreme, Schokolade ➘ Erdnusscreme, Erdnussbutter ➘ Süßwaren mit Mandeln, Nüsse, Erdnüsse, Marzipan, Persipan, Nougat, Schokolade, Müsli-Riegel, Popcorn ➘ Lakritz ➘ Nussspeiseeis, Schokoladenspeiseeis
Verschiedenes und Spezialitäten	✓ selbst hergestellte Feinkostprodukte aus geeigneten Zutaten	➘ Feinkostprodukte ➘ Ketchup, Fertigdressing, Essig (s. Seite 116) ➘ vegetarische Brotaufstriche ➘ Hefetabletten

Die Liste erhebt keinen Anspruch auf Vollständigkeit. Diätplan nur in Verbindung mit einer Ernährungstherapie sinnvoll. Individuelle Verträglichkeit beachten.

Vorgaben für eine sichere Diagnostik bei Verdacht auf Zöliakie

Durch die Verbreitung einer bewusst glutenreduzierten Ernährung sind Diagnostik und damit Sicherstellung einer vorliegenden Zöliakie schwieriger geworden.

Allgemeines zum Krankheitsbild Zöliakie
Bei der Zöliakie bzw. der glutensensitiven Enteropathie handelt es sich um eine schwerwiegende Dünndarmerkrankung, die durch die Zufuhr von Gluten zu einer Entzündung der Dünndarmzotten und nachfolgend zu einer Schädigung der gesamten Dünndarmstruktur führt. Zöliakiepatienten bedürfen einer streng glutenfreien Kost. Diätetische Fehler führen zu einem deutlich erhöhten Krebsrisiko.

Die Diagnose muss <u>vor</u> Kostumstellung in Zusammenarbeit mit einem Arzt durch spezifische Laborparameter <u>und</u> eine Biopsie vor Diätumstellung eindeutig gesichert werden.

Diagnostik <u>vor</u> Kostumstellung
Eine richtige Diagnostik setzt immer eine ausreichende Glutenbelastung in den vorausgehenden Wochen <u>vor</u> Diagnosestellung voraus. Die Aufgabe der Ernährungstherapie ist vor Diagnosestellung daher vor allem die Sicherstellung der ausreichenden Glutenbelastung zum Zeitpunkt der Blutentnahme und der Biopsie.

Vor Durchführung einer glutenfreien Kost sollte zwingend die folgende an den Leitlinien orientierte Diagnostik durchgeführt werden.

Goldstandard diagnostischer Parameter (unter glutenhaltiger Kost)
Bestimmung IgA-AK gegen Transglutaminase
– Ausschluss IgA-Mangel
– ggf. deamidierte Gliadin IgG-AK
– (ggf. AK gegen Endomysium)
– ggf. serologische Kontrolle: kleines Blutbild
– ggf. Transferrin, Ferritin, Eisen
– Transaminasen, Folsäure, fettlösliche Vitamine
Biopsie (unter glutenhaltiger Kost)

Literaturangaben zur notwendigen Dauer der Glutenbelastung vor Erhebung der diagnostischen Parameter schwanken von Tagen bis zu Jahren. **Die DZG empfiehlt mindestens 3 Wochen, möglichst aber 3 Monate eine glutenhaltige Kost vor Beginn der Diagnostik.** Die Durchführung einer glutenfreien Kost und/oder Empfehlung für eine derartige Umstellung ohne vorherige diagnostische Abklärung entspricht nicht den Vorgaben der wissenschaftlichen Leitlinien.

Gluten

Gluten ist ein Eiweiß, das in heimischen Getreidearten (Weizen, Roggen, Gerste) vorkommt. Auch Dinkel, Emmer und Kamut als Urformen des Weizens und Grünkern (unreif geernteter und gedarrter Dinkel) enthalten Gluten. Triticale ist eine Kreuzung zwischen Weizen und Roggen, wird aber in der menschlichen Ernährung kaum verwendet.

Hafer wird inzwischen als unbedenklich für Personen mit glutensensitiver Enteropathie eingeschätzt, der Verzehr von handelsüblichem Hafer gilt aber als risikoreich, da die Reinheit des Getreides bzw. des daraus hergestellten Produktes in der Regel nicht kontrolliert wird. Die Deutsche Zöliakie-Gesellschaft DZG rät Betroffenen von der Verwendung von Hafer (< 50g/d) ab.

Neben Getreide und Getreideprodukten können auch Bindemittel, Trägerstoffe etc. Gluten enthalten. Nur wenn Produkte, die mit der durchgestrichenen Ähre gekennzeichnet sind bzw. die Aufschrift „glutenfrei“ tragen, sind auf Rückstände/Verunreinigungen kontrolliert und können bedenkenlos verzehrt werden.

Auch glutenfreie Produkte können Spuren von Gluten enthalten. Diese dürfen aber einen Grenzwert von 20 ppm (2 mg/100 g Nahrungsmittel) nicht überschreiten.

Patienten mit dem Verdacht auf Zöliakie bedürfen der ausführlichen Begleitung und Beratung durch ein erfahrenes interdisziplinäres Team aus Arzt und einer allergologisch gastroenterologisch versierten Ernährungsfachkraft.

Fachkräfte und Patienten finden gesicherte Informationen, bei:
Deutsche Zöliakiegesellschaft, DZG e.V., Stuttgart www.dzg.de

Empfehlungen für die Ernährung in Schwangerschaft und Stillzeit

Mit Beginn der Schwangerschaft bis zum Ende der Stillzeit sollte die Ernährung der Mutter auch in Hinblick auf die Gesundheit des Kindes erfolgen. Während über Jahrzehnte hindurch die Meinung vertreten wurde, dass es das Allergierisiko der Kinder senken könnte, wenn die Mutter typische kleinkindliche Allergene meidet, ist diese Sichtweise inzwischen überholt bzw. hat sich um 180° gedreht.
Heute gehen Experten davon aus, dass eine „vorbeugende" Meidung nicht nur keinen Nutzen hat, sondern ein potentielles Risiko für Mutter und Kind in puncto Versorgung mit Nährstoffen darstellt. Außerdem weisen aktuelle Untersuchungen darauf hin, dass es auch beim Thema Allergieprävention vor allem um eine vielseitige und qualitativ hochwertige Ernährung der Mutter geht. Denn auf diese Weise wird das Immunsystem frühzeitig gefordert und trainiert. Die Voraussetzung für eine normale Toleranzentwicklung ist die aktive Auseinandersetzung mit der Umwelt, inkl. aller verfügbaren Nahrungsmittel. Ist hingegen die Schwangere bzw. Stillende selbst von einer Nahrungsmittelallergie betroffen, sollte dieser Auslöser selbstverständlich strikt gemieden werden. Da inzwischen auch Übergewicht als ein Risikofaktor für die Entwicklung allergischer Erkrankungen eingestuft wird, sollte einem Gestationsdiabetes vorgebeugt werden bzw. dieser frühzeitig erkannt und adäquat therapiert werden.

Folgende Nahrungsmittel werden derzeit als günstig bewertet:
- frisch gekochte Speisen aus qualitativ hochwertigen Nahrungsmitteln
- viel Gemüse, ggf. Reduktion blähender Gemüsesorten/Hülsenfrüchte
- Hülsenfrüchte – soweit verträglich
- Nüsse und Ölsaaten – soweit verträglich
- mäßig Obst, zur Vermeidung von Blutzuckerspitzen: keine Aufnahme sehr großer Mengen, insbesondere nicht als Mahlzeitenersatz (z.B. in Form von Smoothies)
- Fleisch aus artgerechter Tierhaltung
- vollfette Milch und vollfette Milchprodukte von artgerecht gehaltenen Kühen, Schafen, Ziegen
- Fisch: bis zu 2 Fischmahlzeiten pro Woche außer Ostseehering, Ostseelachs, Hecht, Schwertfisch, Hai, Bluefin und Albacore Thunfisch wegen Dioxin und Schwermetallkontamination
- Fette und Öle: Butter, Olivenöl, Rapsöl und Leindotteröl bevorzugen, dagegen ω-6-reiche Öle wie Sonnenblumenöl, Distelöl und Maiskeimöl reduzieren

Empfehlungen für eine Ernährung während des ersten Lebensjahres

Über Jahrzehnte wurde die Meinung vertreten, dass es das Allergierisiko der Kinder senken könnte, wenn der Säugling möglichst 6 Monate voll gestillt wird und typische Kleinkindallergene zeitverzögert in die Beikost eingeführt werden. An dieser Sichtweise hat sich viel verändert.

Auch heute empfehlen Experten, wenn möglich zu stillen. Denn Stillen ist nach wie vor die beste Ernährung für den Säugling – auch im Hinblick auf Allergieprävention. Allerdings ist ein Vollstillen aus heutiger Sicht vor allem in den ersten 4 Lebensmonaten wichtig. Danach sollte weiter gestillt werden, doch die Beikost kann – wie für alle gesunden Säuglinge – beginnen.
Eine vorbeugende Meidung kleinkindlicher Allergene wird nicht mehr empfohlen. Im Gegenteil, die Gewöhnung an Nahrungsmittel in kleinen Schritten, wie es bei der Beikost erfolgt, fordert und trainiert das Immunsystem frühzeitig. Denn die Voraussetzung für eine normale Toleranzentwicklung ist die aktive Auseinandersetzung mit der Umwelt, inkl. Nahrungsmitteln.

Nur wenn der Verdacht auf eine bereits vorhandene Nahrungsmittelallergie besteht, sollte der verdächtigte Auslöser gemieden und diesem Verdacht nachgegangen werden. Bestätigt sich der Verdacht, muss der Auslöser selbstverständlich strikt gemieden werden. Kann der Verdacht hingegen entkräftet werden, ist ein normaler Beikostaufbau nach den Empfehlungen des Forschungsinstituts für Kinderernährung in Dortmund (www.fke-do.de) weiter möglich und sinnvoll.

Die Einführung der Beikost beginnt üblicherweise mit einem leicht verdaulichen Gemüse (wie z. B. Karotte, Blumenkohl, Brokkoli, Kohlrabi, Zucchini, Fenchel, Kürbis). Ergänzt werden dann nach und nach Kartoffeln, Fleisch und ein hochwertiges Öl. Günstig sind Olivenöl und Rapsöl, da sie einen niedrigen Gehalt an ω-6-Fettsäuren aufweisen. Dieser Brei sollte über das ganze erste Lebensjahr milchfrei bleiben, um eine optimale Aufnahme von Spurenelementen (z.B. Eisen, Zink etc.) zu sichern. Empfohlen ist eine wöchentliche Fleischmenge von 80 – 100 g. Ab dem zweiten Lebenshalbjahr kann das Fleisch einmal pro Woche auch durch Fisch ersetzt werden. Die Verwendung von Gläschen sichert eine hohe kontrollierte Qualität und ist daher gut geeignet, sofern der Inhalt einfach zusammengesetzt ist. Die Selbstzubereitung ist zeitaufwendiger, bietet aber bei sorgfältiger und sachgerechter Zubereitung die Möglichkeit, die Zusammensetzung der Zutaten selbst zu bestimmen.

Als zweite Mahlzeit wird am Abend der Vollmilch-Getreide-Brei schrittweise aufgebaut. Dabei sollte vollfette Kuhmilch als Breigrundlage verwendet werden. Besteht die Befürchtung, dass die Einführung von Kuhmilch problematisch sein könnte, kann diese auch „eingeschlichen" werden. In diesem Fall wird der Getreidebrei anfangs mit Wasser und einem Teelöffel Kuhmilch zubereitet. Die Menge an Kuhmilch wird dann täglich erhöht (1 EL, 3 EL, 1:1) bis die vollständige Menge an Kuhmilch (200 ml) erreicht ist.

Arbeitskreis Diätetik in der Allergologie

Als dritter Brei wird die Nachmittagsmahlzeit, ein milchfreier Getreide-Obst-Brei, eingeführt. Anfangs bietet es sich an, gekochtes, säurearmes Obst (Apfel, Birne, Heidelbeere) in den Wasser-Getreidebrei einzurühren. Zusätzlich erfolgt eine Fettzugabe. Später kann auch frisches Obst fein gerieben in den Brei gegeben werden.

Eine glutenfreie Ernährung ist im ersten Lebensjahr nicht notwendig und aus Gründen der (Zöliakie-) Vorbeugung auch nicht sinnvoll. Allerdings sollten zu Beginn (zwischen dem 4. und 6. Lebensmonat) nur kleine Mengen an Gluten – möglichst während noch gestillt wird – gegeben werden. Die von der Deutschen Zöliakie-Gesellschaft maximal empfohlenen 7 – 10 g eines glutenhaltigen Getreides (Weizen, Dinkel, Roggen, Gerste) würden leicht überschritten, wenn einer der Getreidebreie mit einem glutenhaltigen Getreide zubereitet wird. Daher empfiehlt es sich, die geringen Glutenmengen eher in Form eines Zwiebacks, einer Weizenstange oder eines Stück trockenen Brotes zu geben. Anfangs dient dies eher der Befriedigung der Neugierde und dem Lutschbedürfnis, ohne dass nennenswerte Mengen tatsächlich verzehrt werden. Auch die Verwendung von Haferflocken wird vom FKE bzw. der DZG empfohlen.

Gegen Ende des ersten Lebensjahres kann langsam auf eine kindgerechte Familienkost umgestellt werden. Diese sollte vielseitig sein und aus qualitativ hochwertigen, möglichst frisch zubereiteten Speisen bestehen.

Folgende Nahrungsmittel werden derzeit als günstig bewertet:
- viel Gemüse
- Hülsenfrüchte (Linsen, Bohnen, Erbsen)
- Obst, aber möglichst keine Obstsäfte
- Fleisch aus artgerechter Tierhaltung
- vollfette Milch und vollfette Milchprodukte von artgerecht gehaltenen Kühen, Schafen, Ziegen
- Fisch: bis zu 2 Fischmahlzeiten pro Woche außer Ostseehering, Ostseelachs, Hecht, Schwertfisch, Hai, Bluefin und Albacore Thunfisch
- Fette und Öle: Butter, Olivenöl, Rapsöl und Leindotteröl bevorzugen, dagegen ω-6-reiche Öle wie Sonnenblumenöl, Distelöl und Maiskeimöl reduzieren

Provokationen bei Nahrungsmittelallergien

Bezüglich der Frage, wann und in welcher Form (offen, blind, doppelblind, plazebokontrolliert (DBPCFC = doubleblind, placebo-controlled food-challenge); ambulant, teilstationär oder stationär), titriert und evtl. repetitiv provoziert werden soll, wird auf die aktuellen Positionspapiere der DGAKI verwiesen (Nachdruck im vorliegenden Ringbuch ab Seite 131). Werden bei einer Provokation schwerwiegende Reaktionen erwartet, empfiehlt sich ein zweistufiges Vorgehen. Zuerst wird lediglich eine Schleimhautprovokation (ohne Schlucken) durchgeführt. Erst im zweiten Schritt erfolgt eine titrierte Provokation (mit Schlucken) (Ballmer-Weber et al. J. Allergy Clin. Immunol. 106, 373-378 (2000)).

Vor der Testung muss das oder die verdächtigte(n) Nahrungsmittel konsequent gemieden werden (s. Nahrungsmittelauswahl für das oder die jeweilige(n) Nahrungsmittel). Bei vermuteter Soforttypreaktion (z.B. Urtikaria, Quincke-Ödem, anaphylaktischer Schock, Durchfall, Erbrechen) ist eine Meidung von mindestens 3, besser 7, Tagen sinnvoll, bei möglichen Spättypreaktionen (z.B. Ekzem, verzögert einsetzende gastrointestinale Symptome) kann auch eine längere diagnostische Eliminationsdiät bis zu 4 Wochen sinnvoll sein.

Provokationen sind immer durch einen Arzt in Notfallbereitschaft zu überwachen.

Doppelblinde, plazebokontrollierte Nahrungsmittelprovokation (DBPCFC) bei Vorliegen von Soforttypreaktionen mit repetitiver Gabe am Ende des Provokationsblocks

Zeitplan: Im Idealfall sollte die Provokation wie folgt aussehen:
1. Tag titrierte Provokation (s.u.) Plazebo/ Verum*
2. Tag titrierte Provokation (s.u.) Verum/ Plazebo*
3. Tag repetitive Gabe Verum

*Plazebo und Verum sollten nach dem Zufallsprinzip ausgetauscht werden

Sollte es sich um 2 Allergene zur Testung handeln, so werden am 4. Tag beide Allergene im Abstand von 3 Stunden verabreicht (immer noch doppelt blind).

Doppelblinde, plazebokontrollierte Nahrungsmittelprovokation (DBPCFC) bei Vorliegen von Spättypreaktionen mit repetitiver Gabe am 2. Tag der Provokation (z.B. bei Ekzemen, verzögert einsetzenden gastrointestinalen Symptomen)

Zeitplan: Im Idealfall sollte die Provokation wie folgt aussehen:
1. Tag titrierte Provokation (s.u.) Plazebo/ Verum*
2. Tag Provokation repetitive Gabe Plazebo/ Verum*
3. Tag Beobachtung
4. Tag titrierte Provokation (s.u.) Verum/ Plazebo*
5. Tag Provokation repetitive Gabe Verum/ Plazebo*
6. Tag Beobachtung

*Plazebo und Verum sollten nach dem Zufallsprinzip ausgetauscht werden
(Tag 1 + 2 Plazebo/Tag 4 + 5 Verum oder Tag 1 + 2 Verum/Tag 4 + 5 Plazebo)

Ersatzweise kann auch ohne Beobachtungstag oder nur an einem Tag d.h. 1.Tag titriert, 2. Tag Beobachtung – 3. Tag titriert, 4. Tag Beobachtung) provoziert werden, je nach Anamnese und Reaktionsspektrum.

Beispiel für die Mengenangaben einer titrierten Provokation:
Zeitintervall 30 Minuten, bei fehlender klinischer Reaktion. Abweichungen des Zeitintervalls bzw. der Mengensteigerungen sind möglich, z.B. bei subjektiven Symptomen oder bei beginnenden Reaktionen (z.B. leichter Juckreiz oder leichte Rötung). Anweisung durch den Arzt.

Volumina und absolute Mengen Protein bei der titrierten oralen Provokation. Nach Niggemann et al., Seite 131 in diesem Buch.

	Titrationsstufe*	1	2	3	4	5	6	7	Gesamt
Milch	Volumen Milch (ml)	0,1	0,3	1,0	3,0	10,0	30,0	100,0	144,4
	Volumen Basislösung (ml)	0,1	0,3	1,0	3,0	10,0	30,0	100,0	144,4
	Gesamtvolumen (ml)	0,2	0,6	2,0	6,0	20,0	60,0	200,0	288,8
	Protein (g)	0,003	0,01	0,033	0,1	0,33	1,0	3,3	4,8
Hühnerei	Volumen Ei (ml)	0,04	0,11	0,38	1,14	3,8	11,4	39,0	54,9
	Volumen Basislösung (ml)	0,16	0,49	1,62	4,86	16,2	48,6	162,0	233,9
	Gesamtvolumen (ml)	0,2	0,6	2,0	6,0	20,0	60,0	200,0	288,8
	Protein (g)	0,005	0,014	0,05	0,14	0,46	1,4	4,6	6,2
Weizen	Volumen Weizen (ml)	0,1	0,3	1,0	3,0	10,0	30,0	100,0	144,4
	Volumen Basislösung (ml)	0,1	0,3	1,0	3,0	10,0	30,0	100,0	144,4
	Gesamtvolumen (ml)	0,2	0,6	2,0	6,0	20,0	60,0	200,0	288,8
	Protein (g)	0,003	0,008	0,028	0,083	0,28	0,83	2,8	4,0
Soja	Volumen Soja (ml)	0,1	0,3	1,0	3,0	10,0	30,0	100,0	144,4
	Volumen Basislösung (ml)	0,1	0,3	1,0	3,0	10,0	30,0	100,0	144,4
	Gesamtvolumen (ml)	0,2	0,6	2,0	6,0	20,0	60,0	200,0	288,8
	Protein (g)	0,004	0,011	0,04	0,11	0,36	1,1	3,6	5,2

Nahrungsmittelprovokationen für Säuglinge und Kleinkinder auf Basis einer therapeutischen Säuglingsnahrung – praktisches Vorgehen

Für alle Provokationen gilt, dass Verum und Plazebo gleich in Aussehen (Farbe), Geschmack und Viskosität, Textur und Struktur sein sollten!
Das Verhältnis von Plazebo- und Allergenprovokation sollte im Idealfall 1 : 1 betragen. In der Praxis ist ein Verhältnis zwischen Plazebo und Allergenprovokationen von 1 : 2 zu rechtfertigen. Nach Niggemann et al., Seite 131 in diesem Buch.
Vor Beginn der Provokation sollte das Plazebo auf Verträglichkeit geprüft werden.

Titrationsstufen nach Proteingehalt bei Einsatz verschiedener Allergenquellen

Proteingehalt	Kuhmilch	Milchpulver	Pasteurisiertes Vollei	Volleipulver	Erdnuss (-butter)	Gluten	Sojadrink
3 mg	0,1 ml	8,3 mg	23,4 mg	6,4 mg	12,5 mg	3,8 mg	0,1 ml
10 mg	0,3 ml	27,8 mg	78,1 mg	21,3 mg	41,7 mg	12,5 mg	0,3 ml
30 mg	0,9 ml	83,3 mg	234,4 mg	63,8 mg	125 mg	37,5 mg	0,9 ml
100 mg	3 ml	277,8 mg	781,3 mg	212,8 mg	416,7 mg	125 mg	3 ml
300 mg	9,1 ml	833,3 mg	2,34 g	638,3 mg	1,25 g	375 mg	9,1 ml
1g	30,3 ml	2,78 g	7,81 g	2,13 g	4,17 g	1,25 g	30,3 ml
3g	90,9 ml	8,33 g	23,44 g	6,38 g	12,5 g	3,75 g	90,9 ml

modifiziert nach dem PRACTALL consensus report (J Allergy Clin Immunol 2012;*130:* 1260-1274)

Basis zum Blinden in Flüssigkeiten:
– Extensiv hydrolysierte Formulanahrung (ehF)
– Aminosäureformula (AF)
alternativ: auf Basis von Sinlac®-Brei (Zusammensetzung von Sinlac®: Reismehl, Johannisbrotkernmehl, Saccharose, pflanzliche Öle, Vitamine und Mineralstoffe – Vorsicht bei einer Allergie auf Johannisbrotkernmehl!)

Zutaten	So wird's gemacht
Plazebo (Gesamtmenge)	
300 ml ehF/AF	300 ml ehF bzw. AF nach Packungsbeilage zubereiten
ggf. Farbe	zugeben und vermischen/mixen
ggf. Aroma**	zugeben und vermischen/mixen
oder	
Plazebo Sinlac®	
40 g Sinlac®	in ein Trinkgefäß (z.B. Flasche) geben
300 ml Wasser*	zugeben und vermischen/mixen
ggf. Farbe	zugeben und vermischen/mixen
ggf. Aroma**	zugeben und vermischen/mixen
Milchprovokation	
Verum (Gesamtmenge):	
155 ml ehF/AF	150 ml ehF bzw. AF nach Packungsbeilage zubereiten
ggf. Farbe	zugeben und vermischen/mixen
ggf. Aroma**	zugeben und vermischen/mixen
+ 150 ml Vollmilch frisch (pasteurisiert, traditionell hergestellt)	zugeben und vermischen/mixen
oder	
Milchprovokation Sinlac®	
Verum (Gesamtmenge):	
15 – 20 g Sinlac®	in ein Trinkgefäß (z.B. Flasche) geben
150 ml Wasser*	zugeben und vermischen/mixen
ggf. Farbe	zugeben und vermischen/mixen
ggf. Aroma**	zugeben und vermischen/mixen
+ 150 ml Vollmilch frisch (pasteurisiert, traditionell hergestellt)	zugeben und vermischen/mixen
Sojaprovokation	
Verum (Gesamtmenge)	
155 ml ehF/AF	150 ml ehF bzw. AF nach Packungsbeilage zubereiten
ggf. Farbe	zugeben und vermischen/mixen
ggf. Aroma**	zugeben und vermischen/mixen
+ 150 ml Sojadrink (ohne Zucker, Salz, Aroma)	zugeben und vermischen/mixen
oder	
Sojaprovokation Sinlac®	
Verum (Gesamtmenge):	
15 – 20 g Sinlac®	in ein Trinkgefäß (z.B. Flasche) geben
150 ml Wasser*	zugeben und vermischen/mixen
ggf. Farbe	zugeben und vermischen/mixen
ggf. Aroma**	zugeben und vermischen/mixen
+ 150 ml Sojadrink (ohne Zucker, Salz, Aroma)	zugeben und vermischen/mixen

Zutaten	So wird's gemacht
Hühnereiprovokation	
245 ml ehF/ AF	245 ml ehF/ AF nach Packungsbeilage
ggf. Farbe	zugeben und vermischen/mixen
ggf. Aroma**	zugeben und vermischen/mixen
+ 55 ml pasteurisiertes Flüssigvollei	zugeben und vermischen/mixen (spezielles Vorgehen, s.unten) **nicht aufkochen!**
oder	
Hühnereiprovokation Sinlac®	
30 g Sinlac®	in ein Trinkgefäß (z.B. Flasche) geben
250 ml Wasser*	zugeben und vermischen/mixen
ggf. Farbe	zugeben und vermischen/mixen
ggf. Aroma**	zugeben und vermischen/mixen
+ 55 ml pasteurisiertes Flüssigvollei oder entsprechende Menge Volleipulver (spezielles Vorgehen, s.u.) nicht aufkochen!	zugeben und vermischen/mixen (dann nur 200 ml Wasser verwenden)
Hühnerei-Flüssigvollei	
Bei der Hühnereiprovokation mit Flüssigvollei wird das Ei zunächst genau auf 7 Portionen titriert verteilt (in einer Spritze aufgezogen) und dann erst wird der angerührte Brei oder die Flüssigkeit hinzu gegeben. Titrationsstufen: 1. 0,04 g, 2. 0,11 g, 3. 0,38 g, 4. 1,14 g, 5. 3,80 g, 6. 11,4 g, 7. 38 g	
Weizenprovokation	
150 ml ehF/ AF	150 ml ehF/ AF nach Packungsbeilage zubereiten
ggf. Farbe	zugeben und vermischen/mixen
ggf. Aroma**	zugeben und vermischen/mixen
+ 5 g Weizenprotein in 150 ml kaltem Wasser aufgelöst	zugeben und vermischen/mixen **nicht aufkochen!**
oder	
Weizenprovokation Sinlac®	
30 – 40 g Sinlac®	in ein Trinkgefäß (z.B. Flasche) geben
100 ml Wasser*	zugeben und vermischen/mixen
ggf. Farbe	zugeben und vermischen/mixen
ggf. Aroma**	zugeben und vermischen/mixen
+ 5 g Weizenprotein in 150 ml kaltem Wasser aufgelöst	zugeben und vermischen/mixen **nicht aufkochen!**

*abgekochtes Wasser, auf ca. 60 °C abgekühlt (siehe Zubereitungshinweise des Herstellers).
**Pseudoallergien nicht auszuschließen.

Hilfen zum Blinden:
- Farbstoffe: ß-Carotin (E160a) oder Zuckerkulör (E150), Johannisbeersaft
- Aromen (z.B. von MetaX oder Nutricia)

Die Herstellung des Plazebos (Gesamtmenge) ist für alle nachfolgenden Provokationen im Säuglings- und Kindesalter gleich.

Zutaten	So wird's gemacht
Getreideprovokation für Kleinkinder	
Plazebo (Gesamtmenge):	
20 g Reisvollkornflocken 30 g Sinlac® 150 – 200 ml Wasser* ggf. Farbe ggf. Aroma**	Reisflocken + Sinlac® in das abgekochte Wasser einrühren, Aroma und ggf. Farbe hinzufügen. Der Brei kann ggf. nochmals püriert werden.
Verum (Gesamtmenge):	
30 g Getreide, Vollkornmehl oder Flocken (z.B. Weizen, Roggen, Gerste, Hafer, Dinkel, Hirse etc.) 20 g Sinlac® 150 – 200 ml Wasser ggf. Farbe ggf. Aroma**	Getreideflocken + Sinlac® in das abgekochte Wasser einrühren Aroma und ggf. Farbe hinzufügen. Der Brei kann ggf. nochmals püriert werden.
Getreideprovokation für Jugendliche und Erwachsene	
Plazebo (Gesamtmenge):	
50 g Reisvollkornflocken 60 g Sinlac® 200 ml Wasser* ggf. Farbe ggf. Aroma**	Reisflocken + Sinlac® in das abgekochte Wasser einrühren, Aroma und ggf. Farbe hinzufügen. Der Brei kann ggf. nochmals püriert werden.
Verum (Gesamtmenge):	
50 g Getreide, Vollkornmehl oder Flocken (z.B. Weizen, Roggen, Gerste, Hafer, Dinkel etc.) 40 g Sinlac® 210 ml Wasser ggf. Farbe ggf. Aroma**	Getreideflocken + Sinlac® in das abgekochte Wasser einrühren Aroma und ggf. Farbe hinzufügen. Der Brei kann ggf. nochmals püriert werden.

Nahrungsmittelprovokationen für Kinder, Jugendliche und Erwachsene

Die Provokationsmenge sollte sich im Kindes-, Jugend- und Erwachsenenalter nach der durchschnittlichen Tagesverzehrmenge richten. Ob diese Provokation titriert durchgeführt werden sollte, richtet sich wie im Säuglingsalter nach der Anamnese und der zu erwartenden klinischen Reaktion.

Die Provokation von Milch, Soja und Hühnerei kann analog, wie für Säuglinge und Kleinkinder beschrieben, erfolgen.

Zutaten	So wird's gemacht
Provokation mit birkenpollenassoziierten Nahrungsmitteln	
Plazebo (Gesamtmenge):	
40 g Reisflocken (instant oder gemahlen) 210 ml Wasser* ggf. Aroma** ggf. Farbe 5 g Zucker 25 g ganze Reisflocken	Wasser abkochen, Instant-Reisflocken in das Wasser einrühren, ggf. Aroma und Farbe hinzufügen. Brei kaltstellen! Die ganzen Reisflocken kurz vor dem Servieren hinzufügen damit die Struktur erhalten bleibt
Verum (Gesamtmenge):	
20 g Reisflocken (instant oder gemahlen) 120 ml Wasser* 150 g Testgemüse/ -obst (50 g Granny Smith Apfel, 50 g Karotte, 50 g Knollensellerie, 10 g möglichst frisch gemahlene Haselnüsse) 10 g ganze Reisflocken	Wasser abkochen, Instant-Reisflocken einrühren, ggf. Aroma und Farbe hinzufügen. Brei kaltstellen! Unmittelbar vor der Provokation Obst und Gemüse frisch fein geraspelt hinzufügen und pürieren. Anschließend die 10 g ganze Reisflocken unterrühren und den Brei sofort servieren.

Provokation immer mit Sonnenbrille durchführen!
*Das Wasser sollte abgekocht und auf ca. 50°C abgekühlt sein.
**Pseudoallergien sind nicht auszuschließen.

Provokation bei Verdacht auf birkenpollenassoziierte Nahrungsmittelallergie, Testung von Apfel, Karotte, Knollensellerie, Haselnüssen. Bei oralem Allergie-Syndrom, entsprechende Nahrungsmittel nicht verwenden!

Provokation mit beifußpollen-assoziierten Nahrungsmitteln (Stangen- und Knollensellerie, Karotte, Tomate (ohne Kerne)). Nahrungsmittel, die ein orales Allergiesyndrom auslösen, werden ggf. weggelassen.

Zutaten	So wird's gemacht
Provokation mit beifussassoziierten Nahrungsmitteln	
Plazebo (Gesamtmenge):	
200 ml Wasser* 60 g Sinlac® 65 g Instant Reisflocken 15 g ganze Reisflocken ggf. Aroma** ggf. Farbe	Das Wasser abkochen, Sinlac® in das Wasser einrühren, ggf. Aroma und Farbe hinzufügen. Brei kaltstellen! Die ganzen Reisflocken kurz vor dem Servieren hinzufügen.
Verum (Gesamtmenge):	
120 ml Wasser* 30 – 40 g Sinlac® 160 g Testgemüse /40 g Stangensellerie 40 g Karotte, 40 g Tomate ohne Kerne ggf. Aroma** ggf. Farbe 10 g ganze Reisflocken	Das Wasser abkochen, Sinlac® in das Wasser einrühren, ggf. Aroma und Farbe hinzufügen. Brei kaltstellen! Unmittelbar vor der Provokation Gemüse frisch geraspelt hinzufügen und pürieren. Anschließend die 10 g ganze Reisflocken unterrühren und den Brei sofort servieren.

Provokation immer mit Sonnenbrille durchführen!
*Das Wasser sollte abgekocht und auf ca. 50°C abgekühlt sein.
**Pseudoallergien sind nicht auszuschließen.

Nahrungsmittelprovokation mit Erdnuss:

Nahrungsmittelprovokation mit Erdnuss, Schalenfrüchten und Ölsaaten:

Das Plazebo wird wie bei der Getreideprovokation verwendet. Erdnüsse sind geröstet, Schalenfrüchte und Sesam werden in der Regel frisch geknackt und gemörsert oder im Ganzen verabreicht bei einer offenen Provokation. Als Plazebogrundlage eignen sich auch gut geröstete Haferflocken.

Bei der Provokation mit Sesam empfiehlt es sich, ungeschälten Sesam zu verwenden und ggf. in Öl anbraten, um die fettlöslichen Allergene freizusetzen. Ggf. ist ein vorheriger Reibtest sinnvoll.

Proteingehalt	Verum Erdnuss	Verum Haselnuss	Verum Sesam
3 mg	0,012 g	0,025 g	0,02 g
10 mg	0,04 g	0,083 g	0,06 g
30 mg	0,12 g	0,250 g	0,17 g
100 mg	0,40 g	0,830 g	0,6 g
300 mg	1,20 g	2,500 g	1,7 g
1 g	4,00 g	8,300 g	6,0 g
3 g	12,00 g	25 g	18,0 g

Einzeldosen vorher genau titriert abgewogen und dem ebenfalls titrierten Provobrei (Plazebo) anschließend zugeben und verrühren.
Hinweis: Eine Erdnuss wiegt ca. 0,5 – 1 g.

Titrationsschema der GPA: 5mg, 10 mg, 50 mg, 100 mg, 500 mg, 1 g und 5 g. Dies entspricht 1/100 Erdnuss bis 10 Erdnüsse
(Quelle: Pädiatrische Allergologie Sonderheft Nahrungsmittelallergie 2012)

Beispiele für geeignete Nahrungsmittel und Adressen

Milch	frische, pasteurisierte und homogenisierte Vollmilch (mit Zusatzbezeichnung: traditionell hergestellt)
Hühnerei	pasteurisiertes Flüssigvollei ca. 55 g nur wenn pasteurisiertes Hühnerei nicht verwendet werden kann: Volleipulver: aus der Backwaren-Industrie
Soja	Sojadrink (ohne Zucker, Salz, ohne Geschmack)
Weizenprotein	Weizen-Gluten-Vital H. Kröner GmbH, Weizenstärkefabrik, Postfach 1354, 49463 Ibbenbüren Tel: 05451-944 739, Fax: 05451-94470
Aromen	Aromen der Firma Pfrimmer Nutricia www.pfrimmer-nutricia.de AroMaxx der Firma Metax www.metax.org (Pseudoallergien sind nicht auszuschließen!)
Farbe	Zuckerkulör oder ß-Carotin 10% mikroverkapselt (ca. 1 Messerspitze auf Gesamtmenge)
Getreide	Getreide-Vollkorn-Flocken
Sinlac®	Nestlé Sinlac® Spezial-Brei

Weitere Tipps zum Verdecken oder Verstecken von Nahrungsmitteln

pasteurisiertes Ei	unter Grieß-, Schoko-, Vanillepudding ziehen; oder in Kartoffelbrei oder Sinlacbrei einrühren
Milch	in Vanillepudding (als Placebo Soja- oder Reisdrink); oder in Kartoffelbrei (als Placebo Soja-, Reisdrink oder Wasser) (Verwendung von erhitzter Milch nur bedingt geeiget)
Sojadrink	in Vanillepudding (als Placebo Kuhmilch oder Reisdrink); oder in Kartoffelbrei (als Placebo Kuhmilch, Reisdrink oder Wasser)
Hefe / Backpulver	in Pfannkuchen- / Omelett-Teig geben; (Teig: 1/4 l Milch, 2 Eier, 7 EL Mehl, 1 Prise Salz, Fett zum Backen; Füllung: 1 Zwiebel, 100 g Spinat, 100 g Schafskäse) + entweder 5g Backhefe oder 1 gestr. TL Backpulver
Erdnuss / Haselnuss	in Sinlacbrei + Kakao; oder in Linsen-Sinlac-Mus + Kakao (5 g Erdnuss / Haselnuss, 100 g gekochte braune Linsen, 40 g Sinlac, 50 ml Wasser, 1 TL Kakao); als Plazebo gemahlene Reiskörner (3 min gekocht); oder Erdnussmehl mit Weizenvollkornmehl gemischt in Reispudding + Pfefferminz oder Kakao; oder Erdnussmus (ohne Zusätze, ohne Stückchen) in Carobella-Creme
Fleisch	als Plazebo TVP (Textured Vegetable Protein = texturiertes Sojaprotein = "Sojafleisch")
Thunfisch / Dorsch	in Hamburger bzw. Frikadelle oder Bouletten
Kakao / Schokolade	als Plazebo Carob
rohes Obst	in Brei aus Weizenmehl oder Reismehl, gekocht in Wasser, mit Zusatz von geröstetem Kaffeepulver, Kakaopulver, Pfefferminzsirup oder Safran; eignet sich für Apfel, Birne, Pfirsich, Pflaume, Tomate, Kiwi (ohne Kerne), gepresste Orange
Spinat, Rote Bete	in Brei s.o. (rohes Obst)
Karotte, Kartoffel, Bohnen, Sojabohne	in Brei s.o. (rohes Obst)
als Basis für verschiedene Nahrungsmittel	Frikadelle; Linsenmus (gekochte rote Linsen); Nahrungsmittel Rote Bete - Saft (ohne Zusätze) + Sinlac® + Orangenaroma; Johannisbeer-Saft + Sinlac® + Orangenaroma; Apfelmus für pulverisierte Nahrungsmittel (bes. für Kinder)

Leitlinie
der DGAKI, des ÄDA und der GPA

Standardisierung von oralen Provokationstests bei Verdacht auf Nahrungsmittelallergie

Leitlinie der Deutschen Gesellschaft für Allergologie und klinische Immunologie (DGAKI), des Ärzteverbandes Deutscher Allergologen (ÄDA) sowie der Gesellschaft für Pädiatrische Allergologie und Umweltmedizin (GPA)

B. Niggemann, K. Beyer, S. Erdmann, T. Fuchs, J. Kleine-Tebbe, U. Lepp, M. Raithel, I. Reese, J. Saloga, C. Schäfer, Z. Szépfalusi, S. Vieths, T. Zuberbier, T. Werfel und M. Worm

AWMF-Leitlinien
Register-Nr. 061/003.

Arbeitskreis Diätetik in der Allergologie

Einleitung

Häufig wird vermutet, dass Nahrungsmittel die Ursache vielfältiger Symptome sind. Die Kausalität zu beweisen, bereitet oft erhebliche diagnostische Schwierigkeiten. Die vorhergehende Leitlinie von DGAKI, ÄDA und GPA [33] wurde aktualisiert und überarbeitet. Es soll zur Standardisierung der Diagnostik von Immunglobulin-E(IgE)-vermittelten Reaktionen auf Nahrungsmittel beitragen. Eingeschlossen sind auch nicht-IgE-vermittelte, immunologische Reaktionen, zum Beispiel lymphozytär vermittelte [55]. Keine Berücksichtigung finden dagegen Reaktionsarten durch Nahrungsmittel wie zum Beispiel Enzymdefekte oder nichtallergische Hypersensitivitäten (z.B. Reaktionen auf Nahrungsmitteladditiva und natürliche Nahrungsbestandteile wie Aromastoffe) [43, 60].

Diagnostik der Nahrungsmittelallergie

Bei der Diagnostik der Nahrungsmittelallergie gibt es keinen einzelnen beweisenden Parameter [32, 44]. Ein mehrstufiges Vorgehen unter Berücksichtigung individueller Faktoren ist sinnvoll. Die Nahrungsmittelallergie-Diagnostik unterscheidet sich prinzipiell nicht wesentlich von der Diagnostik anderer allergischer Erkrankungen (Tab. 1) [6, 9].

Die Diagnostik der Nahrungsmittelallergie beruht immer auf einer Vielzahl von beweisführenden Parametern, die nur als Gesamtheit aussagekräftig sind.

Die Anamnese stellt nach wie vor den ersten und wichtigsten Mosaikstein der Diagnostik bei Verdacht auf eine Nahrungsmittelallergie dar [7]. Mithilfe der Anamnese kann bereits versucht werden, Verbindungen zwischen den klinischen Symptomen und der Aufnahme bestimmter Nahrungsmittel herzustellen sowie IgE-vermittelte Reaktionen von nichtallergischer Hypersensitivität zu unterscheiden [47]. Wenn ein Patient zum Beispiel berichtet, dass wiederholt nach dem Genuss von Erdnüssen innerhalb von Minuten typische Sofortsymptome (z.B. Lippenödem, generalisierte Urtikaria) auftraten und spezifisches IgE gegen Erdnüsse nachgewiesen wird, ist eine orale Provokation nicht zwingend notwendig [59]. Wenn dagegen ein Patient (z.B. mit atopischer Dermatitis) den Verdacht auf eine nahrungsmittelabhängige Verschlechterung des Ekzems hat, sind Provokationstests – möglichst als doppelblinde, plazebokontrolliert durchgeführte orale Nahrungsmittelprovokation („double-blind, placebo-controlled food challenge", DBPCFC [56]) – dringend indiziert. Frühere Auswertungen zu Spätreaktionen nach oraler Provokation zeigen, dass die Anamnese keine hohe diagnostische Spezifität besitzt [8, 36].

Der Stellenwert der Anamnese ist bei Allergien vom Soforttyp sehr hoch, bei verzögert einsetzenden allergischen Symptomen dagegen weniger bedeutsam.

Symptom-Ernährungs-Tagebücher, zum Beispiel über einen Zeitraum von 2 – 4 Wochen geführt, können eine Übersicht der aufgenommenen Nahrungsmittel sowie der Lebensumstände des Patienten bieten und ermöglichen so eine Zuordnung von Symptomen zu bestimmten Nahrungsmitteln. Diesem Vorgehen sind bei versteckten und zum Teil nicht deklarationspflichtigen Nahrungsmittelbestandteilen, zum Beispiel in kommerziell gefertigter, aber unverpackter (Außer-Haus-Verzehr, Bäckereien, Metzgereien etc.) Nahrung, Grenzen gesetzt [38].

Symptom-Ernährungs-Tagebücher können die Anamnese bei Verdacht auf eine Nahrungsmittelallergie vor allem bei verzögert auftretenden Symptomen ergänzen.

Zur In-vitro-Diagnostik von Nahrungsmittelallergien liegt eine aktuelle Leitlinie der DGAKI in Zusammenarbeit mit vier weiteren Gesellschaften vor [22], insbesondere sind Bestimmungen von spezifischem IgE für die Routine verfügbar. Die Aussagefähigkeit ist besonders bei den Nahrungsmitteln in Abhängigkeit vom Allergen eingeschränkt [13, 45, 49]. Sogenannte „decision points", die die Wahrscheinlichkeit einer positiven oralen Provokation voraussagen, können nur selten orale Provokationen überflüssig machen. Schließlich ließ sich bei etwa 10% aller positiven oralen Provokationen bei Säuglingen und Kleinkindern mit atopischer Dermatitis weder ein positiver Haut-Prick-Test noch spezifisches IgE im Serum nachweisen [34]. Als Alternative zur Bestimmung von spezifischem IgE im Serum bieten sich Haut-Prick-Tests an, die mit nativen Nahrungsmitteln durchgeführt werden sollten [19, 54]. Aber auch ein positiver Haut-Prick-Test kann allein nicht sicher genug eine positive orale Provokation voraussagen.

Die Untersuchung von spezifischem IgE bzw. die Durchführung von Haut-Prick-Tests untermauern die allergologische Diagnostik bei Verdacht auf eine Nahrungsmittelallergie. Die Bestimmung des IgG ist dagegen in keiner Weise diagnostisch sinnvoll.

Ein weiteres diagnostisches Instrument zur Prüfung einer Nahrungsmittelallergie ist der Atopy-Patch-Test (APT; eine Epikutantestung mit nativen Nahrungsmitteln). In mehreren Untersuchungen bei Säuglingen und Kleinkindern wurden eine hohe diagnostische Sensitivität und Spezifität in Bezug auf oral provozierte Ekzemreaktion nachgewiesen [35, 45, 53]. Allerdings ist es wichtig, dass der APT von geschulten Personen abgelesen wird, da irritative Reaktionen bei Kindern mit atopischer Dermatitis nicht selten sind. Für das Erwachsenenalter liegen keine Daten mit Nahrungsmitteln vor. Aufgrund der Tatsache, dass der APT sehr zeitaufwendig ist, dafür keine standardisierten Testsubstanzen vorhanden sind, er einen extrem erfahrenen Untersucher erfordert und letztlich auch nur in wenigen Fällen eine orale Provokation überflüssig macht, kann dieser Test in der täglichen Praxis nicht generell empfohlen werden [26].

Tab. 1. Diagnostische Möglichkeiten bei Nahrungsmittelallergie.

1. Anamnese – Durch Arzt und Ernährungsfachkraft
2. Symptom-Ernährungs-Tagebuch
3. In-vitro-Untersuchungen – Spezifisches IgE (plus Gesamt-IgE) Bei speziellen Fragestellungen: – Allergeninduzierte Mediatorfreisetzung (Histamin, Cysteinyl-Leukotriene, „eosinophil cationic protein" (ECP), Methylhistamin im Urin) – Allergeninduzierte Lymphozytenstimulation
4. In-vivo-Untersuchungen – Hauttests (Haut-Prick-Test, Atopy-Patch-Test) – Diagnostische Eliminationsdiäten (spezifische Elimination/oligoallergene Basiskost) – Kontrollierte orale Provokationen (offen oder doppelblind)

Abkürzungen

AAF	Aminosäureformula-Nahrung
ACE	Angiotensin Converting Enzyme
ÄDA	Ärzteverband Deutscher Allergologen
APT	Atopy-Patch-Test
ASS	Acetylsalicylsäure
DBPCFC	Double-blind placebo-controlled food challenge (doppelblinde, plazebokontrolliert durchgeführte orale Nahrungsmittelprovokation)
DGAKI	Deutsche Gesellschaft für Allergologie und klinische Immunologie
ECP	Eosinophil Cationic Protein
eHF	Extensiv hydrolysierte Formula
FEV_1	Einsekundenkapazität
GPA	Gesellschaft für Pädiatrische Allergologie und Umweltmedizin
IgE	Immunglobulin E
OAS	Orales Allergiesyndrom
SCORAD	Score of Atopic Dermatitis

Der Atopy-Patch-Test mit Nahrungsmitteln stellt zwar einen guten diagnostischen Test dar, er ist jedoch aufgrund zahlreicher Umstände für die Alltagsdiagnostik nicht geeignet.

Der „Goldstandard" der Nahrungsmittelallergie-Diagnostik ist nach wie vor die doppelblinde, plazebokontrolliert durchgeführte orale Nahrungsmittelprovokation (DBPCFC) [2, 3, 7, 27]. Mit diesem Testverfahren kann – unabhängig von subjektiven Faktoren – die klinische Aktualität von vorhandenen Sensibilisierungen oder vermeintlich beobachteten Symptomen gesichert werden. Die Durchführung von oralen Provokationstests ist unter den derzeitigen Bedingungen der diagnosebezogenen Fallgruppen (Diagnosis-Related Groups, DRG; d.h. stationäre Kostenerstattung gemäß Diagnosen und nicht gemäß Bettenbelegung) möglicherweise nur in eingeschränktem Maße zu realisieren. Zum Vorgehen bei oralen Provokationstestungen im Rahmen von pollenassoziierten Nahrungsmittelallergien verweisen wir auf die Leitlinie von Henzgen und Mitarbeitern [20].

Der „Goldstandard" der Nahrungsmittelallergie-Diagnostik ist die doppelblinde, plazebokontrolliert durchgeführte, orale Nahrungsmittelprovokation.

Patienten mit zweifelsfrei zuzuordnenden anaphylaktischen Reaktionen auf definierte Nahrungsmittel werden in der Regel keiner Provokationstestung unterzogen [4, 25]. Sie können sinnvoll sein, um eine grobe Abschätzung der Auslösermenge bzw. die Bedeutung von Augmentationsfaktoren zu bestimmen. Neuere Untersuchungen zeigen, dass eine Bestimmung von rekombinanten Einzelallergenen das Risiko für schwere Reaktionen besser abschätzen lässt (z.B. Ara h 2 für Erdnuss oder Cor a 9 für Haselnuss). Pollenassoziierte Nahrungsmittelallergien im Sinne eines oralen Allergiesyndroms (OAS) [39] lassen sich ebenfalls meist aufgrund der Klinik in Verbindung mit dem entsprechenden Sensibilisierungsmuster diagnostizieren und erfordern nicht zwingend orale Provokationen. Falls sie dagegen verzögerte oder chronische Beschwerden auslösen (Exazerbation eines Ekzems oder Auftreten von gastrointestinalen Symptomen), ist eine orale Provokation ebenfalls sinnvoll.

Lebensbedrohliche, klar zuzuordnende, anaphylaktische Reaktionen stellen in der Regel eine Kontraindikation für die Durchführung von oralen Provokationstests dar.

Vorgehen bei Verdacht auf eine Nahrungsmittelallergie

Bei Verdacht auf eine Nahrungsmittelallergie, der sich in erster Linie durch eine darauf hinweisende Anamnese ergibt, sollten In-vivo-Untersuchungen (z.B. Hauttests) und/oder In-vitro-Untersuchungen (z.B. spezifisches IgE im Serum) angeschlossen werden (Abb. 1) [30, 31]. Bei unklarem Zusammenhang oder verzögert auftretenden Symptomen sollte unterstützend ein Symptom-Ernährungs-Tagebuch geführt werden, sofern es sich um nicht lebensbedrohliche Reaktionen handelt. Bei bedrohlichen Reaktionen ist umgehend eine weiterführende stationäre Abklärung erforderlich.

Ist eine Zuordnung der Krankheitserscheinungen zur Aufnahme von bestimmten Nahrungsmitteln nicht möglich (z.B. bei schwerer atopischer Dermatitis mit multipler Sensibilisierung), sollte eine oligoallergene Basisdiät durchgeführt werden. Sie besteht bei Säuglingen aus einer extensiv hydrolysierten Kuhmilch-Formula oder einer Aminosäuren-Formula und sollte bei älteren Säuglingen durch 1 – 2 verträgliche Lebensmittel aus jeder Nahrungsmittelgruppe (Beispiel in Tab. 2) ergänzt werden. Die Verträglichkeit dieser eingesetzten Nahrungsmittel sollte über eine entsprechende Diagnostik (Anamnese, IgE, ggf. Prick-Test) vorab gesichert werden. Der Einsatz einer oligoallergenen Basisdiät bei älteren Kindern und Erwachsenen ist selten notwendig, setzt sich im Einzelfall aber ebenfalls aus individuell verträglichen, seltener allergieauslösenden Nahrungsmitteln zusammen. Dabei kann man sich an ernährungsphysiologischen Erfordernissen, der Anamnese, den spezifischen IgE-Antikörpern und dem Haut-Prick-Test orientieren. Extrem strenge Kostformen sollten vermieden werden, da sie bei längerer Dauer zu einer qualitativen und quantitativen nutritiven Unterversorgung führen können.

Tritt unter der oligoallergenen Basisdiät keine Besserung des klinischen Bildes (z.B. des Ekzems) auf, ist eine Nahrungsmittelallergie für die Symptomatik des Patienten unwahrscheinlich. In diesem Fall sind Provokationstests in der Regel nicht notwendig und diätetische Einschränkungen nicht erforderlich. Wird eine Besserung der Symptome beobachtet, müssen sich orale Provokationstests anschließen.

Besteht ein spezifischer Verdacht gegen ein Nahrungsmittel, erfolgt eine (in der Regel mindestens 7-tägige) Eliminationsdiät

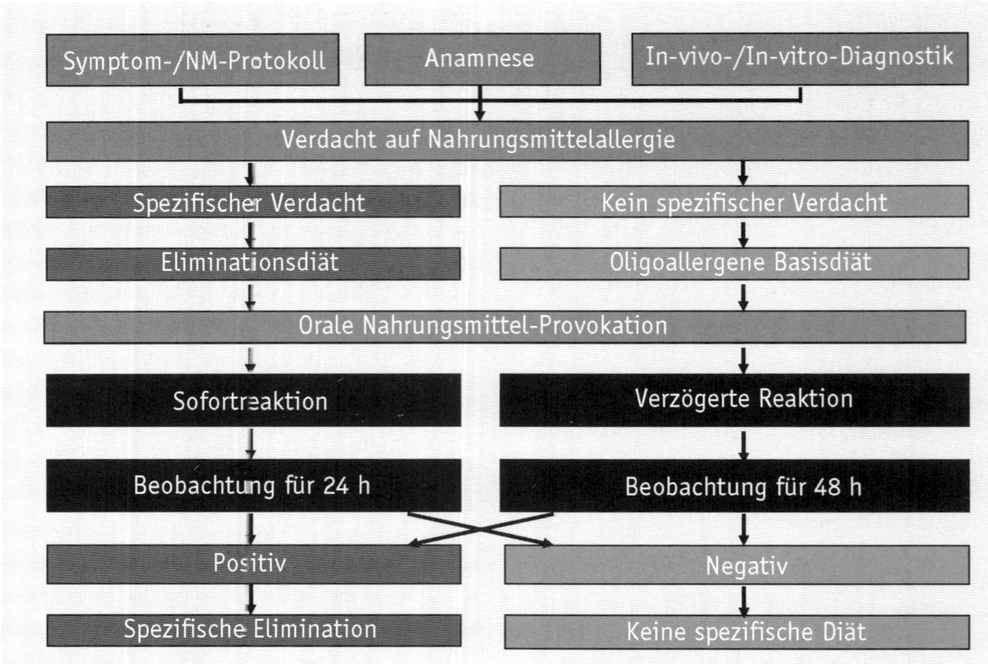

Abb. 1. Fluss-Schema zum diagnostischen Vorgehen bei Verdacht auf Nahrungsmittelallergie.

(d.h. gezieltes und vollständiges Weglassen eines oder mehrerer Nahrungsmittel, z.B. Milch, Ei). Diese Eliminationsdiät kann zu Hause begonnen werden. Im Anschluss erfolgen die oralen Provokationstests durch eine allergologisch qualifizierte Fachkraft – am besten als DBPCFC.

Offene orale Provokationen haben einen Stellenwert, wenn ihr Ergebnis negativ ist (Abb. 2). Grenzen des offenen Provokationstests sind durch psychologische Faktoren, fehlende Objektivierung und bei zu erwartenden Spätreaktionen gegeben. Vor eingreifenden diätetischen Maßnahmen, insbesondere bei einer kuhmilchfreien Ernährung bei Säuglingen und Kleinkindern sowie bei atopischer Dermatitis, sollte man orale Provokationen immer primär doppelblind und plazebokontrolliert durchführen.

Fallen die oralen Provokationstests positiv aus, wird das entsprechende Nahrungsmittel aus dem Speiseplan gestrichen und nährstoffmäßig ersetzt; bei negativem Ergebnis sind – nach Prüfung der Möglichkeit einer „falsch" negativen Reaktion – spezifische diätetische Einschränkungen nicht notwendig. Gründe für „falsch" positive Reaktionen können zum Beispiel subjektive Reaktionen auf Nahrungsmittel sein. Auch „falsch" negative Reaktionen können durch das Fehlen der „Alltagsbedingungen" möglich sein.

Die Reihenfolge der zu provozierenden Nahrungsmittel richtet sich nach
- allergologischen Befunden,
- individuellen Ernährungsgewohnheiten und
- ernährungsphysiologischen Notwendigkeiten.

Dies gilt sowohl für die Reihenfolge der oralen Provokationstests (am besten als DBPCFC) nach einer Eliminationsdiät als auch für die folgende Reihenfolge: 1. Oligoallergene Basisdiät, 2. Provokation ein-

Tab. 2. Beispiel einer oligoallergenen Basisdiät jenseits des Säuglingsalters*.

Als Getreide: Reis
Als Fleisch: Lamm, Pute
Als Gemüse: Blumenkohl, Brokkoli, Gurke
Als Fett: Raffiniertes Pflanzenöl, milchfreie Margarine
Als Getränke: Mineralwasser, schwarzer Tee
Als Gewürze: Salz, Zucker

*Die Zusammenstellung der Kost sollte sich immer individuell an der vorliegenden Diagnostik und den Bedürfnissen des Betroffenen orientieren.

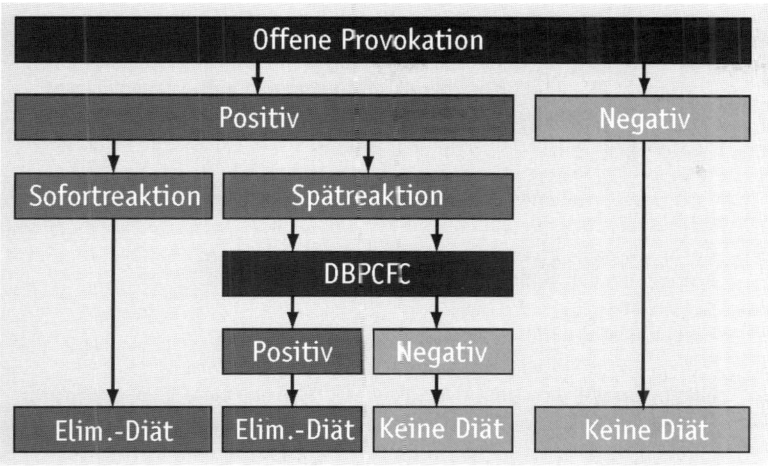

Abb. 2. Differenzialindikation für eine offene oder doppelblinde Provokationsweise.

Tab. 3. Beispiel für eine Reihenfolge der Nahrungsmittel zur Provokation bzw. Wiedereinführung nach oligoallergener Basisdiät*.

1. Kuhmilch (ggf. Soja)
2. Hühnerei
3. Reine Weizenprodukte
4. Weitere Gemüsesorten (z.B. Pastinake, Kürbis) und Kartoffel
5. Weitere Obstsorten (z.B. Apfel, Birne, Banane)
6. Weitere Getreidesorten (z.B. Hafer) und ggf. Sojamehl
7. Weitere Fleischsorten (z.B. Rind)
8. Diverses: Gewürze, Kräuter, Sellerie, Baumnüsse, Erdnüsse

*Sie muss individuell angepasst werden.

zelner wichtiger Nahrungsmittel (ebenfalls als DBPCFC), 3. Wiedereinführung weiterer Nahrungsmittel. Mögliche Richtlinien zur Reihenfolge der Provokation und Wiedereinführung von Nahrungsmitteln nach oligoallergener Basisdiät sind in Tabelle 3 aufgelistet, sollten sich aber nach dem individuellen klinischen Bild richten.

Praktische Hinweise zur Durchführung der DBPCFC

Orale Provokationstests sollten so weit wie möglich standardisiert werden, um Fallstricke zu vermeiden [1, 29]. Im Folgenden werden einige Aspekte angesprochen. Orale Provokationen sollten im symptomarmen Intervall durchgeführt werden. Falls eine stabile Situation durch Karenz allein nicht möglich ist, zum Beispiel bei Vorliegen einer atopischen Dermatitis, muss vor Beginn der Provokationen die Lokaltherapie intensiviert und dann gleichmäßig fortgeführt werden. Der wichtigste Punkt, der bei der praktischen Durchführung von DBPCFC (vor allem bei atopischer Dermatitis) beachtet werden muss, ist, dass alle begleitenden Therapien (einschließlich der Ernährung) und Umstände so wenig wie möglich verändert werden dürfen. Nur bei einer kontinuierlich stabilen Situation ist die Grundlage für eine Beurteilung der klinischen Reaktionen gegeben. Falls auf externe Steroide nicht verzichtet werden kann, ist die Applikation eines schwachen Steroids (Klasse 1 oder 2) 1-mal täglich möglich. Klinisch relevante Reaktionen werden dadurch nicht verhindert, andererseits können die natürlichen Schwankungen des Ekzems ausgeglichen werden. Systemische Antihistaminika sollten mindestens 72 Stunden zuvor abgesetzt werden. Systemische Therapien, Lichttherapien und eine spezifische Immuntherapie während der Steigerungsphase sind auszuschließen (4 Wochen).

Die oralen Provokationstests sollten in einer symptomarmen, möglichst stabilen Phase der Erkrankung beziehungsweise bei Erscheinungsfreiheit durchgeführt werden.

Doppelblind und plazebokontrolliert zu testende Nahrungsmittel sind am besten in flüssiger Form (z.B. einer extensiv hydrolysierten Eiweißpräparation, einer Aminosäuren-Formula oder eines Breis aus Johannesbrotkernmehl/Reis) zu verabreichen. Für diese Art der Testung kommen naturgemäß Nahrungsmittel infrage, die entweder selbst flüssig sind (z.B. frische pasteurisierte Kuhmilch oder Sojamilch) oder als Pulver in Flüssigkeit gelöst werden können (z.B. Weizenprotein oder lyophilisierte Nahrungsmittel). Feste Nahrungsmittel können (z.B. püriert) in Breie untergerührt oder müssen gegebenenfalls offen getestet werden. Eine offene Provokation ist bei Nahrungsmitteln mit starkem Eigengeschmack oft nicht zu umgehen.

Zu bedenken ist, dass bei Provokationsmahlzeiten im Rahmen von pollenassoziierter Nahrungsmittelallergie die allergene Aktivität schnell zurückgehen kann und daher die Mahlzeit nach der Anfertigung sofort verabreicht werden muss. Dies gilt besonders für Provokationsmahlzeiten mit frisch zubereiteten Früchten und Gemüsen.

Die Verabreichung von Nahrungsmittelallergenen in Kapseln hat sich nicht bewährt, da

- in Kapseln nur eine geringe Menge des Nahrungsmittels gefüllt werden kann,
- orale Symptome als mögliches erstes klinisches Zeichen damit nicht auftreten und
- diese Art von Provokation für das Säuglings- und Kleinkindalter nicht geeignet ist.

Zumindest bei potenziell schweren Reaktionen (Atemwegs- und/oder Kreislaufsymptomatik) sollten die oralen Provokationen bei liegendem intravenösem Zugang durchgeführt werden. In Tabelle 4 werden in Stichworten die wichtigsten praktischen Hinweise zur Durchführung von DBPCFC beschrieben.

Da bei hochsensibilisierten Nahrungsmittelallergikern auch schwere Symptome bis hin zu tödlichen Reaktionen auftreten können [10, 51], müssen – besonders bei zu befürchtenden Frühreaktionen – orale Provokationen in Form einer Titration durchgeführt werden. In Tabelle 5 ist ein Vorschlag aufgeführt, der sich am Beispiel Kuhmilch orientiert. Bei Provokationen mit (z.B.) Hühnerei lässt man naturgemäß die höchste Titrationsstufe von 100 ml (entspricht 200 ml Gesamtlösung) weg bzw. ersetzt diese durch die Basislösung, damit eine gleichbleibende Höchstmenge gewährleistet ist. Die entsprechenden Dosierungen für häufige Nahrungsmittel sind in Tabelle 6, die für Erdnuss in Tabelle 7 aufgeführt.

Ein praktisches Problem ist das Maskieren (Verblinden) der Nahrungsmittel – was sowohl Geschmack, Farbe und Konsistenz betrifft. Im Säuglingsalter bietet die Verwendung einer extensiv hydrolysierten Eiweißpräparation oder einer Aminosäuren-Formula die Vorteile, dass die Restallergenität vernachlässigbar ist und durch den bitteren Geschmack viele (aber nicht alle) Nahrungsmittel kaum noch herausgeschmeckt werden können. Ein Nachteil besteht in der verständlicherweise schlechten Akzeptanz bei größeren Kindern und Erwachsenen. Für diese Altersgruppen steht als Alternative ein milcheiweißfreier Brei auf der Grundlage von Reis und Johannisbrotkernmehl zur Verfügung. Rezepte zur Verblindung von Nahrungsmittelallergenen für die DBPCFC finden sich bei Werfel und Reese [57]. Bei der Wahl der Verblindung sollte bedacht werden, dass diese die allergenen Eigenschaften (z.B. durch einen sehr hohen Fettgehalt oder durch entstehende unlösliche Verbindungen [21]) beeinflussen kann, sodass möglicherweise „falsch“ negative Provokationsergebnisse entstehen.

Tab. 4. Beispiele für eine adäquate Durchführung von oralen Provokationen.

1.	Verdächtigte Nahrungsmittel für 5 – 7 Tage (Eliminationsdiät) bzw. 7 – 14 Tage (oligoallergene Basisdiät) vor und während der Provokation streng meiden (Beratung durch Ernährungsfachkraft sinnvoll)
2.	Systemische Glukokortikoide und Antihistaminika mindestens 72 Stunden vorher absetzen
3.	Topische Therapien (z.B. Glukokortikoide) und Phototherapien auf ein Minimum reduzieren und unverändert beibehalten
4.	Bei Anaphylaxie in der Anamnese möglichst Verzicht auf Betablocker und Angiotensin-Converting-Enzyme(ACE)-Hemmer
5.	Sicherstellen, dass das Verblinden gewährleistet ist (z.B. durch eine Ernährungsfachkraft)
6.	Native oder lyophilisierte Nahrungsmittel einsetzen
7.	Nahrungsmittel möglichst in flüssigem Medium anbieten
8.	Verhältnis von Plazebo- zu Verum-Episoden (mindestens) 1 : 2
9.	Immer gleiche Volumina von Verum und Plazebo geben
10.	Nahrungsmittel sollten möglichst nüchtern oder nach einer nur leichten Zwischenmahlzeit verabreicht werden
11.	Dosis alle (15 –) 30 (– 60) min steigern (bis zur Höchstdosis oder klinischen Reaktion)
12.	Die Gesamtdosis sollte ungefähr einer altersangepassten Portion entsprechen (z.B. 1 Ei, 150 ml Milch)
13.	Die Beobachtungsdauer sollte 24 h bei erwarteten Frühreaktionen, mindestens 48 h bei möglichen Spätreaktionen (also immer bei atopischer Dermatitis) betragen
14.	Bei atopischer Dermatitis muss ggf. repetitiv über mehrere Tage mit dem gleichen Nahrungsmittel provoziert werden
15.	Provokationen sollten nur von in allergologischen Notfallmaßnahmen erfahrenen Personen durchgeführt werden; Notfallset muss immer griffbereit und fertig für den Einsatz sein
16.	Sicherstellen, dass die klinische Beurteilung (Monitoring) gleichbleibend (durch dieselbe Person) gewährleistet ist (z.B. SCORAD, FEV_1)

Tab. 5. Vorschlag für eine titrierte DBPCFC.
Basislösung (flüssiges Medium) = zum Beispiel 100 ml eHF oder AAF
Plazebo = 100% Basislösung
Verum = 1 + 1 Mischung von Basislösung plus Allergen in Basislösung

0,1 ml	+	0,1 ml	=	0,2 ml	z.B. in Spritze
1,0 ml	+	1,0 ml	=	2,0 ml	
3,0 ml	+	3,0 ml	=	6,0 ml	
10,0 ml	+	10,0 ml	=	20,0 ml	z.B. in Flasche, Becher, Tasse
30,0 ml	+	30,0 ml	=	60,0 ml	
100,0 ml	+	100,0 ml	=	200,0 ml	

Tab. 6. Volumina und absolute Mengen Protein bei der titrierten oralen Provokation.

	Titrationsstufe*	1	2	3	4	5	6	7	Gesamt
Milch	Volumen Milch (ml)	0,1	0,3	1,0	3,0	10,0	30,0	100,0	144,4
	Volumen BL (ml)	0,1	0,3	1,0	3,0	10,0	30,0	100,0	144,4
	Gesamtvolumen (ml)	0,2	0,6	2,0	6,0	20,0	60,0	200,0	288,8
	Protein (g)	0,003	0,01	0,033	0,1	0,33	1,0	3,3	4,8
Hühnerei	Volumen Ei (ml)	0,04	0,11	0,38	1,14	3,8	11,4	39,0	54,9
	Volumen BL (ml)	0,16	0,49	1,62	4,86	16,2	48,6	162,0	233,9
	Gesamtvolumen (ml)	0,2	0,6	2,0	6,0	20,0	60,0	200,0	288,8
	Protein (g)	0,005	0,014	0,05	0,14	0,46	1,4	4,6	6,2
Weizen	Volumen Weizen (ml)	0,1	0,3	1,0	3,0	10,0	30,0	100,0	144,4
	Volumen BL (ml)	0,1	0,3	1,0	3,0	10,0	30,0	100,0	144,4
	Gesamtvolumen (ml)	0,2	0,6	2,0	6,0	20,0	60,0	200,0	288,8
	Protein (g)	0,003	0,008	0,028	0,083	0,28	0,83	2,8	4,0
Soja	Volumen Soja (ml)	0,1	0,3	1,0	3,0	10,0	30,0	100,0	144,4
	Volumen BL (ml)	0,1	0,3	1,0	3,0	10,0	30,0	100,0	144,4
	Gesamtvolumen (ml)	0,2	0,6	2,0	6,0	20,0	60,0	200,0	288,8
	Protein (g)	0,004	0,011	0,04	0,11	0,36	1,1	3,6	5,2

*BL, Basislösung.

Tab. 7. Vorschlag für eine titrierte DBPCFC.

Titrationsstufe	Erdnuss (g)	Protein (g)
1	0,012	0,003
2	0,04	0,01
3	0,12	0,03
4	0,4	0,1
5	1,2	0,3
6	3	0,75
7	8	2,0

Der Geschmack des Provokationsgemisches kann entweder durch Süßen der Speisen (z.B. mit Birnendicksaft) oder durch Hinzufügen eines Geschmackstoffs verbessert werden, der gleichzeitig wiederum den Eigengeschmack des getesteten Nahrungsmittels weiter reduziert. Die der Provokation zugefügten Nahrungsmittel müssen in ihrer Verträglichkeit überprüft sein. Schließlich kann ein Herunterkühlen der Nahrung ihren Geschmack zusätzlich reduzieren. Die Farbe der verabreichten Testlösung kann zum Beispiel durch Karotten- oder Johannisbeersaft oder Kakao (soweit individuell vom allergologischen Standpunkt aus vertretbar) verändert bzw. angeglichen werden. Falls ein farbliches Maskieren nicht möglich ist, muss das Nahrungsmittel verdeckt verabreicht werden (z.B. Spritze mit Alufolie, blickdichte Flasche o.Ä.). Zur Anpassung der Konsistenz kann je nach Verträglichkeit zwischen Weizenprotein, Mais oder Reisschleim gewählt werden.

Bei Säuglingen, die gestillt werden, sollte während der oralen Provokationstests auch eine entsprechende Eliminationsdiät der Mutter durchgeführt werden (z.B. milch- und/oder eifrei), da es in seltenen Fällen bei allergenreicher Ernährung der Mutter durch den Transfer von Allergenen über die Muttermilch zu Symptomen beim Kind kommen kann [47], die das Provokationsergebnis verfälschen würden.

Das Verhältnis von Plazebo- und Allergen-Provokationen sollte im Idealfall (mindestens) 1 : 1 betragen. Aufgrund der Praktikabilität (z.B. kürzere Liegedauer, Compliance der Familien) ist oft auch ein Verhältnis von 1 : 2 möglich. Als erster Block können zum Beispiel Plazebo, Ei und Milch in randomisierter Reihenfolge gegeben werden (Abb. 3). Da durch die titrierte Provokation an Tag 1 eine rasche orale Toleranzinduktion entstehen kann, sollte bei negativem Ergebnis an Tag 2 noch einmal die kumulative Gesamtdosis verabreicht werden.

In der Praxis ist ein Verhältnis zwischen Plazebo- und Allergen-Provokationen von 1 : 1 oder 1 : 2 anzustreben.

Bedacht werden sollte, dass bei dem seltenen Auftreten von verzögerten klinischen Reaktionen zu Hause nach erfolgtem negativem oralem offenem Test diese Provokation unter doppelblinden, plazebokontrollierten Bedingungen wiederholt werden muss [11]. Darüber hinaus muss bei atopischer Dermatitis nach negativem Provokationstest gelegentlich das gleiche Nahrungsmittel unter Beobachtung der klinischen Symptome repetitiv über mehrere Tage und mit höherer Dosis verabreicht werden, um „falsch" negative Provokationsergebnisse zu verhindern. Schließlich können auch Augmentationsfaktoren, die im Rahmen der berichteten Reaktion eine mögliche Rolle spielten, ein negatives Provokationsergebnis unter standardisierten Bedingungen bewirken.

Die klinische Beurteilung erfolgt durch einen Arzt, der für mindestens je einen Block dieselbe Person sein sollte. Eine Frühreaktion ist definiert als klinische Reaktion innerhalb der ersten 2 Stunden nach der Applikation des Nahrungsmittels; danach spricht man von einer Spätreaktion. Eine Provokation sollte dann als positiv gewertet werden, wenn die Symptome eines oder mehrere der folgenden Kriterien erfüllen [28]:

- objektiv (sichtbar oder messbar),
- schwer oder reproduzierbar,
- persistierend.

Bei einem atopischen Ekzem kann die Hautverschlechterung anhand eines Schweregrad-Scores objektiviert werden; es sollte eine Verschlechterung von zum Beispiel mindestens 10 – 15 Scoring-Atopic-Dermatitis(SCORAD)-Punkten als Kriterium gefordert werden. In Abbildung 4 sind die Möglichkeiten des Vorgehens bei unklaren Reaktionen aufgeführt. Tabelle 8 zeigt das Vorgehen nach der Entblindung. Aus ethischen Gründen wird nicht bis zur maximalen Ausprägung provoziert, sondern nur bis zum Auftreten von Symptomen, die eine klare Zuordnung zu positiv oder negativ erlauben.

Ein wesentlicher Punkt bei der praktischen Durchführung von oralen Provokationstests ist die Dokumentation der Testergebnisse auf einem geeigneten Dokumentationsbogen, der die Art des Nahrungsmittels, die verabreichte Menge und jede klinische Reaktion berücksichtigen muss. Der die klinische Reaktion beurteilende Arzt sollte sich alle 24 Stunden mit einer eindeutigen Ja- oder Nein-Antwort schriftlich festlegen. Die Gesamtbeurteilung der Provokationen erfolgt am Ende der Tests. Subjektive Symptome müssen reprovoziert werden. „Entblindet" wird der Code zur Reihenfolge der Allergen- oder Plazebo-Provokation praktischerweise nach einem Block von 3 Phasen à (24 oder) 48 Stunden. Die Ergebnisse werden nach jedem Block mit dem Patienten bzw. dessen Eltern durchgesprochen. Dabei wird eventuell ein nächster Provokationsblock festgelegt. Erfreulicherweise haben die meisten Patienten in der Regel nicht

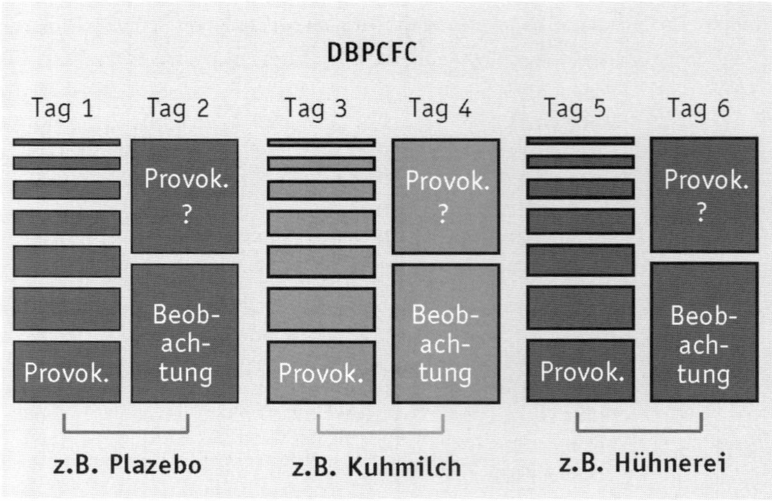

Abb. 3. Blockweises Vorgehen einer titrierten oralen Provokation. Bei positiver Provokation am ersten Tag und keiner erfolgten Medikation kann am Folgetag mit dem nächsten Teil begonnen werden.

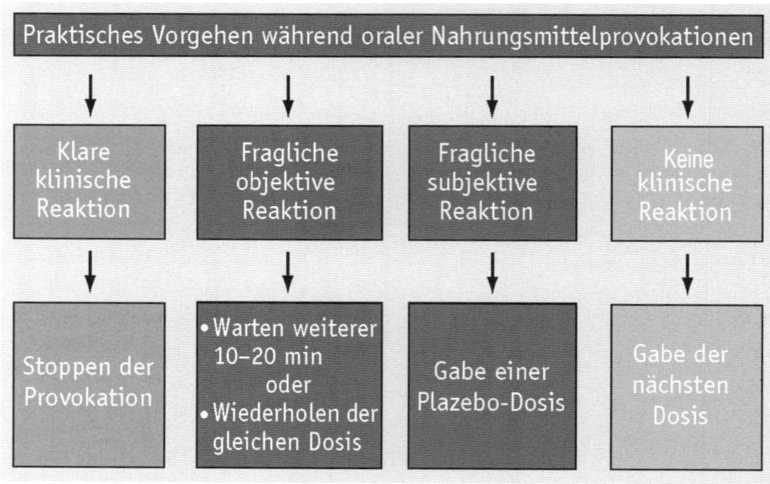

Abb. 4. Praktisches Vorgehen während einer oralen Provokationstestung.

Tab. 8. Vorgehen nach Entblindung.

Verum	Plazebo	Prozedere
+	–	Eliminationsdiät
+	+	Testwiederholung
–	–	Keine Diät
–	+	Keine Diät

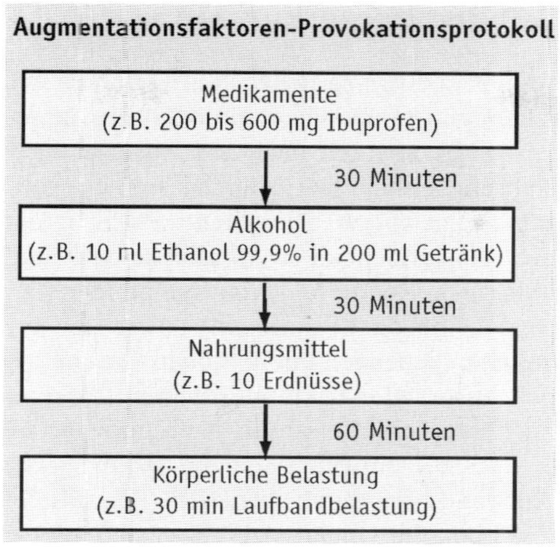

Abb. 5. Beispielhaftes Schema für eine Nahrungsmittelprovokation unter Augmentationsfaktoren. Die genannten Provokationsbedingungen müssen individuell sowie alters- und aktivitätsspezifisch angepasst werden.

mehr als 1 – 3 klinisch relevante Nahrungsmittelallergien [14, 36, 40].

Die klinische Beurteilung während eines Provokationstests erfolgt durch dieselbe Person und sollte zu einer eindeutigen Einschätzung (Ja-/Nein-Entscheidung) führen.

Ein positiver Provokationstest ist der Nachweis einer Nahrungsmittelunverträglichkeit und muss in Verbindung mit einer spezifischen Sensibilisierung bzw. mit der klinischen Symptomatik interpretiert werden. Bei ausschließlich gastrointestinaler Symptomatik sollte bei positiver Kuhmilchprovokation eine Laktosemalabsorption bzw. -intoleranz, bei positiver Provokation mit Obst eine Fruktosemalabsorption sowie bei positiver Provokation mit Getreideprodukten eine Zöliakie ausgeschlossen werden.

Eine positive Plazebo-Reaktion macht die Interpretation einer positiven Verum-Provokation unmöglich [4], sofern die Plazebo-Mischung wirklich auf Verträglichkeit überprüft wurde: In diesem Fall müssen die vorherigen Tests wiederholt und intensiviert Plazebo-Provokationen durchgeführt werden. Bei negativem Testergebnis muss bedacht werden, dass gegebenenfalls Augmentationsfaktoren eine Rolle spielen können, wie körperliche Belastung, hormonelle und psychische Faktoren, interkurrente Infekte, die Einnahme von Medikamenten oder Alkohol und die Möglichkeit, dass erst die Kombination mehrerer Nahrungsmittel oder Nahrungsmittel plus Arzneimittel (z.B. Acetylsalicylsäure (ASS)) oder Zusatzstoffe Symptome auslöst.

Bei Patienten mit einer belastungsabhängigen allergischen Reaktion auf Nahrungsmittel muss sich der oralen Provokation nach 45 – 60 Minuten eine altersadäquate körperliche Belastung (z.B. Laufbandbelastung) anschließen [24]. Ein beispielhaftes Schema für einen Provokationstest mit Berücksichtigung von Augmentationsfaktoren ist in Abbildung 5 dargestellt.

Orale Provokationstests können bei entsprechender allergologischer Erfahrung und geeigneter Indikation auch auf ambulanter Basis durchgeführt werden. Indikationen für eine stationäre Abklärung sind in Tabelle 9 aufgeführt. Bei ambulanter Durchführung können orale Provokationstests nach entsprechender Eliminations- oder oligoallergener Basisdiät als schrittweise Neueinführung von einzelnen Nahrungsmitteln durchgeführt werden. Dies kann zum Beispiel nach der Reihenfolge, die in Tabelle 3 angegeben ist, erfolgen. Alle 4 – 7 Tage wird ein Nahrungsmittel neu eingeführt und dann in der Ernährung beibehalten. Viele Provokationen werden dann nur offen und nicht als plazebokontrollierte Tests durchführbar sein. Falls sich bei ambulanten Tests oder aus der Anamnese Unklarheiten ergeben, ist ein stationärer Aufenthalt zur Durchführung von DBPCFC angezeigt.

Besondere Vorsicht ist nach langer Karenz (d.h. bei langem Zeitabstand zwischen letzter Gabe des Nahrungsmittels und Reprovokation) geboten [18]. Dabei können Spätreaktionen auf Nahrungsmittel isoliert auftreten oder auch an vorausgegangene Soforttypreaktionen gekoppelt sein [48, 50]. Eine Auswertung von Provokationstests bei Kindern weist darauf hin, dass ca. 25% aller klinischen Reaktionen erst nach 2 Stunden oder später auftreten [36].

Patienten mit einer Birkenpollensensibilisierung können auf die orale Provokation mit kreuzreaktiven Nahrungsmitteln isoliert mit Ekzemverschlechterungen reagieren [8, 41]. Diese Untersuchungen weisen darauf hin, dass das Problem der oralen Provozier-

Tab. 9. Indikation für stationäre orale Provokationen.

– Bedrohliche Reaktionen in der Anamnese (bei unklarer Zuordnung des Nahrungsmittels)
– Unklare Reaktionen in der Anamnese (z.B. bei nicht eindeutiger Diagnostik) und auf Grundnahrungsmittel
– Berichtete Symptome außerhalb der ambulanten Beobachtungszeit
– Im Säuglings- und Kleinkindesalter: Deutliche Sensibilisierung ohne anamnestischen bisherigen Kontakt mit dem Nahrungsmittel

barkeit der atopischen Dermatitis eventuell bisher unterschätzt wurde.

Monitoring der Provokationstestungen

Aufgrund der beschriebenen Herausforderungen, eine orale Nahrungsmittelprovokation rein klinisch zu beurteilen, sollten alle subjektiven und objektiven Symptome erfasst werden. Je nach Anamnese empfiehlt es sich

- bei Anaphylaxie in der Anamnese Puls und Blutdruck zu kontrollieren,
- bei Patienten, die möglicherweise mit obstruktiven Symptomen der Atemwege reagieren, die Provokationstests unter Kontrolle des Peak flow (besser: mit einer eingehenden Untersuchung der Lungenfunktion) zu monitoren,
- bei Patienten mit rhinitischen Symptomen eine Rhinomanometrie einzusetzen,
- bei oralem Allergiesyndrom Mund- und Rachenraum zu inspizieren und
- bei atopischer Dermatitis standardisierte Schweregrad-Scores zur Verlaufsbeurteilung heranzuziehen, wie zum Beispiel den Scoring-Atopic-Dermatitis-(SCORAD)-Index [16].

Bei der oralen Nahrungsmittelprovokation sollten möglichst alle erhebbaren subjektiven und objektiven Symptome erfasst werden.

Für wissenschaftliche Fragestellungen ist es möglich, klinische Reaktionen mithilfe der Messung von zellspezifischen Entzündungsmediatoren aus biologischen Flüssigkeiten zu objektivieren. Dies betrifft die Bestimmung der Eosinophilenzahl im peripheren Blut und die Messung der Serumkonzentration des eosinophilen kationischen Proteins (ECP) [31, 52], die Messung des 1-Methylhistamin im Urin und die Tryptase-Serumkonzentration [5] oder einen Anstieg der basalen Basophilenaktivierung vor und nach Provokation [58]. Die Bestimmung dieser Parameter ist jedoch keinesfalls routinemäßig erforderlich, da sie individuell keine sichere Vorhersagbarkeit erlaubt.

Die Bestimmung von Ex-vivo-Parametern zum Monitoring von Nahrungsmittelprovokationen ist nicht routinemäßig erforderlich.

Schlussbemerkungen

Selbst mit anspruchsvollen Verfahren wie einem gut standardisierten oralen Provokationstest ist die Frage nach dem Auslöser einer Nahrungsmittelallergie nicht immer vollständig zu klären. Dies liegt an den immer noch unzureichenden Möglichkeiten einer objektiven Beurteilung von Symptomen (besonders bei Spätreaktionen) sowie den nie auszuschließenden Interaktionen verschiedener auslösender Faktoren (mehrere Allergene, körperliche Belastung, Aufregung etc.).

Der bei einigen Patienten relativ große Aufwand, der durch die DBPCFC entsteht (bis hin zu mehrwöchigem stationärem Aufenthalt), ist jedoch in vielen Fällen gerechtfertigt und dringend notwendig, um bestimmte, klinisch manifeste Reaktionen hervorrufende Nahrungsmittel zu vermeiden, aber auch um ungesicherte oder gar unsinnige Diäten von unseren Patienten fernzuhalten, die (modifiziert nach Przybilla)

- die Patienten sinnlos beeinträchtigen,
- zu erheblichen Mangelzuständen führen können,
- Therapeuten ungerechtfertigt von der Verantwortung entheben und
- sinnvolle Therapiemaßnahmen verhindern.

Der hohe Aufwand von Nahrungsmittelprovokationen ist in vielen Fällen gerechtfertigt und notwendig, um eine eindeutige Diagnose zu stellen oder um ungesicherte Diäten zu vermeiden.

Über erhebliche Nebenwirkungen durch einseitige strenge Diäten wurden diverse Fallberichte publiziert [12, 15, 17]. Auch auf soliden Provokationstests beruhende Diätempfehlungen sind im Kindesalter jeweils nur für 12 – bis 18 Monate gültig, da viele der frühkindlichen Allergien eine gute Prognose haben. Danach muss die klinische Aktualität anhand erneuter Untersuchungen des spezifischen IgE sowie oraler Provokationstests in regelmäßigen Abständen bis zur Toleranz reevaluiert werden. Für das Erwachsenenalter mögen längere Intervalle praktikabler sein. Dies gilt auch für Nahrungsmittel mit einer schlechteren Prognose wie zum Beispiel Baum- und Erdnüsse. Ärztlich verordnete Diätempfehlungen können nur in Form einer ausführlichen Beratung unter Mithilfe einer allergologisch erfahrenen Ernährungsfachkraft umgesetzt werden. Auf eine solche Ernährungstherapie geht die Leitlinie zu Therapiemöglichkeiten bei der IgE-vermittelten Nahrungsmittelallergie gesondert ein [23].

Längerfristige Diäten sollen erst nach ausführlicher Beratung, unter Mithilfe einer allergologisch erfahrenen Ernährungsfachkraft, umgesetzt werden.

Schließlich sollten alle Patienten mit gesicherter schwerer Nahrungsmittelallergie mit einem Notfallset ausgerüstet und entsprechend geschult sowie im Anaphylaxie-Register gemeldet werden.

Verfahren zur Leitlinienentwicklung

Update von früherer Leitlinie; Expertengruppe; Update von AWMF-Nr. 061/010; nächste Überprüfung geplant: Juli 2015; betroffene ICD-10-Nummern T 78.0, T 78.1, T 78.4, L 20 9.

Literatur

[1] *AG Nahrungsmittelallergie der GPA.* Orale Nahrungsmittelprovokationen bei Verdacht auf eine Nahrungsmittelallergie im Säuglings- und Kindesalter www.gpaev.de/typo/Arbeitsgruppen.111.o.html.

[2] *Anderson JA.* Milestones marking the knowledge of adverse reactions to food in the decade of the 1980s. Ann. Allergy. 1994; *72:* 143-154.

[3] *Asero R, Fernandez-Rivas M, Knulst AC, Bruijnzeel-Koomen CAFM.* Double-blind, placebo-controlled food challenge in adults in everyday clinical practice: A reappraisal of their limitations and real indications. Curr Opin Allergy Clin Immunol. 2009; *9:* 379-385.

[4] *Banna SL.* Blind food challenge testing with wide-open eyes. Ann Allergy. 1994; *72:* 235-238.

[5] *Beyer K, Niggemann B, Schulze S, Wahn U.* Serum tryptase and urinary 1-methylhistamine as parameters for monitoring oral food challenges in children. Int Arch Allergy Immunol. 1994; *104:* 348-351.

[6] *Bindslev-Jensen C, Ballmer-Weber BK, Bengtsson U, Blanco C, Ebner C, Hourihane J, Knulst AC, Moneret-Vautrin DA, Nekam K, Niggemann B, Osterballe M, Ortolani C, Ring J, Schnopp C, Werfel T; European Academy of Allergology and Clinical Immunology.* Standardization of food challenges in patients with immediate reactions to foods – position paper from the European Academy of Allergology and Clinical Immunology. Allergy. 2004; *59:* 690-697.

[7] *Bock SA, Sampson HA, Atkins FM, Zeiger RS, Lehrer S, Sachs M, Bush RK, Metcalfe DD.* Double-blind, placebo-controlled food challenge (DBPCFC) as an office procedure: A manual. J Allergy Clin Immunol. 1988; *82:* 986-997.

[8] *Breuer K, Heratizadeh A, Wulf A, Baumann U, Constien A, Tetau D, Kapp A, Werfel T.* Late eczematous reactions to food in children with atopic dermatitis. Clin Exp Allergy. 2004; *34:* 817-824.

[9] *Bruijnzeel-Koomen C, Ortolani C, Aas K, Bindslev-Jensen C, Björksten B, Moneret-Vautrin D, Wüthrich B.* Adverse reactions to food – position paper. Allergy. 1995; *50:* 623-635.

[10] *Caffarelli C, Petroccione T.* False-negative food challenges in children with suspected food allergy. Lancet. 2001; *358:* 1871-1872.

[11] *Canadian Paediatric Society.* Fatal anaphylactic reactions to food in children. Can Med Assoc. 1994; *150:* 337-339.

[12] *Carvalho NF, Kenney RD, Carrington PH, Hall DE.* Severe nutritional deficiencies in toddlers resulting from health food milk alternatives. Pediatrics. 2001; *107:* e46-e52.

[13] *Celik-Bilgili S, Mehl A, Verstege A, Staden U, Nocon M, Beyer K, Niggemann B.* The predictive value of specific immunoglobulin E levels in serum for the outcome of oral food challenges. Clin Exp Allergy. 2005; *35:* 268-273.

[14] *Crespo JF, Pascual C, Burks AW, Helm RM, Esteban MM, Beyer K, Niggemann B.* Frequency of food allergy in a pediatric population from Spain. Pediatr Allergy Immunol. 1995; *6.* 39-43.

[15] *Davidovits M, Levy Y, Avramovitz T, Eisenstein B.* Calcium-deficiency rickets in a four-year-old boy with milk allergy. J Pediatr. 1993; *122:* 249-251.

[16] *European Task Force on Atopic Dermatitis.* Severity scoring of atopic dermatitis: The SCORAD index. Dermatology. 1993; *186:* 23-31.

[17] *Grüttner R.* Mangelzustände bei Fehlernährung durch alternative Kost im Säuglings- und Kleinkindesalter. Dtsch Arztebl. 1992; *89:* B462-B466.

[18] *Flinterman AE, Knulst AC, Meijer Y, Bruijnzeel-Koomen CAFM, Pasmans SGMA.* Acute allergic reactions in children with AEDS after prolonged cow's milk elimination diets. Allergy. 2006; *61:* 370-374.

[19] *Henzgen M, Balmer-Weber BK, Erdmann S, Fuchs T, Kleine-Tebbe J, Lepp U, Niggemann B, Raithel M, Reese I, Saloga J, Vieluf I, Vieths S, Zuberbier T, Werfel T.* Hauttestungen mit Nahrungsmittelallergenen. Allergo J. 2008; *17:* 401-406.

[20] *Henzgen M, Vieths S, Reese I, Erdmann S, Fuchs T, Jäger L, Kleine-Tebbe J, Lepp U, Niggemann B, Saloga J, Vieluf I, Zuberbier T, Werfel T.* Nahrungsmittelallergien durch immunologische Kreuzreaktionen. Allergo J. 2005; *14:* 48-59.

[21] *Kato Y, Watanabae H, Matsuda T.* Ovomucoid rendered in soluble by heating with wheat gluten but not with milk casein. Biosci Biotechnol Biochem. 2000; *64:* 198-201.

[22] *Kleine-Tebbe J, Ballmer-Weber B, Beyer K, Erdmann S, Fuchs T, Henzgen M, Huttegger I, Jappe U, Jäger L, Lepp U, Niggemann B, Raithel M, Reese I, Saloga J, Szepfalusi Z, Vieths S, Worm M, Zuberbier T, Werfel T.* In-vitro-Diagnostik und molekulare Grundlagen von IgE-vermittelten Nahrungsmittelallergien. Allergo J. 2009; *18:* 132-146.

[23] *Lepp U, Ballmer-Weber B, Beyer K, Erdmann S, Fuchs T, Henzgen M, Heratizadeh A, Huttegger I, Jappe U, Kleine-Tebbe J, Niggemann B, Raithel M, Reese I, Saloga J, Schäfer C, Szelpfalusi Z, Vieths S, Werfel T, Zuberbier T, Worm M.* Therapiemöglichkeiten bei der IgE-vermittelten Nahrungsmittelallergie. Allergo J. 2010; *19:* 187-195.

[24] *Loibl M, Schwarz S, Ring J, Halle M, Brockow K.* Definition of an exercise intensity threshold in a challenge test to diagnose food-dependent exercise-induced anaphylaxis. Allergy. 2009; *64:* 1560-1561.

[25] *May CD.* Are confusion and controversy about food hypersensitivity really necessary? J Allergy Clin Immunol. 1985; *75:* 329-333.

[26] *Mehl A, Rolinck-Werninghaus C, Staden U, Verstege A, Wahn U, Beyer K, Niggemann B.* The Atopy Patch Test in the diagnostic work-up of suspected food related symptoms in children. J Allergy Clin Immunol. 2006; *118:* 923-929.

[27] *Metcalfe DD, Sampson HA.* Workshop on experimental methodology for clinical studies of adverse reactions to foods and food additives. J Allergy Clin Immunol. 1990; *86:* 421-422.

[28] *Niggemann B.* When is an oral food challenge positive? Allergy. 2010; *65:* 2-6.

[29] *Niggemann B, Beyer K.* Pitfalls in double-blind, placebo-controlled oral food challenges. Allergy. 2007; *62:* 729-732.

[30] *Niggemann B, Beyer K, Pohl C, Wahn U.* Diagnostisches Vorgehen beim Verdacht auf Nahrungsmittelallergie im Kindesalter. Monatsschr Kinderheilkd. 1996; *144:* 65-73.

[31] *Niggemann B, Beyer K, Wahn U.* The role of eosinophils and their granule protein ECP in monitoring oral food challenge tests in children with food sensitive atopic dermatitis. J Allergy Clin Immunol. 1994; *94:* 963-971.

[32] *Niggemann B, Ehnert B, Wahn U.* Diagnostik der Nahrungsmittelallergie im Kindesalter – was ist gesichert? Allergologie. 1991; *14:* 208-213.

[33] *Niggemann B, Erdmann S, Fuchs T, Henzgen M, Jäger L, Kleine-Tebbe J, Lepp U, Raithel M, Reese I, Saloga J, Vieluf I, Vieths S, Zuberbier T, Werfel T.* Standardisierung von oralen Provokationstests bei Nahrungsmittelallergien. Allergo J. 2006; *15:* 262-270.

[34] *Niggemann B, Reibel S, Roehr CC, Felger D, Ziegert M, Sommerfeld C, Wahn U.* Predictors of positive food challenge outcome in non-IgE-mediated reactions to food in children with atopic dermatitis. J Allergy Clin Immunol. 2001; *108:* 1053-1058.

[35] *Niggemann B, Reibel S, Wahn U.* The atopy patch test (APT) – a useful tool for the diagnosis of food allergy in children with atopic dermatitis. Allergy. 2000; *55:* 281-285.

[36] *Niggemann B, Sielaff B, Beyer K, Binder C, Wahn U.* Outcome of double-blind, placebo-controlled food challenge tests in 107 children with atopic dermatitis. Clin Exp Allergy. 1999; *29:* 91-96.

[37] *Niggemann B, Wahn U, Sampson HA, Niggemann B.* Proposals for standardization of oral food challenge tests in infants and children. Pediatr Allergy Immunol. 1994; *5:* 11-13.

[38] *Nöhle N, Schwanitz HJ.* Zusammengesetzte Lebensmittel: Ein Problem für die Allergenidentifikation. Allergologie. 1997; *20:* 270-273.

[39] *Pfau A, Stolz W, Landthaler M, Przybilla B.* Neue Aspekte zur Nahrungsmittelallergie. Dtsch Med Wschr. 1996; *121.* 346-350.

[40] *Rancé F, Kanny G, Dutau G, Moneret-Vautrin DA.* Food hypersensitivity in children: Clinical aspects and distribution of allergens. Pediatr Allergy Immunol. 1999; *10:* 33-38.

[41] *Reekers R, Busche M, Wittmann M, Kapp A, Werfel T.* Birch pollen related food trigger atopic dermatitis with specific cutaneous T-cell responses to birch pollen antigens. J Allergy Clin Immunol. 1999; *104:* 466-472.

[42] *Reekers K, Wulf A, Constien A, Tetau D, Kapp A, Werfel T.* Birch pollen-related food as a provocation factor of allergic symptoms in children with atopic eczema/dermatitis syndrome. Allergy. 2004; *59:* 988-994.

[43] *Reese I, Zuberbier T, Bunselmeyer B, Erdmann S, Henzgen M, Fuchs T, Jäger L, Kleine-Tebbe J, Lepp U, Niggemann B, Raithel M, Saloga J, Vieths S, Werfel T.* Diagnostisches Vorgehen bei Verdacht auf eine pseudoallergische Reaktion durch Nahrungsmittelinhaltsstoffe. Allergo J. 2008; *17:* 540-549.

[44] *Ring J, Vieluf D, Hamm M, Behr-Völtzer B.* Einführung in die Problematik der Nahrungsmittel-Allergie und anderer nahrungsmittelbedingter Unverträglichkeitsreaktionen. Allergo J. 1995; *4:* 384-388.

[45] *Roehr C, Reibel S, Ziegert M, Sommerfeld C, Wahn U, Niggemann B.* Atopy patch test together with level of specific IgE reduces the need for oral food challenges in children with atopic dermatitis. J Allergy Clin Immunol. 2001; *107:* 548-553.

[46] *Sampson HA.* IgE-mediated food intolerance. J Allergy Clin Immunol. 1988; *81:* 495-504.

[47] *Sampson HA.* The role of food allergy and mediator release in atopic dermatitis. J Allergy Clin Immunol. 1988; *81:* 635-645.

[48] *Sampson HA, Albergo R.* Comparison of results of skin tests, RAST, and double-blind, placebo-controlled food challenges in children with atopic dermatitis. J Allergy Clin Immunol. 1984; *74:* 26-33.

[49] *Sampson HA, Ho DG.* Relationship between food-specific IgE concentrations and the risk of positive food challenges in children and adolescents. J Allergy Clin Immunol. 1997; *100:* 444-451.

[50] *Sampson HA, McCaskill CC.* Food hypersensitivity and atopic dermatitis: Evaluation of 113 patients. J Pediatr. 1985; *107:* 669-675.

[51] *Sampson HA, Mendelson L, Rosen JP.* Fatal and near-fatal anaphylactic reactions to food in children and adolescents. N Engl J Med. 1992; *327:* 380-384.

[52] *Suomalainen H, Soppi E, Isolauri E.* Evidence for eosinophil activation in cow's milk allergy. Pediatr Allergy Immunol. 1994; *5:* 27-31.

[53] *Vanto T, Juntunen-Backman K, Kalimo K, Klemola T, Koivikko A, Koskinen P, Syvänen P, Valovirta E, Varjonen E.* The patch test, skin prick test, and serum milk-specific IgE as diagnostic tools in cow's milk allergy in infants. Allergy. 1999; *54:* 837-842.

[54] *Verstege A, Mehl A, Rolinck-Werninghaus C, Staden U, Nocon M, Beyer K, Niggemann B.* The predictive value of the skin prick test weal size for the outcome of oral food challenges. Clin Exp Allergy. 2005; *35:* 1220-1226.

[55] *Werfel T, Breuer K.* Role of food allergy in atopic dermatitis. Curr Opin Allergy Clin Immunol. 2004; *4:* 379-385.

[56] *Werfel T, Erdmann S, Fuchs T, Henzgen M, Kleine-Tebbe J, Lepp U, Niggemann B, Raithel M, Reese I, Saloga J, Vieths S, Worm M, Zuberbier T.* Vorgehen bei vermuteter Nahrungsmittelallergie bei atopischer Dermatitis. Allergo J. 2008; *17:* 476-483.

[57] *Werfel T, Reese I.* Diätetik in der Allergologie. Diätvorschläge, Positionspapiere und Leitlinien zur Nahrungsmittelallergie und anderen Unverträglichkeiten. 3. Auflage. München – Orlando: Dustri; 2010.

[58] *Worm M, Hompes S, Fiedler EM, Illner AK, Zuberbier T, Vieths S.* Impact of native, heat-processed and encapsulated hazelnuts on the allergic response in hazelnut-allergic patients. Clin Exp Allergy. 2009; *39:* 159-166.

[59] *Wüthrich B.* Zur Nahrungsmittelallergie: Begriffsbestimmung, Diagnostik, Epidemiologie, Klinik. Schweiz Med Wochenschr. 1996; *126:* 770-776.

[60] *Zuberbier T, Pfrommer C, Specht K, Vieths S, Bastl-Bormann R, Worm M, Henz BM.* Aromatic components of food as novel eliciting factors of pseudoallergic reactions in chronic urticaria. J Allergy Clin Immunol. 2002; *109:* 343-348.

Leitlinie der
DGAKI, des ÄDA und der GPA zusammen mit der SGAI

Hauttestungen mit Nahrungsmittelallergenen

Leitlinie der Arbeitsgruppe Nahrungsmittelallergie der Deutschen Gesellschaft für Allergologie und Klinische Immunologie (DGAKI), dem Ärzteverband Deutscher Allergologen (ÄDA) und der Gesellschaft für Pädiatrische Allergologie (GPA), zusammen mit der Schweizerischen Gesellschaft für Allergologie und Immunologie (SGAI)

M. Henzgen, B.K. Ballmer-Weber, S. Erdmann, T. Fuchs, J. Kleine-Tebbe, U. Lepp, B. Niggemann, M. Raithel, I. Reese, J. Saloga, S. Vieths, T. Zuberbier und T. Werfel

Einleitung

Zur Diagnostik einer Nahrungsmittelallergie gehört der Nachweis einer Sensibilisierung gegen diese Allergene. Nach der Anamnese ist der Hauttest mit Auslösung einer örtlich begrenzten allergischen Hautreaktion als Basistest zu werten. Das Problem besteht jedoch darin, dass im Gegensatz zu den wichtigsten Inhalationsallergenen bei Nahrungsmitteln keine standardisierten Extrakte existieren. Das heißt, eine vergleichbare Qualität der Extrakte unterschiedlicher Chargen kann nicht garantiert werden. Außerdem können bei pflanzlichen Nahrungsmittelallergenen durch die einfache Extraktion mit Pufferlösung und Phenolzusatz allergene Bestandteile zerstört werden, was falsch-negative Hauttestergebnisse zur Folge hat. Trotzdem kann auf den Hauttest nicht verzichtet werden.

Ziel der vorliegenden Arbeit ist es, Besonderheiten bei der Testung mit Nahrungsmittelallergenen darzustellen und Empfehlungen zur Vorgehensweise zu geben, um Testergebnisse mit höchstmöglicher Aussagefähigkeit zu erhalten.

Methoden der Hauttestung und zu verwendende Testmaterialien

Gegenüberstellung der verschiedenen Testmethoden

Die allgemeinen Testmethoden werden hier nur kurz zusammengefasst und bewertet, da ausführliche Leitlinien auf europäischer Ebene verfügbar sind [5] und auf nationaler Ebene vorbereitet werden [Ruëff et al. LL der DGAKI].

Der **Prick-Test** gilt für die Nahrungsmittelallergie als Standardtest, der entsprechend den allgemeinen Empfehlungen mit kommerziell hergestellten Extrakten oder nativen Nahrungsmitteln unter Einbeziehung von Kontrollreaktionen [1, 8, 12, 16] durchzuführen und exakt zu dokumentieren ist. Bei stabilen Nahrungsmittelallergenen (siehe zu verwendende Testmaterialien) ist mit einer hohen Sensitivität und Spezifität zu rechnen. Die Durchführung ist einfach und für den Patienten wenig belastend. Das Risiko einer systemischen allergischen Reaktion ist relativ gering, darf aber bei Verdacht auf eine hochgradige Sensibilisierung, d.h. schwere klinische Symptome bei nur geringer Allergenaufnahme, nicht außer Acht gelassen werden.

Der **Prick-zu-Prick-Test** [2, 12, 16] ist eine Sonderform unter Verwendung von nativem Material und kommt insbesondere bei

*Entwicklungsstufe 1 (S1);
Stand: 15. April 2008

Arbeitskreis Diätetik in der Allergologie

Tab. 1. Eignung der verschiedenen Hauttests bei Nahrungsmittelallergie.

	Pricktest	Prick-zu-Prick-Test	Scratch-Test	Reibtest	Intrakutan-Test
Einfachheit des Tests	+++	++	+	++	(+)
Eignung für kommerzielle Nahrungsmittelextrakte	+++	0	0	0	++
Eignung für native Nahrungsmittel	0	++	+	++	0
Unspezifische Reaktion (abhängig vom Nahrungsmittel)	0*	+	++	+	+++
Sensitivität	+	++	+	+	+++
Risiko für systemische Reaktionen	+	+	++	+	+++

*Im Einzelfall können auch unspezifische Reaktionen in Abhängigkeit vom Nahrungsmittel und Hersteller des Extrakts auftreten.

der Testung von Nahrungsmitteln in ihrer ursprünglichen Form zum Einsatz. Hier wird mit der Pricklanzette in das zu testende Nahrungsmittel und anschließend in die Haut der Testperson gestochen. Dieses Vorgehen ist häufig sensitiver als mit kommerziellen Extrakten (siehe oben).

Der **Scratch-**(Skarifikations)-**Test** [16] hat wegen der Traumatisierung der Haut mit falsch-positiven Ergebnissen und der **Reib-Test** wegen fehlender klinischer Reproduzierbarkeit im Rahmen der Nahrungsmittelallergiediagnostik eine untergeordnete Bedeutung. Nur wenn In-vitro-Tests nicht zur Verfügung stehen, sollten eventuell Reibtests und zuvor **offene Epikutantests** bei der Testung von hochgradig sensibilisierten Patienten mit anaphylaktischen Reaktionen (Schweregrade III und IV) erwogen werden. Die Tests sind positiv, wenn nach 20 Minuten urtikarielle Hautveränderungen lokal nachzuweisen sind.

Der **Intrakutantest** wird wegen des höheren Risikos allergischer Reaktionen, dem geringen Angebot von kommerziellen Testlösungen und der häufig unspezifischen Reaktion nur ausnahmsweise, z.B. mit Mehlen durchgeführt.

Die Eignung der verschiedenen Testverfahren, ihre Vor- und Nachteile sind in der Tabelle 1 zusammenfassend dargestellt. Ihre eigentliche Begrenzung erfahren sie durch die zur Verfügung stehenden Testmaterialien.

Der **Atopie-Patchtest** kann vor allem zur Abgrenzung einer für das atopische Ekzem relevanten Verschlechterung der Haut eingesetzt werden. Dem Test kommt allerdings in der täglichen Praxis kein hoher praktischer Stellenwert zu [19]. Bei positiven Ergebnissen sollte stets eine weitergehende Diagnostik (d.h. gezielte diagnostische Eliminationsdiät, orale Provokation) empfohlen werden, bevor gegebenenfalls eine Diät eingeleitet wird [24].

Zu verwendende Testmaterialien

Wie oben bereits aufgeführt, muss bei den Nahrungsmitteln zwischen Testung mit

- **kommerziell erhältlichen Nahrungsmittelextrakten** (Prick- und IC-Test), die im Gegensatz zu den wichtigsten Inhalationsallergenen leider nicht biologisch standardisiert sind, und
- **nativen Nahrungsmitteln** (Prick-zu-Prick-Test, offener Epikutan-Test, Scratch- und Reibtest), die roh und gegart verwendet werden können, unterschieden werden.

Welche Testmaterialien zu verwenden sind, hängt von der Stabilität der Nahrungsmittelallergene ab. Es ist seit langem bekannt, dass die kommerziell hergestellten Nahrungsmittelextrakte aus Obst und Gemüse von unzureichender Qualität sind [21].

Die Schwierigkeiten bei der Extraktion dieser Nahrungsmittelallergene bestehen in

- dem geringen und sehr schwankenden Eiweißgehalt, abhängig von Reifegrad, Lagerung und Sorte, und
- der Labilität der Allergene, hervorgerufen durch das Vorhandensein inaktivierender Enzyme, interferierender Phenole und Temperaturerhöhungen, die während der Bearbeitung auf die Proteine einwirken.

Diese Faktoren werden bei der **kommerziellen** Extraktherstellung nicht ausreichend berücksichtigt. Außerdem sorgt das in der

Pricktestlösung enthaltene Phenol für eine zusätzliche Allergeninstabilität.

Die mit Beginn der 80er Jahre entwickelten speziellen Extraktionsverfahren [3, 14, 15, 21, 22] unter Zusatz verschiedener Inhibitoren und der Lösungsmittelextraktion unter Tieftemperaturbedingungen haben gezeigt, dass es möglich ist, qualitativ gute Obst- und Gemüseextrakte herzustellen, wobei diese bis heute nur für wissenschaftliche Fragestellungen in verschiedenen Arbeitsgruppen herangezogen wurden.

Aus diesen Gründen hat sich der **Prick-zu-Prick-Test** mit Nativmaterial von frischem Obst und Gemüse durchgesetzt, wobei infolge der Unterschiede im allergenen Ausgangsmaterial entsprechend des Reifegrades und der Lagerung eine Vergleichbarkeit der Teste erheblich eingeschränkt ist. Beim Apfel gibt es eingehende Untersuchungen hinsichtlich des unterschiedlichen Allergengehalts in Abhängigkeit von der Sorte. So haben **"Granny Smith"**, **"Golden Delicious"** und **"Jonagold"** einen hohen und **"Gloster"** einen geringen Allergengehalt [23]. Spätere Analysen bestätigten die Ergebnisse [4]. Bei anderen Obstarten müssen ähnliche Abweichungen vermutet werden. Da man bei den Nahrungsmitteln zwischen hitzelabilen und hitzestabilen Allergenen unterscheidet, ist es im Einzelfall sinnvoll, auch nativ mit gekochtem Material zu testen.

Weil bei einer größeren Zahl zu testender Allergene die Verfügbarkeit in der Praxis eingeschränkt und das Besorgen der Naturalien mit einem erheblichen Aufwand verbunden ist, wurde ein neues Verfahren entwickelt, in dem Obst- und Gemüsesäfte hergestellt und diese portioniert bei –20 °C im Kühlschrank aufbewahrt werden, um sie dann kurz vor der Testung aufzutauen [18]. Die Autoren meinten, darin eine Alternative zur Prick-zu-Prick-Testung mit nativen Nahrungsmitteln gefunden zu haben. Da frisch geerntetes Obst einen geringeren Allergengehalt hat als gelagertes und nachgereiftes und mit der Erwärmung während des Zerkleinerns durch interferierende Phenole eine schnelle Inaktivierung erfolgt, kann das Verfahren nicht empfohlen werden.

Ein hoher Gehalt an biogenen Aminen in Nahrungsmitteln und eine unspezifische Histaminfreisetzung durch Nahrungsmittel wie Tomaten, Erdbeeren, Zitrusfrüchte und Meeresfrüchte können für "falsch positive" Ergebnisse bei der Testung mit nativen Nahrungsmitteln verantwortlich sein [9]. Auch bei der Testung mit Gewürzen spielen unspezifische Irritationen der Haut häufig eine Rolle und können nicht als "Allergie" interpretiert werden, wenn Kontrollpersonen ebenfalls positiv reagieren.

Nahrungsmittelallergene tierischer Herkunft sind in der Regel stabiler, so dass die Testung mit kommerziellen Extrakten ausreicht. Aber auch hier gibt es Ausnahmen. In Einzelfällen sollte bei Verdacht auf Vorliegen einer spezifischen Nahrungsmittelallergie mit negativem Pricktest auf kommerzielle Extrakte anschließend mit Nativmaterial getestet werden. Auch wenn anamnestisch Reaktionen nur nach dem Verzehr von bestimmten Organen (z.B. Schweineniere) auftreten, sollte wegen der Möglichkeit von organspezifischen Sensibilisierungen nativ getestet werden [7].

In Tabelle 2 wurden unter Berücksichtigung der oben genannten Aspekte Empfehlungen zur Testung einiger Nahrungsmittel zusammengestellt.

Tab. 2. Empfehlungen und Eignung zur Testung ausgewählter Nahrungsmittel.

	Kommerzieller Extrakt	Nativ-Testung geeignet*	Nativ-Testung bedingt geeignet**
Nahrungsmittel tierischer Herkunft			
Fisch	+	+	
Fleisch	(+)	+	
Hühnerei	+	+	
Meeresfrüchte und Schnecken	+	+	
Milch	+	+	
Nahrungsmittel pflanzlicher Herkunft			
Ananas			+
Apfel		+	
Erdbeeren			+
Erdnüsse	–	+	
Gewürze			+
Haselnüsse	–	+	
Karotte		+	
Kiwi			+
Litschi		+	
Mango		+	
Ölsaaten (z.B. Mohn, Sesam)		+	
Pfirsich		+	
Sellerie	(+)	+	
Senf			+
Soja	(+)	+	
Tomate			+
Weintraube		+	
Zerealien	(+)	+	
Zuckerschote		+	

*Kontrollpersonen testen wegen möglicher irritativer Komponenten im oder auf dem Nahrungsmittel, **wegen irritativen Potenzials

Tab. 3. Wichtige allergene Nahrungsmittel. (Prick-Test-Block, wenn kein gezielter Hinweis für mögliche Sensibilisierung bei Verdacht auf Nahrungsmittelallergie besteht).

Apfel
Baumnüsse
Erdnuss
Fische (Kabeljau)
Hühnerei
Karotte
Krebstiere* (Shrimps)
Milch
Sellerie
Sesam
Soja
Weizen

*nur bei Erwachsenen empfohlen.

Bei Verdacht auf eine Nahrungsmittelallergie im Erwachsenenalter, deren Grundlage zu 60% kreuzreagierende Strukturen in Inhalationsallergenen sind, sind die in Frage kommenden Inhalationsallergene im Pricktest mit zu überprüfen [6].

Auswahl der zu testenden Nahrungsmittel

Bei gezieltem Hinweis aus der Anamnese sind die für die allergische Reaktion verdächtigen Nahrungsmittel zu testen. Gibt es keine konkrete Spur, dann muss der Hauttest die Funktion eines Suchtests erfüllen und es sollten die in unseren Breiten wichtigsten Nahrungsmittel (Tab. 3) unter Berücksichtigung des konkreten Falls ausgewählt werden.

Indikationen und Kontraindikationen für Hauttests

Als **Indikation** für den Hauttest gilt die Notwendigkeit des Nachweises bzw. Ausschlusses einer Sensibilisierung in Form eines Bestätigungstests, bei dem ein spezielles Nahrungsmittel anhand der Anamnese verdächtigt wird, oder als Suchtest ohne gezielte Hinweise auf das Allergen.

Die **Kontraindikationen** zur Durchführung eines Hauttests mit Nahrungsmitteln unterscheiden sich in der Regel nicht von denen mit anderen Allergenen [1, 8]. Als **absolute Kontraindikationen** gelten Infektionen der Haut im Testareal und akute allergische Symptome zum Testzeitpunkt, d.h., die Testung sollte im erscheinungsfreien Intervall erfolgen. Hauterkrankungen am Testort wie z.B. akutes oder chronisches Ekzem, entzündliche Hautveränderungen, Urtikaria beeinträchtigen die Aussagefähigkeit des Tests erheblich und gehören zu den **relativen Kontraindikationen**. Das Gleiche gilt für das Vorliegen einer Schwangerschaft, Erkrankungen mit starker Beeinträchtigung des Allgemeinbefindens, interkurrierende Infekte, Impfungen und akut entzündliche Erkrankungen. Diese bedeuten in der Regel eine Verschiebung des Testzeitpunkts. Auch bei klinisch sehr schwerer Reaktion mit Zustand nach anaphylaktischem Schock besteht eine **relative Kontraindikation** zur Hauttestung. Hier sollte primär in vitro getestet werden. Ist diese negativ, sollte eine titrierte Testung unter ständiger Beobachtung der Testreaktion, gegebenenfalls nach Legen eines intravenösen Zugangs erfolgen.

Infolge fehlender ausreichender Belege für ein Risiko der Immuntherapie unter **ACE-Hemmergabe**, die sich in den Empfehlungen des ÄDA 2002 [17] und der aktuellen Leitlinie der DGAKI von 2006 [10] widerspiegeln und desto mehr für die Hauttestung zutreffend sind, ist ein generelles Absetzen der ACE-Hemmer vor dem Prick-Test nicht erforderlich. Auch hinsichtlich der Hauttestung unter **β-Blockertherapie** ist wegen des zunehmenden Einsatzes dieser Medikamente und der Tatsache, dass ein kurzfristiges Absetzen kardiovaskuläre Komplikationen nach sich ziehen kann, ein Umdenken notwendig. Eine gezielte Pricktestung mit ausgewählten Allergenen unter Überwachung der Testreaktion kann unter b-Blockern erfolgen. Eine stationäre Aufnahme zwecks Testung ist die Ausnahme. Ähnliches trifft zu, wenn **Kontraindikationen für die Gabe von Adrenalin** (z.B. Rhythmusstörungen, Hypertonie) bestehen und ein Hauttest durchgeführt werden soll. Entscheidend ist, die Medikamenteneinnahme in der Anamnese zu erfassen und frühzeitig auf eventuell einsetzende allergische Ereignisse zu reagieren, um kardiovaskulären Nebenwirkungen vorzubeugen.

Tab. 4. Beeinflussung der Soforttypreaktion durch Pharmaka. Nach [16].

Arzneistoff	Erforderliches Intervall zwischen Absetzen und Test
Cromoglicinsäure	0
Kurzwirksame Antihistaminika	> 3 Tage
Länger wirksame Antihistaminika	> 5 Tage
Trizyklische Antidepressiva	> 2 Wochen
Topische angewandte Glukokortikosteroide (im Testareal)	> 1 Woche*
Systemisch angewandte Glukokortikosteroide	
a) Langzeit – bis 10 mg/d Prednisolon-Äquivalent – höher dosiert	0 > 3 Wochen
b) Kurzzeit – < 50 mg/d Prednisolon-Äquivalent – höher dosiert	> 3 Tage > 1 Woche

*abhängig von der Wirkstärke des angewandten Präparats und Anwendungsdauer bis zu > 3 Wochen.

Tab. 5. Fehlermöglichkeiten beim Testen.

falsch positiv	falsch negativ
– unspezifische Reaktion des Testmaterials	– ungeeignetes Testmaterial (inaktivierte Allergene)
– Hyperreagibilität der Haut (urtikarieller Dermographismus)	– Einnahme von Medikamenten
– Testareal zu klein	– fehlende Reagibilität der Haut
– fehlender Lanzettenwechsel	

Störfaktoren bei der Hauttestung

Voraussetzung für die Durchführung des Hauttestes ist unter anderem die normale Reaktion der Haut, die durch die Einnahme von Medikamenten beeinflusst wird. Dazu gehören insbesondere Antihistaminika und Sedativa einschließlich Antidepressiva. Diese Medikamente müssen rechtzeitig abgesetzt werden (Tab. 4). Ist dies aus klinischer Sicht nicht möglich, ist die Wertigkeit des Tests, insbesondere bei negativer Reaktion,deutlich eingeschränkt. Die Anwendung von Hautpflegemitteln am Untersuchungstag stört ebenfalls die Testung. Systemische Kortikosteroide scheinen auch in höheren Dosen keinen Einfluss auf den Prick-Test zu haben [11].

Bewertung und Interpretation der Testergebnisse

Neben der korrekten Durchführung der Tests und der genauen Erfassung der Testreaktion durch Messung und Dokumentation auf dem Testbogen ist die Interpretation der Testergebnisse entscheidend und bedarf insbesondere bei der Nahrungsmittelallergie der Berücksichtigung aller bisher genannten Faktoren.

Einerseits gilt es, die Testreaktion als positiv bzw. als negativ unter Berücksichtigung der Reagibilität der Haut zu bewerten, und **andererseits** einzuschätzen, ob das Ergebnis klinisch relevant ist.

Für das **Erste** gelten gewisse Regeln, wobei eine exakte Normierung nicht vorgegeben ist. Der Hauttest kann insbesondere bei den instabilen nicht standardisierten Nahrungsmittelallergenen falsch negativ sein. Andere Fehlermöglichkeiten sind ein zu geringer Abstand zwischen den Testarealen mit konfluierenden Reaktionen, kein Wechsel der Pricklanzette bzw. die Verwendung von ungeeigneten Testmaterialien (Tab. 5).

Für das **Zweite** kann die Einschätzung der klinischen Relevanz des Hauttests als Bestätigungstest einfach sein. Aber auch hier muss berücksichtigt werden, dass eine Nahrungsmittelallergie viel häufiger von den Patienten angenommen wird als sie sich tatsächlich bestätigen lässt [13, 25]. Von vornherein schwierig wird es, wenn der Hauttest als Suchtest eingesetzt wird. Hier müssen sämtliche diagnostischen Parameter einschließlich Kreuzsensibilisierung, **In-vitro-Test** und eventuell orale Provokationen bei der Einschätzung der klinischen Relevanz herangezogen werden. Dabei ist zu beachten, dass sowohl Hauttest als auch **In-vitro-Test** von der Extraktqualität abhängig sind.

Aus der Quaddelgröße der Hauttestreaktion lassen sich beim Erwachsenen keine Rückschlüsse auf die klinische Relevanz ziehen. Es liegen jedoch Untersuchungen mit doppelblind-plazebokontrollierten Belastungstests an Kindern vor, die aussagen, dass ähnlich wie bei der spezifischen IgE-Bestimmung, Quaddelgröße und Hautindex (Quaddelgröße durch Allergen/Histaminquaddel) bei Kuhmilch und Hühnereiweiß einen positiven Voraussagewert für klinische Reaktionen besitzt [20].

Schlussfolgerungen für die Praxis

- In Abhängigkeit vom Nahrungsmittel gehört der Prick-Test mit kommerziellen Extrakten bzw. der Prick-zu-Prick-Test mit nativen Nahrungsmitteln zum diagnostischen Standard bei Verdacht auf Nahrungsmittelallergie.
- Die Testreaktion wird ausgemessen und auf dem Testbogen dokumentiert.
- Bei Durchführung und Bewertung sind die Instabilität und die fehlende Standardisierung der Extrakte zu berücksichtigen.
- Bei Zustand nach schwerer anaphylaktischer Reaktion ist die spezifische IgE-Bestimmung vorzuschalten und dann über einen Hauttest zu entscheiden.
- Die klinische Relevanz einer nachgewiesenen Sensibilisierung ist stets zu überprüfen.

Literatur

[1] *Bergmann KC, Müsken H.* Durchführung und Bewertung des Pricktests. Allergo J. 1992; *1:* 56-60.

[2] *Bergmann KC, Müsken H.* Kutane Tests. In: Przybilla B, Bergmann HC, Ring J (eds). Praktische allergologische Diagnostik. Darmstadt: Steinkopff; 2000. 9-22.

[3] *Björksten F, Halmpuro L, Hannuksela M, Lahti A.* Extraction and properties of apple allergens. Allergy. 1980; *35:* 671-677.

[4] *Hansen KS, Vestergaard H, Stahl Skov P, Sondergaard Khinchi M, Vieths S, Poulsen LK, Bindslev-Jensen C.* Double-blind, placebo-controlled food challenge with apple. Allergy. 2001; *56:* 109-117.

[5] *Heinzerling L, Frew AJ, Bindslev-Jensen C, Bonini S, Bousquet J, Bresciani M, Carlsen K-H, van Cauwenberge P, Darsow U, Fokkens WJ, Haahtela T, van Hoecke H, Jessberger B, Kowalski ML, Kopp T, Lahoz CN, Lodrup Carlsen KC, Papadopoulos NG, Ring J, Schmid-Grendelmeier P, Vignola AM, Wöhrl S, Zuberbier T.* Standard skin prick testing and sensitization to inhalant allergens across Europe – a survey from the GA2LEN network. Allergy. 2005; *60:* 1287-1300.

[6] *Henzgen M, Vieths S, Reese I, Erdmann S, Fuchs T, Jäger L, Kleine-Tebbe J, Lepp U, Niggemann B, Saloga J, Vieluf I, Zuberbier T, Werfel T.* Nahrungsmittelallergien durch Kreuzreaktion. Allergo J. 2005; *14:* 48-59.

[7] *Henzgen M, Müller M, Fahlbusch B, Rudeschko O, Kroegel C.* Fleischallergie als Ursache einer Urtikaria – 3 Kasuistiken. Allergo J. 2004; *19:* 565.

[8] *Jäger L, Wüthrich B.* Nahrungsmittelallergien und -intoleranzen. München: Urban und Fischer; 2002.

[9] *Jarisch R.* Histamin-Intoleranz. Stuttgart: Georg Thieme; 1999.

[10] *Kleine-Tebbe J, Bergmann KC, Friedrichs F, Fuchs T, Jung K, Klimek L, Kühr J, Lässig W, Lepp U, Niggemann B, Rakoski J, Rebien W, Renz H, Saloga J, Simon J, Sitter H, Virchow C, Worm M.* Die spezifische Immuntherapie (Hyposensibilisierung) bei IgE-vermittelten allergischen Erkrankungen. Allergo J. 2006; *15:* 56-74.

[11] *Merget R, Schultze-Werninghaus G.* Allergiehauttest trotz antiallergischer Therapie. Dtsch. Med. Wochenschr. 1983; *108:* 1250-1253.

[12] *Rancé F, Juchet A, Brémont F, Dutau G.* Correlations between skin prick tests using commercial extracts and fresh foods, specific IgE and food challenges. Allergy. 1997; *52:* 1031-1035.

[13] *Roehr CC, Edenhardter G, Reimann S, Ehlers I, Worm M, Zuberbier T, Niggemann B.* Food allergy and nonallergic food hypersensitivity in children and adolescents. Clin Exp Allergy. 2004; *34:* 1534-1541.

[14] *Rudeschko O, Fahlbusch B, Henzgen M, Schlenvoigt G, Herrmann D, Jäger L.* Optimization of apple allergen preparation for in vivo an in vitro diagnostic. Allergy. 1995; *50:* 262-268.

[15] *Rudeschko O, Fahlbusch B, Henzgen M, Schlenvoigt G, Herrmann D, Vieths S, Jäger L.* Investigation of the stability of apple allergen extracts. Allergy. 1995; *50:* 575-580.

[16] *Ruëff F, Przybilla B.* Hauttests zur Diagnose der Soforttyp-Allergie. In: Manuale allergologicum. Deisenhofen – Orlando: Dustri; 2004. 491-510.

[17] *Sennekamp J, Fuchs T, Hornung B, Kersten W, Klimek L, Leupold W, Merk H, Rebien W.* Empfehlungen zur praktischen Durchführung der spezifischen Immuntherapie mit Allergenen (Hyposensibilisierung). Allergo J. 2002; *11:* 332-338.

[18] *Steurich F, Feyerabend R, Sennekamp J.* Ein neues Verfahren zur Herstellung nativer Nahrungsmittelallergene. Allergologie. 2001; *24:* 97-99.

[19] *Turjanmaa K, Darsow U, Niggemann B, Rancé F, Vanto T, Werfel T.* EAACI/ GA(2)LEN position paper: Present status of the atopy patch test. Allergy. 2006; *61:* 1377-1384.

[20] Verstege A, Mehl A, Rolinck-Werninghaus C, Staden U, Noconw M, Beyer K, Niggemann B. The predictive value of the skin prick test weal size for the outcome of oral food challenges. Clin Exp Allergy. 2005; 36: 1220-1226.

[21] *Vieths S, Schöning B, Brockmann S, Aulepp H.* Untersuchungen zur Allergie gegen Lebensmittel pflanzlicher Herkunft: Herstellung und Charakterisierung von Obst- und Gemüseextrakten für serologische Untersuchungen. Deutsche Lebensmittel-Rundschau. 1992; *88:* 239-242; 273-279.

[22] *Vieths S, Brockmann S, Schönig B.* Nahrungsmittelallergie gegen Obst und Gemüse: Eine aktuelle serologische Untersuchung zur Sensibilisierung von Pollenallergikern. Allergologie. 1992; *15:* 367-379.

[23] *Vieths S, Aulepp H, Schöning B, Tschirninich R.* Untersuchungen zur Apfelallergie bei Birkenpollenallergikern: Hauttestergebnisse und Immunoblot-Analysen mit Tieftemperaturextrakten unterschiedlicher Apfelsorten. Allergologie. 1995; *18:* 89-97.

[24] *Werfel T, Fuchs T, Reese I, Erdmann S, Henzgen M, Kleine-Tebbe J, Lepp U, Niggemann B, Saloga J, Vieluf I, Vieths S, Zuberbier T.* Vorgehen bei vermuteter Nahrungsmittelallergie bei atopischer Dermatitis. Allergo J. 2002; *11:* 386-393.

[25] *Zuberbier T, Edenhardter G, Worm M, Ehlers I, Reimann S, Handtke T, Roehr CC, Bergmann KE, Niggemann B.* Prevalence of adverse reactions to food in Germany – a population-based study. Allergy. 2004; *59:* 338-345.

Leitlinie
der DGAKI, des ÄDA und der GPA zusammen mit der SGAI

In-vitro-Diagnostik und molekulare Grundlagen von IgE-vermittelten Nahrungsmittelallergien

Leitlinie der Arbeitsgruppe Nahrungsmittelallergie der Deutschen Gesellschaft für Allergologie und Klinische Immunologie (DGAKI), dem Ärzteverband Deutscher Allergologen (ÄDA) und der Gesellschaft für Pädiatrische Allergologie (GPA), zusammen mit der Schweizerischen Gesellschaft für Allergologie und Immunologie (SGAI)

J. Kleine-Tebbe, B.K. Ballmer-Weber, K. Beyer, S. Erdmann, T. Fuchs, M. Henzgen, I. Huttegger, U. Jappe, L. Jäger, U. Lepp, B. Niggemann, M. Raithel, I. Reese, J. Saloga, Z. Szépfalusi, S. Vieths, M. Worm, T. Zuberbier und T. Werfel

*Entwicklungsstufe 1 (S1); Stand: 10. Februar 2009

Arbeitskreis Diätetik in der Allergologie

Einleitung

Unter dem Begriff Nahrungsmittelallergie werden immunologisch vermittelte Unverträglichkeitsreaktionen zusammengefasst. Die Diagnostik von Nahrungsmittelallergien beginnt mit einer vollständigen Anamnese, bevor mit Hilfe von Hauttests spezifische Sensibilisierungen überprüft werden (Abb. 1). Ergänzend werden die Möglichkeiten zur gezielten Labordiagnostik geprüft und unter Berücksichtigung ihres Kosten-Nutzen-Verhältnisses eingesetzt. Die Leitlinie enthält Empfehlungen zur In-vitro-Diagnostik von IgE-vermittelten Nahrungsmittelallergien und berücksichtigt dabei die maßgeblichen Allergenquellen.

Methoden zur In-vitro-Diagnostik von Nahrungsmittelallergien

Für die In-vitro-Diagnostik von Nahrungsmittelallergien stehen verschiedene Testmethoden zur Verfügung, von denen die Bestimmung des spezifischen IgEs den wichtigsten Stellenwert für die Praxis hat (siehe DGAKI-Leitlinie zur In-vitro-Allergiediagnostik [77]). Neben einer Palette von einzelnen Nahrungsmitteln, den Allergenquellen (bis zu mehrere Hundert pro Hersteller), gibt es zunehmend Tests gegen Einzelallergene (ausgewählte Vertreter in der Liste mit Abkürzungen) [5, 57] bzw. Suchtests mit ausgewählten Nahrungsmittelmischungen. Da im Säuglingsalter nur eine geringe Menge Blut für die Analyse zur Verfügung steht, haben sich Tests mit Nahrungsmittelmischungen in dieser Altersgruppe als Screeningmethode bewährt, da bei negativem Ergebnis eine IgE-vermittelte Sensibilisierung gegenüber den wichtigsten Allergenquellen unwahrscheinlich ist. Die moderne Ernährung mit komplexen Lebensmitteln erfordert bei den betroffenen Nahrungsmittelallergikern häufig eine differenzierte Diagnostik auf potentielle Allergenquellen. Da Verunreinigungen durch Allergenspuren in prozessierten Nahrungsmitteln vorkommen, kann in begründeten Fällen ein breitangelegtes diagnostisches Screening auf 10 – 20 Einzelallergene oder Allergenquellen notwendig sein.

Spezifische IgE-Konzentrationen lassen sich auch mit Hilfe verschiedener Methoden (Prinzip: Streifen, Pipette) simultan bestimmen. Die von den Herstellern vorgegebene Kombination der Nahrungsmittel erlaubt keine gezielten Einzelbestimmungen, so dass bei fehlender Anamnese positive, klinisch irrelevante Ergebnisse zur Verunsicherung führen können. Bei ausgeprägter

Sensibilisierung sind ähnliche Aussagen wie mit etablierten Labormethoden zur spezifischen IgE-Bestimmung möglich. Allerdings existieren nur wenige publizierte Studien und kaum Vergleichsuntersuchungen zwischen den sogenannten Schnelltests und den etablierten Labormethoden, deren diagnostische Wertigkeit teilweise umfangreich geprüft und dokumentiert wurde.

Die Ergebnisse der spezifischen IgE-Bestimmung sind von der Qualität der notwendigen Reagenzien abhängig und können erheblich von den anamnestischen Angaben, den Hauttestresultaten und den Ergebnissen einer oralen Provokation abweichen. Somit ist ihre diagnostische Tauglichkeit für jede Allergenquelle oder jedes Allergen und jedes Testverfahren getrennt zu betrachten. In Einzeluntersuchungen wurden retrospektiv ermittelte spezifische IgE-Konzentrationen (Phadia-ImmunoCAP-System) mit hohem Vorhersagewert für eine klinische allergische Reaktion auf Nahrungsmittel bei Kindern mit atopischer Dermatitis [82] mit kontrollierten Provokationen (DBPCFC) überprüft: Für einige klassische Allergenquellen war ab bestimmten allergenspezifischen IgE-Konzentrationen eine klinische Reaktion mit 95%iger Wahrscheinlichkeit vorhersagbar [81]. Andere Studien fanden höhere bzw. keine Werte (Kuhmilch, Soja, Weizen) zur sicheren Vorhersage einer klinischen Reaktion [25]. Die uneinheitlichen Ergebnisse beruhen auf abweichenden Methoden und Kollektiven, sie können daher nicht auf die Routinediagnostik übertragen werden. Insofern ist auch bei hohen spezifischen IgE-Konzentrationen in der Regel eine orale Provokation nicht verzichtbar.

Verschiedene methodisch aufwendigere Laborverfahren wie der Histaminfreisetzungstest, Basophilenaktivierungs- oder stimulationstest, Leukotrienfreisetzungstest („cellular antigen stimulation test" (CAST)) oder der Lymphozytenstimulationstest können für die Diagnostik von IgE-vermittelten Nahrungsmittelallergien derzeit nur in Einzelfällen bzw. letzterer nur für wissenschaftliche Fragestellungen empfohlen werden. Studien mit Nahrungsmitteln [32, 33] zeigen, dass sich IgE-vermittelte Sensibilisierungen auch im Basophilenaktivierungstest durch vermehrte Expression der Aktivierungsmarker CD63 oder CD203c nachweisen lassen (Übersicht bei [31, 87]). Die Tests sind aufwendig und kostenintensiv und bieten in der Regel keine Vorteile gegenüber einer Bestimmung des Serum-IgEs oder einem Hauttest.

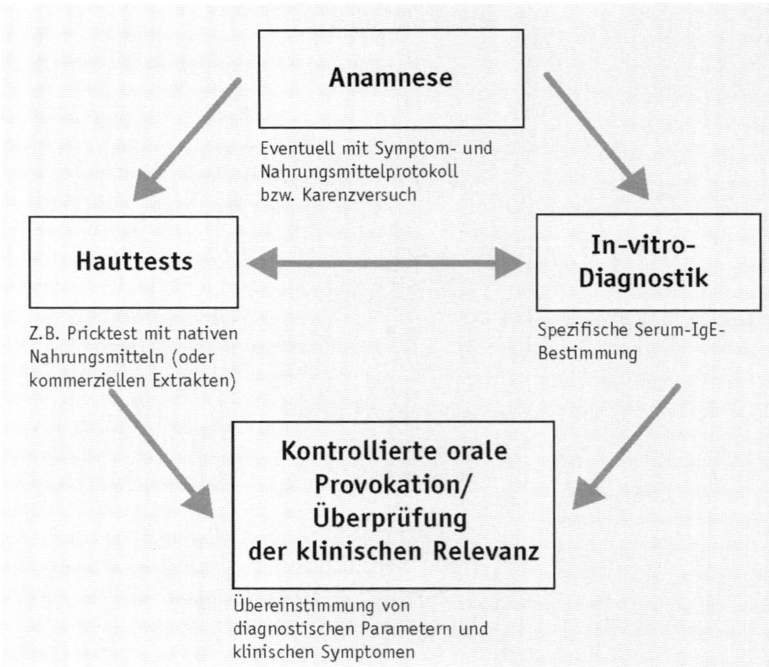

Abb. 1. Diagnostisches Vorgehen bei Verdacht auf Nahrungsmittelallergie: im Erwachsenenalter Sensibilisierungsnachweis häufig mit Hauttests (linke Hälfte), im Kindesalter bevorzugt mithilfe der spezifischen IgE-Bestimmung (rechte Hälfte, zusätzliche Erläuterung siehe Text).

Wichtigstes Instrument zur In-vitro-Diagnostik von Nahrungsmittelallergien ist die spezifische IgE-Bestimmung, deren Varianten (einzelne Allergenquellen oder -mischungen, Paneltests, Einzelallergene) sich erheblich in ihrer diagnostischen Wertigkeit unterscheiden. Hohe IgE-Werte gegen Hühnerei, Kuhmilch, Erdnuss oder Fisch sind mit erhöhtem Risiko für klinische Reaktionen assoziiert, erlauben aber selten den Verzicht auf eine orale Provokation. Zelluläre Methoden mit basophilen Leukozyten zum indirekten Nachweis IgE-vermittelter Sensibilisierungen gegen Nahrungsmittel sind nur in Einzelfällen sinnvoll.

Allergenfamilien und Einzelallergene in Nahrungsmitteln

Die erfolgreiche Identifizierung und Charakterisierung von allergenen Molekülen in Nahrungsmitteln gestatten zunehmend deren differenzierten Einsatz in der In-vi-

Verwendete Abkürzungen und wichtige Begriffe

Allergen	Molekül (Protein, z.B. Hauptallergen Gad c 1 aus Kabeljau, selten Kohlenhydratanteil), das eine allergische Immunreaktion auslösen kann
Allergenextrakt	Mischung allergener und nicht allergener Komponenten, extrahiert aus Allergenquelle (z.B. Fischallergenextrakt)
Allergenquelle	Herkunft/Ausgangsmaterial der Allergene (z.B. Fisch)
Api g 1	Sellerieallergen mit Homologie zu Bet v 1, verantwortlich für birkenpollenassoziierte, z. T. schwere Kreuzreaktionen
Bet v 1	Immundominantes Majorallergen in Pollen der Birke (Betula verrucosa)
Bet v 2	Birkenpollenprofilin, Minorallergen, das als Panallergen in zahlreichen Pollen und pflanzlichen Nahrungsmitteln für Kreuzreaktionen verantwortlich sein kann und dadurch die Diagnostik erschwert
CAP	Festphasen-Allergenträger im ImmunoCAP-System
CCD	Kreuzreaktive Kohlenhydratepitope ("cross-reactive carbohydrate determinants"); sie stellen Epitope von N-Glykanen dar und sind als Panallergene verantwortlich für eine ausgeprägte Kreuzreagibilität
Cor a 1.04	Haselnussallergen mit Homologie zu Bet v 1, verantwortlich für birkenpollenassoziierte Kreuzreaktionen
Cor a 8	Haselnuss-LTP, das systemische Reaktionen induzieren kann
Dau c 1	Karottenallergen mit Homologie zu Bet v 1, verantwortlich für birkenpollenassoziierte, z.T. schwere Kreuzreaktionen
DBPCFC	Doppelblinde, plazebokontrollierte, orale Nahrungsmittelprovokation ("double-blind placebo-controlled food challenge")
Gad c 1	Majorallergen des Kabeljaus (Ca2+-Transportprotein, Parvalbumin, wichtigstes Fischallergen)
Gly m 4	Sojaallergen mit Homologie zu Bet v 1, verantwortlich für birkenpollenassoziierte, z. T. schwere Kreuzreaktionen
Kreuzreaktiv	Ähnlichkeitsbedingte, immunologische Reaktion mit Molekülstrukturen, die nicht für die ursprüngliche Sensibilisierung verantwortlich waren
LTP	Lipidtransferproteine, thermo- und verdauungsstabile Allergene pflanzlicher Herkunft
Mal d 1	Apfelallergen mit Homologie zu Bet v 1, verantwortlich für häufige birkenpollenassoziierte, meist oropharyngeale Kreuzreaktionen
MUXF3	Bezeichnung der Struktur einer Kohlenhydratseitenkette von pflanzlichen Glykoproteinen und Allergenen, die potenziell von IgE-Antikörpern gebunden werden können, entspricht einem bestimmten Typ der CCD
OAS	Orales Allergiesyndrom
Oleosine	Lipophile und thermostabile Allergene in Nüssen und Ölsaaten
Pen a 1	Tropomyosin (Muskelstrukturprotein) der Garnele mit homologen Proteinen in anderen Arthropoden und Ursache von Kreuzreaktionen
PR-10	"Pathogenesis-related protein family 10", Bet-v-1-homologe Proteine mit Abwehrfunktion in Pflanzen (unter anderen in Baumpollen, Nahrungsmitteln)
Pru p 3	Pfirsich-LTP, das für systemische Reaktionen bei Patienten im Mittelmeerraum verantwortlich ist
Rekombinant	mit Hilfe von gentechnisch veränderten (Mikro-)Organismen hergestellt
Rekombinantes Allergen	Häufig in Escherichia coli hergestelltes allergenes Protein ohne die bei nativen Allergenen vorkommenden Kohlenhydratseitenketten
Sensibilisierung	Allergiebereitschaft (nur bei korrespondierenden Symptomen relevant)
Tri a 19	w5-Gliadin im Weizen, verantwortlich für systemische Reaktionen und anstrengungsabhängige Anaphylaxie bei Weizenallergie

tro-Diagnostik [90]. Bei (teil)identischer Aminosäuresequenz und struktureller Ähnlichkeit (Konformation) werden sie gemeinsamen Molekülfamilien zugeordnet [19, 26] und in Datenbanken aufgenommen (siehe www.allergen.org als offizielle Website des Subkomitees für Allergen-Nomenklatur unter der Aufsicht der Internationalen Union der Immunologischen Gesellschaften und der WHO, www.meduniwien.ac.at/allergens/allfam, www.allergome.org). Identisch strukturierte IgE-bindende Epitope bilden die Grundlage der Kreuzreaktivität [42]. Als Faustregel gilt: Je ähnlicher die Oberflächenstruktur von zwei Molekülen ausfällt, desto eher sind kreuzreagierende IgE-Antikörper zu erwarten. Anhand der Molekülfamilien lassen sich Markerallergene definieren, die für die Entstehung einer Sensibilisierung maßgeblich sind und den Bezugspunkt für resultierende Kreuzreaktionen gegenüber anderen Allergenmolekülen bilden.

Birkenpollen-Majorallergen Bet v 1 und seine Verwandten

Das immundominante Birkenpollenallergen Bet v 1 wird zur Verteidigung gegenüber Pathogenen, bei abiotischem Stress und entwicklungsabhängig vermehrt gebildet und ist an der natürlichen Abwehr der Pflanzen beteiligt („pathogenesis-related protein family 10" (PR-10)). Ähnliche Proteine kommen nicht nur in anderen Pollenpflanzen (unter anderen Hasel, Erle, Buche), sondern auch in zahlreichen Obst- und Gemüsesorten sowie Nüssen und Leguminosen vor. Sie stellen die Grundlage für die bei Birkenpollenallergikern beobachteten Kreuzreaktionen dar, die aufgrund der Hitzelabilität und der Labilität dieser Allergene im Milieu des Magens meist auf die Mundhöhle beschränkt bleiben [42].

Abhängig von Sensibilisierung (absolute bzw. relative Höhe des spezifischen IgEs), dem Grad der Kreuzreaktion und der zugeführten Menge sind allerdings auch bei den Bet-v-1-homologen Nahrungsmittelallergenen im Einzelfall bedrohliche systemische Symptome beobachtet worden. Beispiele sind schwere Reaktionen auf das Sojaprotein Gly m 4 in thermisch gering prozessierten Sojaprodukten (z.B. Sojamilch, Sojaproteindiätpulver, Sportlergetränke) [48, 51, 52, 63], auf Api g 1 in selleriehaltigen Produkten und auf Dau c 1 in Karotten.

Lipidtransferproteine: Risikomoleküle bedeutsam im Mittelmeerraum

Systemische Reaktionen nach Genuss diverser Obst- und Gemüsesorten sowie von Nüssen und Getreiden können auf stabilen Allergenen aus der Familie der Lipidtransferproteine (LTP) beruhen [18]. Vorwiegend im Mittelmeerraum und vor allem in Spanien beobachtet, entsteht eine primär gastrointestinale Sensibilisierung wahrscheinlich durch den Verzehr reifer Pfirsiche [34]. Die strukturelle Ähnlichkeit des Pfirsich-LTP Pru p 3 mit anderen hitze- und säurestabilen Vertretern dieser Allergenfamilie bedingt anschließend Kreuzreaktionen gegenüber anderen Obst- und Gemüsesorten sowie manchmal anderen pflanzlichen Lebensmitteln, die LTP enthalten (z.B. Mais). Die Reaktionen können gegenüber typischen birkenpollenassoziierten Lebensmitteln wie Apfel, Kirsche und Haselnuss auftreten, es können aber auch Nahrungsmittel betroffen sein, die selten pollenassoziierte Allergien auslösen, z.B. Weintraube oder Spargel.

Unabhängig von der bei Obstallergie üblichen Bet-v-1-Kreuzreaktion werden in unseren Breiten nur selten LTP-Sensibilisierungen nachgewiesen, die relativ selten mit systemischen Reaktionen wie bei den Patienten aus dem Mittelmeerraum einhergehen.

Profiline: weitverbreitete Proteine und Panallergene mit unterschiedlicher Relevanz

Als stark konservierte Proteine kommen Profiline [96, 97] in allen eukaryotischen Zellen vor und sind für Sensibilisierungen gegenüber Pollen (z.B. Birkenpollenprofilin Bet v 2) und Nahrungsmitteln bei einem kleineren Teil der Patienten verantwortlich (daher Minorallergene) [105]. Aufgrund ihrer Ähnlichkeit besteht ausgeprägte Kreuzreaktivität, deren klinische Relevanz von Patient zu Patient stark variieren kann. In Einzelfällen sind klinische Reaktionen im nasalen Provokationstest bei Profilinsensibilisierungen beschrieben worden [66]. Andererseits zeigten Patienten mit selten vorkommender Monosensibilisierung gegenüber Bet v 2 (ohne Bet-v-1-Sensibilisierung) trotz positiver Hauttestreaktionen auf das rekombinante Allergen keine Symptome einer pollenassoziierten Nahrungsmittelallergie [71]. Bei einer Allergie gegenüber Melonen sind Profiline als wichtigste Allergene für die Auslösung vorwiegend oropharyngealer Symptome identifiziert worden [78].

Kreuzreaktive Kohlenhydratepitope („cross-reactive carbohydrate determinants" (CCD))

Allergenspezifische IgE-Antikörper binden nicht nur Peptid-, sondern auch Kohlenhydratepitope, die im Gegensatz zu klassischen Peptidepitopen strukturelle Ähnlichkeit mit Allergenen außerhalb der zugehörigen Proteinfamilie zeigen. Zugrunde liegen kreuzreaktive Kohlenhydratdeterminanten ("cross-reactive carbohydrate determinants" (CCD)) [35], die mit identischer Struktur in unterschiedlichen Glykoproteinen vorkommen. Für die meisten Allergenquellen insbesondere pflanzlichen Ursprungs konnte eine Anti-CCD-IgE-Reaktivität nachgewiesen werden. Serologisch festgestellte Sensibilisierungen gegen pollenassoziierte Nahrungsmittel können auf CCD beruhen [75]. CCD interferieren aber auch mit der Diagnostik echter (primärer) Nahrungsmittelallergien, da alle pflanzlichen Nahrungsmittel relevante Mengen an CCD in Form glykosylierter Proteine enthalten. Der Anti-CCD-IgE-Nachweis ist spezifisch und richtig positiv, korreliert aber häufig nicht mit der klinischen Symptomatik, vermutlich aufgrund der niedrigen Affinität und geringen biologischen Aktivität von Anti-CCD-IgE [2, 20, 30, 53, 59, 60, 99, 102]. Es gibt andererseits vereinzelt Hinweise auf die klinische Relevanz von Anti-CCD-IgE [21, 36, 58, 101].

Ein Verdacht auf Anti-CCD-IgE besteht bei diskrepanten Hauttest- und serologischen Befunden sowie positivem IgE gegenüber vielen verschiedenen pflanzlichen Allergenquellen. Zur spezifischen In-vitro-Diagnostik können CCD-haltige Screeningallergene verwendet werden. Es handelt sich dabei um Meerrettichperoxidase, Bromelain und Askorbatoxidase in verschiedenen automatisierten IgE-Nachweisverfahren.

Bestimmte Kohlenhydratseitenketten von pflanzlichen Glykoproteinen stehen als isoliertes CCD ohne die Proteinkomponente kommerziell zur Verfügung (MUXF-CAP).

Einsatz von Einzelallergenen für die In-vitro-Diagnostik

Zukünftig werden zunehmend Einzelallergene, deren Nomenklatur international festgelegt wird (siehe www. allergen.org, www.allergome.org, auszugsweise in den Abkürzungen), für die In-vitro-Diagnostik zur Verfügung stehen. Folgende Einsatzmöglichkeiten kommen in Frage:
- ein Einzelallergen (z.B. Hauptallergen) zur allergenspezifischen Diagnostik,
- Zusatz eines oder mehrerer Einzelallergene zu einem Extrakt („spiken"),
- Verwendung einer Mischung von Einzelallergenen anstelle eines Extrakts.

Die erste Möglichkeit gestattet eine molekülspezifische Diagnostik, deren Bedeutung je nach Allergenquelle (siehe unten) von Fall zu Fall geklärt werden muss. Die anderen Möglichkeiten dienen der Qualitätsverbesserung der bisher üblichen Diagnostik einer Sensibilisierung gegenüber Allergenquellen mit Extrakten und sollen die Testempfindlichkeit (analytische Sensitivität) verbessern.

Screening auf Einzelallergene mit Hilfe von Multiplex-Methoden

Die parallele Analyse einer kleinen Serumprobe (sogenannte Multiplex-Methoden) und miniaturisierte Mikrochips [39, 43] erlauben mittlerweile ein semiquantitatives IgE-Screening auf über 100 Einzelallergene. Die derzeitige Auswahl an rekombinanten und natürlichen Einzelallergenen (z.B. Immuno-Solid-phase Allergen Chip, ISAC, VBC Genomics, Wien, www.vbc-genomics.at, Vertrieb in Deutschland durch Phadia, Freiburg) berücksichtigt sowohl Inhalationsallergene als auch Nahrungsmittel [5, 57] als Allergenquellen. Bei relativ guter Empfindlichkeit, akzeptabler Präzision und angemessener klinischer Charakterisierung der Testallergene stellen diese Multiplex-Methoden potente Screeningmethoden dar, die zukünftig bei Patienten mit multiplen Sensibilisierungen, (pollenassoziierten) Kreuzreaktionen oder zahlreichen Nahrungsmittelallergien [40] eine differenziertere Aussage zum Sensibilisierungsspektrum versprechen. Inwieweit der Vorteil zusätzlicher Informationen durch eine derartige komponentenspezifische IgE-Diagnostik oder der Nachteil irrelevanter Testergebnisse aufgrund potentieller Sensibilisierungen mit unklarer klinischer Aktualität überwiegt, wird sich bei klinischer Erprobung zukünftig zeigen.

Bestimmte Molekülfamilien (z.B. Bet-v-1-Homologe, Lipidtransferproteine und Profiline) enthalten Allergene ähnlicher Sequenz und Struktur, deren gemeinsame IgE-Bindungsstellen die Grundlage der Kreuzreaktionen darstellen. Kreuzreaktive Kohlenhydratepitope (CCD), häufig pflanzlichen Ursprungs, können ebenfalls IgE binden, das selten klinisch relevant ist.

Aktueller Wissensstand zu den wichtigsten Allergenquellen unter den Nahrungsmitteln, ihren Allergenen und den Konsequenzen für die In-vitro-Diagnostik

Die alphabetisch geordneten Abschnitte berücksichtigen sowohl häufige als auch seltenere, mit systemischen Reaktionen einhergehende Nahrungsmittelallergenquellen. Einige dieser Allergenquellen induzieren primär gastrointestinale Sensibilisierungen, während andere auf (pollenassoziierten) Kreuzreaktionen bei vorangegangener Sensibilisierung durch inhalative (Pollen-)Allergenquellen beruhen. Dabei werden die bisher identifizierten Einzelallergene im Hinblick auf ihre Bedeutung für die In-vitro-Diagnostik bewertet.

Apfel

Bei der Apfelallergie, deren Grundlage in Mittel- und Nordeuropa kreuzreagierende Allergene in Baumpollen sind, ist die In-vitro-Diagnostik mit Extrakten nur begrenzt zu empfehlen. Zum einen ist das Hauptallergen im Apfel Mal d 1 aufgrund endogener Enzymaktivitäten in den Früchten instabil und verantwortlich für falsch-negative IgE-Bestimmungen bei Verwendung von Apfelextrakten. Zum anderen ergeben sich, wie auch bei anderen birkenpollenassoziierten Lebensmitteln, infolge der Kreuzreaktivität zwischen Bet v 1 der Birkenpollen und Mal d 1 häufig irrelevante, positive Testergebnisse auf Apfelextrakte ohne klinische Symptomatik [14, 108]. Aufgrund des klaren klinischen

Zusammenhangs zwischen Birkenpollen- und Apfelallergie wird in unseren Breiten häufig auf eine weitergehende Diagnostik verzichtet [42], obwohl sich Symptome nach Apfelgenuss bei baumpollenassoziierter Kreuzreaktion gezielt durch eine In-vitro-Diagnostik mit Mal d 1 klären lassen. Im Gegensatz dazu tritt die Apfelallergie in den Mittelmeerländern als primäre Nahrungsmittelallergie mit häufig systemischen Reaktionen durch LTP (Mal d 3) auf [15].

Erdnuss

Wegen lebensgefährlicher Reaktionen [23, 83] zählen Erdnüsse zu den bedrohlichen Nahrungsmittelallergenquellen. Die Allergie beginnt häufig in der frühen Kindheit [110], verliert sich nur bei 20% der Betroffenen und kann ein Leben lang bestehen bleiben [24]. Die bisher identifizierten Hauptallergene der Erdnuss sind die 7S-Globuline Ara h 1, Ara h 6 und Ara h 7, das 2S-Albumin Ara h 2 und das 7S-Globulin Ara h 3/4 [10]. In der Diskussion stehen außerdem lipophile und thermostabile Allergene in Nüssen und Ölsaaten (Oleosin) und Agglutinin aus der Erdnuss (www.allergome.org), diese sind vom Subkomitee für Allergen-Nomenklatur jedoch noch nicht in der Allergen-Datenbank aufgenommen. Neben Allergenen, die primär sensibilisieren, enthält die Erdnuss auch pollenassoziierte Nahrungsmittelallergene (Ara h 5, Profilin, Ara h 8, Bet-v-1-Homolog). Bei der Herstellung von Erdnussextrakten treten keine größeren Probleme auf, da die Allergene hitzestabil sind und keine Unterschiede zwischen verschiedenen Sorten bestehen [100]. Die Allergene Ara h 1, 2, 3 und 8 sind inzwischen in rekombinanter Form verfügbar (z.B. ImmunoCAP-System, Phadia, Freiburg). Verschiedene Studien deuten darauf hin, dass Ara h 2 das potenteste Erdnussallergen darstellt. Ein hohes Risiko für schwere Reaktionen scheint außerdem bei Patienten mit multiplen Sensibilisierungen gegen mehrere Erdnussallergene zu bestehen [72].

Die Bestimmung von spezifischem IgE gegen Erdnusseinzelallergene könnte somit Vorteile für die Diagnostik haben, allerdings fehlen noch Daten aus kontrollierten Studien, um die Bestimmung von Einzelallergenen in der Praxis generell zu empfehlen.

Fisch

Fischproteine sind für manchmal bedrohliche IgE-vermittelte allergische Reaktionen verantwortlich. Ein erhöhter pH-Wert im Magen (Säureblocker/Antazida) kann möglicherweise zu einer verringerten Degradation von Fischallergenen führen [94, 95]. Durch die bemerkenswerte Stabilität gegenüber Hitze (und z.T. gegen Proteolyse) besitzt das Majorallergen Gad c 1 des Kabeljaus [3] und ein stark konserviertes $Ca2+$-Transportprotein (Parvalbumin) im Muskelgewebe von anderen Fischen und Amphibien, in gegarter Form kaum geringere Allergenaktivität. Die ähnliche Aminosäuresequenz von Gad c 1 und Parvalbuminen anderer Fischarten ist für den hohen Anteil von Kreuzsensibilisierungen verantwortlich [22]. Mit Hilfe rekombinanter Karpfenparvalbumine (Cyp c 1.01 und 1.02) konnten Isoformen mit großer Ähnlichkeit identifiziert werden [91].

Fischgelatine wird hingegen von den meisten Fischallergikern vertragen [38], obwohl IgE-Antikörper gegen Fischgelatine (Kollagen) und selten auch klinische Reaktionen beschrieben wurden [80]. Monoallergien gegen bestimmte Fischarten beruhen wahrscheinlich auf speziesspezifischen Allergenen [69] oder Epitopen des Parvalbumins, die bisher unzureichend charakterisiert sind. Bei der Herstellung der Testreagenzien sollten daher nicht nur Parvalbumine mit Gad-c-1-Homologie, sondern auch potentiell sensibilisierende speziesspezifische Allergene erfasst werden. Differentialdiagnostisch ist bei Fischunverträglichkeit auch an eine Anisakis-Allergie [73] und an eine Reaktion auf biogene Amine zu denken.

Gewürze

Gewürze und ihre Antigene resultieren aus verschiedenen botanischen Familien, weisen aber gemeinsame Molekülstrukturen und damit z.T. deutliche Kreuzreaktionen auf. Monovalente gewürzspezifische Nahrungsmittelallergien sind selten (< 2% aller Nahrungsmittelallergien) [64]. Erwachsene besitzen häufiger spezifische IgE-Antikörper auf Gewürze als Kinder. Da Assoziationen zwischen Birkenpollen-, Beifußpollen-, Sellerie- und zahlreichen Gewürzsensibilisierungen bestehen, sind bei einer IgE-Diagnostik auf Gewürzeinzelallergene diese Kreuzsensibilisierungen [107], aber auch das Lebensalter und die Expositionsmöglichkeiten (z.B. Beruf) zu beachten [93]. Seren von Patienten mit allergischen Symptomen nach gewürzten Speisen enthalten oft kreuzreagierende IgE-Antikörper (z.B. auf Bet v 1, Profiline, z.B. Bet v 2) und nur selten monovalente gewürzspezifische Antikörper. Mittlerweile wurden sogar mit Naturlatexallergenen kreuzreagierende IgE-Antikörper festgestellt, so dass durch Gewürze induzierte Symptome in Einzelfällen auch beim Latex-Frucht-Syndrom zu beachten sind.

Haselnuss

Bei Birkenpollenallergikern ist von einer Kreuzsensibilisierung gegen Haselnuss auszugehen, unabhängig davon, ob sich diese manifestiert oder nicht. Seren von Betroffenen mit manifester Haselnussallergie zeigen signifikante IgE-Reaktivitäten gegen die Homologe insbesondere von Bet v 1 und seltener Bet v 2 im Haselnussextrakt [44].

Früher traten bei Verwendung von kommerziellem Haselnussextrakt relativ häufig falsch negative Testergebnisse auf, da das Bet-v-1-assoziierte Allergen Cor a 1.04 nur in geringen Konzentrationen in der Nuss vorkommt. Dieses Problem konnte durch den Einsatz eines mit rekombinantem Allergen gespikten Extrakts am CAP gelöst werden [4].

Birkenpollenallergiker mit klinischen Symptomen durch Haselnüsse besitzen offenbar höhere IgE-Werte gegen Haselnuss als Patienten ohne klinische Symptome [108]. Zwischen Patienten mit lediglich lokalen Symptomen und Patienten mit systemischen Symptomen einer Anaphylaxie besteht jedoch kein signifikanter Unterschied hinsichtlich ihrer Bet-v-1-spezifischen IgE-Konzentrationen. Neuere Studien deuten allerdings auf nicht kreuzreagierende Haselnussallergene als Ursache für systemische Reaktionen hin, die parallel oder unabhängig von einer Sensibilisierung gegen Baumpollen auftreten können. Bedeutsam sind vor allem Cor a 9 [13] und das LTP Cor a 8 [86], die vielversprechende Kandidaten für die In-vitro-Diagnostik darstellen.

Hühnerei

Die Hauptallergene (Gal d 1: Ovomukoid, Gal d 2: Ovalbumin, Gal d 3: Ovotransferrin, Gal d 4: Lysozym) sind im Eiklar enthalten, das gut zum In-vitro-Test in der Praxis und auch für Sammeltests geeignet ist. Wegen fehlender Studien zur diagnostischen Brauchbarkeit sollten Eigelb und Gesamtei nur im Sonderfall bei überzeugender Anamnese (Vogeleisyndrom) [92] und negativem Test auf Eiklar bestimmt werden.

Gegenüber anderen Lebensmitteln ist die positive und negative Vorhersagekraft von In-vitro-Tests mit Eiklar bei Kindern vergleichsweise gut [25, 82]. Klinische Indikationen für die Bestimmung von spezifischem IgE auf Einzelproteine bestehen derzeit nicht.

Krusten- und Weichtiere

Die Krustazeen (Garnelen, Krabben, Hummer, Langusten sowie Fluss- und Taschenkrebse) stellen durch den zunehmenden Genuss eine bedeutsame Allergenquelle dar und können bedrohliche Überempfindlichkeitsreaktionen auslösen [85]. In zahlreichen Spezies wurden mittlerweile Majorallergene identifiziert (Garnele: Met e 1 [56] und Pen a 1 [76], Hummer: Hom a 1 [55], Krebs: Cha f 1 [54]). Sie entsprechen dem Tropomyosin, einem wichtigen Muskelstrukturprotein sämtlicher Arthropoden und anderer Tiere. Aufgrund der hohen Verwandtschaft zwischen Tropomyosinen werden zwischen den unterschiedlichen Arten (Garnelen, Krabben, Langusten und Hummer) häufig kreuzreaktive IgE-Antikörper nachgewiesen [54], deren klinische Bedeutung bisher unklar ist. Allerdings sind auch speziesspezifische Sensibilisierungen mit isolierten Reaktionen auf eine bestimmte Garnelen- oder andere Krustazeenarten möglich. Testreagenzien für die In-vitro-Diagnostik sollten daher nicht nur aus einer Spezies hergestellt werden, um keine IgE-bindenden Strukturen aus bestimmten Unterarten (z.B. Garnelensubspezies) unberücksichtigt zu lassen.

Rekombinantes Pen a 1 ist inzwischen als kommerzielles Reagens für die In-vitro-Diagnostik erhältlich [28]. Ferner wurden neue Allergene beschrieben: Pen m 2, eine Argininkinase aus Garnelen [109], und Lit v 3, eine leichte Kette des Myosins der Krabbe [6]. Die klinische Bedeutung wie auch die Relevanz dieser Allergene für die In-vitro-Diagnostik sind bisher unklar.

Kuhmilch

Der Proteinanteil der Kuhmilch (ca. 30 – 35 g/l) setzt sich im wesentlichen aus den zwei Fraktionen Kasein (ca. 80%) und Molke (ca. 20%) zusammen [104]. Die Kaseinfraktion enthält das bs1-, bs2-, b- und k-Kasein sowie Spuren von Laktoferrin, während die Molkefraktion aus α-Laktalbumin, β-Laktoglobulin, bovinem Serumalbumin (BSA) und Immunglobulinen besteht. Die Aminosäuresequenzen dieser Proteine sind aufgeklärt.

Die meisten Milchallergiker sind gegen mehrere Kuhmilchproteine sensibilisiert, umgekehrt existiert beim Menschen eine große Variationsbreite unterschiedlicher IgE-Antworten gegen einzelne Kuhmilchproteine. Es gibt kein einzelnes Allergen, das allein für die Kuhmilchallergie verantwortlich gemacht werden kann, alle Kuhmilchallergene können Sensibilisierungen induzieren. Bei der In-vitro-Testung wegen des Verdachts einer Kuhmilchallergie wird daher die IgE-Reaktivität gegen die Gesamtheit der Kuhmilchproteine untersucht. Eine Bestimmung des spezifischen IgEs gegen die einzelnen Fraktionen ist für die tägliche Praxis derzeit nicht relevant und bleibt wissenschaftlichen Fragestellungen vorbehalten.

Latex-Frucht-Syndrom

Patienten mit einer Naturlatexsensibilisierung können Allergien auf Avocado, Banane, Kiwi sowie weitere Lebensmittel entwickeln. Das unterschiedliche Spektrum der in Frage kommenden Früchte hängt sehr von den Essgewohnheiten ab [11, 16]. Das sogenannte Latex-Frucht-Syndrom stellt eine Form einer durch Kreuzreaktionen vermittelten Lebensmittelallergie dar [103], führt allerdings äußerst selten zu klinisch manifesten Symptomen. Am häufigsten werden Lokalreaktionen im Sinne eines oralen Allergiesyndroms (OAS) beobachtet. Eine gezielte In-vitro-Diagnostik ist nur bei den Naturlatexallergikern sinnvoll, die an einer Nahrungsmittelallergie erkrankt sind. Klinische Indikationen für die Bestimmung von spezifischem IgE auf Einzelproteine, von denen bisher 19 identifiziert und teilweise mit ihren Isoformen als Hev b 1 – 13 in die internationale Nomenklatur aufgenommen wurden, (www.allergen.org, www.allergome. org), bestehen bei latexassoziierter Nahrungsmittelallergie derzeit nicht.

Sellerie

Die Sellerieallergie tritt als typische pollenassoziierte Nahrungsmittelallergie vor allem bei Birken- und/oder Beifußpollensensibilisierung auf [9, 46, 47, 106]. Selleriewurzel löst erheblich häufiger systemische Reaktionen aus als andere pollenassoziierte allergene Nahrungsmittel wie z.B. Apfel. Systemische Reaktionen auf Sellerie werden insbesondere bei Patienten beobachtet, die häufig nur spezifisches IgE gegen Beifuß, aber nicht zwangsläufig gegenüber Sellerie zeigen. Bisher wurden 3 Sellerieallergene beschrieben: Api g 1 [17, 58], ein 15 – 16 kD großes Bet-v-1-homologes Protein, das Profilin Api g 4 [84, 98] sowie das 50 – 60 kD große Api g 5, eine Flavin-Adenin-Dinukleotid-(FAD-) haltige Oxidase [21, 37, 41]. Mit hoher Wahrscheinlichkeit sind bis heute noch nicht alle klinisch relevanten Allergene beschrieben. Durch die Existenz hitzestabiler Allergene und die breite Verwendung von Selleriepulver als Würzmittel in verarbeiteten Lebensmitteln ist Sellerie als „verborgenes Allergen“ relevant [7]. Die Sensitivität der In-vitro-Bestimmung spezifischer IgE-Antikörper (ImmunoCAP: > 0,7 kU/l) bei gesicherter Sellerieallergie betrug in einer Provokationsstudie 73, die Spezifität 38% [9]. Da alle bekannten Major- und Minorallergene von Sellerie mit IgE gegen Pollenallergene kreuzreagieren, findet man bei Pollenallergikern einen hohen Anteil an Patienten mit erhöhten IgE-Antikörpern gegen Sellerie, die nicht mit einer klinischen Sellerieallergie einhergehen. Andererseits sollte bei Verdacht einer systemischen Reaktion auf Sellerie grundsätzlich das allergenspezifische IgE gegen Beifußpollen mitbestimmt werden.

Sojabohne

Die Sojabohnenallergie auf stabile Proteine kommt bevorzugt bei Kleinkindern vor [79]. Zahlreiche Einzelallergene wurden inzwischen identifiziert [8, 12]: Gly m 1, ein hydrophobes Schalenprotein, und Gly m 2, ein 2S-Albumin, waren im Zusammenhang mit gehäuften Asthmaanfällen beim Entladen von Sojabohnenfracht aufgefallen. Die Bedeutung von Sensibilisierungen gegen Sojaprofilin, Gly m 3, ist unklar. Ähnlich verhält es sich mit einer Reihe von Sojaproteinen (Glycinine, Lektine, siehe www.allergome.org), die für komplexe und individuell außerordentlich variable Sensibilisierungsmuster verantwortlich sind. Die Speicherproteine Glycinin (Gly m 6) und b-Conglycinin (Gly m 5) scheinen besonders häufig für die Auslösung von schweren systemischen Reaktionen verantwortlich zu sein [45]. In vitro werden häufig Kreuzreaktivitäten zwischen Sojabohne und Erdnuss beobachtet [88], die klinisch jedoch selten relevant sind.

Schwere oropharyngeale und systemische Symptome können durch thermisch gering prozessierte Sojaprodukte (Sojamilch, Sojaproteinpulver als Diät- oder Nahrungsergänzungsmittel) ausgelöst werden, denen eine Kreuzreaktivität des Sojaproteins Gly m 4 mit dem Birkenpollen-Majorallergen Bet v 1 zugrundeliegt [51, 52, 63]. Durch den großen Anteil an Birkenpollenallergikern und den wachsenden Sojakonsum in der Bevölkerung repräsentiert dieser Zusammenhang wahrscheinlich in Mittel- und Nordeuropa die häufigste Form der Sojaallergie im Jugend- und Erwachsenenalter [48]. Eine gezielte Diagnostik dieser birkenpollenassoziierten Sojaallergie ist durch die Bestimmung spezifischer IgE-Antikörper gegen Gly m 4 möglich, während Sojaextrakte aufgrund ihres geringen Gly-m-4-Anteils bei dieser Konstellation negative oder niedrige IgE-Ergebnisse zeigen können.

Weizen

Weizen ist ein Grundnahrungsmittel. Die häufig verwendeten Weizenarten sind Triticum aestivum für Backprodukte und Triticum durum für Nudeln.

Weizenproteine setzen sich zu 5% aus Globulinen (salzlöslich), zu 15% aus Albuminen (wasserlöslich) und zu 80% aus Gluten (wasser- und salzunlöslich) zusammen. Gluten besteht zu fast gleichen Teilen aus den Speicherproteinen der Prolamine als monomere Gliadine (ω-Gliadine, α-Gliadine, γ-Gliadine) und den Gluteininen als aggregierte Gliadine. Die ω-Gliadine werden entsprechend ihrer elektrophoretischen Mobilität in die langsam wandernden ω-1-, ω-2- und ω-3-Gliadine sowie die schnell wandernden ω-4- und ω-5-Gliadine unterteilt.

Für Weizen sind zwei Hauptallergengruppen bekannt. Die erste Gruppe ist die Albumin-/Globulin-Fraktion. Hier spielen die α-Amylase-Inhibitoren die größte Rolle. Die zweite Gruppe ist die Glutenfraktion, bei denen vor allem die monomeren Gliadine von Wichtigkeit sind – besonders das ω-5-Gliadin (Tri a 19) [70]. Dieses Pflanzenspeicherprotein, eine Komponente der schnell wandernden ω-Gliadinfraktion im Weizen, stellt ein wichtiges Allergen unter den wasser- und salzunlöslichen Proteinen dar. Es ist ein Risikomarker für zwei Patientengruppen, zum einen für Patienten mit schweren allergischen Sofortreaktionen auf Weizen, insbesondere Kinder, und zum anderen für Patienten mit weizenabhängiger, anstrengungsinduzierter Anaphylaxie [27, 61, 65].

Allergenquellen pflanzlicher (z.B. Nüsse, Früchte, Gemüse) und tierischer Herkunft (Kuhmilch, Hühnerei, Fisch) werden als Extrakte zur Diagnostik eingesetzt, sofern es ihre Qualität erlaubt. Die IgE-Diagnostik mit Einzelallergenen gestattet eine molekülspezifische Diagnostik, deren Bedeutung je nach Allergenquelle und klinischer Charakterisierung der Einzelallergene variiert.

Tab. 1. Häufige bzw. potentiell lebensbedrohliche Allergenquellen bei Nahrungsmittelallergien im Kindes- und Erwachsenenalter.

Kinder	Jugendliche und Erwachsene
Kuhmilch	Pollenassoziierte Nahrungsmittelallergene
Hühnerei	(z.B. Apfel, Nüsse, Soja, Sellerie, Karotte, Paprika, Gewürze)
Erdnuss	Nüsse und Ölsaaten (z.B. Sesam)
Weizen	Erdnuss
Soja	Fisch und Krustentiere
Nüsse	Kuhmilch- und Milchprodukte
Fisch	Hühnerei Naturlatexassoziierte Nahrungsmittelallergene (z.B. Banane, Avocado, Kiwi)

Indikationen zur In-vitro-Diagnostik von Nahrungsmittelallergien

In Abhängigkeit von Alter, klinischer Symptomatik und verdächtigten Allergenquellen (Tab. 1) ergeben sich verschiedene Indikationen für die In-vitro-Diagnostik (Tab. 2), die in den folgenden Abschnitten näher erläutert werden.

Tab. 2. Indikationen zur In-vitro-Diagnostik von Nahrungsmittelallergien.

Begründeter Verdacht einer IgE-vermittelten Nahrungsmittelallergie
Gezielter Ausschluss einer IgE-vermittelten Nahrungsmittelallergie (abhängig von der Allergenquelle und dem Testsystem)
Verdacht der Sensibilisierung auf hauttestungeeignete Nahrungsmittel
Bedrohliche Reaktionen auf Nahrungsmittelallergenquellen (schweres Asthma oder Kreislaufreaktionen in der Anamnese)
Bedingungen, die eine Hauttestung bzw. deren Auswertung nicht zulassen (z.B. Urticaria factitia, generalisierte Hauterkrankung, Gabe von Medikamenten, die das Hauttestergebnis beeinträchtigen)
Säuglings- oder Kleinkindalter

Begründeter Verdacht einer Nahrungsmittelallergie

Bei einem begründeten Verdacht ist die Bestimmung von spezifischem IgE neben einem Hauttest sinnvoll (besondere Situation bei anaphylaktischer Reaktion und Kindern, siehe unten). Dabei ist zu bedenken, dass nur für eine beschränkte Anzahl von Nahrungsmitteln, vorwiegend die mit hoher Allergenstabilität (z.B. Kuhmilch, Ei, Erdnuss, Fisch, Sellerie), ausreichend evaluierte Extrakte oder geprüfte Einzelallergene für die IgE-Bestimmung zur Verfügung stehen.

Bedrohliche Reaktionen auf Nahrungsmittel

Bei bedrohlichen Reaktionen auf Nahrungsmittel (z.B. Erdnuss, Nüsse, Soja, Milch, Fisch, Krustentiere, Ölsaaten, z.B. Sesamsaat) kann von der üblichen diagnostischen Reihenfolge (Abb. 1) abgewichen werden. Besonders bei schweren anaphylaktischen Reaktionen ist zunächst die Bestimmung des spezifischen IgEs gegen das verdächtigte bzw. auszuschließende Nahrungsmittel gerechtfertigt.

Verdacht der Sensibilisierung auf hauttestungeeignete Nahrungsmittel

Lässt sich im Hauttest ein Nahrungsmittel als Auslöser einer Soforttypreaktion nicht prüfen, ist eine spezifische IgE-Bestimmung sinnvoll. Diese Konstellation (unklare Anamnese bei positivem Hauttest) findet sich gehäuft bei bestimmten, potentiell irritativen Nahrungsmitteln (z.B. Tomate und Gewürze). Hier kann mit Suchtests für spezifisches IgE (z.B. fx5 auf die Nahrungsmittel Erdnuss, Fisch, Hühnereiweiß, Kuhmilcheiweiß, Soja und Weizen, fx14 auf die Nahrungsmittel Tomate, Spinat, Kohl und Paprika) eine Palette von Nahrungsmittelallergenquellen rationell überprüft werden. Ein ungezieltes Screening mit In-vitro-Methoden ohne begründeten Verdacht einer Nahrungsmittelunverträglichkeit ist dagegen nicht zu rechtfertigen.

Bedingungen, die eine Hauttestung bzw. deren Auswertung nicht zulassen

Unter bestimmten Voraussetzungen ist eine Abweichung von der üblichen diagnostischen Reihenfolge (Abb. 1) nötig, (mangelnde Hauttestfähigkeit). Ausgeprägter urtikarieller Dermographismus, generalisierte Hauterkrankungen und Medikamente mit hauttestbeeinflussender Wirkung sind Indikationen für eine vorgezogene In-vitro-Testung. Bei Säuglingen und Kleinkindern werden Hauttests aus psychologischen Gründen häufig zurückhaltend durchgeführt, hier ist die Indikation zur In-vitro-Diagnostik ebenfalls großzügig zu stellen.

Häufige Nahrungsmittelallergenquellen mit geringem Gefährdungspotential

Bei anamnestisch nur geringfügigen klinischen Reaktionen (z.B. leichte oropharyngeale Symptome bei pollenassoziierter Nahrungsmittelsensibilisierung) sollte die übliche diagnostische Reihenfolge (Anamnese, Hauttest, In-vitro-Diagnostik) eingehalten werden. Auch instabile Nahrungsmittelallergene (z.B. in Obst und Gemüse) lassen sich nativ erfolgreich an der Haut testen (z.B. Prick zu Prick), sofern negative Kontrolltests bei gesunden Probanden vorliegen. Bei positivem Ergebnis sollte kritisch hinterfragt werden, inwieweit eine zusätzliche In-vitro-Diagnostik therapeutische Konsequenzen nach sich zieht. Dabei ist der Schweregrad der Symptome (z.B. leichtes Jucken an der Mundschleimhaut beim OAS) bei der diagnostischen Planung zu berücksichtigen: Ein In-vitro-Screening z.B. sämtlicher Obst- und Gemüsesorten bzw. ihrer verfügbaren Einzelallergene bei birkenpollenassoziierter Kreuzsensibilisierung ist nicht angezeigt (siehe Leitlinie zu Kreuzreaktionen auf Nahrungsmittel [42]).

Indikationen zur IgE-Diagnostik bestehen bei begründetem Verdacht einer Nahrungsmittelallergie und fehlender Aussage nach Anamnese und Hauttest, bei Sensibilisierung auf hauttestungeeignete Nahrungsmittel, bei bedrohlicher Reaktion auf Nahrungsmittel, bei Bedingungen, die Hauttests bzw. deren Auswertung nicht zulassen, und im Kindesalter.

Interpretation der Testresultate der In-vitro-Diagnostik mit Nahrungsmitteln

Ein positiver IgE-Nachweis zeigt eine IgE-vermittelte Sensibilisierung an, die nur bei Übereinstimmung mit der Anamnese oder einer kontrollierten Provokation eine klinisch bedeutsame Nahrungsmittelallergie beweist. Dabei sollten mögliche Fehler bei der Interpretation berücksichtigt werden (Tab. 3).

Qualität der Reagenzien

Einige Fehlerquellen betreffen die Testreagenzien und deren Prozessierung durch den Testhersteller. Falsch-negative Resultate können darauf beruhen, dass die Allergenquelle und ihr Gehalt an IgE-bindenden Proteinen nicht repräsentativ sind. Allerdings können auch schlechte Löslichkeit, ungeeignete Extraktionsmethoden (z.B. lipophiler Oleosine mit wässriger Extraktion), eine ungenügende Kopplung der Allergene an die verwendete Festphase oder eine unzureichende Allergenstabilität zu falsch negativen Resultaten bei der spezifischen IgE-Bestimmung führen.

Laborfehler und Grenzwerte

Laborfehler, die häufiger als die Qualität der Reagenzien für im Ringversuch abweichende Ergebnisse verantwortlich sind, können sowohl zu falsch-negativen als auch falsch-positiven Befunden Anlass geben. Da die Bemühungen der Diagnostikahersteller um maximale Sensitivität zu sehr niedrigen Schwellenwerten für die Unterscheidung negativer und positiver Ergebnisse geführt haben, ist bei einer zu tief angesetzten Nachweisempfindlichkeit ebenfalls mit vermehrt falsch-positiven bzw. klinisch irrelevanten Ergebnissen zu rechnen. Es muss daher sichergestellt sein, dass eine ausreichende Anzahl von geeigneten Negativkontrollseren kein positives Resultat erzeugt.

Die Interpretation der IgE-In-vitro-Diagnostik wird durch weitere Aspekte erschwert. Bei extrem erhöhtem Gesamt-IgE (z.B. bei Patienten mit atopischem Ekzem mit Werten über 2.000 kU/l) sind die spezifischen IgE-Ergebnisse häufig klinisch nicht relevant. Ein Grund kann die unspezifische Bindungsfähigkeit des massiv erhöhten Gesamt-IgE bei bestimmten Testsystemen sein, andererseits treten bei polyklonaler IgE-Dysregulation häufig polyvalente Sensibilisierungen mit erhöhten spezifischen IgE-Konzentrationen und gehäufte Kreuzreaktionen auf. Eine Betrachtung allergenspezifischer IgE-Werte im Verhältnis zum Gesamt-IgE, häufig als Interpretationshilfe individueller Befunde dienlich, bringt für die Vorhersage einer klinischen Reaktion allerdings keine diagnostischen Vorteile [62].

Durch Kreuzsensibilisierungen verursachte positive Reaktionen sind nur dann klinisch relevant, wenn Symptome auftreten. Einige Proteine aus verschiedenen biologischen Pflanzen- und Tierfamilien, gegen die nie eine primäre Sensibilisierung erfolgt ist, können durch ihre Strukturverwandtschaft und ähnliche Aminosäuresequenz der zugänglichen Proteinanteile IgE-Antikörper binden [1]. Eine klinische Relevanz dieser „serologischen" Kreuzreaktivität besteht nur bei entsprechender Symptomatik und ist häufig gering (z.B. bei pollenassoziierten Nahrungsmittelsensibilisierungen). Daraus leitet sich die Forderung ab, die In-vitro-Diagnostik gezielt auf die Allergenquellen zu beschränken, bei denen ein klinischer Verdacht auf eine Nahrungsmittelallergie besteht bzw. die konkret ausgeschlossen werden sollen [74]. Bei Pollenallergikern ohne Nahrungsmittelunverträglichkeit ist die Analyse eventueller Kreuzsensibilisierungen nicht indiziert, da kreuzreaktive Einzelallergene zwangsläufig zu zahlreichen klinisch irrelevanten Ergebnissen führen.

Die Interpretation hat potenziell falsche Resultate durch unzureichende Reagenzienqualität oder Laborfehler und klinisch irrelevante Ergebnisse durch stark erhöhtes Gesamt-IgE, zu hohe Nachweisempfindlichkeit oder kreuzreagierende Allergene (Interpretationsfehler) zu berücksichtigen. Positive Testergebnisse entsprechen allergenspezifischen Sensibilisierungen, die nur bei korrespondierenden Symptomen relevant sind.

Ungeeignete Methoden, die nicht für die Diagnostik von Nahrungsmittelallergien empfohlen werden können

Zu den ungeeigneten Verfahren gehören einerseits Methoden, die aufgrund ihrer zweifelhaften Basis (siehe www.quackwatch.org) und mangelnden Reproduzierbarkeit weder sinnvolle Aussagen zulassen, noch in kontrollierten Studien einen Nutzen für die Diagnostik von (allergischen) Erkrankungen gezeigt haben [29]:

- Elektroakupunktur,
- Bioresonanz,
- Irisdiagnostik,
- Kinesiologie,
- Quantenmedizin,
- „zytotoxischer" Lebensmitteltest und andere.

Eine weitere Gruppe von Testmethoden bedient sich (immunologischer) Testverfahren, die methodisch in einem anderen Zusammenhang eingeführt worden sind und deren Interpretation in Bezug auf Nahrungsmittel unzulässig ist und keine Labordiagnose einer allergischen Nahrungsmittelsensibilisierung oder -unverträglichkeit zulässt:

- Bestimmung von spezifischen IgG- oder IgG4-Antikörpern gegen Nahrungsmittel [50, 89],
- Lymphozytentransformationstest (LTT), Lymphozytenstimulationstest (LST) mit Nahrungsmitteln; bei diesem Testverfahren können durchaus Abweichungen (Gruppeneffekte in Form unterschiedlicher Mittelwerte im Stimulationsindex) beim Vergleich von Nahrungsmittelallergikern und Gesunden auftreten, die allerdings aufgrund der erheblichen Streuung mit Überlappung der Einzelwerte nicht zur individuellen diagnostischen Vorhersage geeignet sind,
- Darmbiopsieprovokationstest („tissue oxygenation provocation" (TOP)).

Die dargestellten Methoden besitzen keine Aussagekraft und sind daher aus der Sicht der allergologischen Gesellschaften zur Abklärung oder zum Ausschluss einer Nahrungsmittelallergie oder -intoleranz ungeeignet [49, 68].

Untauglich zur Diagnostik von Nahrungsmittelallergien sind Bioresonanz, Kinesiologie, Elektroakupunktur, zytotoxischer Lebensmitteltest (Methoden ohne Aussagekraft und/oder Überprüfung), Lymphozytentransformationstest, nahrungsmittelspezifisches IgG und IgG4 (Methoden mit unzulässiger Interpretation).

Ungelöste Probleme und Schwierigkeiten der In-vitro-Diagnostik von Nahrungsmittelallergien und Forderungen an zukünftige Forschungsprojekte

Die Qualität sämtlicher Testverfahren zur In-vitro-Diagnostik hängt maßgeblich von den verwendeten Reagenzien ab. Bisher ist aufgrund der unterschiedlichen Allergenquellen, Allergene und Bezugssysteme ein direkter, quantitativer Vergleich zwischen verschiedenen In-vitro-Test-Anbietern und ihrer Methoden nur in Einzelfällen möglich.

Die besonders bei Pflanzenproteinen beobachteten Probleme durch serologische Kreuzreaktivität sind methodisch nicht ohne weiteres lösbar, bessere Kenntnisse der zugrundeliegenden Strukturähnlichkeit auf Proteinebene werden in Zukunft eine sicherere Interpretation erlauben.

Häufig ist die klinische Relevanz der erhobenen In-vitro-Befunde bei der Diagnostik von Nahrungsmittelallergien unklar. Bisher gibt es nicht genügend Studien, in denen mit kontrollierten Provokationen mittels DBPC FC [67] die Ergebnisse der In-vitro-Verfahren am Goldstandard der klinischen Diagnose überprüft wurden. Da bei der geringen Häufigkeit von klinisch bedeutsamen Nahrungsmittelallergien derartige Studien schwer zu realisieren sind, bedarf es der verstärkten Zusammenarbeit von spezialisierten Zentren.

Literatur

[1] *Aalberse RC, Akkerdaas JH, van Ree R.* Cross-reactivity of IgE antibodies to allergens. Allergy. 2001; *56:* 478-490.

[2] *Aalberse RC, Koshte V, Clemens JG.* Immunoglobulin E antibodies that crossreact with vegetable foods, pollen, and Hymenoptera venom. J Allergy Clin Immunol. 1981; *68:* 356-364.

[3] *Aas K, Elsayed SM.* Characterization of a major allergen (cod). Effect of enzymic hydrolysis on the allergenic activity. J Allergy. 1969; *44:* 333-343.

[4] *Andersson K, Ballmer-Weber BK, Cistero-Bahima A, Ostling J, Lauer I, Vieths S, Lidholm J.* Enhancement of hazelnut extract for IgE testing by recombinant allergen spiking. Allergy. 2007; *62:* 897-904.

[5] *Asero R, Ballmer-Weber BK, Beyer K, Conti A, Dubakiene R, Fernandez-Rivas M, Hoffmann-Sommergruber K, Lidholm J, Mustakov T, Oude Elberink JN, Pumphrey RS, Stahl Skov P, van Ree R, Vlieg-Boerstra BJ, Hiller R, Hourihane JO, Kowalski M, Papadopoulos NG, Wal JM, Mills EN, et al.* IgE-mediated food allergy diagnosis: Current status and new perspectives. Mol Nutr Food Res. 2007; *51:* 135-147.

[6] *Ayuso R, Grishina G, Bardina L, Carrillo T, Blanco C, Ibáñez MD, Sampson HA, Beyer K.* Myosin light chain is a novel shrimp allergen, Lit v 3. J Allergy Clin Immunol. 2008; *122:* 795-802.

[7] *Ballmer-Weber BK, Hoffmann A, Wüthrich B, Lüttkopf D, Pompei C, Wangorsch A, Kästner M, Vieths S.* Influence of food processing on the allergenicity of celery: DBPCFC with celery spice and cooked celery in patients with celery allergy. Allergy. 2002; *57:* 228-235.

[8] *Ballmer-Weber BK, Holzhauser T, Scibilia J, Mittag D, Zisa G, Ortolani C, Oesterballe M, Poulsen LK, Vieths S, Bindslev-Jensen C.* Clinical characteristics of soybean allergy in Europe: a double-blind, placebo-controlled food challenge study. J Allergy Clin Immunol. 2007; *119:* 1489-1496.

[9] *Ballmer-Weber BK, Vieths S, Lüttkopf D, Heuschmann P, Wüthrich B.* Celery allergy confirmed by double-blind, placebo-controlled food challenge: a clinical study in 32 subjects with a history of adverse reactions to celery root. J Allergy Clin Immunol. 2000; *106:* 373-378.

[10] *Becker WM, Schocker F, Boldt A.* Allergene der Erdnuss: Struktur und Charakteristika. Allergologie 2005; *28:* 359-366.

[11] *Beezhold DH, Sussman GL, Liss GM, Chang NS.* Latex allergy can induce clinical reactions to specific foods. Clin Exp Allergy. 1996; *26:* 416-422.

[12] *Besler M, Helm KM, Ogawa T.* Allergen data collection – update: soybean (glycine max). Internet Symposium on Food Allergens. 2000; 2 (Suppl. 3): 1-35 (http://www. food-allergens.de).

[13] *Beyer K, Grishina G, Bardina L, Grishin A, Sampson HA.* Identification of an 11S globulin as a major hazelnut food allergen in hazelnut-induced systemic reactions. J Allergy Clin Immunol. 2002; *110:* 517-523.

[14] *Bircher AJ, Van Melle G, Haller E, Curty B, Frei PC.* IgE to food allergens are highly prevalent in patients allergic to pollens, with and without symptoms of food allergy. Clin Exp Allergy. 1994; *24:* 367-374.

[15] *Bolhaar ST, van de Weg WE, van Ree R, Gonzalez-Mancebo E, Zuidmeer L, Bruijnzeel-Koomen CA, Fernandez-Rivas M, Jansen J, Hoffmann-Sommergruber K, Knulst AC, Gilissen LJ.* In vivo assessment with prick-to-prick testing and double-blind, placebo-controlled food challenge of allergenicity of apple cultivars. J Allergy Clin Immunol. 2005; *116:* 1080-1086.

[16] *Brehler R, Theissen U, Mohr C, Luger T.* "Latex-fruit syndrome": frequency of cross-reacting IgE antibodies. Allergy. 1997; *52:* 404-410.

[17] *Breiteneder H, Hoffmann-Sommergruber K, O'Riordain G, Susani M, Ahorn H, Ebner C, Kraft D, Scheiner O.* Molecular characterization of Api g 1, the major allergen of celery (Apium graveolens), and its immunological and structural relationships to a group of 17-kDa tree pollen allergens. Eur J Biochem. 1995; *233:* 484-489.

[18] *Breiteneder H, Mills C.* Nonspecific lipid-transfer proteins in plant foods and pollens: an important allergen class. Curr Opin Allergy Clin Immunol. 2005; *5:* 275-279.

[19] *Breiteneder H, Mills EN.* Molecular properties of food allergens. J Allergy Clin Immunol. 2005; *115:* 14-23., quiz 24

[20] *Brockmann PW, Kästner H, Kalveram KJ.* Pseudopolyvalent immediate-type sensitization within the meaning of cross-allergy between bee and wasp venom, pollen, vegetable foods and crustaceans. Allergologie. 1992; *15:* 295-299.

[21] *Bublin M, Radauer C, Wilson IB, Kraft D, Scheiner O, Breiteneder H, Hoffmann-Sommergruber K.* Cross-reactive N-glycans of Api g 5, a high molecular weight glycoprotein allergen from celery, are required for immunoglobulin E binding and activation of effector cells from allergic patients. FASEB J. 2003; *17:* 1697-1699.

[22] *Bugajska-Schretter A, Elfman L, Fuchs T, Kapiotis S, Rumpold H, Valenta R, Spitzauer S.* Parvalbumin, a cross-reactive fish allergen, contains IgE-binding epitopes sensitive to periodate treatment and Ca2+ depletion. J Allergy Clin Immunol. 1998; *101:* 67-74.

[23] *Buhl T, Kampmann H, Fuchs T.* Tod durch Erdnussallergie nach Konsum eines einzeln verpackten Müsliriegels gesetzeskonform ohne Deklaration der Inhaltsstoffe. Allergo J. 2006; *15:* 572-574.

[24] *Burks W, Sampson HA, Bannon GA.* Peanut allergens. Allergy. 1998; *53:* 725-730.

[25] *Celik-Bilgili S, Mehl A, Verstege A, Staden U, Nocon M, Beyer K, Niggemann B.* The predictive value of specific immunoglobulin E levels in serum for the outcome of oral food challenges. Clin Exp Allergy. 2005; *35:* 268-273.

[26] *Chapman MD, Pomés A, Breiteneder H, Ferreira F.* Nomenclature and structural biology of allergens. J Allergy Clin Immunol. 2007; *119:* 414-420.

[27] *Daengsuwan T, Palosuo K, Phankingthongkum S, Visitsunthorn N, Jirapongsananuruk O, Alenius H, Vichyanond P, Reunala T.* IgE antibodies to omega-5 gliadin in children with wheat-induced anaphylaxis. Allergy. 2005; *60:* 506-509.

[28] *DeWitt AM, Mattsson L, Lauer I, Reese G, Lidholm J.* Recombinant tropomyosin from Penaeus aztecus (rPen a 1) for measurement of specific immunoglobulin E antibodies relevant in food allergy to crustaceans and other invertebrates. Mol Nutr Food Res. 2004; *48:* 370-379.

[29] *Dorsch W, Ring J.* Komplementärmethoden oder sogenannte Alternativmethoden in der Allergologie. Allergo J. 2002; *3:* 163-170.

[30] *Ebo DG, Hagendorens MM, Bridts CH, De Clerck LS, Stevens WJ.* Sensitization to cross-reactive carbohydrate determinants and the ubiquitous protein profilin: mimickers of allergy. Clin Exp Allergy. 2004; *34:* 137-144.

[31] *Ebo DG, Sainte-Laudy J, Bridts CH, Mertens CH, Hagendorens MM, Schuerwegh AJ, De Clerck LS, Stevens WJ.* Flow-assisted allergy diagnosis: current applications and future perspectives. Allergy. 2006; *61:* 1028-1039.

[32] *Erdmann SM, Heussen N, Moll-Slodowy S, Merk HF, Sachs B.* CD63 expression on basophils as a tool for the diagnosis of pollen-associated food allergy: sensitivity and specificity. Clin Exp Allergy. 2003; *33:* 607-614.

[33] *Erdmann SM, Sachs B, Schmidt A, Merk HF, Scheiner O, Moll-Slodowy S, Sauer I, Kwiecien R, Maderegger B, Hoffmann-Sommergruber K.* In vitro analysis of birch-pollen-associated food allergy by use of recombinant allergens in the basophil activation test. Int Arch Allergy Immunol. 2005; *136:* 230-238.

[34] *Fernández-Rivas M, González-Mancebo E, Rodríguez-Pérez R, Benito C, Sánchez-Monge R, Salcedo G, Alonso MD, Rosado A, Tejedor MA, Vila C, Casas ML.* Clinically relevant peach allergy is related to peach lipid transfer protein, Pru p 3, in the Spanish population. J Allergy Clin Immunol. 2003; *112:* 789-795.

[35] *Fötisch K, Vieths S.* N- and O-linked oligosaccharides of allergenic glycoproteins. Glycoconj J. 2001; *18:* 373-390.

[36] *Foetisch K, Westphal S, Lauer I, Retzek M, Altmann F, Kolarich D, Scheurer S, Vieths S.* Biological activity of IgE specific for cross-reactive carbohydrate determinants. J Allergy Clin Immunol. 2003; *111:* 889-896.

[37] *Ganglberger E, Radauer C, Grimm R, Hoffmann-Sommergruber K, Breiteneder H, Scheiner O, Jensen-Jarolim E.* N-terminal sequences of high molecular weight allergens from celery tuber. Clin Exp Allergy. 2000; *30:* 566-570.

[38] *Hansen TK, Poulsen LK, Stahl Skov P, Hefle SL, Hlywka JJ, Taylor SL, Bindslev-Jensen U, Bindslev-Jensen C.* A randomized, double-blinded, placebo-controlled oral challenge study to evaluate the allergenicity of commercial, food-grade fish gelatin. Food Chem Toxicol. 2004; *42:* 2037-2044.

[39] *Harwanegg Ch, Hiller R.* Protein microarrays for the diagnosis of allergic diseases: state-of-the-art and future development. Eur Ann Allergy Clin Immunol. 2006; *38:* 232-236.

[40] *Harwanegg C, Hutter S, Hiller R.* Allergen microarrays for the diagnosis of specific IgE against components of cow's milk and hen's egg in a multiplex biochip-based immunoassay. Methods Mol Biol. 2007; *385:* 145-157.

[41] *Heiss S, Fischer S, Müller WD, Weber B, Hirschwehr R, Spitzauer S, Kraft D, Valenta R.* Identification of a 60 kd cross-reactive allergen in pollen and plant-derived food. J Allergy Clin Immunol. 1996; *98:* 938-947.

[42] *Henzgen M, Vieths S, Reese I, Erdmann S, Fuchs T, Jäger L, Kleine-Tebbe J, Lepp U, Niggemann B, Saloga J, Vieluf I, Zuberbier T, Werfel T.* Nahrungsmittelallergien durch immunologische Kreuzreaktionen. Leitlinie der Arbeitsgruppe Nahrungsmittelallergie der Deutschen Gesellschaft für Allergologie und Klinische Immunologie (DGAKI) und des Ärzteverbandes Deutscher Allergologen (ÄDA). Allergo J. 2004; *14:* 48-59.

[43] *Hiller R, Laffer S, Harwanegg C, Huber M, Schmidt WM, Twardosz A, Barletta B, Becker WM, Blaser K, Breiteneder H, Chapman M, Crameri R, Duchêne M, Ferreira F, Fiebig H, Hoffmann-Sommergruber K, King TP, Kleber-Janke T, Kurup VP, Lehrer SB, et al.* Microarrayed allergen molecules: diagnostic gatekeepers for allergy treatment. FASEB J. 2002; *16:* 414-416.

[44] *Hirschwehr R, Valenta R, Ebner C, Ferreira F, Sperr WR, Valent P, Rohac M, Rumpold H, Scheiner O, Kraft D.* Identification of common allergenic structures in hazel pollen and hazelnuts: a possible explanation for sensitivity to hazelnuts in patients allergic to tree pollen. J Allergy Clin Immunol. 1992; *90:* 927-936.

[45] *Holzhauser T, Wackermann O, Ballmer-Weber BK, Bindslev-Jensen C, Scibilia J, Perono-Garoffo L, Utsumi S, Poulsen LK, Vieths S.* Soybean (Glycine max) allergy in Europe: Gly m 5 (beta-conglycinin) and Gly m 6 (glycinin) are potential diagnostic markers for severe allergic reactions to soy. J Allergy Clin Immunol. 2009; *123:* 452-458., 458.e4

[46] *Jankiewicz A, Aulepp H, Altmann F, Fötisch K, Vieths S.* Serological investigation of 30 celery-allergic patients with particular consideration of the thermal stability of IgE binding celery allergens. Allergo J. 1998; *7:* 87-95.

[47] *Jankiewicz A, Aulepp H, Baltes W, Bögl KW, Dehne LI, Zuberbier T, Vieths S.* Allergic sensitization to native and heated celery root in pollen-sensitive patients investigated by skin test and IgE binding. Int Arch Allergy Immunol. 1996; *111:* 268-278.

[48] *Kleine-Tebbe J, Herold DA, Vieths S.* Sojaallergie durch Kreuzreaktionen gegen Birkenpollen-Majorallergen Bet v 1. Allergologie. 2008; *31:* 303-313.

[49] *Kleine-Tebbe J, Lepp U, Niggemann B, Werfel T.* Nahrungsmittelallergie und -unverträglichkeit: bewährte statt nicht evaluierter Diagnostik. Dtsch Arztebl. 2005; *102:* A1965-A1969.

[50] *Kleine-Tebbe J, Reese I, Ballmer-Weber BK, Beyer K, Erdmann S, Fuchs T, Henzgen M, Heratizadeh A, Huttegger I, Jäger L, Jappe U, Lepp U, Niggemann B, Raithel M, Saloga J, Szépfalusi Z, Vieths S, Werfel T, Zuberbier T, Worm M.* Keine Empfehlung für IgG und IgG4-Bestimmungen gegen Nahrungsmittel. Allergo J. 2009; *18*

[51] *Kleine-Tebbe J, Vieths S, Franke S, Jahreis A, Rytter M, Haustein U-F.* Schwere allergische Reaktionen auf Sojaeiweiß-haltiges Diätpulver durch IgE-vermittelte Kreuzreaktivität bei ausgeprägter Bet v 1-Sensibilisierung. Allergo J. 2001; *10:* 154-159.

[52] *Kleine-Tebbe J, Vogel L, Crowell DN, Haustein UF, Vieths S.* Severe oral allergy syndrome and anaphylactic reactions caused by a Bet v 1- related PR-10 protein in soybean, SAM22. J Allergy Clin Immunol. 2002; *110:* 797-804.

[53] *Lauer I, Foetisch K, Kolarich D, Ballmer-Weber BK, Conti A, Altmann F, Vieths S, Scheurer S.* Hazelnut (Corylus avellana) vicilin Cor a 11: molecular characterization of a glycoprotein and its allergenic activity. Biochem J. 2004; *383:* 327-334.

[54] *Leung PSC, Chen Y-C, Gershwin ME, Wong SH, Kwan HS, Chu KH.* Identification and molecular characterization of Charybdis feriatus tropomyosin, the major crab allergen. J Allergy Clin Immunol. 1998; *102:* 847-852.

[55] *Leung PSC, Chen YC, Mykles DL, Chow WK, Li CP, Chu KH.* Molecular identification of the lobster muscle protein tropomyosin as a seafood allergen. Mol Mar Biol Biotechnol. 1998; *7:* 12-20.

[56] *Leung PSC, Chu KH, Chow WK, Ansari A, Bandea CI, Kwan HS, Nagy SM, Gershwin ME.* Cloning, expression, and primary structure of Metapenaeus ensis tropomyosin, the major heat-stable shrimp allergen. J Allergy Clin Immunol. 1994; *94:* 882-890.

[57] *Lidholm J, Ballmer-Weber BK, Mari A, Vieths S.* Component-resolved diagnostics in food allergy. Curr Opin Allergy Clin Immunol. 2006; *6:* 234-240.

[58] *Lüttkopf D, Ballmer-Weber BK, Wüthrich B, Vieths S.* Celery allergens in patients with positive double-blind placebo-controlled food challenge. J Allergy Clin Immunol. 2000; *106:* 390-399.

[59] *Mari A.* IgE to cross-reactive carbohydrate determinants: analysis of the distribution and appraisal of the in vivo and in vitro reactivity. Int Arch Allergy Immunol. 2002; *129:* 286-295.

[60] *Mari A, Iacovacci P, Afferni C, Barletta B, Tinghino R, Di Felice G, Pini C.* Specific IgE to cross-reactive carbohydrate determinants strongly affect the in vitro diagnosis of allergic diseases. J Allergy Clin Immunol. 1999; *103:* 1005-1011.

[61] *Matsuo H, Kohno K, Niihara H, Morita E.* Specific IgE determination to epitope peptides of omega-5 gliadin and high molecular weight glutenin subunit is a useful tool for diagnosis of wheat-dependent exercise-induced anaphylaxis. J Immunol. 2005; *175:* 8116-8122.

[62] *Mehl A, Verstege A, Staden U, Kulig M, Nocon M, Beyer K, Niggemann B.* Utility of the ratio of food-specific IgE/total IgE in predicting symptomatic food allergy in children. Allergy. 2005; *60:* 1034-1039.

[63] *Mittag D, Vieths S, Vogel L, Becker WM, Rihs HP, Helbling A, Wüthrich B, Ballmer-Weber BK.* Soybean allergy in patients allergic to birch pollen: clinical investigation and molecular characterization of allergens. J Allergy Clin Immunol. 2004; *113:* 148-154.

[64] *Moneret-Vautrin DA, Morisset M, Lemerdy P, Croizier A, Kanny G.* Food allergy and IgE sensitization caused by spices: CICBAA data (based on 589 cases of food allergy). Allerg Immunol (Paris). 2002; *34:* 135-140.

[65] *Morita E, Matsuo H, Mihara S, Morimoto K, Savage AW, Tatham AS.* Fast omega-gliadin is a major allergen in wheat-dependent exercise-induced anaphylaxis. J Dermatol Sci. 2003; *33:* 99-104.

[66] *Niederberger V, Stübner P, Spitzauer S, Kraft D, Valenta R, Ehrenberger K, Horak F.* Skin test results but not serology reflect immediate type respiratory sensitivity: a study performed with recombinant allergen molecules. J Invest Dermatol. 2001; *117:* 848-851.

[67] *Niggemann B, Erdmann S, Fuchs T, Henzgen M, Jäger L, Kleine-Tebbe J, Lepp U, Raithel M, Reese I, Saloga J, Vieluf I, Vieths S, Zuberbier T, Werfel T.* Standardisierung von oralen Provokationstests bei Nahrungsmittelallergien. Allergo J. 2006; *15:* 262-270.

[68] *Niggemann B, Grüber C.* Unproven diagnostic procedures in IgE-mediated allergic diseases. Allergy. 2004; *59:* 806-808.

[69] *Pascual CY, Reche M, Fiandor A, Valbuena T, Cuevas T, Esteban MM.* Fish allergy in childhood. Pediatr Allergy Immunol. 2008; *19:* 573-579.

[70] *Pastorello EA, Farioli L, Conti A, Pravettoni V, Bonomi S, Iametti S, Fortunato D, Scibilia J, Bindslev-Jensen C, Ballmer-Weber B, Robino AM, Ortolani C.* Wheat IgE-mediated food allergy in European patients: alpha-amylase inhibitors, lipid transfer proteins and low-molecular-weight glutenins. Allergenic molecules recognized by double-blind, placebo-controlled food challenge. Int Arch Allergy Immunol. 2007; *144:* 10-22.

[71] *Pauli G, Oster JP, Deviller P, Heiss S, Bessot JC, Susani M, Ferreira F, Kraft D, Valenta R.* Skin testing with recombinant allergens rBet v 1 and birch profilin, rBet v 2: diagnostic value for birch pollen and associated allergies. J Allergy Clin Immunol. 1996; *97:* 1100-1109.

[72] *Peeters KA, Koppelman SJ, van Hoffen E, van der Tas CW, den Hartog Jager CF, Penninks AH, Hefle SL, Bruijnzeel-Koomen CA, Knol EF, Knulst AC.* Does skin prick test reactivity to purified allergens correlate with clinical severity of peanut allergy? Clin Exp Allergy. 2007; *37:* 108-115.

[73] *del Pozo MD, Moneo I, de Corres LF, Audicana MT, Muñoz D, Fernandez E, Navarro JA, García M.* Laboratory determinations in Anisakis simplex allergy. J Allergy Clin Immunol. 1996; *97:* 977-984.

[74] *Przybilla B, Bergmann K-C, Ring J.* Praktische allergologische Diagnostik. Darmstadt: Steinkopff; 2001.

[75] *van Ree R.* Carbohydrate epitopes and their relevance for the diagnosis and treatment of allergic diseases. Int Arch Allergy Immunol. 2002; *129:* 189-197.

[76] *Reese G, Jeoung B-J, Daul CB, Lehrer SB.* Characterization of recombinant shrimp allergen Pen a 1 (tropomyosin). Int Arch Allergy Immunol. 1997; *113:* 240-242.

[77] *Renz H, Biedermann T, Bufe A, Eberlein B, Jappe U, Ollert M, Petersen A, Kleine-Tebbe J, Raulf-Heimsoth M, Saloga J, Werfel T, Worm M.* In-vitro-Allergiediagnostik. Leitlinie der Deutschen Gesellschaft für Allergologie und Klinische Immunologie (DGAKI). Allergo J. 2009; *18:*.

[78] *Rodriguez-Perez R, Crespo JF, Rodriguez J, Salcedo G.* Profilin is a relevant melon allergen susceptible to pepsin digestion in patients with oral allergy syndrome. J Allergy Clin Immunol. 2003; *111:* 634-639.

[79] *Roehr CC, Edenharter G, Reimann S, Ehlers I, Worm M, Zuberbier T, Niggemann B.* Food allergy and non-allergic food hypersensitivity in children and adolescents. Clin Exp Allergy. 2004; *34:* 1534-1541.

[80] *Sakaguchi M, Toda M, Ebihara T, Irie S, Hori H, Imai A, Yanagida M, Miyazawa H, Ohsuna H, Ikezawa Z, Inouye S.* IgE antibody to fish gelatin (type I collagen) in patients with fish allergy. J Allergy Clin Immunol. 2000; *106:* 579-584.

[81] *Sampson HA.* Utility of food-specific IgE concentrations in predicting symptomatic food allergy. J Allergy Clin Immunol. 2001; *107:* 891-896.

[82] *Sampson HA, Ho DG.* Relationship between food-specific IgE concentrations and the risk of positive food challenges in children and adolescents. J Allergy Clin Immunol. 1997; *100:* 444-451.

[83] *Sampson HA, Mendelson LM, Rosen JP.* Fatal and near-fatal anaphylactic reactions to food in children and adolescents. N Engl J Med. 1992; *327:* 380-384.

[84] *Scheurer S, Wangorsch A, Nerkamp J, Skov PS, Ballmer-Weber B, Wüthrich B, Haustein D, Vieths S.* Cross-reactivity within the profilin panallergen family investigated by comparison of recombinant profilins from pear (Pyr c 4), cherry (Pru av 4) and celery (Api g 4) with birch pollen profilin Bet v 2. J Chromatogr B Biomed Sci Appl. 2001; *756:* 315-325.

[85] *Schmid MH, Wüthrich B.* Zur Allergie auf Krevetten. Ein Beitrag über Reaktionen nach Genuss von Meeresfrüchten und Fischen. Hautarzt. 1997; *48:* 541-546.

[86] *Schocker F, Lüttkopf D, Scheurer S, Petersen A, Cisteró-Bahima A, Enrique E, San Miguel-Moncín M, Akkerdaas J, van Ree R, Vieths S, Becker WM.* Recombinant lipid transfer protein Cor a 8 from hazelnut: a new tool for in vitro diagnosis of potentially severe hazelnut allergy. J Allergy Clin Immunol. 2004; *113:* 141-147.

[87] *Shreffler WG.* Evaluation of basophil activation in food allergy: present and future applications. Curr Opin Allergy Clin Immunol. 2006; *6:* 226-233.

[88] *Sicherer SH, Sampson HA, Burks AW.* Peanut and soy allergy: a clinical and therapeutic dilemma. Allergy. 2000; *55:* 515-521.

[89] *Stapel SO, Asero R, Ballmer-Weber BK, Knol EF, Strobel S, Vieths S, Kleine-Tebbe J; EAACI Task Force.* Testing for IgG4 against foods is not recommended as a diagnostic tool: EAACI Task Force Report. Allergy. 2008; *63:* 793-796.

[90] *Steckelbroeck S, Ballmer-Weber BK, Vieths S.* Potential, pitfalls, and prospects of food allergy diagnostics with recombinant allergens or synthetic sequential epitopes. J Allergy Clin Immunol. 2008; *121:* 1323-1330.

[91] *Swoboda I, Bugajska-Schretter A, Verdino P, Keller W, Sperr WR, Valent P, Valenta R, Spitzau-*

er S. Recombinant carp parvalbumin, the major cross-reactive fish allergen: a tool for diagnosis and therapy of fish allergy. J Immunol. 2002; *168:* 4576-4584.

[92] *Szépfalusi Z, Ebner C, Pandjaitan R, Orlicek F, Scheiner O, Boltz-Nitulescu G, Kraft D, Ebner H.* Egg yolk alpha-livetin (chicken serum albumin) is a cross-reactive allergen in the bird-egg syndrome. J Allergy Clin Immunol. 1994; *93:* 932-942.

[93] *van Toorenenbergen AW, Waanders J, Gerth Van Wijk R, Vermeulen AM.* Immunoblot analysis of IgE-binding antigens in paprika and tomato pollen. Int Arch Allergy Immunol. 2000; *122:* 246-250.

[94] *Untersmayr E, Poulsen LK, Platzer MH, Pedersen MH, Boltz-Nitulescu G, Skov PS, Jensen-Jarolim E.* The effects of gastric digestion on codfish allergenicity. J Allergy Clin Immunol. 2005; *115:* 377-382.

[95] *Untersmayr E, Vestergaard H, Malling HJ, Jensen LB, Platzer MH, Boltz-Nitulescu G, Scheiner O, Skov PS, Jensen-Jarolim E, Poulsen LK.* Incomplete digestion of codfish represents a risk factor for anaphylaxis in patients with allergy. J Allergy Clin Immunol. 2007; *119:* 711-717.

[96] *Valenta R, Duchene M, Ebner C, Valent P, Sillaber C, Deviller P, Ferreira F, Tejkl M, Edelmann H, Kraft D, et al.* Profilins constitute a novel family of functional plant pan-allergens. J Exp Med. 1992; *175:* 377-385.

[97] *Valenta R, Duchêne M, Pettenburger K, Sillaber C, Valent P, Bettelheim P, Breitenbach M, Rumpold H, Kraft D, Scheiner O.* Identification of profilin as a novel pollen allergen; IgE autoreactivity in sensitized individuals. Science. 1991; *253:* 557-560.

[98] *Vallier P, DeChamp C, Valenta R, Vial O, Deviller P.* Purification and characterization of an allergen from celery immunochemically related to an allergen present in several other plant species. Identification as a profilin. Clin Exp Allergy. 1992; *22:* 774-782.

[99] *van der Veen MJ, van Ree R, Aalberse RC, Akkerdaas J, Koppelman SJ, Jansen HM, van der Zee JS.* Poor biologic activity of cross-reactive IgE directed to carbohydrate determinants of glycoproteins. J Allergy Clin Immunol. 1997; *100:* 327-334.

[100] *Vieths S, Hoffmann A, Holzhauser T, Müller U, Reindl J, Haustein D.* Factors influencing the quality of food extracts for in vitro and in vivo diagnosis. Allergy. 1998; *53 (Suppl):* 65-71.

[101] *Vieths S, Lüttkopf D, Reindl J, Anliker MD, Wüthrich B, Ballmer-Weber BK.* Allergens in celery and zucchini. Allergy. 2002; *57 (Suppl 72):* 100-105.

[102] *Vieths S, Mayer M, Baumgart M.* Food allergy: specific binding of IgE antibodies from plant food sensitized individuals to carbohydrate epitopes. Food Agric Immunol. 1995; *6:* 453-463.

[103] *Wagner S, Breiteneder H.* The latex-fruit syndrome. Biochem Soc Trans. 2002; *30:* 935-940.

[104] *Wal JM.* Cow's milk allergens. Allergy. 1998; *53:* 1013-1022.

[105] *Wensing M, Akkerdaas JH, van Leeuwen WA, Stapel SO, Bruijnzeel-Koomen CA, Aalberse RC, Bast BJ, Knulst AC, van Ree R.* IgE to Bet v 1 and profilin: cross-reactivity patterns and clinical relevance. J Allergy Clin Immunol. 2002; *110:* 435-442.

[106] *Wüthrich B.* Diagnostik – Häufigkeit der Symptome und der allergieauslösenden Nahrungsmittel bei Erwachsenen. In: Wüthrich B (Hrsg). Nahrungsmittel und Allergie. Deisenhofen – Orlando: Dustri; 1996. p. 35-45.

[107] *Wüthrich B, Stöger P, Johansson SGO.* RAST-spezifische IgE auf Gewürze bei Sensibilisierungen gegen Birke, Beifußpollen und Sellerie. Allergologie. 1992; *15:* 380-383.

[108] *Wüthrich B, Straumann F.* Pollen cross-reactivity. Can we establish a link between the in vitro results and the clinical situation? Allergy. 1997; *52:* 1187-1193.

[109] *Yu CJ, Lin YF, Chiang BL, Chow LP.* Proteomics and immunological analysis of a novel shrimp allergen, Pen m 2. J Immunol. 2003; *170:* 445-453.

[110] *Yu JW, Kagan R, Verreault N, Nicolas N, Joseph L, St Pierre Y, Clarke A.* Accidental ingestions in children with peanut allergy. J Allergy Clin Immunol. 2006; *118:* 466-472.

Leitlinie
des DGAKI, des ÄDA, der GPA, der OGAI, der SGAI und der EAACI

Keine Empfehlung für IgG- und IgG_4-Bestimmungen gegen Nahrungsmittel

Leitlinie der Deutschen Gesellschaft für Allergologie und klinische Immunologie (DGAKI), des Ärzteverbandes Deutscher Allergologen (ÄDA), der Gesellschaft für Pädiatrische Allergologie und Umweltmedizin (GPA), der Österreichischen Gesellschaft für Allergologie und Immunologie (ÖGAI) und der Schweizerischen Gesellschaft für Allergologie und Immunologie (SGAI) nach Übernahme des Task Force Report der European Academy of Allergology and Clinical Immunology (EAACI)

J. Kleine-Tebbe, I. Reese, B.K. Ballmer-Weber, K. Beyer, S. Erdmann, T. Fuchs, M. Henzgen, A. Heratizadeh, I. Huttegger, L. Jäger, U. Jappe, U. Lepp, B. Niggemann, M. Raithel, J. Saloga, Z. Szépfalusi, T. Zuberbier, T. Werfel, S. Vieths und M. Worm

*Entwicklungsstufe 1 (S1); Stand: 17. Februar 2009

Arbeitskreis Diätetik in der Allergologie

Präambel

Die nachfolgend abgedruckte Position der Europäischen Akademie für Allergologie und klinische Immunologie (EAACI) zum Stellenwert von Immunglobulin-G-(IgG-) Tests gegen Nahrungsmittel [5] wird inhaltlich begrüßt und in der vorliegenden übersetzten Form von den deutschsprachigen Allergiegesellschaften übernommen.

IgG4-Antikörper gegen Nahrungsmittel sind nach aktuellen wissenschaftlichen Erkenntnissen nicht als Indikator für krankmachende Vorgänge misszuverstehen, sondern Ausdruck der natürlichen (physiologischen) Immunantwort des Menschen nach wiederholtem Kontakt mit Nahrungsmittelbestandteilen. Daher ist der allergenspezifische Nachweis von IgG- oder IgG4-Antikörpern gegen Nahrungsmittel zur Abklärung und Diagnostik von Nahrungsmittelunverträglichkeiten ungeeignet und strikt abzulehnen [1, 2, 3, 4]. Dies gilt auch für chronische Erkrankungen und Beschwerden, deren Ursache in einer vermeintlichen, nicht erkannten Nahrungsmittelunverträglichkeit liegen soll. Zu diesen Krankheitsbildern werden chronische Darmerkrankungen wie Reizdarmsyndrom, Morbus Crohn, Colitis ulcerosa, entzündliche Hauterkrankungen wie Akne, Neurodermitis, Psoriasis und allgemeine Symptome wie Migräne, chronische Müdigkeit, Übergewicht und viele mehr gezählt. In der üblichen Begründung für IgG-Bestimmungen werden Ursache und Wirkung häufig vertauscht. So werden hohe, physiologisch auftretende IgG-Konzentrationen gegen Nahrungsmittel als Ursache von entzündlichen Prozessen angeschuldigt, obwohl sie vermutlich eher als Folge dieser Veränderungen zu bewerten sind.

Für keine der genannten Erkrankungen oder Gesundheitsstörungen liegen gesicherte Hinweise in Form kontrollierter, aussagekräftiger Studien vor, die als Nachweis von Serum-IgG- oder -IgG4-Antikörpern gegen Nahrungsmittel einen diagnostischen oder pathologischen Wert besitzen. Die IgG-Antikörpertests sind demzufolge weniger aufgrund potentieller technischer Mängel, sondern wegen der irreführenden Interpretation von Testergebnissen abzulehnen, die anschließend als Begründung für ungerechtfertigte und häufig einschneidende Diäten verwendet werden. Sie tragen damit zu erhöhtem Leidensdruck, eingeschränkter Lebensqualität, zur Verunsicherung oder sogar Gefährdung der betroffenen Personen bei.

Nach wie vor besteht keine Indikation zum Einsatz von IgG- oder IgG4-Antikörpertests gegen Nahrungsmittel [A, B, C, D, E]. Aufgrund fehlender kontrollierter Daten ist diese Form der Diagnostik strikt abzulehnen. Die Autoren schließen sich stellvertretend für die deutschsprachigen Allergiegesellschaften der unten dargestellten europäischen Position vorbehaltlos an.

Literatur

[1] *Kleine-Tebbe J, Ballmer-Weber BK, Beyer K, Erdmann S, Fuchs T, Henzgen M, Huttegger I, Jappe U, Jäger L, Lepp U, Niggemann B, Raithel M, Reese I, Saloga J, Szepfalusi Z, Vieths S, Worm M, Zuberbier T, Werfel T.* In-vitro-Diagnostik und molekulare Grundlagen von IgE-vermittelten Nahrungsmittelallergien. Leitlinie von DGAKI, ÄDA, GPA, ÖGAI und SGAI. Allergo J. 2009; *18:* 132-146.

[2] *Kleine-Tebbe J, Fuchs T, Lepp U, Niggemann B, Saloga J, Vieluf I, Vieths S, Werfel T, Zuberbier T, Jäger L.* In-vitro-Diagnostik von Nahrungsmittel-Allergien. Allergo J. 2001; *10:* 333-339.

[3] *Renz H, Becker W-M, Bufe A, Kleine-Tebbe J, Raulf-Heimsoth M, Saloga J, Werfel T, Worm M.* In-vitro-Allergiediagnostik. Positionspapier der Deutschen Gesellschaft für Allergologie und klinische Immunologie (DGAKI). Arbeitsgruppe „In-vitro-Allergiediagnostik“ der Sektion Immunologie. Allergo J. 2002; *11:* 492-506.

[4] *Renz H, Biedermann T, Bufe A, Eberlein B, Jappe U, Ollert M, Petersen A, Kleine-Tebbe J, Raulf-Heimsoth M, Saloga J, Werfel T, Worm M.* In-vitro-Allergiediagnostik. Leitlinie von DGAKI, ÄDA und GPA. Arbeitsgruppe "In-vitro-Allergiediagnostik" der Sektion Immunologie der DGAKI. Allergo J. 2009; 18: in Vorbereitung.

[5] *Stapel SO, Asero R, Ballmer-Weber BK, Knol EF, Strobel S, Vieths S, Kleine-Tebbe J.* EAACI Task Force. Testing for IgG4 against foods is not recommended as a diagnostic tool. EAACI Task Force Report. Allergy. 2008; *63:* 793-796.

Positionspapier der EAACI

IgG$_4$-Bestimmungen gegen Nahrungsmittel werden nicht zur Diagnostik empfohlen

Positionspapier der European Academy of Allergology and Clinical Immunology (EAACI)

S.O. Stapel, R. Asero, B.K. Ballmer-Weber, E.F. Knol, S. Strobel, S. Vieths und J. Kleine-Tebbe

Einleitung

Eine Unverträglichkeitsreaktion auf Nahrungsmittel ist ein allgemeiner Begriff, der klinisch abweichende Reaktionen gegenüber zugeführten Nahrungsmitteln beschreibt, die sekundär auf einer nichtallergischen (z.B. Nahrungsmittelintoleranz) oder einer allergischen Überempfindlichkeit (Nahrungsmittelallergie) beruhen.

Eine Nahrungsmittelallergie ist eine immunologische Reaktion, die auf einem definierten Immunglobulin-E-(IgE-)Mechanismus basiert, dessen klassisches Beispiel die Anaphylaxie darstellt.

Nahrungsmittelintoleranz ist im Gegensatz dazu ein allgemeiner Begriff, der die unphysiologische Reaktion gegenüber aufgenommenen Nahrungsmitteln oder Nahrungsmittelzusätzen beschreibt. Die Diagnose einer Nahrungsmittelallergie zielt darauf ab, einen gesicherten Zusammenhang zwischen Anamnese, unerwünschter Nahrungsmittelreaktion des Patienten und immunologischer Grundlage dieser Reaktion herzustellen. Bei einer Nahrungsmittelallergie ist die exakte Diagnose außerordentlich wichtig, um Patienten vor überflüssigen und möglicherweise krankmachenden Diäten zu schützen.

Der Nachweis nahrungsmittelspezifischer IgE-Sensibilisierungen mittels In-vitro-Tests oder (indirekt) mit Hilfe von Hauttests wird routinemäßig eingesetzt, um eine Nahrungsmittelallergie zu diagnostizieren. Diese diagnostischen Tests weisen nahrungsmittelspezifische IgE-Antikörper nach, reichen aber für die Diagnose einer Nahrungsmittelallergie nicht aus. Der endgültige Beweis der klinischen Relevanz der erhobenen Vorgeschichte und der nachgewiesenen nahrungsmittelspezifischen IgE-Antikörper ist nur durch eine positive kontrollierte Nahrungsmittelprovokation zu führen [1].

Gelingt es mit den üblichen Verfahren nicht, eine IgE-vermittelte Nahrungsmittelallergie zu diagnostizieren, suchen unzufriedene Patienten in der Überzeugung, Nahrungsmittel seien für ihre Probleme verantwortlich, nicht selten anderweitig nach einer Bestätigung ihrer Vermutung und bemühen sich um Testergebnisse, die eher ihren Erwartungen entsprechen.

In ganz Europa bieten derzeit kommerzielle Labors in großem Maßstab IgG$_4$-Tests gegen Nahrungsmittel als angeblich verlässliche Verfahren zur Diagnose von Nahrungsmittelallergien an. Diese Vorstellung beruht möglicherweise auf Beobachtungen aus den frühen 80er Jahren, wonach antigenspezifisches IgG$_4$ ebenso wie IgE eine Histaminfreisetzung aus basophilen Leukozyten induzieren kann [2].

IgG$_4$ und Histaminfreisetzung

Nach der Entdeckung histaminfreisetzender IgG-Antikörper im menschlichen Serum 1970, ursprünglich als kurzzeitig sensibilisierendes IgG bezeichnet [3], wurde die Frage aufgeworfen, zu welcher Subklasse diese Antikörper gehören. Die neu entdeckte IgG$_4$-Subklasse stellte eine ernstzunehmende Option dar, so dass IgG$_4$ „anaphylaktische Qualitäten" zugeschrieben wurden. Die spätere Erkenntnis, dass die IgG$_4$- ebenso wie die IgE-Synthese von T-Helfer-2-Zytokinen gesteuert wird, hat dazu beigetragen, IgG$_4$

*Entwicklungsstufe 1 (S1); Stand: 6. September 2005

Arbeitskreis Diätetik in der Allergologie

mit einer IgE-vermittelten Allergie in Verbindung zu bringen.

Die Fähigkeit von IgG_4-Antikörpern, eine Histaminfreisetzung aus basophilen Leukozyten zu induzieren, wurde lange Zeit diskutiert, ohne dass sich klare Beweise erbringen ließen [4], und es liegen auch keine neuen Erkenntnisse dazu vor.

Bis heute wurde nur eine gut belegte Studie zur Histaminfreisetzung veröffentlicht, in der allergenspezifische IgG_4-Antikörper eine Rolle spielten. Allerdings induzierte in dieser Studie ein bivalenter, chimärer IgG_4-Antikörper gegen das Hausstaubmilbenallergen Der p 2 durch indirekte Kreuzvernetzung von rDer-p-2-spezifischen, auf Basophilen immobilisierten, chimären IgE-Antikörpern eine Histaminfreisetzung von basophilen Leukozyten [5]. Hervorzuheben ist dabei, dass IgG1-Antikörper unter diesen (künstlichen) Bedingungen ebenfalls gut funktionierten, dass die chimären IgG_4-Antikörper in diesem Test funktionell bivalent waren (IgG_4 im Plasma ist funktionell monovalent [6]) und dass die Freisetzung von der Anwesenheit von IgE-Antikörpern auf der Basophilen-Zelloberfläche abhängig war. Diese Ergebnisse bieten daher keine überzeugende Evidenz für die angenommene „anaphylaktische Natur“ der IgG_4-Antikörpersubklasse.

IgG-Bestimmung bei Allergie

Der Nachweis allergenspezifischer IgG-Antikörper spielt andererseits für die Allergiediagnostik durchaus eine Rolle. Ein Beispiel ist die Bestimmung präzipitierender, vorwiegend zur IgG-Klasse gehöriger Antikörper gegen Typ-III-Allergene.

Zusätzlich besteht bei IgE-vermittelten Erkrankungen ein wiedererwachtes Interesse an der Bestimmung des spezifischen IgGs: Im Rahmen einer spezifischen Immuntherapie gebildetes IgG_4 hat nicht nur blockierende Eigenschaften durch die Hemmung der IgE-unterstützten Antigenpräsentation (“IgE-mediated facilitated antigen presentation”) [7]. Sich mehrende Hinweise legen darüber hinaus die Schlussfolgerung nahe, dass eine allergenspezifische IgG_4-Zunahme auf der Aktivierung regulatorischer T-Zellen beruht, die an der Entstehung immunologischer Toleranz aufgrund fortgesetzter Exposition gegenüber Antigenen beteiligt sind [8]. Eine der charakteristischen Eigenschaften der regulatorischen T-Zellen ist die Sekretion von Interleukin-(IL-)10, das offenbar die Entwicklung einer antigenspezifischen, nicht komplementaktivierenden IgG_4-Antwort induziert [9, 10]. Darüber hinaus wurde für die Kuhmilchallergie gezeigt, dass eine Toleranz auf einer allergeninduzierten IL-10-Produktion von T-Zellen beruht [11].

IgG-Immunreaktionen auf Nahrungsmittel

Die Bestimmung von IgG gegen Nahrungsmittel mag gelegentlich indiziert sein. Ein Beispiel ist der IgG-Nachweis gegen Weizengliadin zur Diagnose der Zöliakie (Glutenenteropathie); allerdings besitzt diese Information nur geringe klinische Spezifität und Sensitivität, so dass dieser Test nur im Fall einer IgA-Antikörper-Defizienz eingesetzt werden sollte.

Einige Untersucher halten die Bestimmung von IgG gegen Nahrungsmittel im Zusammenhang mit einer Antigenvermeidung beim Reizdarmsyndrom für sinnvoll [12]. Allerdings wurde aufgrund des mangelhaften Studiendesigns die Beweiskraft für diese Schlussfolgerung erheblich in Frage gestellt [13]. Eine andere Veröffentlichung berichtet von einer geringen, allerdings nicht signifikant erhöhten Konzentration spezifischer IgG_4-Antikörper gegen Molkeproteine beim verzögerten Typ einer nicht IgE-vermittelten Kuhmilchallergie [14].

Hauptziel zweier Studien, die die IgG-Reaktion auf Nahrungsmittel erfassten, war es zu untersuchen, ob eine IgG_4-Immunantwort gegen Nahrungsmittel in den ersten Lebensjahren die spätere Entwicklung einer inhalativen Allergie vorhersagen kann. Zu diesem Zweck wurden IgG_4-Bestimmungen mit diversen Nahrungsmitteln durchgeführt, wobei IgG_4-Radioallergosorbenttests (RAST) für Serumproben von unselektionierten 12- bis 16-jährigen Schulkindern [15] und IgG-„enzyme-linked immunosorbent assays“ (ELISA) [16] für 1-jährige Kinder mit mittlerem Risiko einer Atopieentwicklung [17] eingesetzt wurden. Verblüffenderweise konnten selbst bei nicht selektionierten Kindern deutlich erhöhte IgG_4-Antikörper gegenüber Nahrungsmitteln nachgewiesen werden (Abb. 1a). Das galt auch für nahrungsmittelspezifisches IgG bei Kindern mit mittlerem Atopierisiko (Abb. 1b).

Eine wichtige Schlussfolgerung dieser Untersuchungen lautete, dass IgG-Bestimmungen nur zur Datenerhebung im Rahmen

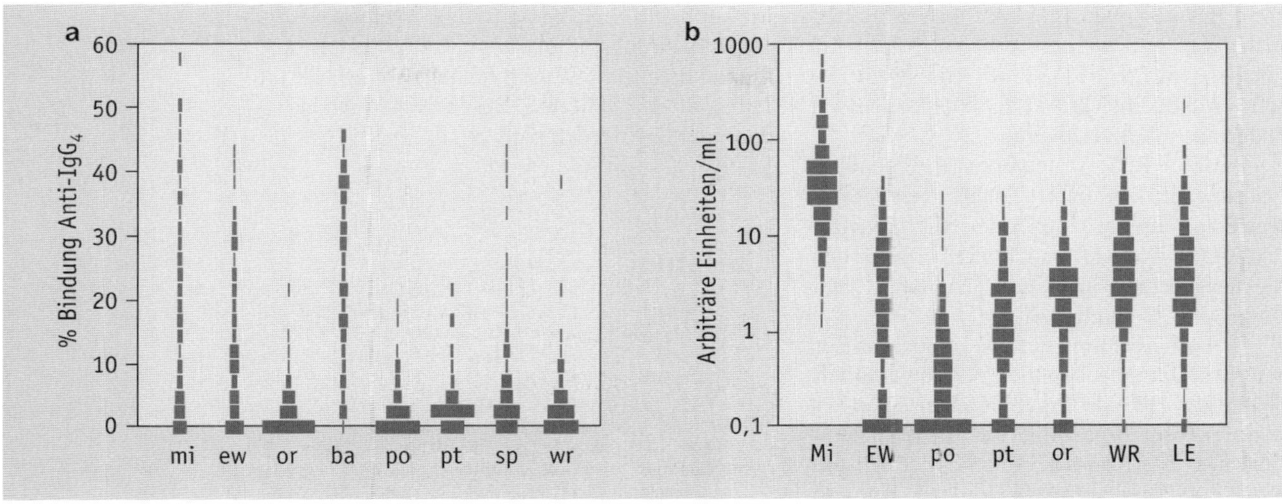

Abb. 1. a: IgG_4-RAST mit Kuhmilch (mi), Hühnereiweiß (ew), Orange (or), Banane (ba), Schweinefleisch (po), Kartoffel (pt), Soja/Erdnuss (sp, Mischextrakt) und Weizen/Reis (wr, Mischextrakt) bei 100 nichtselektionierten 12- bis 16-jährigen Schulkindern [4]. b: IgG-ELISA für Kuhmilch (Mi), Hühnereiweiß (EW), Schweinefleisch (po), Kartoffel (pt), Orange (or), Weizen/Reis (WR, Mischextrakt) und Soja/Erdnuss (LE, Mischextrakt), bei 264 einjährigen Säuglingen mit mittlerem Risiko einer atopischen Erkrankung [5].

epidemiologischer Studien sinnvoll waren, dass sie aber keine relevante Information auf individueller Basis beisteuern konnten. Ohne Zweifel hätte eine Intervention wie z.B. eine gezielte Diät, basierend auf der Anwesenheit von nahrungsmittelspezifischen $IgG_{(4)}$-Antikörpern, in dieser Untersuchungsgruppe zu einer unangemessenen, überzogenen Behandlung geführt. Des Weiteren fanden sich in beiden Studien keine Hinweise darauf, dass nahrungsmittelspezifische $IgG_{(4)}$-Antikörper – eine in der Gruppe junger Patienten offenbar häufige Beobachtung – mit nahrungsmittelallergischen Beschwerden assoziiert waren, selbst auf Populationsebene. Darüber hinaus belegten die Studien eine positive Assoziation zwischen IgG und der späteren Entwicklung einer Inhalationsallergie.

Das Vorliegen erhöhter Konzentrationen nahrungsmittelspezifischer IgG(4)-Antikörper im Serum erklärt sich wahrscheinlich dadurch, dass das Immunsystem bei einigen Menschen eher zu einer aktiven Auseinandersetzung mit (harmlosen) Antigenen neigt als bei anderen. Eine derartige verstärkte Aktivierung des Immunsystems kann in bestimmten Fällen zu einer IgE-vermittelten allergischen Erkrankung führen, bei Kleinkindern aber auch aus einer nahrungsmittelspezifischen IgG-Antwort resultieren, z.B. durch eine (vorübergehend) erhöhte Permeabilität der noch nicht vollständig entwickelten Darmschleimhaut.

Da kaum Daten zur IgG_4-Immunantwort gegenüber Nahrungsmitteln bei Erwachsenen zur Verfügung stehen, wurden bei 13 Laborangestellten mit RAST-Methoden Tests auf IgG_4 und IgE gegen Nahrungsmittel durchgeführt, die folgendes Ergebnis erbrachten (Abb. 2): Positive Resultate für IgG_4 gegen unterschiedliche Nahrungsmittel wurden in allen Proben gefunden und gingen

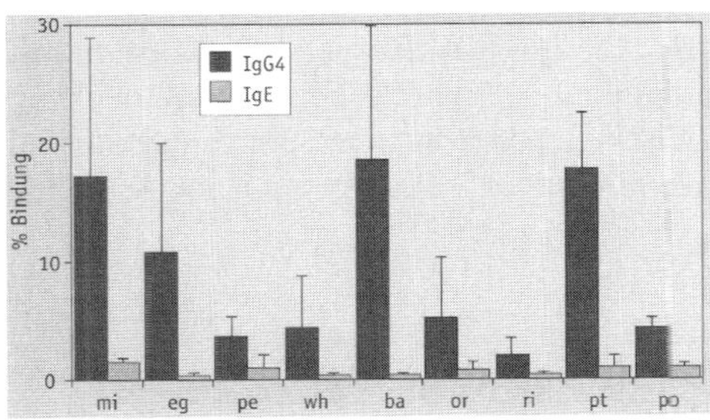

Abb. 2. IgG_4-/IgE-RAST mit Kuhmilch (mi), Hühnerei (eg), Erdnuss (pe), Weizen (wh), Banane (ba), Orange (or), Reis (ri), Kartoffel (pt) und Schweinefleisch (po) bei 13 gesunden Laborangestellten. Die Ergebnisse sind als Mittelwerte der prozentualen (Antikörper-)Bindung dargestellt (125I-Anti-IgG_4/ 125I-Anti-IgE).

nicht mit positiven IgE-Ergebnissen einher. In keinem Fall waren die beobachteten Ergebnisse im IgG4-RAST mit klinischen Beschwerden beim Verzehr der entsprechenden Nahrungsmittel verknüpft.

Positive IgG_4-Testergebnisse gegenüber Nahrungsmitteln liefern daher keine Hinweise auf das Vorliegen einer Nahrungsmittelallergie, sondern reflektieren vermutlich die fortgesetzte Exposition gegenüber Nahrungsmittelbestandteilen.

Im Fall einer anhaltenden Exposition des Immunsystems gegenüber Nahrungsmittelproteinen, z.B. als Ergebnis einer lokal erhöhten Darmpermeabilität, ist es wahrscheinlich, dass das Immunsystem schließlich mit einer antigenspezifischen IgG_4-Antwort reagiert, wie auch in zahlreichen anderen Situationen bei Stimulation des Immunsystems durch anhaltende Antigenexposition. Typische Beispiele einer derartigen durch IgG_4-Antikörper dominierten Immunantwort lassen sich bei häufig gestochenen Imkern, bei denen mehr als 90% des bienengiftspezifischen IgGs zur IgG_4-Subklasse gehören [18], und bei (klinisch erfolgreicher) Immuntherapie nachweisen, in deren Verlauf eine kontinuierliche Zunahme des allergenspezifischen IgG_4/IgG_1-Quotienten beobachtet werden kann. Insofern sollte das Vorliegen von IgG_4-Antikörpern gegen Nahrungsmittel als Ergebnis der Antigenexposition und nicht als Ausdruck einer Erkrankung betrachtet werden. Das Vorhandensein dieser Antikörper ist daher voraussichtlich eher günstig als schädlich für das betreffende Individuum. Diese Einschätzung stimmt mit der kürzlich publizierten Beobachtung überein, dass die Entstehung einer Toleranz bei kuhmilchallergischen Kindern mit erhöhten Konzentrationen kuhmilchspezifischer IgG_4-Antikörper verbunden war [19]. Darüber hinaus lässt sich bei einem Nachweis nahrungsmittelspezifischer IgG_4-Antikörper bei Patienten mit atopischer Dermatitis kein Zusammenhang zwischen den erhöhten Serumspiegeln und den klinischen Beschwerden herstellen [20].

Schlussfolgerung

Nahrungsmittelspezifisches IgG4 liefert keine Hinweise auf eine (drohende) Nahrungsmittelallergie oder -intoleranz, sondern stellt im Gegenteil eine natürliche Immunantwort nach Kontakt mit Nahrungsmittelbestandteilen dar. Die Bestimmung von IgG4-Antikörpern gegen Nahrungsmittel ist daher irrelevant für den laborgestützten Nachweis einer Nahrungsmittelallergie oder -intoleranz und sollte im Zusammenhang mit nahrungsmittelassoziierten Beschwerden nicht durchgeführt werden [21].

Literatur

[1] *Bindslev-Jensen C, Ballmer-Weber BK, Bengtsson U, Blanco C, Ebner C, Hourihane J, Knulst AC, Moneret-Vautrin DA, Nekam K, Niggemann B, Osterballe M, Ortolani C, Ring J, Schnopp C, Werfel T; European Academy of Allergology and Clinical Immunology.* Standardization of food challenges in patients with immediate reactions to foods--position paper from the European Academy of Allergology and Clinical Immunology. Allergy. 2004; *59:* 690-697.

[2] *Fagan DL, Slaughter CA, Capra JD, Sullivan TJ.* Monoclonal antibodies to immunoglobulin G4 induce histamine release from human basophils in vitro. J Allergy Clin Immunol. 1982; *70:* 399-404.

[3] *Parish WE.* Short-term anaphylactic IgG antibodies in human sera. Lancet. 1970; *2:* 591-592.

[4] *van der Zee JS, Aalberse RC.* The role of IgG in allergy. In: Lessof MH, Lee TH, Kemeny DM (eds). Allergy: an International Textbook. London: Wiley; 1987. p. 49-67.

[5] *Schuurman J, Perdok GJ, Mueller GA, Aalberse RC.* Complementation of Der P 2-induced histamine release from human basophils sensitized with monoclonal IgE: not only by IgE, but also by IgG antibodies directed to a nonoverlapping epitope of Der p 2. J Allergy Clin Immunol. 1998; *101:* 404-409.

[6] *van der Zee JS, van Swieten P, Aalberse RC.* Serologic aspects of IgG4 antibodies. II. IgG4 antibodies form small, nonprecipitating immune complexes due to functional monovalency. J Immunol. 1986; *137:* 3566-3571.

[7] *van Neerven RJ, Knol EF, Ejrnaes A, Würtzen PA.* IgE-mediated allergen presentation and blocking antibodies: regulation of T-cell activation in allergy. Int Arch Allergy Immunol. 2006; *141:* 119-129.

[8] *Satoguina JS, Weyand E, Larbi J, Hoerauf A.* T regulatory-1 cells induce IgG4 production by B cells: role of IL-10. J Immunol. 2005; *174:* 4718-4726.

[9] *Jutel M, Akdis M, Blaser K, Akdis CA.* Mechanisms of allergen specific immunotherapy--T-cell tolerance and more. Allergy. 2006; *61:* 796-807.

[10] *Nouri-Aria KT, Wachholz PA, Francis JN, Jacobson MR, Walker SM, Wilcock LK, Staple SQ, Aalberse RC, Till SJ, Durham SR.* Grass pollen immunotherapy induces mucosal and peripheral IL-10 responses and blocking IgG activity. J Immunol. 2004; *172:* 3252-3259.

[11] *Tiemessen MM, Van Ieperen-Van Dijk AG, Bruijnzeel-Koomen CA, Garssen J, Knol EF, Van Hoffen E.* Cow's milk-specific T-cell reactivity of children with and without persistent cow's milk allergy: key role for IL-10. J Allergy Clin Immunol. 2004; *113:* 932-939.

[12] *Atkinson W, Sheldon TA, Shaath N, Whorwell PJ.* Food elimination based on IgG antibodies in irritable bowel syndrome: a randomised controlled trial. Gut. 2004; *53:* 1459-1464.

[13] *Hunter JO.* Food elimination in IBS: the case for IgG testing remains doubtful. Gut. 2005; *54:* 1203, author reply 1203

[14] *Sletten GB, Halvorsen R, Egaas E, Halstensen TS.* Changes in humoral responses to beta-lactoglobulin in tolerant patients suggest a particular role for IgG4 in delayed, non-IgE-mediated cow's milk allergy. Pediatr Allergy Immunol. 2006; *17:* 435-443.

[15] *Calkhoven PG, Aalbers M, Koshte VL, Schilte PP, Yntema JL, Griffioen RW, Van Nierop JC, Oranje AP, Aalberse RC.* Relationship between IgG1 and IgG4 antibodies to foods and the development of IgE antibodies to inhalant allergens. II. Increased levels of IgG antibodies to foods in children who subsequently develop IgE antibodies to inhalant allergens. Clin Exp Allergy. 1991; *21:* 99-107.

[16] *Eysink PE, De Jong MH, Bindels PJ, Scharp-Van Der Linden VT, De Groot CJ, Stapel SO, Aalberse RC.* Relation between IgG antibodies to foods and IgE antibodies to milk, egg, cat, dog and/or mite in a cross-sectional study. Clin Exp Allergy. 1999; *29:* 604-610.

[17] *de Jong MH, Scharp-van der Linden VTM, Aalberse RC, Oosting J, Tijssen JGP, de Groot CJ.* Randomised controlled trial of brief neonatal exposure to cows' milk on the development of atopy. Arch Dis Child. 1998; *79:* 126-130.

[18] *Aalberse RC, van der Gaag R, van Leeuwen J.* Serologic aspects of IgG4 antibodies. I. Prolonged immunization results in an IgG4-restricted response. J Immunol. 1983; *130:* 722-726.

[19] *Ruiter B, Knol EF, van Neerven RJ, Garssen J, Bruijnzeel-Koomen CA, Knulst AC, van Hoffen E.* Maintenance of tolerance to cow's milk in atopic individuals is characterized by high levels of specific immunoglobulin G4. Clin Exp Allergy. 2007; *37:* 1103-1110.

[20] *Noh G, Ahn HS, Cho NY, Lee S, Oh JW.* The clinical significance of food specific IgE/IgG4 in food specific atopic dermatitis. Pediatr Allergy Immunol. 2007; *18:* 63-70.

[21] *Wüthrich B.* Specific IgG antibodies as markers of adverse reactions to food. Contra! Monogr Allergy. 1996; *32:* 226-227.

Leitlinie
der DGAKI und des ÄDA

Nahrungsmittelallergien durch immunologische Kreuzreaktionen

Leitlinie der Arbeitsgruppe Nahrungsmittelallergie der Deutschen Gesellschaft für Allergologie und klinische Immunologie (DGAKI) und des Ärzteverbandes Deutscher Allergologen (ÄDA)

M. Henzgen, S. Vieths, I. Reese, S. Erdmann, T. Fuchs, L. Jäger, J. Kleine-Tebbe, U. Lepp, B. Niggemann, J. Saloga, I. Vieluf, T. Zuberbier und T. Werfel

Stand: 16. August 2008

Arbeitskreis Diätetik in der Allergologie

Einleitung

Nahrungsmittel als Auslöser allergischer Reaktionen gewinnen zunehmend an Bedeutung, Nahrungsmittelallergien treten im Erwachsenenalter zu 60% kombiniert mit einer Inhalationsallergie auf [22]. Obwohl wenige epidemiologische Daten vorliegen, kann heute nicht mehr daran gezweifelt werden, dass parallel zum Anstieg der Pollenallergie eine Zunahme der sogenannten pollenassoziierten Nahrungsmittelallergien zu verzeichnen ist. In den 70er und 80er Jahren wurden vermehrt die Symptome eines „oralen Allergiesyndroms" bei Birkenpollenallergie beobachtet [19, 21, 56]. Aber auch im Zusammenhang mit anderen Inhalationsallergien wurden im In- und Ausland Nahrungsmittelallergien registriert [68]. Nachdem anfänglich das Phänomen des gemeinsamen Auftretens von Inhalations- und Nahrungsmittelallergie lediglich beschrieben wurde, folgten ab den 80er Jahren zunehmend immunologische Untersuchungen zur Aufklärung des Pathomechanismus [28]. Mit Verbesserung der Extraktherstellung aus instabilen Nahrungsmittelallergenen für Forschungszwecke, der Einführung der Immunoblottechnik, der RAST-Hemmung sowie der Verfügbarkeit monoklonaler Antikörper, konnten kreuzreagierende Strukturen sowohl in Inhalations- als auch Nahrungsmittelallergenen als Ursache gefunden werden [13, 48, 50, 51, 58, 59].

Ziele der vorliegenden Leitlinie sollten sein:

- die Darstellung häufiger und selten vorkommender Krankheitsbilder,
- die Erläuterung der molekularen Grundlagen der Kreuzreaktionen und
- die Formulierung von Empfehlungen zum diagnostischen Vorgehen und zur Therapie.

Klinischer und immunologischer Hintergrund

Häufigkeiten von Nahrungsmittelallergien durch Kreuzreaktionen

In Tabelle 1 sind drei Beispiele von Inhalationsallergien dargestellt, die häufig mit IgE-vermittelten Reaktionen nach dem Verzehr bestimmter Nahrungsmittel einhergehen. Bei einem Teil sind die kreuzreagierenden Allergene schon identifiziert, bei anderen steht der Nachweis noch aus. Die angegebenen Häufigkeiten dienen lediglich zur orientierenden Einschätzung der Wertigkeit der einzelnen Nahrungsmittel als Allergen, da die Zahlen sowohl hinsichtlich der Sensibilisierung als auch der klinischen Manifestation erheblich schwanken. Wichtige Ursachen dafür sind geographisch unterschiedliche Allergenexpositionen und regionale Ernährungsgewohnheiten, die bei einer Gegenüberstellung von Studien verschiedener Autoren berücksichtigt werden müssen und die Formulierung allgemeiner Richtlinien erschweren [12, 14, 66].

Immunologische Kreuzreaktionen sind bei Jugendlichen und Erwachsenen die häufigste Ursache für Nahrungsmittelallergien.

Inhalationsallergene als Wegbereiter einer Nahrungsmittelallergie

Im Gegensatz zur klassischen Nahrungsmittelallergie mit einer gastrointestinalen Sensibilisierung gegen vorwiegend stabile Nahrungsmittelallergene geht man bei Kreuzreaktionen davon aus, dass die primäre Sensibilisierung durch das Inhalationsallergen erfolgt. Damit variieren die pollenassoziierten Nahrungsmittelallergien (pNMA) entsprechend der auftretenden Pollenspezies und erschweren den Vergleich unterschiedlicher geographischer Regionen des mittel- bzw. südeuropäischen Raumes bezüglich der Bedeutung einzelner Allergene. Von klinischer Bedeutung ist, dass bereits der erstmalige Verzehr des die Allergenstrukturen enthaltenden Nahrungsmittels, bedingt durch kreuzreagierende Antikörper, allergische Reaktionen bis hin zum anaphylaktischen Schock auslösen kann [31, 38].

Widersprüchliche Angaben, welche Pollenallergene mit welchem Nahrungsmittel assoziiert sind, beruhen auf der Tatsache, dass heute bei den meisten Pollinotikern Mehrfachsensibilisierungen auf verschiedene Pollenarten bestehen und damit das Spektrum assoziierter Reaktionen sehr vielfältig sein kann. Eine sichere Zuordnung ist aber nur anhand immunologischer Untersuchungen auf kreuzreagierende Strukturen unter Verwendung von Seren monosensibilisierter Pollenallergiker möglich.

Bei Nahrungsmittelallergien durch Kreuzreaktionen kann bereits der Erstkontakt mit dem Nahrungsmittel zu allergischen Symptomen führen.

Birkenpollenassoziierte Nahrungsmittelallergien

Baumpollenassoziierte Nahrungsmittelallergien haben aufgrund ihrer Häufigkeit die größte Bedeutung. Das Sensibilisierungsspektrum hat sich wahrscheinlich infolge der klimatischen Veränderungen in den letzten 10 – 15 Jahren zugunsten der Baumpollen (Birke, Hasel, Erle) verschoben [45], wobei die Birkenpollen für die Kreuzsensibilisierung entscheidend sind. Mit dieser Verschiebung hat die Unverträglichkeit auf Äpfel und Nüsse, die in unseren Breiten häufig bei einer Birkenpollenallergie beobachtet wird, zugenommen.

Tab. 1. Häufige Nahrungsmittelallergien aufgrund von Kreuzreaktionen.

Inhalationsallergene NMA (%)-	Nahrungsmittel	Sensibilisierung NM (%)	Manifeste Allergie NM (%)
Baumpollen (30 – 93%)	Apfel	80 – 90	50 – 65
	Haselnuss	70 – 80	40 – 60
	Pfirsich, Nektarine	K.A.	20 – 30
	Kirsche	K.A.	20 – 25
	Kiwi	K.A.	10
	Karotte	K.A.	9
	Sellerie	50	0 – 20
	Kartoffel	K.A.	7
	Soja	70	10
Beifußpollen (16 – 27%)	Sellerie	52	42
	Mango	K.A.	29
	Gewürze	45	14
	Sonnenblumensamen	K.A.	14
	Weintraube	K.A.	14
	Litschi	K.A.	7
	Karotte	K.A.	K.A.
Naturlatex (17 – 42%)	Banane	30 – 40	15 – 20
	Avocado	45 – 55	7 – 15
	Kartoffel	0 – 40	0 – 15
	Tomate	25 – 45	4 – 8
	Kiwi	15 – 20	2 – 17
	Ananas	20	4

K.A. = Keine Angaben

Neben den lokalen Reizerscheinungen im Mund-Rachen-Bereich während bzw. nach dem Verzehr von frischem Obst, Nüssen und Sellerie sowie Karotten (Tab. 1), als orales Allergiesyndrom (OAS) bezeichnet, können ebenso rhinokonjunktivale, gastrointestinale und asthmatische Beschwerden auftreten. Außerdem kann sich eine Neurodermitis verschlechtern [16, 49, 63]. Es wurden aber auch schwerere Formen eines OAS bzw. anaphylaktische Reaktionen z.B. nach Nüssen, Möhren und Soja [38, 42] beschrieben.

Typisch ist, dass mit dem Garen die vorwiegend hitzeinstabilen Allergene zerstört und somit in den meisten Fällen vertragen werden. Aktuelle Studien zeigen jedoch, dass z.B. geringe Mengen an nicht inaktivierten pollenassoziierten Allergenen in gerösteten Haselnüssen [53] und gekochtem Sellerie [5] bei hochsensibilisierten Patienten noch Symptome auslösen können [7].

Als hauptverantwortliches “Leitallergen” wurden das Majorallergen der Birke, Bet v 1, und seine verwandten Allergene in Lebensmitteln pflanzlicher Herkunft identifiziert.

Auch bei birkenpollenassoziierten Nahrungsmittelallergien gibt es schwere allergische Reaktionen, und nicht in jedem Fall werden die Allergene durch Erhitzen zerstört.

Birken-Beifuß-Selleriesyndrom

Auf der Grundlage der relativ häufigen gleichzeitigen Sensibilisierung gegen Birken- und Beifußpollen in Kombination mit einer Sellerieallergie sollte das Birken-Beifuß-Selleriesyndrom extra genannt werden. Die 1985 von Wüthrich [65] als „Sellerie-Karotten-Beifuß-Gewürz-Syndrom" beschriebene Allergenverwandtschaft wurde 1996 von Bauer und Mitarbeitern [10] auf der Basis von Immunoblotuntersuchungen präzisiert. Serologisch wurden drei Gruppen von Allergenkomponenten gefunden: Bet v 1, Bet v 2 und Proteine mit einem Molekulargewicht von 46 – 60 kD. Homologe von Bet v 1 und Bet v 2 finden sich in vielen Lebensmitteln. Bei dem kürzlich in Sellerie identifizierten Api g 5 [26] handelt es sich um ein kreuzreaktives Glykoprotein, das den 40- bis 60-kD-Strukturen der Pollen entsprechen könnte.

Birken- und Beifußpollenallergien treten nicht selten gemeinsam auf und sind häufig mit Nahrungsmittelunverträglichkeiten verbunden.

Beifußpollenassoziierte Nahrungsmittelallergie

Beifußpollen haben als Träger von Kreuzallergenen für die Sensibilisierung auf pflanzliche Nahrungsmittel auch dann eine große Bedeutung, wenn nicht gleichzeitig eine Birkenpollensensibilisierung vorliegt. Über den Sensibilisierungsgrad in Deutschland gibt es jedoch keine systematischen Untersuchungen [46]. Die mit der Beifußpollenallergie einhergehenden Reaktionen auf spezifische Nahrungsmittel sind seltener als bei der Baumpollenallergie, dafür aber zum Teil schwerer.

Inzwischen wurden zahlreiche Assoziationen auf der Grundlage von Kreuzreaktivitäten beobachtet, ohne dass derzeit kontrollierte Studien zu ausschließlich beifußpollenassoziierten Nahrungsmittelallergien vorliegen, z.B. Fälle von isolierter Kreuzsensibilisierung gegen Beifußpollen und Sellerie ohne Birkenpollensensibilisierung [66]. Einige detaillierte klinische Berichte liegen jedoch vor: So wurde mittels DBPCFC bei einigen isolierten Sellerie-Beifußallergikern die Aktualität der Sensibilisierung bestätigt [8]. Ferner reagierten Beifußpollenallergiker nach dem Verzehr von Mango [31], Weintrauben, Litschi, Sonnenblumensamen, Pistazien und Kohl allergisch. Die zugrundeliegenden IgE-Bindungen gegen das Nahrungsmittel konnten mit Allergenen von Beifußpollen gehemmt werden, aber die Identifizierung der verantwortlichen Kreuzallergene steht noch aus. Sie wird erschwert durch das seltene Auftreten einer – mit Nahrungsmittelallergien verbundenen – Monosensibilisierung gegen Beifußpollen.

Das klinische Erscheinungsbild umfasst die gesamte Bandbreite der Manifestationen einer IgE-vermittelten Reaktion mit zum Teil dramatischem Verlauf. Nicht selten sind die Allergene Bestandteil verarbeiteter Nahrungsmittel (sogenannte versteckte Allergene) und bleiben infolge mangelhafter Deklaration unbekannt.

Als Kreuzallergen wird neben dem Profilin, welches als Homologes in vielen pflanzlichen Nahrungsmitteln zu finden ist, das Majorallergen des Beifußes Art v 1 diskutiert [10, 29]. Experimentelle Befunde zur Identifizierung von Homologen dieses Allergens in Nahrungsmitteln fehlen.

Die isolierte Beifußpollenallergie ist als Ursache von zum Teil schweren Nahrungsmittelallergien in Betracht zu ziehen.

Gräserpollenassoziierte Nahrungsmittelallergien

Gräserpollenassoziierte Nahrungsmittelallergien haben nur eine untergeordnete Bedeutung und werden viel seltener als die oben genannten Formen beobachtet (Tab. 2). Die häufige Sensibilisierung auf Getreide und andere Nahrungsmittel bei Gräserpollenallergie hat nur selten eine klinische Relevanz. Bei Verzehr von nicht verbackenem Mehl kann nicht ausgeschlossen werden, dass allergische Reaktionen auftreten. Fallberichte und kontrollierte Studien liegen jedoch nicht vor. In Südeuropa treten häufiger

Tab. 2. Seltene Nahrungsmittelallergien aufgrund von Kreuzreaktionen.

Inhalationsallergen	Nahrungsmittelallergen
Gräser- und Getreidepollen	Mehle, Kleie, Tomate, Hülsenfrüchte
Ficus benjamina	Feige
Vogelallergen	Ei, Geflügelfleisch, Innereien
Tierepidermis	Kuhmilch, Fleisch, Innereien
Hausstaubmilbe	Krusten- und Weichtiere

Tomatenallergien in Kombination mit Gräserpollenallergien auf.

Auf der Grundlage einer Gräserpollenallergie treten nur selten Nahrungsmittelallergien auf.

Naturlatexassoziiertes Fruchtallergiesyndrom

Seit Anfang der 90er Jahre nahm die Bedeutung des Naturlatexes (Latex) durch häufigere berufliche und private Exposition als Kontakt- und Inhalationsallergen zu. Das sogenannte Latex-Fruchtsyndrom stellt eine weitere Form einer durch Kreuzreaktionen vermittelten Lebensmittelallergie dar, die während der letzten Jahre zunehmend an Bedeutung gewonnen hat. Risikogruppen, die eine Latexallergie erwerben, sind vor allem medizinisches Personal, Arbeiter in Latexfabriken und Patienten mit multiplen operativen Eingriffen. Die Latexallergie äußert sich meist in Form einer Kontakturtikaria oder mit respiratorischen Beschwerden bei Einatmung von latexbeladenen Partikeln (Stärke, Staub).

Nach anfänglichen Einzelfallbeobachtungen wurden Sensibilisierungen gegen Nahrungsmittelallergene bei Latexallergie systematisch untersucht, sie führen allerdings nicht häufig zu klinischen manifesten Symptomen [12, 14].

Patienten mit Latexsensibilisierung können Allergien auf Avocado, Banane, Kiwi sowie weitere Lebensmittel entwickeln (Tab. 1). Das unterschiedliche Spektrum der in Frage kommenden Früchte hängt von den Essgewohnheiten ab [12, 14]. In einer Studie an 137 Patienten mit einer gut dokumentierten Latexallergie wurden die Seren auf spezifische IgE-Antikörper gegen Früchte untersucht. Fruchtspezifische IgE-Antikörper wurden in 69% der Seren gefunden, 42% der Patienten berichteten über allergische Symptome nach Aufnahme bestimmter Lebensmittel [14]. Umgekehrt hatten Patienten mit der Anamnese einer Fruchtallergie, jedoch ohne Risikofaktor für eine Latexsensibilisierung, zu 86% latexspezifische IgE-Antikörper, und 11% reagierten auch klinisch bei Latexexposition [27]. Am häufigsten werden auch hier Lokalreaktionen im Sinne eines OAS beobachtet. Es wurde berichtet, dass in ca. 10% der Fälle die latexassoziierte Lebensmittelallergie in Form einer Anaphylaxie (schwere, lebensbedrohliche, generalisierte Soforttypreaktion) verläuft.

Inzwischen sind die wichtigsten Allergene im Latex identifiziert. Strukturverwandte Allergene in Nahrungsmitteln sind in unterschiedlichem Maße für Kreuzreaktionen verantwortlich.

Das „Latex-Frucht-Syndrom" ist eine weitere häufige Form der durch Kreuzreaktionen ausgelösten Nahrungsmittelallergie.

Andere Kreuzallergien

Selten werden bei Tierhaarallergien allergische Reaktionen auf entsprechende Nahrungsmittelprodukte [47, 68] von dieser Tierspezies beobachtet (Tab. 2). Bei der Hausstaubmilbenallergie werden assoziierte Nahrungsmittelreaktionen gegenüber Krusten- und Weichtieren beschrieben [39]. Ficus benjamina, eine beliebte Zimmerpflanze in Wohnungen und öffentlichen Gebäuden, gibt Allergene in die Raumluft ab. Damit ist die Entwicklung einer Inhalationsallergie möglich, die mit allergischen Reaktionen nach Verzehr von Feigen einhergehen kann. Kreuzreagierende Epitope wurden identifiziert [25, 43].

Aber auch innerhalb der Gruppe der "klassischen", vorwiegend stabilen Nahrungsmittelallergene gibt es kreuzreagierende Strukturen, die für die Vielfältigkeit von Nahrungsmittelreaktionen verantwortlich sind, so z.B. zwischen Haselnuss und anderen Nüssen, Erdnuss und anderen Leguminosen, Kuh- und Ziegenmilch, Kabeljau und anderen Fischarten sowie zwischen unterschiedlichen Arten von Krustentieren [35].

Molekulare Grundlagen der Kreuzreaktionen

Allgemeines

Kreuzreaktionen von IgE-Antikörpern basieren auf der Reaktivität mit homologen Strukturen, die mit dem eigentlichen Auslöser der IgE-Antwort, dem Immunogen, Ähnlichkeit besitzen. Bei Proteinen gleicher Funktion können die Strukturen auch zwischen Organismen, die nur eine geringe phylogenetische Verwandtschaft aufweisen, noch hoch konserviert und damit auch kreuzreaktiv sein. Beispiele dafür sind die Profiline, die in sämtlichen eukaryontischen Zellen an der Regulation der Aktinpolymerisation beteiligt sind, oder auch die Tropo-

Tab. 3. Birkenpollenallergene.

	Bet v 1	Bet v 2	Bet v 3	Bet v 4	Bet v 6	Bet v 7	Bet v 8
MW (kD)	17	14	24	9	35	18	65,3
Homologie	PRP	Profilin	Kalmodulin	Kalzium-bindendes Pollenallergen	IFR/IRL	Cyclophilin	Pektinesterase
Kreuzreaktion zu NM	ja	ja	nein	nein	ja	wahrscheinlich	wahrscheinlich
Häufigkeit der Sensibilisierung bei Birkenpollenallergie (%)	> 90	10 – 20	10	20	10	21	?

myosine, Regulatoren der Muskelkontraktion. Vielfach wird die Meinung vertreten, dass klinisch relevante Kreuzreaktionen bei Proteinen mit einer Aminosäuresequenzidentität von weniger als 50% nicht mehr zu erwarten sind. Dies wird aber durch den Befund widerlegt, dass z.B. die Hauptallergene Api g 1 aus Sellerie und Dau c 1 aus Karotte weniger als 40% Sequenzidentität mit Bet v 1 aus Birkenpollen aufweisen. Es ist daher davon auszugehen, dass in Einzelfällen auch klinisch relevante Kreuzreaktionen zwischen solchermaßen gering verwandten Proteinen auftreten können.

Tab. 4. Homologe Allergene in Birkenpollen und Lebensmitteln, die vollständig sequenziert und als rekombinante Allergene beschrieben sind.

Birkenpollenallergen	Lebensmittelallergen
Bet v 1	Api g 1.01 (Sellerie)
	Cor a 1.04 (Haselnuss)
	Dau c 1.01 (Karotte)
	Gly m 4 (Soja)
	Mal d 1 (Apfel)
	Pru ar 1 (Aprikose)
	Pru av 1 (Kirsche)
	Pyr c 1 (Birne)
Bet v 2 (Birkenpollenprofilin)	Ana c 1 (Ananas)
	Api g 4 (Sellerie)
	Ara h 5 (Erdnuss)
	Cor a 2 (Haselnuss)
	Dau c 1 (Karotte)
	Gly m 3 (Sojabohne)
	Lit c 1 (Litschi)
	Lyc e 1 (Tomate)
	Mus xp 1 (Banane)
	Pru av 4 (Kirsche)
	Pyr c 4 (Birne)
Bet v 6	Pyr c 5 (Birne)

Lebensmittel pflanzlicher Herkunft

In Mitteleuropa kommen sämtliche gut charakterisierten kreuzreaktiven Allergenfamilien von Pollen und pflanzlichen Lebensmitteln in Birkenpollen vor. Hingegen wurden artspezifische kreuzreagierende Allergene in Beifuß- und Gräserpollen bisher nicht identifiziert.

Bis heute wurden sieben Birkenallergene (Tab. 3) beschrieben [15, 18, 20, 36, 41, 52, 60]. Für die Kreuzreaktion zu pflanzlichen Lebensmitteln werden drei dieser allergenen Birkenproteine, Bet v 1, Bet v 2 und Bet v 6, verantwortlich gemacht, während für Bet v 7 und Bet v 8 eine Kreuzreaktion zu homologen Lebensmittelproteinen wahrscheinlich, aber nicht definitiv belegt ist. Eine Übersicht über birkenpollenassoziierte Lebensmittelallergene, die vollständig sequenziert und rekombinant hergestellt wurden, gibt Tabelle 4. Zudem finden sich IgE-Antikörper gegen Kohlenhydratanteile pflanzlicher Glykoproteine, sogenannte N-Glykane, bei 10 – 20% der Patienten mit einer Pollenallergie [23]. Diese IgE-Antikörper sind hoch kreuzreaktiv mit fast allen pflanzlichen Nahrungsmitteln. Manche Autoren sind der Auffassung, dass diese Antikörper grundsätzlich eine geringe biologische Aktivität hätten und somit keine klinisch relevante Nahrungsmittelallergie auslösen könnten [24, 57]. Einige aktuelle Studien, in denen gereinigte Glykoproteine in Mediatorfreisetzungstests eingesetzt wurden, lassen eine klinische Relevanz dieser IgE-Antworten bei einer Untergruppe der gegen Nahrungsmittel und Pollen Sensibilisierten jedoch möglich erscheinen [17, 23, 34], so dass auf diesem Gebiet weitere Forschungsarbeiten erforderlich sind, die eine enge Kooperation zwischen Klinik und molekularer Allergologie erfordern.

Tab. 5. Naturlatexallergene und deren mögliche Kreuzreaktion mit Nahrungsmittelallergenen.

Allergen/Homologie	Masse (kD)	Biologische Funktion	Bedeutung als Naturlatexallergen	Kreuzreaktion mit Lebensmitteln
Hev b 1 (REF)	14,6	Fest assoziiert mit Gummipartikeln, spielt eine Rolle bei der Elongation von Gummi	Minor/Major	kein Hinweis
Hev b 2 (Endo-1,3-b-Glucanase)	36	Klasse-2-PRP	Major/Minor	ja
Hev b 3 (Homolog zu REF)	23	Assoziiert mit Gummipartikeln, Funktion unbekannt	Minor	kein Hinweis
Hev b 4 (Mikrohelixkomponente)	100 – 115	Strukturstabilisierung	Minor	kein Hinweis
Hev b 5	16	Funktion unbekannt, 47% Sequenzhomologie zu Kiwiprotein pKIWI501	Major	möglich
Hev b 6.01 (Prohevein)	20	2-Domänenprotein, wird prozessiert in eine N-terminale Domäne (Hevein) und eine C-terminale Domäne	Major	ja
Hev b 6.02 (Hevein)	4,7	Homologie zu verschiedenen chitinbindenden Proteinen, möglicherweise in die Koagulation von Latex involviert	Major	ja
Hev b 6.03 (C-Domäne von Prohevein)	14	Homologie mit wundinduzierbaren Proteinen der Kartoffel (WIN1, WIN2)	K.A.	möglich
Hev b 7	46	Homologie zu Speicherproteinen von Solanaceae (patatinähnliches Protein)	Minor	ja
Hev b 8 (Profilin)	14	Regulation der Aktinpolymerisation, Membran-Zytoskelett-Kommunikation	Minor	ja
Hev b 9 (Enolase)	51	Glykolyse und Glukoneogenese (Glyzerat-2-Phosphat/Phosphoenolpyruvat)	Minor	kein Hinweis
Hev b 10 (Mn-Superoxid-Dismutase)	26	Dismutation von Superoxidradikalen (Zellschutz)	Minor	kein Hinweis
Hev b 11 (Klasse-I-Chitinase)	30 – 45	Endoglykosidischer Abbau von Zellwand bestandteilen (Chitin) von Pathogenen (Insekten, Pilze): Pflanzenabwehrprotein	Minor	möglich
Hev b 12 (Lipidtransferprotein)	9,3	Lipidtransfer und Lipidaustausch zwischen Membranen, Pflanzenabwehrprotein	Major	möglich
Hev b 13 (Esterase)	42	nicht bekannt	Major	kein Hinweis

REF = "rubber elongation factor", PRP = "pathogenesis-related peptide", K.A. = keine Angabe.

Als Kandidat für isoliert beifußpollenassoziierte Reaktionen kommt Art v 1, das Hauptallergen aus Beifuß, in Frage. Das Glykoprotein wurde kürzlich im Detail charakterisiert [33]. Allerdings wurden bislang keine Homologen des Art v 1 in Nahrungsmitteln gefunden. Ebenso gibt es bislang wenig Daten über die molekularen Grundlagen von Kreuzreaktionen zwischen nicht pollenassoziierten Lebensmitteln wie z.B. verschiedenen Leguminosen.

Naturlatex enthält zahlreiche allergene Proteine mit Molekulargewichten zwischen 5 und 100 kD. Von den in Tabelle 5 zusammengefassten Latexallergenen werden heute fünf als potentiell kreuzreaktiv mit Nahrungsmitteln in Betracht gezogen, wenn Prohevein und Hevein als gemeinsames Allergen angesehen werden [61].

Lebensmittel tierischer Herkunft

Die Kreuzreaktionen zwischen unterschiedlichen Fischarten gehen vermutlich im wesentlichen auf Parvalbumine zurück. Es handelt sich dabei um kalziumbindende Proteine aus der Kalmodulingruppe. Untereinander verwandte Tropomyosine verursachen die bei Garnelenallergikern festzustellenden Kreuzreaktionen, die manchmal auch eine Kreuzreaktion zum Tropomyosin der Hausstaubmilbe einschließen können [4]. Im Fall von Milch und Fleisch werden Rinderserumalbumin und -immunglobulin [3] als kreuzreagierende Allergene genannt. Diese Reaktivität ist allerdings hitzelabil.

Im Fall der Allergie gegen Hühnerei sensibilisieren sich Kinder hauptsächlich oral gegen Proteine aus dem Eiklar. Im Gegensatz dazu ist bei Erwachsenen das sogenannte Vogel-Ei-Syndrom zu beobachten, bei dem die Sensibilisierung meist primär inhalativ auf Federn und Kot von Ziervögeln erfolgt und sich in der Folge aufgrund einer Kreuzreaktion zwischen Vogelfedern bzw. -kot und Allergenen des Eigelbs eine Nahrungsmittelallergie gegen Eigelb entwickelt. Dabei spielt das α-Livetin (Hühnerserumalbumin, Gad c 5) eine entscheidende Rolle [55, 68].

Empfehlungen zum praktischen Vorgehen von Diagnostik und Therapie

Diagnostisches Vorgehen

Da das Sensibilisierungsmuster gegen häufige allergieauslösende Pollen mit standardisierten Extrakten im Hauttest recht zuverlässig bestimmt werden kann, lassen sich daraus bei Verdacht auf eine pollenassoziierte Nahrungsmittelallergie Rückschlüsse auf in Frage kommende Nahrungsmittel ziehen.

Im klinischen Alltag sind es im wesentlichen drei Varianten, die unterschiedliche Vorgehensweisen nahe legen:

Variante 1

Diagnose in der Regel aus Pollen- und Nahrungsmittelallergieanamnese + Bestätigung durch Hauttest mit Pollen.

Treten bei typischer Anamnese einer Inhalationsallergie zusätzlich allergische Reaktionen durch den Verzehr entsprechend kreuzreagierender Nahrungsmittel auf (Birke – Apfel, Beifuß – Gewürze), so reicht es in der Regel aus, die Pollensensibilisierung im Hauttest zu bestätigen.

Im Einzelfall kann ergänzend eine Hauttestung mit frischen Nahrungsmitteln erfolgen. Bei der baumpollenassoziierten Obst-, Gemüse- und Nussallergie hat sich der Prick-zu-Prick-Test bewährt. Dabei wird mit der Pricklanzette zunächst in das zu testende Nahrungsmittel gestochen und anschließend in die Haut des Patienten. Bei der Testung beispielsweise von Äpfeln können wegen unterschiedlichen Allergengehalts die Testreaktionen in Abhängigkeit von der Apfelsorte und der Dauer der Lagerung differieren. Gut geeignet aufgrund hoher allergener Potenz sind z.B. „Golden Delicious“, „Granny Smith“, „Braeburn“ und „Jonagold“. Für andere Obstsorten liegen keine Daten vor. Es müssen aber ähnliche Abhängigkeiten vermutet werden. In kommerziellen Extrakten ist oft kein ausreichender Allergengehalt zu erwarten. Einige Nahrungsmittel, wie z.B. Tomate und Paprika, verursachen irritative Hautteststreaktionen und sind für den Nativtest nicht geeignet [37]. Bei Sellerie, Karotte und Nüssen ist in der obigen Konstellation ein positiver Hauttest mit kommerziellen Extrakten zum Nachweis einer Sensibilisierung verwertbar, ein negativer Test nicht. Auch bei Krustentieren können die verfügbaren Extrakte mit ausreichender Allergenstabilität verwendet werden.

Zusätzliche In-vitro-Untersuchungen zum spezifischen IgE-Nachweis sind in der Regel nicht erforderlich.

Variante 2

Diagnose aus Nahrungsmittelallergieanamnese + Hauttest mit Pollen und Nahrungsmitteln, In-vitro-Tests + gegebenenfalls Provokation bei Befunddiskrepanz.

Kann der Patient spezielle Nahrungsmittel als Ursache für typische allergische Symptome identifizieren, ohne dass gleichzeitig saisonale, pollenbedingte Beschwerden angegeben werden, sollte sowohl mit Pollen als auch Nahrungsmitteln unter Berücksichtigung der oben genannten Besonderheiten an der Haut getestet werden. Eine In-vitro-Untersuchung bzw. eine orale Provokation kann bei diskrepanten Befunden notwendig sein.

Variante 3

Diagnose aus Verdacht auf Nahrungsmittelallergie + Hauttest und In-vitro-Test mit Pollen und wichtigen Nahrungsmittelallergenen + gegebenenfalls Provokation.

Im schwierigsten Fall klagt der Patient über allergische Symptome im zeitlichen Zusammenhang mit der Nahrungsaufnahme, wobei mehrere, möglicherweise pollenassoziierte Nahrungsmittel bzw. versteckte Allergene in Frage kommen. Auch hier sind Hauttest und spezifische IgE-Bestimmung mit den Pollen- und wichtigsten Nahrungsmittelallergenen sinnvoll. Bei Nachweis einer Sensibilisierung und anamnestisch gesicherter anaphylaktischer Reaktion muss die Notwendigkeit einer oralen Provokation, gegebenenfalls unter stationären Bedingungen, geprüft werden [44].

Besteht der Verdacht auf eine Nahrungsmittelallergie infolge Kreuzreaktionen mit anderen Inhalationsallergenen, so sollte generell sowohl mit dem Inhalations- als auch dem Nahrungsmittelallergen getestet werden.

Besonderheiten der In-vitro-Diagnostik

Besonderheiten der In-vitro-Diagnostik bei Nahrungsmittelallergie sind im Positionspapier der DGAI von 2001 ausführlich dargestellt [37]. Einerseits ist die Sensitivität bei pflanzlichen Allergenen durch die Allergeninstabilität sehr unterschiedlich, andererseits sind positive Antikörperwerte durch Kreuzsensibilisierung häufig klinisch nicht relevant. Bei einer systemischen Reaktion auf Nahrungsmittel sollte in jedem Fall eine Bestimmung der spezifischen IgE-Antikörper gegen die verdächtigten Nahrungsmittel erfolgen. Im Gegensatz dazu ist eine Screeningtestung aller als Kreuzallergene infrage kommenden Nahrungsmittel nicht vertretbar.

Der Nachweis von spezifischem IgE gegen pollenassoziierte Nahrungsmittelallergene sollte bei Patienten mit systemischen Reaktionen immer erfolgen.

Diskrepanz zwischen immunologischem Nachweis und klinischer Relevanz

Bei der Bewertung von Sensibilisierungen gegen Kreuzallergene wird eine klinisch relevante Kreuzreaktion von einer Sensibilisierung unterschieden. Es ist davon auszugehen, dass Sensibilisierungen gegen kreuzreagierende Allergene mittels Hauttest oder/und Antikörpernachweis viel häufiger sind, als dass diese mit entsprechenden klinischen Symptomen einhergehen [7, 62, 67]. Auch das Ausmaß der Hautreaktion oder die Höhe des Antikörpertiters lässt gegenwärtig nur bedingt Schlüsse auf eine manifeste Nahrungsmittelallergie zu. Bei fehlender eindeutiger Anamnese bleibt als alleinige Klärungsmöglichkeit die orale Provokation, die somit einen besonderen Stellenwert für die Diagnosesicherung besitzt. Zu berücksichtigen ist auch, dass aufgrund der teilweise immer noch mangelnden Allergenqualität nicht selten auch falsch-negative Hauttests und In-vitro-Tests auftreten.

Bisher liegen keine Kenntnisse darüber vor, welche Faktoren für den Übergang von der Sensibilisierung zum Auftreten klinischer Kreuzreaktionen nach Nahrungsaufnahme verantwortlich sind [1]. Vermutungen, dass nur bei stärkeren, durch Pollenflug verursachten saisonalen Beschwerden pollenassoziierte Nahrungsmittelallergien auftreten, haben sich nicht bestätigt.

Ebenso kann das zeitlich unterschiedliche Auftreten von Pollinosis und der Nahrungsmittelallergie nicht erklärt werden. Neben der häufig auftretenden gleichzeitigen Manifestation von Pollen- und Nahrungsmittelallergie kommt es bei einem Teil der Patienten erst nach vorbestehender Pollenallergie zu einer Reaktion auf Nahrungsmittel. Auch kann die Sensibilisierung gegen die Pollenallergene klinisch stumm bleiben und nur die Sensibilisierung auf kreuzreagierende Nahrungsmittel klinisch relevant werden.

Der immunologische Nachweis einer Kreuzreaktion muss nicht mit einer klinischen Manifestation einhergehen.

Stellenwert der oralen Provokation

Eine sichere Differenzierung zwischen klinisch relevanter Nahrungsmittelallergie und stummer Sensibilisierung ist bei nicht eindeutiger Anamnese nur mittels einer oralen Provokation möglich [54]. Die von Ballmer-Weber und Mitarbeitern [5, 6, 8, 9] mehrfach in Studien beschriebene doppelblinde, plazebokontrollierte Provokation mit nativem allergenem Nahrungsmittel in zwei Stufen ist dafür eine geeignete Methode.

Die Grundlage sind zwei Mahlzeiten (z.B. Getränke, Puddings etc.) mit identischer Farbe und Beschaffenheit sowie identischem Geschmack, wobei in der einen das zu prüfende Nahrungsmittel nativ in zerkleinerter Form und vorgeschriebener Menge enthalten ist. Initial wird eine Schleimhautprovokation durchgeführt. Das Vorgehen bei Verdacht auf eine hochgradige Sensibilisierung ist in Tabelle 6 dargestellt. Die Menge an Allergen, die in der Provokationsmahlzeit enthalten sein soll, variiert in Abhängigkeit vom Allergen und von der Anamnese. So sollte z.B. 1 ml Trinklösung 0,14 g Sellerie enthalten. Auf die konkreten Dosierungsempfehlungen wird hingewiesen [5, 6, 8, 9]. Bei klassischen

Tab. 6. Vorgehen bei doppelblinder plazebokontrollierter Nahrungsmittelprovokation in zwei Stufen*.

	Vorgehen	Ärztliche Beobachtung
	Stufe 1: Schleimhautprovokation	
1	Im Abstand von 15 Minuten 5, 10, 20, 40 ml der Verummahlzeit 1 Minute im Mund belassen, ausspucken	OAS (Irritationen und Schwellungen von Mund und Rachen) oder objektive allergische Symptome
2	Nach einem Intervall von 1 Stunde im Abstand von 15 Minuten 5, 10, 20, 40 ml der Plazebomahlzeit 1 Minute im Mund belassen, ausspucken	Keine Reaktion zu erwarten
3	**Bewertung:** Positiv, wenn subjektive Symptome (OAS) zu drei Zeiten oder bei objektiven allergischen Symptomen unter Allergenprovokation bei negativer Plazeboreaktion	
	Stufe 2: systemische Provokation	
1	Im Abstand von 15 Minuten 10, 20, 40, 80 ml Allergengetränk schlucken	OAS, Rhinokonjunktivitis, Angioödem Erbrechen, Durchfall, Atemnot, RR-Abfall
2	Nach einem Intervall von 24 Stunden im Abstand von 15 Minuten 10, 20, 40, 80 ml Plazebogetränk schlucken	Keine Reaktion zu erwarten
3	**Bewertung:** positiv, wenn Symptome zu drei Zeiten unter Allergenprovokation bei negativer Plazeboreaktion	

*Reihenfolge bezüglich Verum- und Plazebomahlzeit wird von unabhängiger Person bestimmt. Allergenverdünnung sowie Anzahl der Einzelgaben hängen von der Anamnese ab. Bestehen anamnestisch bei offenem Verzehr der Allergene keinerlei Symptome im Mund-Rachen-Bereich, sondern z.B. lediglich kutane Symptome, kann auf Stufe 1 verzichtet werden.

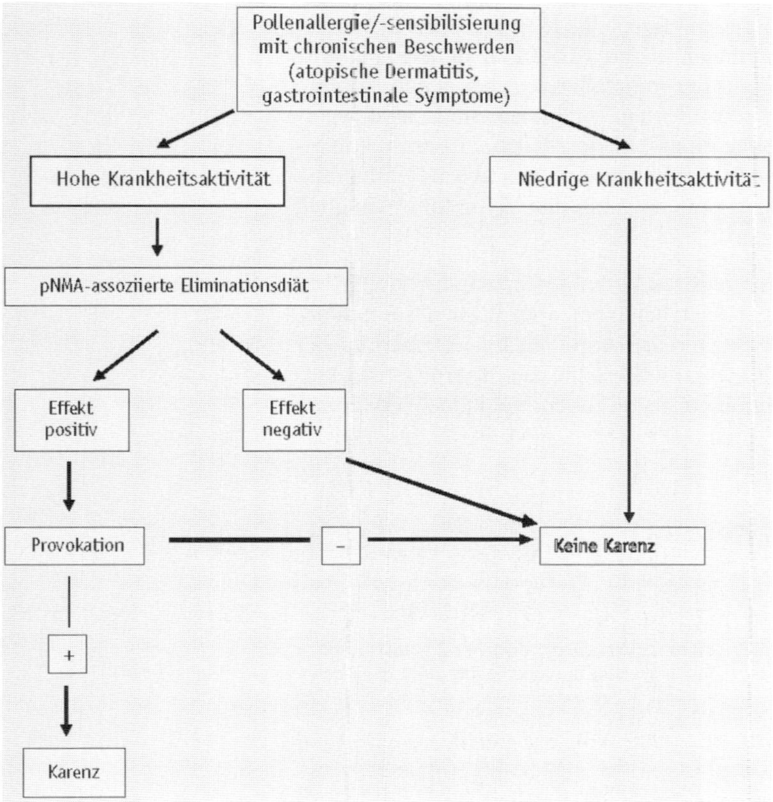

Abb. 1. Vorgehen bei atopischer Dermatitis oder gastrointestinaler Symptomatik mit Verdacht auf pollenassoziierte Nahrungsmittelallergie.

Nahrungsmitteln können diese bedeutend geringer sein. Sind die Symptome der ersten Phase nicht eindeutig, wird in einem zweiten Schritt eine systemische Provokation durchgeführt, bei der die Mahlzeiten geschluckt werden. Der Abstand zwischen Verum- und Plazebogabe beträgt dabei 24 Stunden. Erfasst werden sollen sowohl subjektive (OAS, Juckreiz etc.) als auch objektive Zeichen der allergischen Reaktion wie Rhinokonjunktivitis, Urtikaria, Angioödem, Durchfall, Erbrechen, Atemnot und Blutdruckabfall, die nur bei Verum, nicht jedoch bei Plazebogabe auftreten dürfen.

Wie einleitend erwähnt, können kreuzreagierende Allergene in Pollen auch für die Auslösung bzw. Zunahme einer atopischen Dermatitis oder gastrointestinaler Symptome verantwortlich sein. Diagnostisches Vorgehen und Stellenwert der Provokation in diesen Fällen weichen von dem beschriebenen Vorgehen ab; hier sind gegebenenfalls repetitive Provokationen notwendig (Abb. 1) [49, 64].

Zum Nachweis einer klinisch relevanten Kreuzallergie kann eine orale Provokation unumgänglich werden.

Therapeutische Konsequenzen unter Kenntnis der Kreuzreaktionen

Aufgrund der notwendigen Unterscheidung zwischen latenter Sensibilisierung und klinischer Manifestation ist es nicht gerechtfertigt, dass Patienten mit Pollenallergie und der Möglichkeit einer kreuzreaktiven Nahrungsmittelallergie auf diese Nahrungsmittel pauschal verzichten müssen, da die beschriebenen Assoziationen zwar möglich, aber nicht obligat sind. Nur wenn die mögliche Kreuzreaktion mit klinischen Symptomen einhergeht, ist eine Allergenkarenz angezeigt.

Nicht allein der Sensibiliserungsnachweis, sondern die Kombination mit klinischen Symptomen rechtfertigt die Karenz eines Nahrungsmittels.

Zusammenfassung für die Praxis

- Bei Verdacht auf eine Nahrungsmittelallergie kann bei Jugendlichen und Erwachsenen die Berücksichtigung häufiger kreuzreagierender Inhalationsallergene, insbesondere Pollen und Naturlatex, für die Nahrungsmittelallergie-Diagnostik wegweisend sein.
- Zunehmend polyvalente Sensibilisierungen gegen verschiedene Pollenspezies sind für ein umfangreiches Sensibilisierungsspektrum auf pflanzliche Nahrungsmittel verantwortlich.
- Reaktionen auf kreuzreagierende Nahrungsmittelallergene sind möglich, aber nicht obligat.
- Der Nachweis einer Sensibilisierung im Haut- bzw. In-vitro-Test reicht zur Klärung der klinischen Relevanz nicht aus. Die gezielte Anamnese hat einen höheren Stellenwert als die wahllose Testung infrage kommender Nahrungsmittel.
- Bei pflanzlichen Nahrungsmitteln ist in der Regel der Prick-zu-Prick-Test mit Frischmaterial einer Testung mit kommerziell erhältlichen Extrakten überlegen.
- Bei unklarer Anamnese ist eine gezielte orale Provokation zur Begründung einer Karenzdiät notwendig.
- Handzettel mit einer der zahlreichen Zusammenstellungen über kreuzreagierende Nahrungsmittel bei Pollenallergie ohne patientenspezifische Erläuterung können keine Grundlage für pauschale Diätempfehlungen sein.
- Die birkenpollenassoziierte Nahrungsmittelallergie bessert sich unter der spezifischen Immuntherapie mit Birkenpollen bei einem Teil der Patienten.

Die symptomatische Therapie orientiert sich an den allgemeinen Empfehlungen zur Behandlung der Nahrungsmittelallergie [40]. Das OAS rechtfertigt die prophylaktische Gabe eines Antihistaminikums vor der Nahrungsaufnahme [40].

Spezifische Immuntherapie: Sie hat eine Bedeutung bei der birkenpollenassoziierten Nahrungsmittelallergie. Hier gibt es aus offenen Studien Hinweise, dass sich unter der Hyposensibilisierung mit Baumpollenextrakten infolge der Kreuzreaktionen bei ca. 50% der Patienten auch die assoziierte Nahrungsmittelallergie bessert [2, 11, 30, 32, 40], wobei der Effekt auch über die Zeit der Immuntherapie hinaus anhält. Eine endgültige Bewertung der spezifischen Immuntherapie mit Pollenextrakten bei pollenassoziierter Nahrungsmittelallergie kann allerdings erst nach Vorliegen prospektiver, plazebokontrollierter Studien erfolgen. Patienten mit ausgeprägter Nahrungsmittelallergie, aber ohne klinische Symptome einer Pollenallergie, kann bisher keine generelle Empfehlung gegeben werden. Hier sollte der erfahrene Allergologe Krankheitswert und Leidensdruck im Verhältnis zum Risiko und Erfolg der Behandlung abwägen.

Bei beifußpollenassoziierten Nahrungsmittelallergien liegen ähnliche Untersuchungen nicht vor. Insbesondere bei den Nahrungsmittelallergien, bei denen mehrere Kreuzallergene involviert sind, wird wahrscheinlich erst durch den Einsatz rekombinanter Proteine eine positive Beeinflussung der pollenassoziierten Symptome möglich sein.

Je nach Anteil kreuzreagierender Allergene ist bei einer spezifischen Immuntherapie mit Birkenpollen eine Besserung der birkenpollenassoziierten Nahrungsmittelallergie bei ca. 50% der Patienten zu erwarten.

Literatur

[1] *Aalberse RC, Akkerdaas JH, van Ree R.* Cross-reactivity of IgE antibodies to allergens. Allergy. 2001; *56:* 478-490.

[2] *Asero R, Minisini S, Venturini E.* Effects of birch pollen-specific immunotherapy on apple allergy in birch pollen-hypersensitive patients. Clin Exp Allergy. 1998; *28:* 1368-1373.

[3] *Ayuso R, Lehrer SB, Lopez M, Reese G, Ibañez MD, Esteban MM, Ownby DR, Schwartz H.* Identification of bovine IgG as a major cross-reactive vertebrate meat allergen. Allergy. 2000; *55:* 348-354.

[4] *Ayuso R, Reese G, Leong-Kee S, Plante M, Lehrer SB.* Molecular basis of arthropod cross-reactivity: IgE-binding cross-reactive epitopes of shrimp,

house dust mite and cockroach tropomyosins. Int Arch Allergy Immunol. 2002; *129:* 38-48.

[5] *Ballmer-Weber BK, Hoffmann A, Wüthrich B, Lüttkopf D, Pompei C, Wangorsch A, Kästner M, Vieths S.* Influence of food processing on the allergenicity of celery: DBPCFC with celery spice and cooked celery in patients with celery allergy. Allergy. 2002; *57:* 228-235.

[6] *Ballmer-Weber BK, Scheurer S, Fritsche P, Enrique E, Cistero-Bahima A, Haase T, Wüthrich B.* Component-resolved diagnosis with recombinant allergens in patients with cherry allergy. J Allergy Clin Immunol. 2002; *110:* 167-173.

[7] *Ballmer-Weber BK, Scheurer S, Vieths S.* Update: Kreuzreaktivität zwischen Allergenen in Nahrungsmitteln und Birkenpollen. Allergologie. 2003; *26:* 463-473.

[8] *Ballmer-Weber BK, Vieths S, Lüttkopf D, Heuschmann P, Wüthrich B.* Celery allergy confirmed by double-blind, placebo-controlled food challenge: a clinical study in 32 subjects with a history of adverse reactions to celery root. J Allergy Clin Immunol. 2000; *106:* 373-378.

[9] *Ballmer-Weber BK, Wüthrich B, Wangorsch A, Fötisch K, Altmann F, Vieths S.* Carrot allergy: double-blinded, placebo-controlled food challenge and identification of allergens. J Allergy Clin Immunol. 2001; *108:* 301-307.

[10] *Bauer L, Ebner C, Hirschwehr R, Wüthrich B, Pichler C, Fritsch R, Scheiner O, Kraft D.* IgE cross-reactivity between birch pollen, mugwort pollen and celery is due to at least three distinct cross-reacting allergens: immunoblot investigation of the birch-mugwort-celery syndrome. Clin Exp Allergy. 1996; *26:* 1161-1170.

[11] *Baumann K, Roessler F, Müllner G, Pichler WJ, Helbling A.* Einfluß der spezifischen, subkutanen Immuntherapie mit Pollenextrakten auf die assoziierte Nahrungsmittelallergie. Allergologie. 2002; *25:* 326-332.

[12] *Beezhold DH, Sussman GL, Liss GM, Chang NS.* Latex allergy can induce clinical reactions to specific foods. Clin Exp Allergy. 1996; *26:* 416-422.

[13] *Björkstén F, Halmepuro L, Hannuksela M, Lahti A.* Extraction and properties of apple allergens. Allergy. 1980; *35:* 671-677.

[14] *Brehler R, Theissen U, Mohr C, Luger T.* "Latex-fruit syndrome": frequency of cross-reacting IgE antibodies. Allergy. 1997; *52:* 404-410.

[15] *Breiteneder H, Pettenburger K, Bito A, Valenta R, Kraft D, Rumpold H, Breitenbach M.* The gene coding for the major birch pollen allergen Bet v I is highly homologous to a pea disease resistance response gene. EMBO J. 1998; *8:* 1935-1938.

[16] *Breuer K, Wulf A, Constien A, Tetau D, Kapp A, Werfel T.* Birch pollen-related food as a provocation factor of allergic symptoms in children with atopic eczema/dermatitis syndrome. Allergy. 2004; *59:* 988-994.

[17] *Bublin M, Radauer C, Wilson IB, Kraft D, Scheiner O, Breiteneder H, Hoffmann-Sommergruber K.* Cross-reactive N-glycans of Api g 5, a high molecular weight glycoprotein allergen from celery, are required for immunoglobulin E binding and activation of effector cells from allergic patients. FASEB J. 2003; *17:* 1697-1699

[18] *Cadot P, Diaz JF, Proost P, Van Damme J, Engelborghs Y, Stevens EA, Ceuppens JL.* Purification and characterization of an 18-kd allergen of birch (Betula verrucosa) pollen: identification as a cyclophilin. J Allergy Clin Immunol. 2000; *105:* 286-291.

[19] *Dreborg ST, Foucard T.* Allergy to apple, carrot and potato in children with birch pollen allergy. Allergy. 1983; *38:* 167-172.

[20] *Engel E, Richter K, Obermeyer G, Briza P, Kungl AJ Simon B, Auer M, Ebner C, Rheinberger HJ, Breitenbach M, Ferreira F.* Immunological and biological properties of Bet v 4, a novel birch pollen allergen with two EF-hand calcium-binding domains. J Biol Chem. 1997; *272:* 28630-28637.

[21] *Eriksson NE, Formgren H, Svenonius E.* Food hypersensitivity in patients with pollen allergy. Allergy. 1982; *37:* 437-443.

[22] *Etesamifar J, Wüthrich B.* IgE-vermittelte Nahrungsmittelallergie bei 383 Patienten unter Berücksichtigung des oralen Allergie-Syndroms. Allergologie. 1998; *21:* 451-457.

[23] *Fötisch K, Vieths S.* N- and O-linked oligosaccharides of allergenic glycoproteins. Glycoconj J. 2001; *18:* 373-390.

[24] *Foetisch K, Westphal S, Lauer I, Retzek M, Altmann F, Kolarich D, Scheurer S, Vieths S.* Biological activity of IgE specific for cross-reactive carbohydrate determinants. J Allergy Clin Immunol. 2003; *111:* 889-896.

[25] *Gandolfo M, Baeza M, De Barrio M.* Anaphylaxis after eating figs. Allergy. 2001; *56:* 462-463.

[26] *Ganglberger E, Radauer C, Grimm R, Hoffmann-Sommergruber K, Breiteneder H, Scheiner O, Jensen-Jarolim E.* N-terminal sequences of high molecular weight allergens from celery tuber. Clin Exp Allergy. 2000; *30:* 566-570.

[27] *Garcia Ortiz JC, Moyano JC, Alvarez M, Bellido J.* Latex allergy in fruit-allergic patients. Allergy. 1998; *53:* 532-536.

[28] *Halmepuro L, Vuontela K, Kalimo KU, Björkstén F.* Cross-reactivity of IgE antibodies with allergens in birch pollen, fruits and vegetables. Int Arch Allergy Appl Immunol. 1984; *74:* 235-240.

[29] *Heiss S, Fischer S, Müller WD, Weber B, Hirschwehr R, Spitzauer S, Kraft D, Valenta R.* Identification of a 60 kd cross-reactive allergen in pollen and plant-derived food. J Allergy Clin Immunol. 1996; *98:* 938-947.

[30] *Henzgen M, Rudeschko O, Schlenvoigt G, Herrmann D, Frank E.* Immunparameter der Apfelallergie unter Hyposensibilisierung mit Birkenpollen. In: Wüthrich B (ed). Nahrungsmittel und Allergie 2. Deisenhofen: Dustri-Verlag Dr. Karl Feistle; 2002. p. 354-366.

[31] *Henzgen M, Rudeschko O, Schlenvoigt G, Jäger L.* Mangoallergie als Ausdruck einer Kreuzreaktion? Allergologie. 1998; *21:* 338-343.

[32] *Herrmann D, Henzgen M, Frank E, Rudeschko O, Jäger L.* Effect of hyposensitization for tree pollinosis on associated apple allergy. J Investig Allergol Clin Immunol. 1995; *5:* 259-267.

[33] *Himly M, Jahn-Schmid B, Dedic A, Kelemen P, Wopfner N, Altmann F, van Ree R, Briza P, Richter K, Ebner C, Ferreira F.* Art v 1, the major allergen of mugwort pollen, is a modular glycoprotein with a defensin-like and a hydroxyproline-rich domain. FASEB J. 2003; *17:* 106-108.

[34] *Iacovacci P, Afferni C, Butteroni C, Pironi L, Puggioni EM, Orlandi A, Barletta B, Tinghino R, Ariano R, Panzani RC, Di Felice G, Pini C.* Comparison between the native glycosylated and the recombinant Cup a1 allergen: role of carbohydrates in the histamine release from basophils. Clin Exp Allergy. 2002; *32:* 1620-1627.

[35] *Jäger L, Wüthrich B.* Nahrungsmittelallergien und -intoleranzen. München: Urban und Fischer; 2002.

[36] *Karamloo F, Wangorsch A, Kasahara H, Davin LB, Haustein D, Lewis NG, Vieths S.* Lignan and isoflavonoid reductases are a new class of cross-reactive allergens in birch pollen, fruits and vegetables. Eur J Biochem. 2001; *268:* 5310-5320.

[37] *Kleine-Tebbe J, Fuchs T, Lepp U, Niggemann B, Saloga J, Vieluf I, Vieths S, Werfel T, Zuberbier T, Jäger L.* In-vitro-Diagnostik von Nahrungsmittel-Allergien. Allergo J. 2001; *10:* 333-339.

[38] *Kleine-Tebbe J, Vogel L, Crowell DN, Haustein UF, Vieths S, Vieths S.* Severe oral allergy syndrome and anaphylactic reactions caused by a Bet v 1- related PR-10 protein in soybean, SAM22. J Allergy Clin Immunol. 2002; *110:* 797-804.

[39] *Kütting B, Brehler R.* Überlegungen zur klinischen Relevanz von kreuzreagierenden IgE-Antikörpern zwischen Hausstaubmilben, Mollusken und Krustazeen. Allergologie. 2002; *25:* 321-325.

[40] *Lepp U, Ehlers I, Erdmann S, Fuchs T, Henzgen M, Kleine-Tebbe J, Niggemann B, Saloga J, Vieluf I, Vieths S, Zuberbier T, Werfel T.* Therapiemöglichkeiten bei der IgE-vermittelten Nahrungsmittel-Allergie. Allergo J. 2002; *11:* 156-162.

[41] *Mahler V, Fischer S, Heiss S, Duchêne M, Kraft D, Valenta R.* cDna cloning and characterization of a cross-reactive birch pollen allergen: identification as a pectin esterase. Int Arch Allergy Immunol. 2001; *124:* 64-66.

[42] *Mittag D, Vieths S, Vogel L, Becker WM, Rihs HP, Helbling A, Wüthrich B, Ballmer-Weber BK.* Soybean allergy in patients allergic to birch pollen: clinical investigation and molecular characterization of allergens. J Allergy Clin Immunol. 2004; *113:* 148-154.

[43] *Mock B, Rudeschko O, Henzgen M, Schlenvoigt G, Jäger L.* Feigenallergie. Kreuzreaktionen zu Ficus benjamina und Versuch der Allergencharakterisierung. In: Wüthrich B (ed). Nahrungsmittel und Allergie 2. Deisenhofen: Dustri-Verlag Dr. Karl Feistle; 2002. p. 239-246.

[44] *Niggemann B, Kleine-Tebbe J, Saloga J, Sennekamp J, Vieluf I, Vieths S, Werfel T, Jäger L.* Standardisierung von oralen Provokationstests bei IgE-vermittelten Nahrungsmittelallergien. Allergo J. 1998; *7:* 45-50.

[45] *Oertmann C, Bergmann KC.* Die Zunahme des pollenassoziierten Allergie-Syndroms. Allergologie. 1997; *20:* 611-619.

[46] *Pichler WJ, Stich O.* Nahrungsmittelallergie bei Pollensensibilisierung. Teil II: Kreuzreaktionen bei Beifußpollen-Sensibilisierung. Allergologie. 1993; *16:* 494-501.

[47] *Quirce S, Marañón F, Umpiérrez A, de las Heras M, Fernández-Caldas E, Sastre J.* Chicken serum albumin (Gal d 5*) is a partially heat-labile inhalant and food allergen implicated in the bird-egg syndrome. Allergy. 2001; *56:* 754-762.

[48] *van Ree R, Aalberse RC.* Specific IgE without clinical allergy. J Allergy Clin Immunol. 1999; *103:* 1000-1001.

[49] *Reekers R, Busche M, Wittmann M, Kapp A, Werfel T.* Birch pollen-related foods trigger atopic dermatitis in patients with specific cutaneous T-cell responses to birch pollen antigens. J Allergy Clin Immunol. 1999; *104:* 466-472.

[50] *Rudeschko O, Fahlbusch B, Henzgen M, Schlenvoigt G, Herrmann D, Jäger L.* Optimization of apple allergen preparation for in vivo and in vitro diagnostics. Allergy. 1995; *50:* 262-268.

[51] *Rudeschko O, Fahlbusch B, Henzgen M, Schlenvoigt G, Herrmann D, Vieths S, Jäger L.* Investigation of the stability of apple allergen extracts. Allergy. 1995; *50:* 575-580.

[52] *Seiberler S, Scheiner O, Kraft D, Lonsdale D, Valenta R.* Characterization of a birch pollen allergen, Bet v III, representing a novel class of Ca2+ binding proteins: specific expression in mature pollen and dependence of patients' IgE binding on protein-bound Ca2+. EMBO J. 1994; *13:* 3481-3486.

[53] *Hansen KS, Ballmer-Weber BK, Lüttkopf D, Skov PS, Wüthrich B, Bindslev-Jensen C, Vieths S, Poulsen LK.* Roasted hazelnuts--allergenic activity evaluated by double-blind, placebo-controlled food challenge. Allergy. 2003; *58:* 132-138.

[54] *Skamstrup Hansen K, Vestergaard H, Stahl Skov P, Søndergaard Khinchi M, Vieths S, Poulsen LK, Bindslev-Jensen C.* Double-blind, placebo-controlled food challenge with apple. Allergy. 2001; *56:* 109-117.

[55] *Szépfalusi Z, Ebner C, Pandjaitan R, Orlicek F, Scheiner O, Boltz-Nitulescu G, Kraft D, Ebner H.* Egg yolk alpha-livetin (chicken serum albumin) is a cross-reactive allergen in the bird-egg syndrome. J Allergy Clin Immunol. 1994; *93:* 932-942.

[56] *Thiel C.* Nahrungsmittelallergie bei Pollinotikern. Allergologie. 1988; *11:* 397-410.

[57] *Valenta R, Duchêne M, Pettenburger K, Sillaber C, Valent P, Bettelheim P, Breitenbach M, Rumpold H, Kraft D, Scheiner O.* Identification of profilin as a novel pollen allergen; IgE autoreactivity in sensitized individuals. Science. 1991; *253:* 557-560.

[58] *Vieths S, Aulepp H, Schöning B, Tschirnich R.* Untersuchungen zur Apfelallergie bei Birkenpollenallergikern. Allergologie. 1995; *18:* 89-97.

[59] *Vieths S, Jankiewicz A, Schöning B, Aulepp H.* Apple allergy: the IgE-binding potency of apple strains is related to the occurrence of the 18-kDa allergen. Allergy. 1994; *49:* 262-271.

[60] *Vieths S, Schöning B, Petersen A.* Characterization of the 18-kDa apple allergen by two-dimensional immunoblotting and microsequencing. Int Arch Allergy Immunol. 1994; *104:* 399-404.

[61] *Wagner S, Breiteneder H.* The latex-fruit syndrome. Biochem Soc Trans. 2002; *30:* 935-940.

[62] *Wensing M, Akkerdaas JH, van Leeuwen WA, Stapel SO, Bruijnzeel-Koomen CAFM, Aalberse RC, Bast BJEG, Knulst AC, van Ree R.* IgE to Bet v 1 and profilin: cross-reactivity patterns and clinical relevance. J Allergy Clin Immunol. 2002; *110:* 435-442.

[63] *Werfel T.* Skin manifestations in food allergy. Allergy. 2001; *56 (Suppl 67):* 98-101.

[64] *Werfel T, Fuchs T, Reese I, Erdmann S, Henzgen M, Kleine-Tebbe J, Lepp U, Niggemann B, Saloga J, Vieluf I, Vieths S, Zuberbier T.* Vorgehen bei vermuteter Nahrungsmittelallergie bei atopischer Dermatitis. Positionspapier der Deutschen Gesellschaft für Allergie und klinische Immunologie (DGAI). Allergo J. 2002; 11: 386-393; (AWMF-Leitlinienregister Nr. 061/010, www.awmf online.de).

[65] *Wüthrich B, Das Dietschi R.* Sellerie-Karotten-Beifuß-Gewürzdyndrom: Hauttest- und RAST-Ergebnisse. Schweiz Med Wochenschr. 1985; *115:* 358-364.

[66] *Wüthrich B, Stäger J, Johansson SGO.* Celery allergy associated with birch and mugwort pollinosis. Allergy. 1990; *45:* 566-571.

[67] *Wüthrich B, Straumann F.* Pollen cross-reactivity. Can we establish a link between the in vitro results and the clinical situation? Allergy. 1997; *52:* 1187-1193.

[68] *Wyss M, Huwyler T, Wüthrich B.* "Bird-egg" and "egg-bird-syndrome". Kreuzsensibilisierung zwischen inhalativen und ingestiven Vogelproteinen. Allergologie. 1996; *14:* 275-278.

Leitlinie der
DGAKI, des ÄDA und der GPA

Vorgehen bei vermuteter Nahrungsmittelallergie bei atopischer Dermatitis

Leitlinie der Arbeitsgruppe Nahrungsmittelallergie der Deutschen Gesellschaft für Allergologie und Klinische Immunologie (DGAKI), des Ärzteverbandes Deutscher Allergologen (ÄDA) und der Gesellschaft für Pädiatrische Allergologie und Umweltmedizin (GPA)

T. Werfel, S. Erdmann, T. Fuchs, M. Henzgen, J. Kleine-Tebbe, U. Lepp, B. Niggemann, M. Raithel, I. Reese, J. Saloga, S. Vieths, M. Worm und T. Zuberbier

Einleitung

Nahrungsmittel werden seit vielen Jahren als mögliche Auslöser von Schüben der atopischen Dermatitis diskutiert. Viele Patienten mit atopischer Dermatitis vermuten, dass allergische Reaktionen gegen Nahrungsmittel ihr Ekzem auslösen oder unterhalten können. Die Mehrzahl der Patienten probiert im Verlauf der Erkrankung Diäten aus, wobei es zu Fehlernährungen und emotionalen Belastungen kommen kann [12].

Die meisten Untersucher gehen davon aus, dass Nahrungsmittelallergene als Schubfaktoren bei atopischer Dermatitis vor allem im Kindesalter bedeutsam sind, da Nahrungsmittelallergien vom Soforttyp auch besonders häufig im Kindesalter auftreten und sich im späteren Lebensalter oft verlieren. So wurde tatsächlich gezeigt, dass etwa ein Drittel aller Kinder mit schwerer atopischer Dermatitis unter einer Nahrungsmittelallergie leidet [19]. Tabelle 1 fasst Studien zusammen, in denen Kinder, die unter einer atopischen Dermatitis litten, mittels verblindeter oraler Provokation hinsichtlich einer Nahrungsmittelallergie untersucht wurden. Ein Problem ist, dass in vielen Studien, in denen orale Provokationstests durchgeführt wurden, die Verschlechterung der Ekzeme, die meist erst am Folgetag sichtbar wird, nicht systematisch erfasst wurde.

Für Erwachsene liegen allerdings noch keine Studien mit hinreichender Probandenzahl zur Erfassung der Häufigkeit vor, mit der Betroffene insbesondere auch auf pollenassoziierte Nahrungsmittel mit einer Ekzemverschlechterung reagieren.

Klinische Reaktionsmuster auf Nahrungsmittel bei atopischer Dermatitis

Provokationstests können bei Patienten mit atopischer Dermatitis zu drei unterschiedlichen Reaktionsmustern führen [7]:

– nicht ekzematöse Reaktionen; in der Regel handelt es sich hierbei um IgE-

Tab. 1. Prävalenz der Nahrungsmittelallergie bei Kindern mit atopischer Dermatitis

Erstautor	Jahr	Kinder (n)	Allergie[b] (%)
Sampson	1985	113	56
Burks	1988	46	33
Sampson	1992	320	63
Eigenmanna	1998	63	37
Burks	1998	165	39
Niggemann	1999	107	51
Eigenmann[a]	2000	74	34
Breuer	2004	64	46

[a]Unselektionierte Kinder mit atopischer Dermatitis
[b]Nahrungsmittelallergie, gesichert durch doppelblinde, plazebokontrollierte orale Provokation

*Entwicklungsstufe 1 (S1); Stand: 16. August 2006 im AWMW-Verzeichnis 2011 aktualisiert

Arbeitskreis Diätetik in der Allergologie

Tab. 2. Diagnostische Möglichkeiten zur Klärung einer Nahrungsmittelallergie bei atopischer Dermatitis.

Anamnese (Stellenwert bei verzögert einsetzenden Schüben der atopischen Dermatitis gering)
Symptom-Nahrungsmittel-Tagebuch
In-vitro-Untersuchungen – Spezifisches IgE (plus Gesamt-IgE)
In-vivo-Untersuchungen – Hauttests – Orale Provokationen

vermittelte Symptome, die sich an der Haut als Pruritus, Urtikaria oder Flush-Reaktionen äußern können, sowie um andere Soforttypreaktionen des Gastrointestinal- oder Respirationstraktes sowie Anaphylaxie;
- isolierte ekzematöse Spätreaktionen, d.h. in der Regel ein Aufflammen von Ekzemen nach Stunden oder ein bis zwei Tagen;
- eine Kombination aus nicht ekzematösen Frühreaktionen und ekzematösen Spätreaktionen.

Während Nahrungsmittel als Auslöser von Soforttypreaktionen durch eine subtile Anamnese, Hauttests und den Nachweis von spezifischem IgE gegen das verdächtigte Nahrungsmittel relativ gut zugeordnet werden können, ist eine Identifikation der Auslöser von verzögert einsetzenden Reaktionen wie Ekzemreaktionen bei atopischer Dermatitis schwierig. Dabei können Spätreaktionen auf Nahrungsmittel [37] isoliert auftreten oder auch an vorausgegangene Soforttypreaktionen gekoppelt sein [6]. Auswertungen von Provokationstests bei Kindern weisen darauf hin, dass ca. 25% aller klinischen Reaktionen erst nach 2 Stunden oder später auftreten [6, 11].

Auch Patienten mit einer Birkenpollensensibilisierung können auf die orale Provokation mit kreuzreaktiven Nahrungsmitteln mit Ekzemverschlechterungen reagieren [7, 30]. Die Auslösbarkeit der atopischen Dermatitis durch pollenassoziierte Nahrungsmittel ist insbesondere auch für Jugendliche und erwachsene Patienten klinisch relevant. In Bezug auf eine unselektionierte Population scheint allerdings die Induzierbarkeit von Ekzemen durch pollenassoziierte Nahrungsmittel gering zu sein [41].

Neben den häufig angeschuldigten „klassischen“ Nahrungsmittelproteinen gibt es Hinweise darauf, dass auch andere Nahrungsmittelinhaltsstoffe die atopische Dermatitis bei einzelnen Patienten verschlechtern können. Ob es sich bei diesen Reaktionen um allergische oder nicht immunologische, pseudoallergische Reaktionen handelt, ist derzeit unklar [39, 40]. Die Rolle von Zucker als Schubfaktor spielt aufgrund der Ergebnisse von Provokationstestungen keine Rolle und wird von vielen Patienten bzw. deren Eltern überschätzt [13].

Praktische Aspekte der Diagnostik

Als „Goldstandard“ in der Diagnostik nahrungsmittelabhängiger Reaktionen gilt die plazebokontrollierte, doppelblinde orale Provokation [5, 27], da spezifisches IgE, Pricktests und anamnestische Angaben häufig nicht mit der Klinik korrelieren [3, 6, 26].

Bei der Diagnostik der Nahrungsmittelallergie bei atopischer Dermatitis gibt es keinen einzelnen beweisenden Parameter [27]. Ein stufenweises Vorgehen unter Berücksichtigung individueller Faktoren ist auch hier sinnvoll. Die Nahrungsmittelallergiediagnostik bei atopischer Dermatitis unterscheidet sich prinzipiell nicht wesentlich von der Diagnostik anderer allergischer Erkrankungen (Tab. 2). Der folgende Abschnitt fasst die publizierten Vorschläge zum Vorgehen bei IgE-vermittelten Reaktionen auf Nahrungsmittel zusammen [27] und stellt die Besonderheiten bei atopischer Dermatitis heraus.

Die Anamnese stellt den ersten Mosaikstein der Diagnostik bei Verdacht auf eine Nahrungsmittelallergie dar. Mithilfe der Anamnese kann bereits versucht werden, Verbindungen zwischen klinischen Symptomen und der Aufnahme bestimmter Nahrungsmittel herzustellen sowie insbesondere Hinweise auf IgE-vermittelte Reaktionen zu erhalten. In einer der wenigen plazebokontrollierten Studien mit Eliminationsdiäten wurde eine Besserung des Ekzems bei 60% der Kinder durch Entfernung der Allergene Ei und Milch beschrieben. Häufig stimmten die elterlichen Vermutungen über die Rolle von Milch oder Ei als Schubfaktoren von ekzematösen Hautveränderungen nicht mit den Beobachtungen überein, die in dieser Studie an den Kindern gemacht wurden [3], was den Wert der Anamnese für Ekzemreaktionen tatsächlich gering erscheinen lässt. Auch in retrospektiven Untersuchungen zum Stellen-

Tab. 3. Beispiel einer oligoallergenen Basisdiät

– Getreide: geschälter Reis
– Fleisch: Lamm, Pute
– Gemüse: Blumenkohl, Brokkoli, Gurke
– Fett: raffiniertes Pflanzenöl, milchfreie Margarine
– Getränke: Mineralwasser, schwarzer Tee
– Gewürze: Salz, Zucker

wert diagnostischer Instrumente bei Patienten mit atopischer Dermatitis, die verblindet oral provoziert wurden, hatte die Anamnese keine hohe diagnostische Spezifität [6, 26].

Bei Verdacht auf eine Nahrungsmittelallergie sollten In-vivo-Untersuchungen (z.B. Hauttests) und/oder In-vitro-Untersuchungen (z.B. spezifisches IgE im Serum) angeschlossen werden. Als Hauttest für die Routine wird derzeit ausschließlich der Pricktest empfohlen. Ein weiteres diagnostisches Instrument bei der Untersuchung von Nahrungsmittelallergien stellt die Epikutantestung mit nativen Nahrungsmitteln (sog. Atopie-Patch-Test) dar. Der Atopie-Patch-Test kann als zusätzliches diagnostisches Werkzeug in spezialisierten Zentren empfohlen werden, wenn folgende Fragestellungen abgeklärt werden sollen:

- Abklärung einer Nahrungsmittelallergie bei atopischer Dermatitis ohne Nachweis einer deutlichen IgE-vermittelten Sensibilisierung;
- schwere oder persistierende atopische Dermatitis mit unbekannten Triggerfaktoren;
- multiple IgE-vermittelte Sensibilisierungen ohne achweisbare klinische Relevanz bei Patienten mit atopischer Dermatitis [35].

Der Atopie-Patch-Test wird allerdings nicht generell für die Routinediagnostik empfohlen. Größere Patientenzahlen wurden lediglich in der jungen Altersgruppe untersucht, in der der Atopie-Patch-Test nicht zu einer deutlichen Reduktion der Notwendigkeit oraler Provokationen führt [23]. Zur In-vitro-Diagnostik von Nahrungsmittelallergien liegt ein Positionspapier der DGAKI vor [20], für die Routine sind insbesondere Bestimmungen von spezifischem IgE verfügbar. Wahrscheinlich ist der positive Vorhersagewert einer klinischen Reaktion bei Patienten mit atopischer Dermatitis aufgrund spezifischer IgE-Konzentrationen vom jeweiligen Nahrungsmittelallergen abhängig [11, 32]. Allerdings ist zurzeit eine Korrelation zwischen spezifischen IgE-Titern und der Wahrscheinlichkeit des Auftretens einer klinischen Reaktion nur für Kinderkohorten und nur für wenige Nahrungsmittel beschrieben worden. Insbesondere sind keine entsprechenden Untersuchungen für Ekzemreaktionen auf Nahrungsmittel bei atopischer Dermatitis durchgeführt worden.

Der Lymphozytentransformationstest (LTT) als ergänzendes Instrument der In-vitro-Diagnostik von zellulär vermittelten Allergien ist im Bereich wissenschaftlicher Studien anzusiedeln.

Bei unklarem Zusammenhang ist das Führen eines Symptom-Nahrungsmittel-Tagebuchs zu empfehlen. Derartige Tagebücher, z.B. über einen Zeitraum von zwei bis vier Wochen geführt, geben einen Überblick über die verabreichten Nahrungsmittel sowie über die Lebensumstände des Patienten und können so gelegentlich bereits eine Zuordnung von Symptomen zu bestimmten Nahrungsmitteln erlauben.

Ist auch danach eine Zuordnung der Krankheitserscheinungen zur Aufnahme von bestimmten Nahrungsmitteln nicht möglich (insbesondere im Hinblick auf Ekzemverschlechterungen bei atopischer Dermatitis), kann der Patient auf eine oligoallergene Basisdiät gesetzt werden. Bei Säuglingen sollte die oligoallergene Basisdiät aus einer extensiv hydrolysierten Eiweißpräparation bestehen, bei älteren Patienten z.B. aus den in Tabelle 3 genannten, seltener allergieauslösenden Nahrungsmitteln. Bei erwachsenen Patienten ist dieses Vorgehen nur in Ausnahmefällen notwendig. Bei entsprechender Sensibilisierung ist es in dieser Altersgruppe meist sinnvoller, es zunächst mit einer pollenassoziierten Eliminationsdiät zu probieren.

Die einzelnen Bestandteile der oligoallergenen Basisdiät müssen selbstverständlich individuell festgelegt werden und sind frei kombinierbar. Dabei kann man sich an den spezifischen IgE-Antikörpern orientieren. In einigen Fällen wird man aber auch Nahrungsmittel, gegen die eine schwache Sensibilisierung besteht, im Regime belassen müssen. Selbst auf hydrolysierte Eiweißpräparationen sind Symptome möglich – bis hin zu anaphylaktischen Reaktionen [8, 9, 26, 30].

Tritt unter einer diagnostischen Diät nach spätestens vier Wochen keine Besserung des klinischen Bildes (d.h. des Ekzems) auf, besitzt die Nahrungsmittelallergie für die Symptomatik des Patienten wahrscheinlich keine Wertigkeit. In diesem Fall sind Provokationstestungen meist nicht notwendig und diätetische Einschränkungen nicht erforderlich. Bei Verschlechterung nach erneuter Kosteinführung ist die Möglichkeit zu berücksichtigen, dass der Patient auf einen Inhaltsstoff der oligoallergenen Diät doch klinisch reagiert hat oder dass andere Schubfaktoren während der Eliminationsphase mit wirksam waren (z.B. Pollenflug, psychischer Stress etc.). In seltenen Fällen sind allerdings objektivierbare Symptome gegen die in der Basisdiät verwendeten Nahrungsmittel zu berücksichtigen. Wird eine Besserung der Symptome beobachtet, schließen sich doppelblinde orale Provokationstestungen an.

Patienten mit atopischer Dermatitis und gleichzeitig bestehenden, zweifelsfrei zuzuordnenden Soforttypreaktionen auf Nahrungsmittel werden allerdings in der Regel keiner Provokationstestung unterzogen [4]. Patienten mit atopischer Dermatitis und pollenassoziierten Nahrungsmittelallergien im Sinne eines oralen Allergiesyndroms (OAS) [7] lassen sich ebenfalls meist aufgrund der Klinik in Verbindung mit dem entsprechenden Sensibilisierungsmuster diagnostizieren und erfordern nicht zwingend orale Provokationen.

Insbesondere bei negativen Ergebnissen hat die offene orale Provokation einen hohen Stellenwert für die Diagnostik. Grenzen der offenen Provokationstestung sind durch psychologische Faktoren, fehlende Objektivierung und bei zu erwartenden Spätreaktionen bei atopischer Dermatitis gegeben [16]. Daher wird bei unklaren Reaktionen im Rahmen einer offenen oralen Provokationstestung dringend zur Wiederholung mit aufwendigeren, jedoch in der Interpretation sicheren verblindeten oralen Provokationen geraten.

Vor eingreifenden diätetischen Maßnahmen (z.B. kuhmilchfreie Ernährung bei Säuglingen und Kleinkindern) sowie bei schwerer atopischer Dermatitis sollten orale Provokationen daher primär doppelblind und plazebokontrolliert durchgeführt werden. Mit diesem Testverfahren kann – unabhängig von subjektiven Faktoren – die klinische Aktualität vorhandener Sensibilisierungen oder vermeintlich beobachteter Symptome gesichert werden. Ausführliche Hinweise zur Durchführung der doppelblinden und plazebokontrollierten oralen Provokation (DBPCFC) finden sich in der Leitlinie der DGAKI von Niggemann at al. [27]. Mit Bezug zur atopischen Dermatitis wird hervorgehoben, dass eine orale Provokation dringend angeraten wird, auch wenn sich die Haut während der diagnostischen Eliminationsdiät gebessert hat. Es reicht in der Regel nicht aus, dem Ergebnis der diagnostischen Eliminationsdiät zu vertrauen, da es hier eine Reihe von Einflussfaktoren gibt. Selbstverständlich werden Patienten mit nachgewiesenen Soforttypreaktionen nicht oral provoziert, um die Rolle der Nahrungsmittel für die Ekzeme zu beweisen.

Rezepte zur Verblindung von Nahrungsmittelallergenen für den DBPCFC finden sich bei Werfel und Reese [38].

Bei der atopischen Dermatitis sollten orale Provokationen im symptomarmen Intervall nach einer Eliminationsdiät durchgeführt werden. Falls eine stabile Situation durch Karenz allein nicht möglich ist, muss vor Beginn der Provokationen die Lokaltherapie intensiviert und dann gleichmäßig fortgeführt werden.

Begleitende Therapie und Umstände sollten so wenig wie irgend möglich verändert werden. Nur bei einer kontinuierlich stabilen Situation ist die Grundlage für eine Beurteilung der klinischen Reaktionen gegeben. Falls auf Steroide nicht verzichtet werden kann, ist die Applikation eines schwachen Steroidexternums (z.B. 1%iges Hydrokortisonpräparat) einmal täglich möglich. Klinisch relevante Reaktionen werden dadurch nicht verhindert – andererseits können aber die natürlichen Schwankungen des Ekzems ausgeglichen werden. Dabei ist darauf zu achten, dass die Steroidtherapie über die Zeit der Provokation durchgeführt wird, es soll keine Antihistaminikaoder UV-Therapie durchgeführt werden.

Nahrungsmittel sollten während der Provokation möglichst nüchtern verabreicht werden, was allerdings im Säuglingsalter nicht immer möglich ist. Die Dosis sollte alle 30 (– 60) min bis zur Höchstdosis oder bis zur klinischen Reaktion gesteigert werden.

Tab. 4. Ablauf von repetitiven Provokationstests bei atopischer Dermatitis

Tag 1[a]	Titration von Verum bis zur altersentsprechenden Tagesdosis
Tag 2[a]	Verum (altersentsprechende Tagesdosis)
Tag 3	Beobachtung
Tag 4[a]	Titration von Plazebo
Tag 5[a]	Plazebo (in gleicher Menge wie Verum am Tag 2)
Tag 6	Beobachtung

[a]Verum bzw. Plazebo (Tage 1 und 2 bzw. 4 und 5) werden bei der doppelblinden Provokation in zufälliger Reihenfolge verabreicht.

Die Gesamtdosis sollte ungefähr der durchschnittlichen täglichen Einnahme entsprechen (z.B. ein Ei, 150 ml Milch). Wegen der zu erwartenden Spätreaktion muss die Haut zumindest am Folgetag nach Provokation inspiziert werden. Optimalerweise sollte die Beobachtungsdauer mindestens 48 h betragen. Bei atopischer Dermatitis sollte repetitiv über mindestens zwei Tage (Tab. 4) mit dem gleichen Nahrungsmittel provoziert werden. Die klinische Beurteilung (Monitoring) muss gleichbleibend gewährleistet sein (z.B. SCORAD: Erfassung des Ekzemschweregrades [34]).

Auch wenn keine Soforttypreaktion geschildert wurde, sollten Provokationen nur von allergologisch erfahrenen Personen durchgeführt werden. Insbesondere bei Kindern mit atopischer Dermatitis, die eine längere Eliminationsdiät durchgeführt hatten, sind nach Wiedereinführung des Nahrungsmittels sehr schwere bis lebensgefährliche klinische Reaktionen beschrieben worden [16]. Ein Notfallset muss immer einsatzbereit zur Verfügung stehen.

Da bei hochsensibilisierten Patienten nach Nahrungsmittelprovokationen schwere Symptome bis hin zu tödlichen Reaktionen auftreten können (auch bei unklarer Anamnese für schwere klinische Reaktionen), müssen – besonders bei zu befürchtenden Frühreaktionen – orale Provokationen in Form einer Titration eingeleitet werden [10]. Soforttypreaktionen treten auch bei Patienten mit atopischer Dermatitis häufig bei niedrigen Allergendosen auf [31]. Besondere Vorsicht sollte man nach langer Karenz (d.h. bei langem Zeitabstand zwischen letzter Gabe des Nahrungsmittels und Reprovokation) walten lassen. Weitere technische Gesichtspunkte zur Provokation werden ausführlich in der Leitlinie von Niggemann und Mitarbeitern [27] diskutiert.

Orale Provokationstestungen können nach entsprechender Eliminations- oder oligoallergener Basisdiät als schrittweise Neueinführung von einzelnen Nahrungsmitteln durchgeführt werden, wenn keine Hinweise auf Soforttypreaktionen bestehen. Dies kann z.B. nach der Reihenfolge, die in Tabelle 5 angegeben ist, erfolgen. Alle vier bis sieben Tage wird ein Nahrungsmittel neu eingeführt und dann in der Ernährung beibehalten. Viele Provokationen werden nur auf offener Basis und nicht als plazebokontrollierte Testungen durchführbar sein. Falls sich bei ambulanten Testungen oder aus der Anamnese Unklarheiten ergeben, ist die Durchführung von DBPCFC angezeigt.

Welches Vorgehen für welche Konstellation bei atopischer Dermatitis?

Aufgrund der Anamnese und der Befunde der körperlichen Untersuchung (Schweregrad der Neurodermitis) bezüglich möglicher Nahrungsmittelallergien lassen sich folgende Konstellationen mit jeweils unterschiedlichen Vorgehensweisen voneinander unterscheiden:

- Es liegen eine atopische Dermatitis und eine eindeutige Anamnese einer aktuellen Soforttypreaktion auf Nahrungsmittel vor. Unabhängig vom Schweregrad der atopischen Dermatitis wird empfohlen, nach Abklärung einer spezifischen Sensibilisierung (In-vitro-/Hauttest) Eliminationsdiät und gegebenenfalls orale Provokation anzuschließen, wie in der Leitlinie von Niggemann et al. [27] empfohlen.
- Es liegen eine atopische Dermatitis sowie eine eindeutige Anamnese einer Soforttypreaktion vor, die allerdings mindestens ein halbes Jahr vorher erlitten wurde. Bei Kleinkindern sollte insbesondere die Aktualität der Soforttypreaktion überprüft werden, da sich mittlerweile Toleranz eingestellt haben könnte. Das Vorgehen besteht wiederum in Überprüfung der Sensibilisierung, Eliminationsdiät und oraler Provokation.
- Es liegt eine schwere atopische Dermatitis, jedoch keine klare Anamnese einer Soforttypreaktion vor. Der Zusammenhang zwischen dem Genuss bestimmter Nahrungsmittel und dem ekzematösen Hautzustand ist unklar. Wir empfehlen die Überprüfung einer spezifischen Sensibilisierung gegen wichtige Grundnah-

Tab. 5. Beispiel für eine Reihenfolge der Nahrungsmittel zur Provokation bzw. Wiedereinführung nach oligoallergener Basisdiät.

13. Kuhmilch (gegebenenfalls Soja)
14. Hühnerei
15. Weizenprodukte
16. Weitere Gemüsesorten (z.B. Kartoffel, Karotte)
17. Obstsorten (z.B. Banane, süße Birne)
18. Weitere Getreidesorten
19. Weitere Fleischsorten
20. Diverses: Nüsse, Sellerie, Gewürz

rungsmittel in einem Screeningtest im Serum oder im Hauttest. Bei Monosensibilisierung oder bei einer hinsichtlich des Sensibilisierungsgrades besonders ausgeprägten Sensibilisierung können sich eine gezielte Eliminationsdiät und eine orale Provokation anschließen. Bei polyvalenten Sensibilisierungen empfiehlt sich eine oligoallergene Diät mit anschließender oraler Provokation der wichtigsten Nahrungsmittel, wie oben beschrieben.

– Es besteht eine atopische Dermatitis, und ein Zusammenhang mit dem Genuss bestimmter Nahrungsmittel wird vom Patienten bzw. von dessen Eltern vermutet, gegebenenfalls wird bereits eine Eliminationsdiät „auf Verdacht" durchgeführt. Unabhängig vom Schweregrad der atopischen Dermatitis sollte hier nach einer spezifischen Sensibilisierung gesucht werden, und die klinische Relevanz des Nahrungsmittels sollte mittels doppelblinder oraler Provokation überprüft werden. Dies empfiehlt sich insbesondere dann, wenn bei Säuglingen und Kleinkindern wichtige Grundnahrungsmittel gemieden werden, um eventuell unnötige Diäten zu beenden.

Der große Aufwand der DBPCFC ist gerade bei den oft sehr jungen Patienten gerechtfertigt und notwendig, um bestimmte klinisch manifeste Reaktionen hervorrufende Nahrungsmittel zu vermeiden, aber auch, um unseren Patienten ungesicherte oder gar unsinnige Diäten zu ersparen, die sie sinnlos beeinträchtigen, zu erheblichen Mangelzuständen führen können, Therapeuten ungerechtfertigt von der Verantwortung entheben und sinnvolle Therapiemaßnahmen verhindern.

Auch auf soliden Provokationstestungen beruhende Diätempfehlungen sind im Kindesalter jeweils nur für zwölf bis 24 Monate gültig. Danach muss die klinische Aktualität mittels einer erneuten Untersuchung des spezifischen IgE sowie einer oralen Provokationstestung neu evaluiert werden. Für das Erwachsenenalter und für bestimmte Allergene (beispielweise Nüsse, Erdnüsse, Fisch) mögen längere Intervalle praktikabler sein. Ärztlich verordnete Diätempfehlungen sollten nur in Form einer ausführlichen Diätberatung unter Mithilfe einer geschulten Ernährungsfachkraft umgesetzt werden. Für Diätempfehlungen stehen aktuelle, in verschiedenen Zentren durch Ernährungsfachkräfte abgestimmte Vorschläge zur Verfügung [38].

Beikosteinführung bei Säuglingen/Kleinkindern mit bereits manifester atopischer Dermatitis

Unabhängig davon, ob sich bereits im Laufe des ersten Lebenshalbjahres eine atopische Dermatitis manifestiert, gelten die Empfehlungen zur Allergieprävention [25], die im Folgenden noch einmal dargestellt werden:

Es ist empfehlenswert, die ersten vier Monate ausschließlich zu stillen. Danach kann gemäß den Empfehlungen des Forschungsinstituts für Kinderernährung in Dortmund (FKE) mit der Einführung von Beikost begonnen werden. Eine Fortführung des Stillens wird als günstig im Sinne der Vorbeugung allergischer Erkrankungen eingestuft. Kann oder möchte die Mutter nicht stillen, sollten allergiegefährdete Säuglinge (Vorliegen einer atopischen Manifestation mindestens bei einem Familienmitglied ersten Grades) eine hydrolysierte Säuglingsnahrung bekommen. Dabei ist es sinnvoll, auf Hydrolysate zurückzugreifen, die in Studien ihre protektive Wirkung unter Beweis gestellt haben.

Manifestiert sich bei ausschließlich gestillten Säuglingen eine schwergradige atopische Dermatitis, kann es im Einzelfall möglicherweise sinnvoll sein, die Stillperiode zu verkürzen [18]. Zunächst sollte allerdings – nach einer entsprechenden Allergiediagnostik – geprüft werden, ob die Ekzeme sich bei Vermeiden bestimmter Allergene durch die Mutter signifikant bessern. Ein solcher Verdacht auf Nahrungsmittelallergie ist durch Symptome bei Wiedereinführung verdächtigter Nahrungsmittel in die mütterliche Diät zu sichern, bevor die Mutter langfristig eine Eliminationsdiät während des Stillens durchführt. Ist eine Auslassdiät therapeutisch gerechtfertigt, dient eine ausführliche therapeutische Ernährungsberatung durch eine allergologisch versierte Ernährungsfachkraft dazu, eine ausreichende Nährstoffdeckung bei Mutter und Kind zu sichern.

Möchte die Mutter vollständig abstillen, ist ab dem 4. Lebensmonat keine Spezialnahrung als Muttermilchersatz mehr zur Allergieprävention notwendig. Es kann dann auf normale Pre- oder 1er-Nahrung auf Kuhmilchbasis zurückgegriffen werden. Von der Verwendung sojahaltiger Säuglingsnahrungen wird im gesamten ersten Lebensjahr abgeraten, auch wenn das Allergierisiko im zweiten Lebenshalbjahr nicht mehr erhöht ist [21, 42]. Diese Empfehlung beruht auf dem hohen Gehalt an Phytoöstrogenen, die für die Entwicklung des Säuglings als kritisch betrachtet werden [14].

Aufgrund aktueller Daten großer Geburtskohorten [15, 24, 43, 44, 45] wird einer verzögerten Beikosteinführung keine allergieprotektive Wirkung mehr zugeschrieben, möglicherweise ist eine sehr späte Einführung bestimmter Lebensmittel sogar eher ein Risikofaktor [29, 33]. Eine vorbeugende Meidung potenter Allergene wird im Rahmen der Beikost nicht mehr empfohlen, so dass die Empfehlungen des FKE für alle Kinder – unabhängig vom Allergierisiko gelten. Bei Kindern mit persistierender moderater oder schwerer AD ist jedoch zu bedenken, dass sie häufiger bereits gegen potente Nahrungsmittelallergene, insbesondere Hühnerei, Kuhmilch und/ oder Erdnuss sensibilisiert sein können, bevor diese in die Beikost eingeführt werden. Ein Screening auf spezifische IgE Antikörper bei Kindern mit persistierender moderater oder schwerer AD gegen diese Nahrungsmittel ist vor deren Gabe oder vor möglicher Exposition (z.B. im Kindergarten) ist daher sinnvoll.

Die Empfehlung, die Beikosteinführung langsam erfolgen zu lassen, ist weiterhin sinnvoll, damit eine ggf. auftretende Unverträglichkeit auf ein neu eingeführtes Lebensmittel schnell erkannt werden kann. Es empfiehlt sich, mit Beginn der Beikost eventuell auftretende Reaktionen in einem Symptomtagebuch zu dokumentieren.

Die Einführung der Beikost beginnt mit der Mittagsmahlzeit. Pro Woche wird anfangs lediglich ein neues Lebensmittel hinzugefügt, so dass erst im Verlauf eines Monats der vollständige Gemüse-Kartoffel-Fleisch-Brei gefüttert werden kann. Später kann der Abstand auf drei bis vier Tage reduziert werden. Alle Lebensmittel werden zunächst in gegarter Form eingeführt. Die Verwendung von Kleinkindkost aus Gläschen sichert eine hohe kontrollierte Qualität und ist daher gut geeignet, sofern der Inhalt einfach zusammengesetzt ist. Die Selbstzubereitung ist zeitaufwendiger, bietet aber bei sorgfältiger und sachgerechter Zubereitung die Möglichkeit, die Zusammensetzung der Zutaten selbst zu bestimmen.

Mit dem Beginn der Beikost wird in der Regel wird Karottenmus als erstes Nahrungsmittel eingeführt, da es sich aufgrund des süßen Geschmacks gut eignet, um den Säugling an eine Breimahlzeit zu gewöhnen. Aber auch andere Gemüsesorten (wie z.B. Blumenkohl, Brokkoli, Kohlrabi, Zucchini, Fenchel, Kürbis) eignen sich, sofern sie selbst zubereitet werden oder als Monogläschen verfügbar sind. Es folgen Kartoffel und Fleisch (Geflügel, Lamm, Kalb, Rind). Später können dann weitere verträgliche Gemüse eingeführt werden. Ein Zusatz hochwertigen Speiseöls (Raps-, Sonnenblumen-, Maiskeim- oder Sojaöl) zur Mittagsmahlzeit sichert die ausreichende Versorgung mit wichtigen Fettsäuren.

Als zweite Mahlzeit wird der Vollmilch-Getreide-Brei schrittweise aufgebaut. Besteht zum Zeitpunkt der Einführung eine nachgewiesene Kuhmilchallergie, wird die Vollmilch durch eine therapeutische Säuglingsnahrung (Extensivhydrolysat/Elementardiät) ersetzt. Als Getreide können anfangs Reisflocken verwendet werden. Die Verwendung von Getreidesorten wie Hafer oder Hirse sichert allerdings einen höheren Eisengehalt.

Der Getreide-Obst-Brei (3. Mahlzeit) lässt sich anfangs aus gekochtem Obst (Apfel, Birne oder Banane) mit bereits eingeführtem Getreide zubereiten. Wird eine Obstsorte in gekochter Form vertragen, kann sie auch roh getestet werden.

Nach Einführung der genannten Lebensmittel können individuell weitere Lebensmittel eingeführt werden. Es ist allerdings zu empfehlen, einen Abstand von drei bis vier Tagen weiterhin einzuhalten.

Ab dem zweiten Lebenshalbjahr kann das Fleisch einmal pro Woche auch durch Fisch ersetzt werden. Lange wurde Fisch aufgrund der hohen Allergiepotenz vorbeugend während der ersten Lebensjahre gemieden, inzwischen ist aber aufgrund aktueller Daten [2, 22, 36] von einer allergieprotektiven Wirkung auszugehen, so dass die Gabe von Fisch sogar empfohlen wird. Für andere Nahrungsmittel mit hoher Allergiepotenz im Kleinkindalter (z.B. Hühnerei, Baumnüsse und Erdnüsse) gibt es derzeit keine Daten, die eine gezielte Einführung rechtfertigen würden. Im Bereich Zöliakieprävention liegen dagegen Untersuchungen vor, die das geringste Risiko für die Entwicklung einer Zöliakie mit der Einführung kleiner Glutenmengen zwischen dem 4. und dem 6. Lebensmonat – und zwar während noch gestillt wird assoziieren [1, 17, 28].

Fazit für die Praxis

Das Problem der vermuteten Nahrungsmittelallergie bei atopischer Dermatitis ist klinisch relevant, da sehr viele Patienten oder deren Eltern vermuten, dass allergische Reaktionen gegen Nahrungsmittel Ekzeme auslösen oder verschlechtern können und eine Untergruppe dieser Patienten tatsächlich von einer spezifischen Eliminationsdiät profitiert.

Die stufenweise Diagnostik vor dem Hintergrund verschiedener klinischer Konstellationen, die in der Leitlinie diskutiert wird, ermöglicht ein differenziertes Vorgehen bei Patienten mit atopischer Dermatitis und vermuteter Nahrungsmittelallergie.

Literatur

[1] *Akobeng AK, Ramanan AV, Buchan I, Heller RF.* Effect of breast feeding on risk of coeliac disease: a systematic review and meta-analysis of observational studies. Arch Dis Child. 2006; *91:* 39-43.

[2] *Alm B, Åberg N, Erdes L, Möllborg P, Pettersson R, Norvenius SG, Goksör E, Wennergren G.* Early introduction of fish decreases the risk of eczema in infants. Arch Dis Child. 2009; *94:* 11-15.

[3] *Atherton DJ, Sewell M, Soothill JF, Wells RS, Chilvers CED.* A double-blind controlled crossover trial of an antigen-avoidance diet in atopic eczema. Lancet. 1978; *311:* 401-403.

[4] *Bahna SL.* Blind food challenge testing with wide-open eyes. Ann Allergy. 1994; *72:* 235-238.

[5] *Bindslev-Jensen C, Ballmer-Weber BK, Bengtsson U, Blanco C, Ebner C, Hourihane J, Knulst AC, Moneret-Vautrin DA, Nekam K, Niggemann B, Osterballe M, Ortolani C, Ring J, Schnopp C, Werfel T; European Academy of Allergology and Clinical Immunology.* Standardization of food challenges in patients with immediate reactions to foods. Position paper from the European Academy of Allergology and Clinical Immunology. Allergy. 2004; *59:* 690-697.

[6] *Breuer K, Heratizadeh A, Wulf A, Baumann U, Constien A, Tetau D, Kapp A, Werfel T.* Late eczematous reactions to food in children with atopic dermatitis. Clin Exp Allergy. 2004; *34:* 817-824.

[7] *Breuer K, Wulf A, Constien A, Tetau D, Kapp A, Werfel T.* Birch pollen-related food as a provocation factor of allergic symptoms in children with atopic eczema/dermatitis syndrome. Allergy. 2004; *59:* 988-994.

[8] *Businco L, Cantani A, Longhi MA, Giampietro PG.* Anaphylactic reactions to a cow's milk whey protein hydrolysate (Alfa-Ré, Nestlé) in infants with cow's milk allergy. Ann Allergy. 1989; *62:* 333-335.

[9] *Businco L, Lucenti P, Arcese G, Ziruolo G, Cantani A.* Immunogenicity of a so-called hypoallergenic formula in at-risk babies: two case reports. Clin Exp Allergy. 1994; *24:* 42-45.

[10] *Canadian Paediatric Society.* Fatal anaphylactic reactions to food in children. Can Med Assoc. 1994; *150:* 337-339.

[11] *Celik-Bilgili S, Mehl A, Verstege A, Staden U, Nocon M, Beyer K, Niggemann B.* The predictive value of specific immunoglobulin E levels in serum for the outcome of oral food challenges. Clin Exp Allergy. 2005; *35:* 268-273.

[12] *David TJ, Waddington E, Stanton RHJ.* Nutritional hazards of elimination diets in children with atopic eczema. Arch Dis Child. 1984; *59:* 323-325.

[13] *Ehlers I, Worm M, Sterry W, Zuberbier T.* Sugar is not an aggravating factor in atopic dermatitis. Acta Derm Venerol. 2001; *81:* 282-284.

[14] *Ernährungskommission der Deutschen Gesellschaft für Kinder- und Jugendmedizin und Ernährungskommission der Schweizerischen Gesellschaft für Pädiatrie:* Stellungnahme zur Verwendung von Säuglingsnahrungen auf Sojaeiweißbasis. Monatsschr Kinderheilkd. 2006; *154:* 913-916.

[15] *Filipiak B, Zutavern A, Koletzko S, von Berg A, Brockow I, Grübl A, Berdel D, Reinhardt D, Bauer CP, Wichmann HE, Heinrich J; GINI-Group.* Solid food introduction in relation to eczema: results from a four-year prospective birth cohort study. J Pediatr. 2007; *151:* 352-358.

[16] *Flinterman AE, Knulst AC, Meijer Y, Bruijnzeel-Koomen CA, Pasmans SG.* Acute allergic reactions in children with AEDS after prolonged cow's milk elimination diets. Allergy. 2006; *61:* 370-374.

[17] *Guandalini S.* The Influence of Gluten: Weaning Recommendations for Healthy Children and Children at Risk for Celiac Disease. In: Agostoni C, Brunser O (eds): Issues in Complementary Feeding. Nestlé Nutr Workshop Ser Pediatr Program 2007; 60: 139–155, Nestec Ltd., Vevey/S. Karger AG, Basel

[18] *Isolauri E, Tahvanainen A, Peltola T, Arvola T.* Breast-feeding of allergic infants. J Pediatr. 1999; *134:* 27-32.

[19] *Johnston GA, Bilbao RM, Graham-Brown RA.* The use of dietary manipulation by parents of children with atopic dermatitis. Br J Dermatol. 2004; *150:* 1186-1189.

[20] *Kleine-Tebbe J, Lepp U, Niggemann B, Saloga J, Vieluf I, Vieths S, Werfel T, Zuberbier T, Jäger L.* In vitro Diagnostik von Nahrungsmittelallergien. Positionspapier der DGAI. Allergo J. 2001; *10:* 333-339.

[21] *Klemola T, Vanto T, Juntunen-Backman K, Kalimo K, Korpela R, Varjonen E.* Allergy to soy formula and to extensively hydrolyzed whey formula in infants with cow's milk allergy: a prospective, randomized study with a follow-up to the age of 2 years. J Pediatr. 2002; *140:* 219-224.

[22] *Kull I, Bergström A, Lilja G, Pershagen G, Wickman M.* Fish consumption during the first year of life and development of allergic diseases during childhood. Allergy. 2006; *61:* 1009-1015.

[23] *Mehl A, Rolinck-Werninghaus C, Staden U, Verstege A, Wahn U, Beyer K, Niggemann B.* The atopy patch test in the diagnostic workup of suspected food-related symptoms in children. J Allergy Clin Immunol. 2006; *118:* 923-929.

[24] *Mihrshahi S, Ampon R, Webb K, Almqvist C, Kemp AS, Hector D, Marks GB; CAPS Team.* The association between infant feeding practices and subsequent atopy among children with a family history of asthma. Clin Exp Allergy. 2007; *37:* 671-679.

[25] *Muche-Borowski C, Kopp M, Reese I, Sitter H, Werfel T, Schäfer T und Mitglieder der Konsensusgruppe.* S3-Leitlinie Allergieprävention – Update 2009. Allergo J. 2009; *18:* 332-341.

[26] *Niggemann B, Sielaff B, Beyer K, Binder C, Wahn U.* Outcome of double-blind, placebo-controlled food challenge tests in 107 children with atopic dermatitis. Clin Exp Allergy. 1999; *29:* 91-96.

[27] *Niggemann B, Erdmann S, Jäger L, Kleine-Tebbe J, Raithel M, Saloga J, Vieluf I, Vieths S, Werfel T.* Standardisierung von oralen Provokationstests bei IgE-vermittelten Nahrungsmittelallergien.

Aktualisierte Leitlinie von DGAKI, GPA und ÄDA. Allergo J. 2006; *15:* 262-270.
[28] *Norris JM, Barriga K, Hoffenberg EJ, Taki I, Miao D, Haas JE, Emery LM, Sokol RJ, Erlich HA, Eisenbarth GS, Rewers M.* Risk of celiac disease autoimmunity and timing of gluten introduction in the diet of infants at increased risk of disease. JAMA. 2005; *293:* 2343-2351.
[29] *Poole JA, Barriga K, Leung DY, Hoffman M, Eisenbarth GS, Rewers M, Norris JM.* Timing of initial exposure to cereal grains and the risk of wheat allergy. Pediatrics. 2006; *117:* 2175-2182.
[30] *Reekers R, Busche M, Wittmann M, Kapp A, Werfel T.* Birch pollen-related foods trigger atopic dermatitis in patients with specific cutaneous T-cell responses to birch pollen antigens. J Allergy Clin Immunol. 1999; *104:* 466-472.
[31] *Sampson HA, McCaskill CC.* Food hypersensitivity and atopic dermatitis: evaluation of 113 patients. J Pediatr. 1985; *107:* 669-675.
[32] *Sampson HA.* Utility of food-specific IgE concentrations in predicting symptomatic food allergy. J Allergy Clin Immunol. 2001; *107:* 891-896.
[33] *Snijders BE, Thijs C, van Ree R, van den Brandt PA.* Age at first introduction of cow milk products and other food products in relation to infant atopic manifestations in the first 2 years of life: the KOALA Birth Cohort Study. Pediatrics. 2008; *122:* e115-e122.
[34] *Stalder JF, Taïeb A; European Task Force on Atopic Dematitis.* Severity scoring of atopic dermatitis: the SCORAD Index. Dermatology. 1993; *186:* 23-31.
[35] *Turjanmaa K, Darsow U, Niggemann B, Rancé F, Vento T, Werfel T.* EAACI/GA2LEN position paper: present status of the atopy patch test. Allergy 2006; *61:* 1377-1384.
[36] *Virtanen SM, Kaila M, Pekkanen J, Kenward MG, Uusitalo U, Pietinen P, Kronberg-Kippilä C, Hakulinen T, Simell O, Ilonen J, Veijola R, Knip M.* Early introduction of oats associated with decreased risk of persistent asthma and early introduction of fish with decreased risk of allergic rhinitis. Br J Nutr. 2010; *103:* 266-273.
[37] *Werfel T, Breuer K.* Role of food allergy in atopic dermatitis. Curr Opin Allergy Clin Immunol. 2004; *4:* 379-385.
[38] *Werfel T, Reese I.* Diätetik in der Allergologie. Diätvorschläge, Positionspapiere und Leitlinien zu Nahrungsmittelallergie und anderen Unverträglichkeiten. Deisenhofen: Dustri Verlag Dr. Karl Feistle, 2006
[39] *Werfel T, Wedi B, Kleine-Tebbe J, Niggemann B Saloga J, Sennekamp J, Vieluf I, Vieths S, Zuberbier T, Jäger L.* Vorgehen bei Verdacht auf eine pseudoallergische Reaktion auf Nahrungsmittelinhaltsstoffe. Allergo J. 1999; *8:* 135-141.
[40] *Worm M, Ehlers I, Sterry W, Zuberbier T.* Clinical relevance of food additives in adult patients with atopic dermatitis. Clin Exp Allergy. 2000; *30:* 407-414.
[41] *Worm M, Forschner K, Lee HH, Roehr CC, Edenharter G, Niggemann B, Zuberbier T.* Frequency of atopic dermatitis and relevance of food allergy in adults in Germany. Acta Derm Venerol. 2006; *86:* 119-122.
[42] *Zeiger RS, Sampson HA, Bock SA, Burks AW Jr, Harden K, Noone S, Martin D, Leung S, Wilson G.* Soy allergy in infants and children with IgE-associated cow's milk allergy. J Pediatr. 1999; *134:* 614-622.
[43] *Zutavern A, von Mutius E, Harris J, Mills P, Moffatt S, White C, Cullinan P.* The introduction of solids in relation to asthma and eczema. Arch Dis Child. 2004; *89:* 303-308.
[44] *Zutavern A, Brockow I, Schaaf B, Bolte G, von Berg A, Diez U, Borte M, Herbarth O, Wichmann HE, Heinrich J, Heinrich J; LISA Study Group.* Timing of solid food introduction in relation to atopic dermatitis and atopic sensitization: results from a prospective birth cohort study. Pediatrics. 2006; *117:* 401-411.
[45] *Zutavern A, Brockow I, Schaaf B, von Berg A, Diez U, Borte M, Kraemer U, Herbarth O, Behrendt H, Wichmann HE, Heinrich J; LISA Study Group.* Timing of solid food introduction in relation to eczema, asthma, allergic rhinitis, and food and inhalant sensitization at the age of 6 years: results from the prospective birth cohort study LISA. Pediatrics. 2008; *121:* e44-e52.

Leitlinie
der DGAKI, des ÄDA und der GPA

Diagnostisches Vorgehen bei Verdacht auf eine pseudoallergische Reaktion durch Nahrungsmittelinhaltsstoffe

Leitlinie der Deutschen Gesellschaft für Allergologie und klinische Immunologie (DGAKI), des Ärzteverbandes Deutscher Allergologen (ÄDA) sowie der Gesellschaft für Pädiatrische Allergologie und Umweltmedizin (GPA)

I. Reese, T. Zuberbier, B. Bunselmeyer, S. Erdmann, M. Henzgen, T. Fuchs, L. Jäger, J. Kleine-Tebbe, U. Lepp, B. Niggemann, M. Raithel, J. Saloga, S. Vieths und T. Werfel

*Entwicklungsstufe 1 (S1);
Stand: 6. September 2005

Arbeitskreis Diätetik in der Allergologie

Einleitung

Pseudoallergische Reaktionen sind als klinische Reaktionen definiert, die in der Symptomatik allergischen Reaktionen gleichen, ohne dass immunologische Sensibilisierungsphänomene nachgewiesen werden können. Neben nicht steroidalen Antiphlogistika, Muskelrelaxantien und Röntgenkontrastmitteln gelten insbesondere auch Nahrungsmittelinhaltsstoffe als Pseudoallergene, die bei entsprechend empfindlichen Individuen Beschwerden auslösen können [3]. Pseudoallergische Reaktionen auf Nahrungsmittelinhaltsstoffe sind für folgende Krankheitsbilder beschrieben: chronische Urtikaria, rezidivierendes Angioödem und nicht allergisches Asthma bronchiale (intrinsisches Asthma). Auch für die atopische Dermatitis gibt es Hinweise, dass Pseudoallergene die Symptomatik bei einzelnen Patienten verschlechtern können. Ob es sich bei diesen Beobachtungen immer um einen pseudoallergischen Pathomechanismus handelt, ist umstritten [19, 23, 27, 28, 29]. Insofern können für dieses Krankheitsbild, für das erheblicher Forschungsbedarf besteht, bislang noch keine allgemeinen Empfehlungen zum diagnostischen Vorgehen gegeben werden. Darüber hinaus sind Kasuistiken und Studien mit niedrigen Patientenzahlen zu anderen Krankheitsbildern u.a. im Bereich des Magen-Darm-Traktes (z. B. Morbus Crohn) im Zusammenhang mit pseudoallergischen Reaktionen publiziert [17, 18, 30].

Die chronische Urtikaria, das rezidivierende Angioödem und das nicht allergische Asthma werden mit pseudoallergischen Reaktionen auf Nahrungsmittelinhaltsstoffe in Verbindung gebracht. Für die atopische Dermatitis und Erkrankungen des Gastrointestinaltraktes ist dieser Zusammenhang umstritten.

Diese Leitlinie befasst sich in erster Linie mit dem Vorgehen bei Verdacht auf pseudoallergische Reaktionen durch Nahrungsmittelinhaltsstoffe bei chronischer Urtikaria. Bei diesem Krankheitsbild wird bislang eine Pseudoallergie relativ häufig als möglicher Triggerfaktor vermutet. Da bislang keine Ergebnisse aus größer angelegten kontrollierten Studien im Sinne der evidenzbasierten Medizin vorliegen, werden nicht standardisierte und zum Teil zeitaufwendige diagnostische Verfahren individuell durchgeführt. Allerdings kann auf diese Weise nur selten ein spezifisches Pseudoallergen als relevanter Triggerfaktor identifiziert werden. Die vorliegende Leitlinie schlägt ein vereinfachtes Vorgehen vor, wie es sich in einigen Institutionen durchgesetzt hat. Für die Durchführung nach dem vorgeschlagenen Schema sprechen vor allen Dingen praktische Gründe, allerdings steht auch für dieses vorgeschlagene Vorgehen eine kontrollierte klinische Studie aus.

Angaben zur Häufigkeit klinisch relevanter pseudoallergischer Reaktionen gegenüber Nahrungsmittelinhaltsstoffen sind rar. Selbst für die chronische Urtikaria, die am häufigsten mit diesen Reaktionen in Verbindung gebracht wird, variieren die Prävalenzzahlen von unter 1% bis über 50% erheblich [4, 9, 14, 22, 25, 26, 34]. Orale Provokationen mit Zusatzstoffen, die lange als Hauptauslöser pseudoallergischer Reaktionen gesehen wurden, führen nur bei der Minderheit der Patienten, deren Symptome sich unter Eliminationsdiät gebessert haben, zu Reaktionen [6, 14, 22]. Doch selbst eine pseudoallergenreiche Provokationskost (s.h.), die neben Zusatzstoffen auch natürliche Nahrungsmittel als Auslöser mitberücksichtigt, löst nur bei einem Teil der Diätansprecher die Symptomatik wieder aus. Diese Beobachtung spricht für die Einleitung einer Heilung durch eine Diät, die bekannte Auslöser für einen begrenzten Zeitraum meidet. Die Berechtigung des Einsatzes einer pseudoallergenarmen Diät wird auch durch die Beobachtungen einer Untersuchung an Patienten mit chronischer Urtikaria unterstützt: insbesondere Patienten mit einer erhöhten gastroduodenalen Permeabilität profitierten von der Diät. Die Durchlässigkeit der Magenschleimhaut normalisierte sich bei den Patienten, die von der Diät klinisch profitierten, während der 3- bis 4-wöchigen Diätphase [2].

Pseudoallergische Reaktionen werden durch Zusatzstoffe, aber auch durch natürliche Nahrungsmittelinhaltsstoffe ausgelöst.

Die Liste der in der klinischen Praxis zur Diagnostik eingesetzten Pseudoallergene beruht zu einem gewissen Teil auf kasuistischen Beobachtungen von dokumentierten Überempfindlichkeitsreaktionen [22]. Vor dem Hintergrund der Tatsache, dass sich das Spektrum der eingesetzten Zusatzstoffe in den letzten Jahren erheblich geändert hat, ist es jedoch nicht auszuschließen, dass klinisch relevante Nahrungsmittelbestandteile in den üblichen diagnostischen Protokollen fehlen bzw. nicht relevante Zusatzstoffe nach wie vor getestet werden. Gerade aufgrund dieser Unsicherheit ist zu fordern, dass für die Einschätzung der klinischen Relevanz von Pseudoallergenen ein einheitliches Vorgehen bei der Abklärung von Reaktionen auf Nahrungsmittelinhaltsstoffe in der Praxis gewährleistet ist, und dieses Vorgehen regelmäßig dem aktuellen Kenntnisstand angepasst wird. In dieser Leitlinie der Arbeitsgruppe Nahrungsmittelallergie der DGAKI (Deutsche Gesellschaft für Allergologie und klinische Immunologie) und der oben aufgeführten Institutionen werden daher die diagnostische Leitlinien für das Vorgehen bei Verdacht auf Pseudo-Allergie gegen Nahrungsmittelinhaltsstoffe aktualisiert, die hinsichtlich des Pseudoallergenspektrums auch weiterhin in regelmäßigen Abständen auf den neusten Stand gebracht werden sollen.

Stellenwert von in-vitro- und in-vivo-Tests

Anders als bei IgE-vermittelten Reaktionen auf Nahrungsmittel, bei denen In-vitro-Tests und Hauttests einen festen Stellenwert in der Diagnostik vor der Durchführung von oralen Provokationstests haben [12, 16], stehen für pseudoallergische Reaktionen derzeit keine zuverlässigen Labor- oder Hauttests zur Verfügung.

Andere Untersuchungen konnten zeigen, dass der Anteil von Patienten mit einem veränderten Histaminmetabolismus bei den oben beschriebenen Krankheitsbildern erhöht ist [8, 10, 11, 13]. Diese Beobachtungen könnten erklären, warum eine Kost, die arm an biogenen Aminen ist, sich vorteilhaft auf die Symptomatik einiger Patienten auswirkt.

Hauttests (Reibtests, Pricktests, ggf. Intrakutantests) können auf eine IgE-vermittelte Reaktion hinweisen. Derartige Reaktionen sind äußerst selten, z.B. auf Parabene [15] oder Sulfite [20, 21, 22], beschrieben worden. Hauttests sind bei anamnestisch gefährlicher Symptomatik (d.h. schwere Atemwegsobstruktion, schweres Quincke-Ödem, anaphylaktische Reaktionen) aus Sicherheitsgründen zu erwägen. Sie bleiben aber bei pseudoallergischen Reaktionen in der Regel negativ und sind somit für die Diagnostik im engeren Sinne nicht hilfreich, sodass zur Identifikation eventueller Auslöser immer eine Eliminationsdiät und orale Provokationen durchgeführt werden müssen.

Es gibt keine zuverlässigen Haut- und Bluttests als objektive diagnostische Parameter.

Dabei ist grundsätzlich die gezielte Untersuchung eines oder weniger Inhaltsstoffe bei spezifischem Verdacht auf eine Unverträglichkeit z.B. Tartrazin-Intoleranz in Assoziation einer vorbekannten Acetylsalicylsäure-Intoleranz (Idiosynkrasie) [22] oder gezielte Provokation nach positivem Hauttest von der eher ungezielten Suche bei chronischen Beschwerden (in der Regel chronische Urtikaria oder chronisch rezidivierende Quincke-Ödeme) zu unterscheiden, die hier zunächst besprochen wird.

Tab. 1. Beispiel einer pseudoallergenarmen Diät. Modifiziert nach Zuberbier [34].

Generell verboten: Alle Nahrungsmittel, die Aromastoffe, Konservierungsstoffe, Farbstoffe und Antioxidanzien enthalten. Verdacht besteht bei allen industriell verarbeiteten Lebensmitteln.		
	Erlaubt	**Verboten**
Grundnahrungsstoffe	Brot und Brötchen ohne Konservierungsmittel, Grieß, Hirse, Kartoffeln, Reis, Hartweizennudeln (ohne Ei), Reiswaffeln (nur aus Reis und Salz!)	alle übrigen Nahrungsmittel (z.B. Nudelprodukte, Eiernudeln, Kuchen, Pommes frites)
Fette	Butter, Pflanzenöle	alle übrigen Fette (Margarine, Mayonnaise etc.)
Milchprodukte	Frischmilch, frische Sahne (ohne Carrageen), Quark, Natur joghurt, Frischkäse (ungewürzt), wenig junger Gouda	alle übrigen Milchprodukte
Tierische Nahrungsmittel	frisches Fleisch, frisches Gehacktes (ungewürzt), Bratenaufschnitt (selbst hergestellt)	alle verarbeiteten tierischen Nahrungsmittel, Eier, Fisch, Schalentiere
Gemüse	alle Gemüsesorten außer den Verbotenen; erlaubt sind z.B. Salat (gut waschen!),Möhren, Zucchini, Rosenkohl, Weißkohl,Chinakohl, Broccoli, Spargel	Artischocken, Erbsen, Pilze, Rhabarber, Spinat, Tomaten und Tomatenprodukte, Oliven, Paprika
Obst	keines	alle Obstsorten und Obstprodukte (auch getrocknetes Obst wie Rosinen)
Gewürze	Salz, Zucker, Schnittlauch, Zwiebeln	alle übrigen Gewürze, Knoblauch, Kräuter
Süßigkeiten	keine	alle Süßigkeiten, auch Kaugummi und Süßstoff
Getränke	Milch, Mineralwasser, Kaffee, schwarzer Tee (unaromatisiert)	alle übrigen Getränke, auch Kräutertees und Alkoholika
Brotbeläge	Honig und die in den vorhergehenden Zeilen genannten Produkte	alle nicht genannten Brotbeläge

Eliminationsdiäten bei chronischer Urtikaria und rezidivierenden Angioödemen

Die akute Urtikaria (d.h. Beschwerden < 6 Wochen) oder eine kurze Episode von Angioödemen stellen keine Indikation für das im Folgenden besprochene Vorgehen dar. Bei der chronischen Urtikaria bzw. bei über einen längeren Zeitraum als 6 Wochen auftretenden, rezidivierenden Angioödemen sollten zunächst andere Ursachen bzw. Triggerfaktoren mit den in der DDG Leitlinie Urtikaria [31, 34] bzw. in den europäischen EAACI/GA^{2}LEN-/EDF-Leitlinien [32, 33] zusammengefassten diagnostischen Maßnahmen ausgeschlossen werden. Physikalische Urtikaria-Formen inkl. der Urtikaria factitia und Allergien vom Soforttyp sind dabei ebenso wie infektiologische Triggerfaktoren im Vorfeld auszuschließen.

Eine akute Urtikaria bzw. eine kurze Episode von Angioödemen stellen keine Indikation für ein aufwendiges diagnostisches Vorgehen. Nach ergebnisloser Basisdiagnostik bei chronischer Urtikaria kann die Durchführung einer pseudoallergenarmen Diät erwogen werden.

Bei negativem Ausgang der mikrobiologischen Diagnostik ist eine anschließende, mindestens 4-wöchige pseudoallergenarme Kost (Tab. 1) zu empfehlen. Sollte sich hierunter keine Besserung der Beschwerden einstellen, ist ggf. die Durchführung einer strengeren oligoallergenen Basisdiät (Tab. 3) über weitere 5 – 7 Tage zu erwägen, wie sie bei unspezifischem Verdacht auf IgE-vermittelte Reaktionen [16] eingesetzt wird. Darüber hinaus können in Einzelfällen symptombezogene Spezialuntersuchungen an spezialisierten Zentren (inkl. hypoallergener Flüssigkost [17]) notwendig sein.

Die Arbeitsgruppe Nahrungsmittelallergie der DGAKI schließt sich in der Bewertung der pseudoallergenarmen Diät als diagnostisches Mittel dem Positionspapier der

Tab. 2. Urtikaria-Score.

Ausprägung der Quaddeln	
0	keine Quaddeln
1	wenige Quaddeln (weniger als 10)
2	mittlere Ausprägung (10 und mehr einzelstehende)
3	viele Quaddeln (multiple dicht stehende oder konfluierende)
Juckreiz	
0	kein Juckreiz
1	wenig Juckreiz
2	mäßiger Juckreiz
3	starker Juckreiz

Tab. 3. Beispiel für eine oligoallergene Basisdiät (Die einzelnen Bestandteile müssen individuell festgelegt werden und sind frei kombinierbar).

als Getreide: Reis
als Fleisch: Lamm, Pute
als Gemüse: Blumenkohl, Broccoli, Gurke
als Fett: raffiniertes Pflanzenöl, milchfreie Margarine
als Getränke: Mineralwasser, schwarzer Tee
als Gewürze: Salz/Zucker

Arbeitsgruppe „Diätetik in der Allergologie" der Deutschen Gesellschaft für Ernährung [5] an:

Darin heißt es, dass "eine Eliminationsdiät, bestehend aus naturbelassenen und selbst zubereiteten Lebensmitteln, ein kostengünstiges diagnostisches Mittel" sei, "um natürliche Pseudoallergene und Lebensmittelzusatzstoffe als Auslöser oder Triggerfaktoren bei der chronischen Urtikaria auszuschließen". Es seien "für eine Dauer von 4 Wochen keine ernährungsphysiologischen Defizite zu befürchten, da die pseudoallergenarme Diät alle Makro- und Mikronährstoffe in ausreichenden Mengen enthält, sofern das fehlende Obst durch einen deutlich höheren Gemüseverzehr ausgeglichen wird."

Eine Kartoffel-Reis-Diät kann in schwierigen Fällen über einen begrenzten Zeitraum von einigen Tagen durchgeführt werden. Bei chronischer Urtikaria sind mögliche Diäterfolge allerdings in der Regel erst nach längerer Zeit, d.h. nach 2 – 3 Wochen zu erwarten. Eine auf wenige Tage beschränkte Kartoffel-Reis-Diät schadet einem ansonsten gesunden Menschen zwar nicht, eine mehrwöchige Diät erniedrigt die Compliance allerdings erheblich.

Bei ambulanter Diät ist die Gefahr von Diätfehlern groß. Ideal, aber in der Praxis nicht immer durchführbar, ist eine eingehende Beratung durch eine Ernährungsfachkraft. Auf jeden Fall sollten die verwendeten Lebensmittel vom Patienten täglich in einem Nahrungsmittelprotokoll dokumentiert werden. Während der Diät sollte – soweit wie möglich – jede medikamentöse Symptomsuppression unterbleiben. Allerdings kann erwogen werden, die Compliance des Patienten zu erhöhen, indem der Einsatz von Antihistaminika in den ersten 10 – 14 Tagen, in denen keine Besserung unter Diät zu erwarten ist, erlaubt bleibt. Danach sollten die Medikamente aber abgesetzt werden, um ein Ansprechen auf die Diät beurteilen zu können.

Während der Diät sollte der Schweregrad der chronischen Urtikaria anhand eines Urtikaria-Scores (Tab. 2) täglich (d.h. in der Regel vom Patienten selbst) ermittelt und in einem Tagebuch dokumentiert werden. Der Urtikaria-Score berücksichtigt mit der Quaddelzahl einen objektiven und mit der Beurteilung des Juckreizes einen subjektiven Parameter. Angioödeme werden analog (Score von 0 – 3) bewertet.

Die pseudoallergenarme Diät (wie in Tab. 1 angegeben) führt bei vielen Patienten mit Urtikaria zu einer Besserung von Beschwerden hinsichtlich des Juckreizes und der Ausprägung der Quaddeln [34, 35]. Tritt unter dieser und der danach ggf. über 5 – 7 Tage durchgeführten oligoallergenen Diät (Tab. 3) keine Besserung des klinischen Bildes ein, ist eine Nahrungsmittel-getriggerte Symptomatik nicht wahrscheinlich, und Provokationstestungen sind nicht sinnvoll.

Orale Provokation ohne Hinweise auf spezifische Auslöser

Ergibt sich unter der pseudoallergenarmen Diät eine deutliche Besserung oder eine komplette Remission der Beschwerden (Gesamt-Score 0), sollte aus Sicherheitsgründen eine stationäre Aufnahme zur oralen Provokationstestung erfolgen. Angioödeme sollten zum Zeitpunkt der Provokation nicht vorliegen. Medikamente, welche die Provokation beeinflussen könnten, wie Antihistaminika und Kortikosteroide, müssen ausreichend lange (d.h. Antihistaminika 1 Woche, systemische Steroide 3 Wochen) vor der Testung abgesetzt werden.

Da die in der Regel durchgeführten oralen Provokationstestungen mit Nahrungsmitteladditiva, insbesondere Farbstoffen, Benzoaten, Sulfiten und Antioxidanzien nur in seltenen Einzelfällen reproduzierbare positive Reaktionen ergaben, wird eine regelhafte sukzessive Provokation mit diesen Einzelsubstanzen nicht mehr vorgeschlagen.

Eine orale Provokation mit Zusatzstoffen führt bei chronischer Urtikaria nur in Einzelfällen zu reproduzierbaren Symptomen. Deshalb wird nach positivem Verlauf der pseudoallergenarmen Diät zunächst eine „Supermahlzeit" exponiert, sofern kein ge-

Tab. 4. Expositionsprotokoll für die Provokation ohne Hinweise auf spezifische Auslöser am Beispiel der Urtikaria.

1. Provokationstag Pseudoallergenreiche Provokationskost, Tag 1 (s. Tab. 5)* **2. Provokationstag** Pseudoallergenreiche Provokationskost, Tag 2 (s. Tab. 5) **3. Provokationstag** Sammelexposition mit nebenstehenden Inhaltsstoffen (in Kapseln) **4. Provokationstag** identische Anzahl Plazebokapseln (oder umgekehrt)	**Zur Sammelexposition werden folgende (Zusatz-) Stoffe in den angegebenen Mengen in Gelatinekapseln getestet:** – Farbstoffmix (E100 Kurkumin, E120 echtes Karmin, E132 Indigokarmin, E141 Cu-Chlorophyll, E172 Eisenoxid, E102 Tartrazin, E104 Chinolingelb, E110 Sunsetgelb, E122 Azorubin, E123 Amaranth, E124 Cochenillerot, E127 Erythrosin, E129 Allurarot, E131 Patentblau, E133 Brillantblau, E142 Brillantsäuregrün (auch Grün S), E151 Brillantschwarz) je 5 mg – Sorbinsäure 1.000 mg – Natriumbenzoat, p-Hydroxybenzoesäure je 1.000 mg – Kaliumdisulfit 300 mg – Natriumnitrat 100 mg – Natrium-Salicylat 1.000 mg – Antioxidanzien (Butylhydroxyanisol (BHA), Butylhydroxytoluol (BHT), Propygallate, Tocopherol, Kaffeesäure) je 50 mg – Süßstoffe (200 mg Aspartam, 100 mg Acesulfam-K, 40 mg Na-Saccharin, 400 mg Cyclamat)

*dargestellt ist der zeitliche Optimalfall. Bei positiver Reaktion nach einem Expositionsschritt kann eine erneute Exposition erst bei einer Reduktion des Urtikaria-Scores auf < 3 und fehlendem Angioödem erfolgen. Eine Anpassung des Provokationsprotokolls ist bei gesicherten und vorbekannten Nahrungsmittelpseudoallergien notwendig. Bei vorbekanntem Asthma bronchiale oder anaphylaktoiden Reaktionen ist unbedingt eine einschleichende Dosierung erforderlich.

zielter Verdacht auf eine bestimmte Unverträglichkeit besteht.

Um eine Beteiligung aller in der Literatur als mögliche Triggerfaktoren der chronischen Urtikaria angesehenen Nahrungsmittelinhaltsstoffe [3, 14, 22, 24, 35] ausschließen zu können, soll eine Provokation zunächst in Form einer pseudoallergenreichen Provokationskost in Notfallbereitschaft erfolgen. Kommt es nach einem Tag zu keiner Reaktion, wird aufgrund des möglichweise dosisabhängigen Effekts ein zweiter Provokationstag mit einer pseudoallergenreichen Provokationskost empfohlen. Tabelle 5 ist ein Beispiel für eine derartige „Supermahlzeit", die additivareich sowie reich an biogenen Aminen und natürlichen Aromastoffen ist. Diese Provokationskost kann als „Suchtest" eingesetzt werden. Selbstverständlich können dabei einzelne Lebensmittel durch andere additivareiche Lebensmittel ersetzt werden. Dieses ist insbesondere dann notwendig, wenn gegenüber einem Lebensmittel eine vorbekannte IgE-vermittelte Allergie bereits besteht. Die pseudoallergenreiche Provokationskost ist nicht allergenarm!

Der Patient ist über die Erfolgsaussichten und die Durchführung des bzw. der Tests aufzuklären und muss seine Zustimmung erteilen. Die korrekte Planung und Durchführung des bzw. der Tests ist ärztliche Aufgabe.

Cave: Orale Provokationen mit Pseudoallergenen, können systemische Reaktionen hervorrufen und erfordern eine engmaschige Überwachung über einen Zeitraum über 16 – 24 Stunden.

Ergibt die Ernährungsanamnese, dass der Speiseplan des Patienten keine oder nur bestimmte Zusatzstoffe enthält, ist eine individuell auf den Patienten ausgerichtete Provokation wünschenswert. Diese sollte sich dann auf die natürlichen Lebensmittel als Auslöser beschränken und nur gezielt die unter Verdacht stehenden Zusatzstoffe testen. Bei ausbleibender klinischer Reaktion wird eine Verlängerung der Provokation mit der pseudoallergenreichen Provokationskost um 2 weitere Tage empfohlen. Bei positiver Reaktion, charakterisiert durch objektivierbare Symptome wie Urtikaria und Angioödem, erfolgt nach symptomatischer Therapie eine erneute Diätphase bis zur Besserung der Symptomatik. Zum Ausschluss von Additiva als Auslöser der beobachteten Reaktionen wird im Anschluss eine Sammelexposition mit den in Tabelle 5 angegebenen Zusatzstoffen vorgeschlagen. Diese Liste muss kontinuierlich im Hinblick auf neue, aber auch auf nicht (mehr) relevante Auslöser aktualisiert werden. Führt die Sammelexposition zu einer positiven Reaktion, erfolgt die schrittweise Aufschlüsselung. Bei klinisch schweren vorangegangenen Reaktionen (z.B. Urtikaria mit ausgeprägten Angioödemen) wird eine titrierte Provokation mit Einzelkomponenten anstelle der Sammelexposition empfohlen (s.u.).

Wenn zusätzlich oder unabhängig von einer Urtikaria oder von Angioödemen andere Symptome auftreten (respiratorische, anaphylaktoide Symptome), sollten weitere Provokationstests mit definierten Pseudoallergenen in ansteigenden Dosierungen unter Notfallbereitschaft durchgeführt werden.

Bei Verdacht auf Histaminintoleranz ist eine zusätzliche Exposition mit Histamindihydrochlorid (0,75 mg/kg/KG und 1,5 mg/kg/KG) [7] – nach Ausschluss von internistischen Kontraindikationen – unter Notfallbereitschaft zu erwägen. Auch gegenüber Glutamat (4 g) sollte bei entsprechender Indikation isoliert exponiert werden.

Ergibt sich lediglich eine positive Reaktion auf die pseudoallergenreiche Provokationsost, erfolgt ein langsamer Kostaufbau, bei dem alle 3 Tage ein vorher verbotenes Lebensmittel ergänzt wird, bis im Idealfall eine individuelle "therapeutische Diät" empfohlen werden kann. Das detaillierte diagnostische Vorgehen ist zur Übersicht in einem Flussdiagramm dargestellt (Abb. 1).

Die vorgestellte pseudoallergenreiche Provokationskost soll die "alltägliche" in-vivo-Situation des Patienten besser widerspiegeln als die Provokation mit Einzelsubstanzen. Es werden allerdings nur selten klinische Reaktionen (Urtikaria) bei Patienten beobachtet, deren chronische Urtikaria sich zuvor unter pseudoallergenarmer Diät gebessert hat. Durch das vereinheitlichte Vorgehen wird eine weitere Eingrenzung auf bisher nicht verdächtigte Pseudoallergene, z.B. auf Aromastoffe [35], möglich.

Orale Provokation mit Einzelkomponenten

Bei Reaktion auf die Sammelexposition, bei schwerer klinischer Reaktion oder bei dem relativ seltenen klinischen Verdacht auf ein definiertes Pseudoallergen als Auslöser der klinischen Symptomatik (z.B. Sulfite bei der Auslösung von Atemwegsobstruktion), wird eine doppelblinde orale Provokation von Einzelstoffen vorgeschlagen. Bei schweren klinischen Reaktionen wird abweichend von den oben angegebenen Dosierungen (Tab. 4) eine titrierte Exposition gegenüber definierten Stoffen empfohlen (Beispiele s. Tab. 6).

Grundsätzlich sollte wegen der Möglichkeit verspätet einsetzender Symptome nur eine Stoffgruppe pro Tag provoziert werden.

Tab. 5. Beispiel für eine pseudoallergenreiche Provokationskost (Bei bekannter Sensibilisierung auf eines der aufgeführten Lebensmittel entfällt dieses).

Tag 1
Frühstück: Kaffee oder Tee, Süßstofftabletten (mit Cyclamat und Saccharin), Kondensmilch oder Kaffeesahne, Frucht-Diätjoghurt mit Müslimischung (Getreideflocken, Cornflakes, Mandeln, Haselnüsse, Walnüsse, Cashew Kerne, Erdnüsse, Sonnenblumenkerne, Sesam, Leinsamen Kürbiskerne, Rosinen, Pflaumen (mit Sorbinsäure), geschwefelte Früchte: Aprikosen, Birnen, Pfirsiche, Apfelringe), Orangensaft
Über den Tag verteilt: 6 Erdbeerschaumbonbons (mit Aroma und Farbstoffen), 2 Eisbonbons (mit Aroma), 2 Karamellbonbons (mit Aroma), 1 Erdnussmüsliriegel, 2 Kaugummis Spearmint (mit Süßstoff und Antioxidationsmittel), 30 g Paprika-Chips, 1 Schokoriegel, 1 Sportgetränk (mit Farbstoff und ggf. Konservierungsstoff), 1 Cola-light, 1 Apfel, 1 Banane
Mittagessen: Pikante Pizza: Hefeteig, Tomatensauce, Oregano, Pfeffer, Salz, Knoblauch, Paprika, Spinat, Thunfisch in Öl, Lachs, Krabben (mit Konservierungs- und Farbstoffen), Oliven (geschwärzt), Emmentaler, Petersilie, 0,5 l Bier (Erwachsene), 0,33l Cola-light (Kinder)
Zwischenmahlzeit: Kaffee oder Tee, Süßstofftabletten (Cyclamat und Saccharin), Kondensmilch oder Kaffeesahne 3 Schaumwaffeln (mit Farbstoff und Aroma)
Abendessen: Tee, Süßstoff, 2 Scheiben Saatvollkornbrot (mit Sesam), 2 Scheiben Käse, 2 Portionen Halbfettmargarine (mit Konservierungsstoff), 2 Portion Diät- Marmelade, 1 Thunfischsalat (mit Verdickungsmittel und Aroma)
Tag 2
Frühstück: Kaffee oder Tee, Süßstofftabletten, Kondensmilch oder Kaffeesahne, 2 Mehrkornbrötchen, Halbfettmargarine, 1 Portion Erdnussbutter, Maasdamer
Über den Tag verteilt: 1 Kinderriegel, 2 Kaugummis Spearmint (mit Süßstoff und Antioxidationsmittel), 10 Fruchtkaubonbons (mit Aroma und Farbstoff), Studentenfutter, 1 Kokosnussriegel, Cola-Light, Multivitaminsaft, Kiwi, Orange
Mittagessen: Waldorfsalat (mit Mayonnaise, Sellerie, Ananas und Walnüssen), geschwefelte Kartoffeln, Götterspeise rot/grün (mit Farbstoff), Vanille-Dessert-Soße und bunten Zuckerstreuseln (mit Farbstoffen), 250 ml Rotwein (Erwachsene), 200 ml Apfelsaft (Kinder)
Zwischenmahlzeit: Kaffee oder Tee
Abendessen: Salate der Saison: Blattsalat, Tomaten, Feldsalat, Möhren, Gurke, Paprika, Dressing "Thousand Islands", Heringssalat (mit Kaliumsorbat, Natriumbenzoat und Stabilisatoren), Sonnenblumenkernbrot, Schnittkäse, gekochter Schinken, Halbfettmargarine (mit Konservierungsstoff), Tee

Bei vorbekanntem Asthma bronchiale oder bei anaphylaktoiden Reaktionen ist unbedingt eine "einschleichende" Dosierung bei der Provokation erforderlich.

Grundsätzliches zur oralen Provokation

Für die doppelblinde orale Provokation gelten die gleichen Grundsätze, die kürzlich für IgE-vermittelte Reaktionen dargestellt

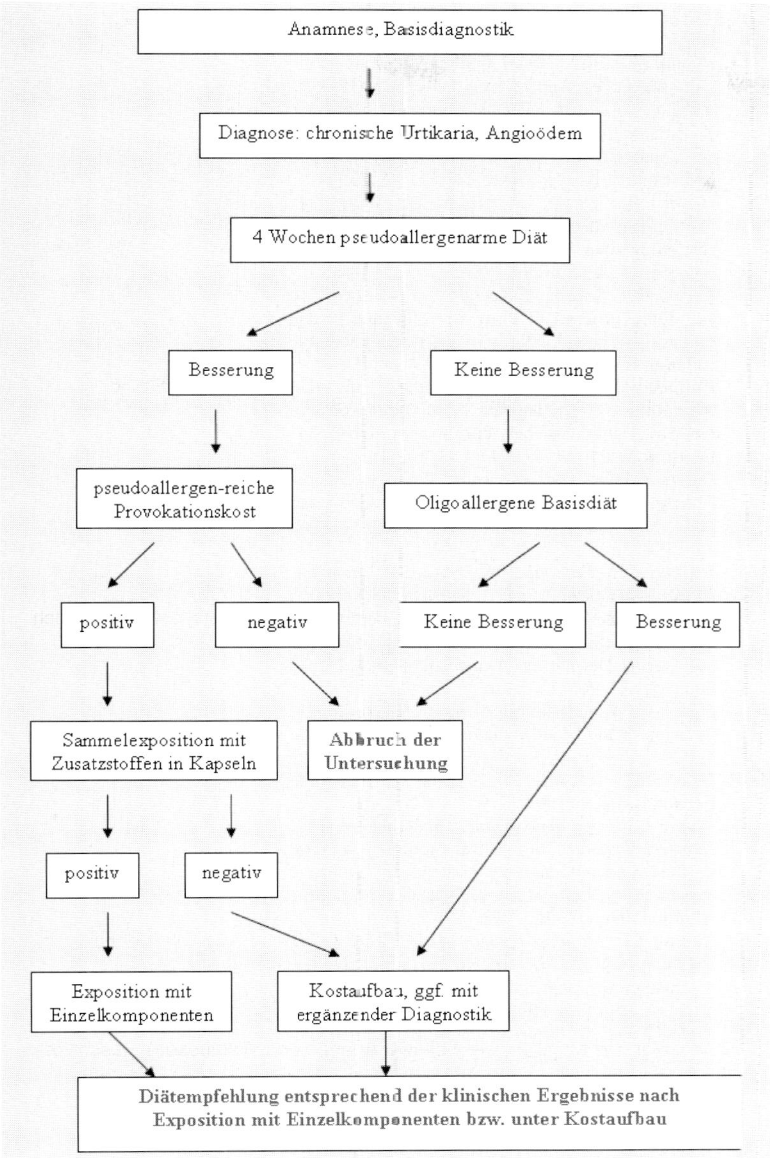

Abb. 1. Diagnostisches Vorgehen bei unpräzisierbarem Verdacht auf Nahrungsmittel-Pseudoallergene. Cave: Orale Provokationen mit Pseudoallergenen sind nicht risikolos und durch den durchführenden Arzt zu verantworten!

Tab. 6. Titration von Einzelstoffen (Beispiele).

Stoffname	Dosierungsvorschläge
Aspartam	50, 250 mg
Glutamat	0,5, 2, 5 g
Na-Benzoat	50, 250, 500 mg
Na-Nitrit	2, 10, 20 mg
Na-Salicylat	100, 250, 500, 1000 mg
Disulfit	10, 50, 100, 300, 500 mg
Tartrazin	10, 50 mg

wurden [16]. Das Verhältnis von Verum: Plazebo sollte im Idealfall 1 : 1 betragen. Aus Gründen der Praktikabilität ist aufgrund der geringen Häufigkeit von objektivierbaren Reaktionen bei Patienten, die nicht überängstlich reagieren, ein Verhältnis von bis zu 4 : 1 zu rechtfertigen.

Die klinische Beurteilung erfolgt durch einen Arzt, der für mindestens einen Provokations-Block dieselbe Person sein sollte. Bei der Beurteilung von Reaktionen ist auf einem standardisierten Dokumentationsbogen zwischen subjektiven und objektiven Symptomen zu unterscheiden. Der die klinische Reaktion beurteilende Arzt muss vor jedem Folgeschritt schriftlich festlegen, ob die vorangegangene Reaktion als positiv oder negativ zu werten ist. Die Entblindung erfolgt erst nach Beendigung des geplanten Expositionsprotokolls. Eine positive Plazeboreaktion lässt Zweifel an evtl. positiven Verum-Provokationen aufkommen [1]. In diesen Fällen müssen die vorherigen Testungen wiederholt und vermehrte Plazebo-Provokationen eingeplant werden. Bei Patienten mit einer belastungsabhängigen pseudoallergischen Reaktion sollte der oralen Provokation nach 45 – 60 min eine adäquate körperliche Belastung (z.B. Laufbandbelastung) folgen.

Vorgehen bei Symptomen außerhalb des Hautorgans

Pseudoallergische Reaktionen, die sich nicht als Urtikaria und/oder Angioödem äußern, sind – abgesehen von der Analgetika-Intoleranz – nicht so eingehend untersucht und möglicherweise auch seltener. Es kann zu Reaktionen im Bereich der oberen Luftwege (Rhinitis, Larynxödem), der tieferen Luftwege (Asthma), zu gastrointestinalen Beschwerden und zu Kreislaufstörungen bis zum Schock kommen.

Das Vorgehen hinsichtlich der Karenzperiode ist identisch mit dem bei Urtikaria. Bei Asthma mit Sulfit-Intoleranz ist offensichtlich der unmittelbare SO_2-Kontakt mit der Schleimhaut bedeutsam und die Applikation in Kapselform kann zu falsch-negativen Ergebnissen führen. Besser ist die Provokation in einer Limonade, deren saurer pH die SO_2-Freisetzung fördert (0,1 mg/ml). Auch inhalative Testungen sind möglich [14]. Beides sollte jedoch in Notfallbereitschaft erfolgen, da bedrohliche Reaktionen möglich sind.

Entscheidend ist die Objektivierung von Symptomen. Bei respiratorischen Reaktionen ist die regelmäßige Peak-flow-Messung (ergänzt durch Lungenfunktionsprüfungen) sinnvoll. Bei den oft nicht objektivierbaren Magen-Darm-Beschwerden sind „Doppelblind"-Bedingungen – soweit möglich – von besonderer Bedeutung. Bei Kreislaufreaktionen erfolgt die Kontrolle durch regelmäßige oder kontinuierliche Blutdruck- und Puls-Messungen unter Bettruhe.

Für Expositionen bei Symptomen im Bereich der Atemwege sollten inhalative Provokationen erwogen werden.

Schlussbemerkung

Für das diagnostische Vorgehen bei Verdacht auf pseudoallergische Reaktionen durch Nahrungsmittelinhaltsstoffe liegen nur sehr beschränkte Daten vor, so dass allgemeine Empfehlungen nur in Form einer S1 Leitlinie formuliert werden können. Das bedeutet, dass es sich bei dem empfohlenen Vorgehen um nicht standardisierte und zum Teil zeitaufwendige diagnostische Verfahren handelt, die individuell durchgeführt werden. Die vorliegende Leitlinie orientiert sich mit den Empfehlungen an einem vereinfachten und an einigen Institutionen etablierten Vorgehen, für das vorrangig praktische Gründe sprechen. Zur Untermauerung dieser Empfehlungen ist die Durchführung kontrollierter klinischer Studie wünschenswert.

Verfahren zur Konsensbildung

Leitlinien-Kommission „Diagnostisches Vorgehen bei Verdacht auf eine pseudoallergische Reaktion durch Nahrungsmittelinhaltsstoffe"; Leiter: Prof. Dr. Thomas Werfel. Die Leitlinie wurde in drei Kommissionssitzungen erarbeitet.

Erklärung zum Interessenkonflikt

Die Autoren erklären, dass kein Interessenkonflikt vorliegt.

Literatur

[1] *Bahna SL.* Blind food challenge testing with wide-open eyes. Ann Allergy. 1994; *72:* 235-238.

[2] *Bühner S, Reese I, Kuehl F, Lochs H, Zuberbier T.* Pseudoallergic reactions in chronic urticaria are associated with altered gastroduodenal permeability. Allergy. 2004; *59:* 1118-1123.

[3] *Czech W, Busse A, Wedi B, Kapp A.* Nahrungsmitteladditiva und nichtsteroidale Antiphlogistika – Auslöser von pseudoallergischen Reaktionen. Allergologie. 1996; *19:* 442-448.

[4] *Czech W, Schöpf E, Kapp A.* Release of sulfidoleukotrienes in vitro: its relevance in the diagnosis of pseudoallergy to acetylsalicylic acid. Inflamm Res. 1995; *44:* 291-295.

[5] DGE-Arbeitsgemeinschaft "Diätetik in der Allergologie". Stellenwert von Lebensmittelunverträglichkeiten bei chronischer Urtikaria. DGEinfo 2004; *10+11:* 147-150; 163-165.

[6] *Ehlers I, Henz BM, Zuberbier T.* Diagnose und Therapie pseudo-allergischer Reaktionen der Haut durch Nahrungsmittel. Allergologie. 1996; *19:* 270-276.

[7] *Fiedler EM, Forschner K, Focke M, Hemmer W, Jarisch R, Zuberbier T, Worm M.* Ernährung und Ekzemerkrankungen _ Bedeutung von exogen zugeführtem Histamin bei Patienten mit atopischer Dermatitis. Dermatol Beruf Umw. 2005; *53:* 93-96.

[8] *Götz M.* Pseudoallergien sind Histaminintoleranzen. Wien Med Wochenschr. 1996; *15:* 426-430.

[9] *Henz BM, Zuberbier T, Grabbe J.* Urtikaria. Berlin: Springer; 1996.

[10] *Kanny G, Grignon G, Dauca M, Guedenet JC, Moneret-Vautrin DA.* Ultrastructural changes in the duodenal mucosa induced by ingested histamine in patients with chronic urticaria. Allergy. 1996; *51:* 935-939.

[11] *Kanny G, Moneret-Vautrin DA, Schohn H, Feldman L, Mallie JP, Gueant JL.* Abnormalities in histamine pharmacodynamics in chronic urticaria. Clin Exp Allergy. 1993; *23:* 1015-1020.

[12] *Kleine-Tebbe J, Fuchs T, Lepp U, Niggemann B, Saloga J, Vieluf I, Vieths S, Werfel T, Zuberbier T, Jäger L.* In-vitro Diagnostik von Nahrungsmittelallergien. Allergo J. 2001; *10:* 333-339.

[13] *Lessof MH, Gant V, Hinuma K, Murphy GM, Dowling RH.* Recurrent urticaria and reduced diamine oxidase activity. Clin Exp Allergy. 1990; *20:* 373-376.

[14] *Metcalfe DD, Sampson HA, Simon RA.* Food al- lergy. Adverse reactions to foods and food additives, 2. Auflage. Oxford: Blackwell; 1996.

[15] *Nagel JE, Fuscaldo JT, Fireman P.* Paraben allergy. JAMA. 1977; *237:* 1594-1595.

[16] *Niggemann B, Kleine-Tebbe J, Saloga J, Sennekamp J, Vieluf I, Vieths S, Werfel T, Jäger L.* Standardisierung von oralen Provokationstests bei IgE-vermittelten Nahrungsmittelallergien. Allergo J. 2006; *15:* 262-270.

[17] *Pearson M, Teahon K, Levi AJ, Bjarnason I.* Food intolerance and Crohn's disease. Gut. 1993; *34:* 783-787.

[18] *Raithel M, Baenkler HW, Naegel A, Buchwald F, Schultis HW, Backhaus B, Kimpel S, Koch H, Mach K, Hahn EG, Konturek PC.* Significance of salicylate intolerance in diseases of the lower gastrointestinal tract. J Physiol Pharmacol. 2005; *56 (Suppl 5):* 89-102.

[19] *Ring J, Braun-Falco O.* Allergie-Diät: Verfahren zur Diagnostik und Therapie von Nahrungsmittel-Allergien und -Pseudo-Allergien. Hautarzt. 1987a; *38:* 198-205.

[20] *Ring J, Przybilla B, Schwab U, Steger O.* Klinisches Spektrum der Überempfindlichkeitsreaktionen gegen Sulfite. Allergologie. 1987; *10:* 100-106.
[21] *Simon RA.* IgE mediated sulfite sensitive asthma: a case report. JACI. 1986; *77:* 157
[22] *Simon RA, Stevenson DD.* Adverse reactions to food and drug additives. In: Middleton E, Reed CE, Ellis EF et al. (eds). Allergy, Principles and Practice, 4. Auflage. St. Louis: Mosby; 1993. p. 1687- 1704.
[23] *Vieluf D, Przybilla B, Traenckner I, Ring R.* Provocation of atopic eczema (AE) by oral challenge tests (OCT) with food additives (FA). J Allergy Clin Immunol. 1990; *85:* 206
[24] *Wedi B, Elsner J, Kapp A.* In vitro diagnostic of pseudo-allergic reactions – New aspects. ACI International. 1996; *8:* 113-115.
[25] *Wedi B, Kapp A.* Neue Aspekte in der Diagnostik der chronischen Urtikaria. In: Garbe C, Rassner G (eds). Dermatologie – Leitlinien und Qualitätssicherung für Diagnostik und Therapie. Berlin: Springer; 1998. p. 19-23.
[26] *Wedi B, Kapp A.* In-vitro-Diagnostik der Acetylsalicylsäure-Pseudoallergie. In: Garbe C, Rassner G (eds). Dermatologie – Leitlinien und Qualitätssicherung für Diagnostik und Therapie. Berlin: Springer; 1998. p. 28-31.
[27] *Werfel T, Ahlers G, Reekers R, Boeker M, Kapp A.* Ekzemreaktionen auf Nahrungsmittelallergene bei atopischer Dermatitis: Klinische und immunologische Befunde. In: Wüthrich B. Nahrungsmittelallergien. Deisenhofen: Dustri; 1996, 186-196.
[28] *Werfel T, Fuchs T, Reese I, Erdmann S, Henzgen M, Kleine-Tebbe J, Lepp U, Niggemann B, Saloga J, Vieluf I, Vieths S, Zuberbier T.* Vorgehen bei vermuteter Nahrungsmittelallergie bei atopischer Dermatitis. Allergo J. 2002; *11:* 386-393.
[29] *Worm M, Ehlers I, Sterry W, Zuberbier T.* Clinical relevance of food additives in adult patients with atopic dermatitis. Clin Exp Allergy. 2000a; *30:* 407-414.
[30] *Worm M, Ehlers I, Zuberbier T.* Rolle pseudoallergischer Nahrungsmittelunverträglichkeiten in der Dermatologie. Akt Dermatol. 2000b; *26:* 15-18.
[31] *Zuberbier T, Aberer W, Grabbe J, Hartmann K, Merk H, Ollert M, Rueff F, Wedi B, Wenning J.* Diagnostik und Therapie der Urtikaria. (DDG-Leitlinie). JDDG. 2003; *8:* 655-664.
[32] *Zuberbier T, Bindslev-Jensen C, Canonica W, Grattan CEH, Greaves MW, Henz BM, Kapp A, Kozel MMA, Maurer M, Merk HF, Schäfer T, Simon D, Vena GA, Wedi B; EAACI/GA²LEN/EDF.* EAACI/GA²LEN/EDF guideline: definition, classification and diagnosis of urticaria. Allergy. 2006; *61:* 316-320.
[33] *Zuberbier T, Bindslev-Jensen C, Canonica W, Grattan CEH, Greaves MW, Henz BM, Kapp A, Kozel MMA, Maurer M, Merk HF, Schäfer T, Simon D, Vena GA, Wedi B; EAACI/GA2LEN/EDF.* EAACI/GA²LEN/EDF guideline: management of urticaria. Allergy. 2006; *61:* 321-331.
[34] *Zuberbier T, Chantraine-Hess S, Hartmann K, Czarnetzki BM.* Pseudoallergen-free diet in the treatment of chronic urticaria. A prospective study. Acta Derm Venereol. 1995; *75:* 484-487.
[35] *Zuberbier T, Pfrommer C, Specht K, Vieths S, Bastl-Borrmann R, Worm M, Henz BM.* Aromatic components of food as novel eliciting factors of pseudoallergic reactions in chronic urticaria. J Allergy Clin Immunol. 2002; *109:* 343-348.

Leitlinie
der DGAKI, der DDG, dem ÄDA und der GPA

Therapiemöglichkeiten bei der IgE-vermittelten Nahrungsmittelallergie

Leitlinie der Deutschen Gesellschaft für Allergologie und klinische Immunologie (DGAKI) gemeinsam mit der Deutschen Dermatologischen Gesellschaft (DDG), dem Ärzteverband Deutsche Allergologen (ÄDA) und der Gesellschaft für Pädiatrische Allergologie (GPA)

U. Lepp, B.K. Ballmer-Weber, K. Beyer, S. Erdmann, T. Fuchs, M. Henzgen, A. Heratizadeh, I. Huttegger, U. Jappe, J. Kleine-Tebbe, B. Niggemann, M. Raithel, I. Reese, J. Saloga, C. Schäfer, Z. Szépfalusi, S. Vieths, T. Werfel, T. Zuberbier, M. Worm, Arbeitsgruppe "Nahrungsmittelallergie" der DGAKI

*Entwicklungsstufe 1 (S1); Stand: 9. Juli 2009

Arbeitskreis Diätetik in der Allergologie

Einleitung

Die therapeutischen Interventionen bei einer Nahrungsmittelallergie (NMA) setzen eine eindeutige Diagnose voraus. Das diagnostische Vorgehen ist in der Leitlinie der DGAKI von 2006, (AWMF-Leilinien-Register 061/003) [37] dargestellt. Eine Sensibilisierung allein reicht nicht aus, um eine Therapie zu begründen; wichtig ist der Nachweis der klinischen Relevanz. Eine der wesentlichen Therapieoptionen stellt die allergologische Ernährungstherapie dar, die in enger Zusammenarbeit zwischen Allergologen und allergologisch ausgebildeter Ernährungsfachkraft durchgeführt werden sollte. Die Ernährungstherapie schafft nicht nur die Voraussetzungen für ein vollständiges Meiden relevanter Auslöser, sondern verhindert Nährstoffdefizite und begrenzt die Einschränkung der Lebensqualität auf ein Mindestmaß. Das vorliegende Positionspapier soll einerseits die Besonderheiten bei Nahrungsmittelallergie im Vergleich zu anderen Allergien aufzeigen und andererseits Hinweise für eine rationale Therapie geben.

Erst nachdem die klinische Relevanz einer Nahrungsmittelallergie eindeutig nachgewiesen ist, erfolgt die therapeutische Intervention.

Karenz

Den wichtigsten Pfeiler der Intervention bei eindeutig nachgewiesener Nahrungsmittelallergie stellt die Karenz dar. Sie ist die einzige Therapieform mit nachgewiesener Wirksamkeit [48]. Neben der Symptomfreiheit durch Meiden des oder der Auslöser zielt eine effiziente Ernährungstherapie zusätzlich auf das Verhindern potentieller Nährstoffdefizite sowie eine individuelle Aufklärung des Patienten ab. Damit schafft sie die Voraussetzungen für eine hohe Lebensqualität durch ein erfolgreiches Krankheitsmanagement im Alltag [33]. Auf die individuelle Ernährungstherapie wird in einem der folgenden Unterkapitel detailliert eingegangen.

Besonderer Sorgfalt bedarf die Betreuung von Patienten, die gegen Allergene reagieren, die potenziell schwere, anaphylaktische Reaktionen auslösen können, und das z.T. in kleinsten Mengen [22]. Zu diesen Nahrungsmitteln gehören u.a. die in Tabelle 1 genannten Hauptauslöser nahrungsmittelassoziierter Anaphylaxien. Auf die Problematik, dass diese Nahrungsmittel trotz Kennzeichnungspflicht in verarbeiteten verpackten Produkten undeklariert als produktionsbedingte Spuren vorkommen können, wurde von der Arbeitsgruppe NMA hingewiesen [61]. Für Allergiker kann das fatale Folgen haben. Als gefährdet gelten insbesondere junge Asthmatiker mit schlecht eingestelltem Asthma [35, 42]. Für solche Patienten ist die Verordnung von

Tab. 1. Hauptauslöser von Nahrungsmittelunverträglichkeiten, die im Rahmen der EU-weiten Kennzeichnungsverordnung und in der Schweiz als Zutaten von verpackter Ware gekennzeichnet werden müssen (Amtblatt der Europäischen Union vom 28.11.2007 zur Richtlinie 2007/68/EG/ Schweizer Lebensmittelverordnung vom 23. November 2005 (Stand am 1. April 2008)).

– Glutenhaltiges Getreide, d.h. Weizen, Roggen, Gerste, Hafer, Dinkel, Kamut oder Hybridstämme davon, sowie daraus hergestellte Erzeugnisse
– Krebstiere und Krebstiererzeugnisse
– Eier und Eierzeugnisse
– Fisch und Fischerzeugnisse
– Erdnüsse und Erdnusserzeugnisse
– Soja und Sojaerzeugnisse
– Milch und Milcherzeugnisse (einschließlich Laktose)
– Schalenfrüchte, d.h. Cashewnuss, Haselnuss, Macadamianuss/Queenslandnuss, Mandel, Paranuss, Pecannuss, Pistazie, Walnuss, sowie daraus hergestellte Erzeugnisse
– Sellerie und Sellerieerzeugnisse
– Senf- und Senferzeugnisse
– Sesamsamen und Sesamsamenerzeugnisse
– Schwefeldioxid und Sulfite (bei einer Konzentration von mind. 10 mg/kg oder Liter)
– Lupinen und Lupinenerzeugnisse
– Weichtiere und Weichtiererzeugnisse

Tab. 2. Indikationen für einen Adrenalin-Autoinjektor bei Nahrungsmittelallergie.

– Vorgeschichte früherer schwerer Reaktionen
– Progrediente Schwere der allergischen Symptome
– Patienten mit systemischer Reaktion auf Nahrungsmittel und persistierendem Asthma bronchiale
– Systemische Allergie auf Erdnüsse, Baumnüsse, Sesam
– Patienten, die auf geringste Mengen des Allergens reagieren
– Patienten mit Mastozytose

Notfall-Medikamenten einschließlich des Adrenalin-Autoinjektors erforderlich (Tab. 2).

Eine Besonderheit bei den Karenzempfehlungen stellen hitzeempfindliche Allergene dar. Hierzu zählen vor allem die Nahrungsmittelallergene, die z.B. in Kern- und Steinobst vorkommen und die überwiegend oropharyngeale Symptome hervorrufen [55]. Die verantwortlichen Allergene sind meist labil und werden durch Erhitzen z.T. zerstört [58], wobei eine ausreichend lange Erwärmung erforderlich ist [23]. Die betroffenen Patienten können die unverträglichen Nahrungsmittel in gekochter Form meist ohne Symptome eines OAS verzehren. T-Zell-vermittelte Reaktionen sind von der Hitzeeinwirkung allerdings nicht betroffen, so dass z.B. Exazerbationen bei Patienten mit atopischer Dermatitis auch nach Verzehr zuvor erhitzter kreuzreaktiver Nahrungsmittel möglich sind [8].

Inzwischen wurden allerdings auch hitze- und verdauungsstabile niedermolekulare Lipid-Transferproteine (LTP) als Pan-Allergene in der Familie der Rosaceae (z.B. Pfirsich, Aprikose, Pflaume, Apfel), aber auch in Nüssen, Leguminosen und anderen Nahrungsmittelgruppen entdeckt [3, 4, 40]. Diese Allergene können schwere anaphylaktische Reaktionen hervorrufen und kommen nicht in Gräser- oder Baumpollen vor. Sie sind vor allem im südeuropäischen Raum klinisch relevant.

Die Komplexität der Problematik lässt sich auch am Beispiel der Sellerie-Allergie darstellen. Patienten mit einer birkenpollenassoziierten Sellerie-Allergie reagieren vornehmlich auf hitzelabile allergene Komponenten, diejenigen mit einer beifußassoziierten Sellerie-Allergie dagegen eher auf hitzestabile Epitope [64]. Therapeutische Empfehlungen sollten daher immer individuell erarbeitet werden (s. „Ernährungstherapie“) nachdem das auslösende Allergen entsprechende der Leitlinie (AWMF-Leitlinien-Register 061/003) eindeutige identifiziert ist [37].

Ernährungstherapie

Im Rahmen einer individuellen Ernährungstherapie werden die Voraussetzungen für die notwendige Karenz und eine dennoch bedarfsdeckende Ernährung geschaffen. Diese individuelle Aufklärung befähigt Betroffene zu einem effizienten Allergenmanagement im Alltag, das trotz diätetischer Einschränkungen ein nahezu normales Leben mit einer hohen Lebensqualität möglich macht. Ausführliche Diätpläne mit Meidungsstrategien und Hinweisen zu einem sinnvollen Ersatz der Ernährung liegen vor [61]. Diese Beratungsmaterialien lassen sich sowohl diagnostisch als auch therapeutisch einsetzen. Im Unterschied zu einer kurzfristig durchgeführten diagnostischen Diät, bei der die Diätvorlagen unverändert als Beratungsgrundlage dienen, gilt es bei der längerfristigen therapeutischen Diät, individuelle Verträglichkeiten, aber auch Vorlieben und Abneigungen des Patienten zu berücksichtigen. Bei einigen Patienten spielen auch individuelle (z.B. körperliche Anstrengung, Medikamente, Alkohol etc.) oder allgemeine Augmentationsfaktoren (z.B. Pollensaison) bei der Auslösung von Symptomen eine Rolle. Sie müssen bei der Erarbeitung therapeutischer Empfehlungen berücksichtigt werden. Um sicher zu stellen, dass ein effizientes Allergiemanagement betrieben wird und der Bedarf der Patienten ausreichend gedeckt ist, kann die Umsetzung der Therapieempfehlungen durch ein mehrtägiges Ernährungsprotokoll kontrolliert werden. Anhand einer solchen Analyse können die therapeutischen Empfehlungen dann gezielt optimiert werden.

Die Aufklärung im Hinblick auf das Vorkommen von Allergenen ist durch die Änderung der EU-Richtlinie zur Kennzeichnung und durch die revidierte Lebensmittelverordnung in der Schweiz z.T. einfacher geworden. Seit Ende 2007 (EU) bzw. seit Anfang 2008 (Schweiz) müssen 13 wichtige Allergenquellen (Tab. 1) und Sulfit als Zutaten von verpackten Lebensmitteln vollständig deklariert werden. So muss bei der Verwendung von Sojalecithin ein Verweis auf Soja erfolgen (früher war die Kennzeichnung "Lecithin" ausreichend). Allerdings erfolgt der Hinweis auf das Ursprungslebensmittel nicht immer: Zutaten wie Molke, Bulgur, Couscous u.a. bleiben ohne Nennung der Herkunft, obwohl nicht davon auszugehen ist, dass allen Verbrauchern der Ursprung bewusst ist. Im Gegensatz zur Schweiz, die auch die Deklaration unbeabsichtigter Vermischungen ab 1 Gramm pro Kilogramm bzw. Liter (0,1%) vorsieht (Art. 30a), wurde im Rahmen der EU-weiten Änderungen keine Regelung zur Kennzeichnung dieser produktionsbedingten – unbeabsichtigten – Einträge geschaffen. Der Warnhinweis vieler Hersteller auf mögliche Spuren erfolgt aus Gründen der Produkthaftung, ist aber nicht verpflichtend und auch nicht aussagekräftig im Hinblick auf die Höhe möglicher Kontaminationen. Die fehlende Höchstmengenregelung führt zu einer Verschlechterung der Situation von Allergikern. Eine eindeutige Regelung ist dringend erforderlich [59]. Der von der Arbeitsgruppe Nahrungsmittelallergie der DGAKI geforderte Höchstwert ist mit 0,01 – 0,001% (je nach Lebensmittel) allerdings niedriger als der in der Schweiz etablierte Wert. Auch die Beschränkung der Deklarationspflicht auf verpackte Ware wird in dieser Stellungnahme bemängelt [59], da damit der Kauf von loser Ware und der Außer-Haus-Verzehr weiterhin unsicher bleiben. Neben den 13 Hauptallergenquellen gibt es noch eine ganze Reihe von Lebensmitteln, die nicht voll deklarierungspflichtig sind. So fallen beispielsweise fast alle Kräuter und Gewürze sowie Obst und die meisten Gemüsesorten nicht unter die Kennzeichnungspflicht. Bei diesen Nahrungsmitteln ist nach wie vor eine umfangreiche detaillierte Aufklärung der Betroffenen zu deren Vorkommen notwendig.

Eine medizinisch-indizierte allergologische Ernährungstherapie sollte eine erstattungsfähige Leistung sein, weil sie aus allergologischer Sicht für eine optimale und sichere Betreuung von betroffenen Patienten bedeutsam ist. Die interdisziplinäre Einheit aus Arzt und allergologischer Ernährungsfachkraft ermöglicht eine effiziente Therapie der Nahrungsmittelallergie, kann sich aber auch schon diagnostisch als sehr hilfreich erweisen.

Die Karenz stellt den wichtigsten Pfeiler der therapeutischen Intervention dar. Wegen der Komplexität der Nahrungsmittelallergie müssen die jeweiligen Karenzempfehlungen jedoch immer individuell erarbeitet werden. Die Voraussetzungen hierzu schafft die Ernährungstherapie, die gleichzeitig die bedarfsdeckende Ernährung im Blick hat. Die Ernährungstherapie erfolgt in enger Abstimmung zwischen Arzt und allergologischer Ernährungsfachkraft.

Vorgehen nach Karenz

Empfehlungen zur Reexposition nach Karenz ergeben sich aus Beobachtungen zum Spontanverlauf der Erkrankung. Studien liegen praktisch nur für das Kindesalter vor. Mehrere Untersuchungen z.T. mit Reexposition zeigen für Kuhmilch- und Hühnereiweiß-Allergie, dass Kinder bis zum Schulalter zu 50 – 80% tolerant werden [6, 10, 21]. Diese gute Prognose gilt nicht für Allergien gegen Baumnüsse, Fisch und Erdnuss, die einen längeren (meist lebenslangen) Verlauf zeigen [10]. Das Alter der Erstmanifestation spielt eine Rolle, mit Entwicklung einer Toleranz vor allem bei früher Manifestation [6]. Grundsätzlich muss bei Erwachsenen von einem ähnlichen Spontanverlauf ausgegangen werden. Daten liegen jedoch nur vereinzelt vor [41, 63] und lassen keine klaren Aussagen zu.

Empfohlen werden kann, insbesondere Kinder mit einer Kuhmilch- oder Hühnerei-Allergie nach 1- bis 2-jähriger Allergenkarenz zu reexponieren. Diese Reexposition sollte jedoch unter ärztlicher Aufsicht, abhängig vom Schweregrad (gemäß AWMF-Leilinien-Register 061/003 [37]) unter stationären Bedingungen durchgeführt werden, da allergische Schocks nach Reexposition beobachtet wurden [11].

Nach 1- bis 2-jähriger Allergenkarenz kann für einige Nahrungsmittel eine Reexposition erwogen werden, da es die Möglichkeit der spontanen Toleranzentwicklung gibt.

Medikamentöse Therapie

Bei der medikamentösen Therapie IgE-vermittelter Nahrungsmittelallergien wird unterschieden zwischen akuter Notfall-Therapie anaphylaktischer Reaktionen, die von Ärzten durchgeführt wird, der Selbstmedikation durch Patienten bei spontanem Auftreten einer Reaktion und der präventiven Therapie.

Notfall-Medikamente

Patienten mit vorausgegangener bedrohlicher Reaktion (unabhängig vom Allergen), bei systemischen Reaktionen auf hochpotente Allergene (z.B. Erdnüsse, Baumnüsse, Samen) oder bei bestimmten Begleiterkrankungen (z.B. Asthma bronchiale, Mastozytose) müssen mit Notfallmedikamenten ausgestattet sein (Tab. 2). Insbesondere junge Asthmatiker mit schlecht eingestelltem Asthma gelten als besonders gefährdet [35, 42].

Zur Akuttherapie IgE-vermittelter Nahrungsmittelallergien sei auf die Leitlinie der DGAKI von 2007 zur Akuttherapie anaphylaktischer Reaktionen verwiesen (AWMF-Leitlinien-Register Nr. 061/025) [44]. Ein kürzlich erschienener Cochrane Review zeigt, dass kontrollierte klinische Studien zum Einsatz von Adrenalin und Antihistaminika nur limitiert bzw. gar nicht vorliegen und großer Bedarf an solchen Studien besteht!

Der Einsatz der Notfallmedikamente richtet sich nach dem klinischen Schweregrad, den Symptomen und dem Alter der betroffenen Patienten. Ein so genanntes Notfallset besteht in Anlehnung an die interdisziplinäre Konsensuskonferenz zur „Akuttherapie anaphylaktoider Reaktionen“ [56, 57], den Richtlinien für Notfallsets bei Insektengiftallergikern [34] und der Leitlinie zur Akuttherapie anaphylaktischer Reaktionen aus einem Adrenalin-Autoinjektor, einem Antihistaminikum, und einem Glukokortikosteroid. Bei einer Mitbeteilung der unteren Atemwege ist zusätzlich an b2-Agonisten inhalativ zu denken. Die Patienten, die zu oben genannten Risikogruppen gehören, müssen auf jeden Fall mit einem Adrenalinpräparat ausgestattet werden, die Kontraindikationen zur Adrenalinverordnung sind jedoch zu berücksichtigen.

Patientenmanagement und Selbstmedikation

Jeder Patient, der eine Anaphylaxie erlitten hat, muss über die wesentlichen Verhaltensmaßregeln aufgeklärt werden, die zur Prophylaxe und Behandlung von anaphylaktischen Reaktionen geeignet sind. Hierzu gehören die praktische Einweisung zur Handhabung des Notfallsets, insbesondere des Adrenalin-Autoinjektors, und die Aufklärung über die Verbreitung der Nahrungsmittelallergene im Alltag (siehe oben). Spezielle, standardisierte Anaphylaxie-Schulungsprogramme werden zurzeit erarbeitet (Arbeitsgemeinschaft Anaphylaxie Training und Education, AGATE e.V.). Zusätzlich werden die Betroffenen mit einem Anaphylaxie-Pass (Bezugsquelle: www.pina-infoline.de) ausgestattet

Adrenalin

Zur Applikation von Adrenalin eignen sich Autoinjektoren mit altersentsprechender Dosierung, die intramuskulär in die Außenseite des Oberschenkels appliziert werden. Eine ausführliche Patientenschulung zur Handhabung des Autoinjektors ist jedoch in jedem Falle erforderlich, da ansonsten die adäquate Anwendung im Notfall nicht gewährleistet ist.

Antihistaminika

Moderne, nichtsedierende Antihistaminika sind ein wichtiger Bestandteil der Therapie allergischer Reaktionen der Haut und rhinokonjunktivalen Schleimhäute. Auf Grund der begrenzten Studienlage sind Aussagen über Vorzüge und Nachteile einzelner Antihistaminika nicht möglich [50]. Die Wirkung von H1-Antihistaminika bei Anaphylaxie auf Symptome wie Urtikaria, Pruritus und Rhinokonjunktivitis [50, 62] kann als sicher betrachtet werden. Die alleinige Behandlung mit H1-Antihistaminika reicht jedoch bei fortschreitender Symptomatik einer schweren allergischen Reaktion keinesfalls aus.

Glukokortikosteroide

Nach Adrenalin und Antihistaminika nehmen Glukokortikoide gemäß der Leitlinie zur Akuttherapie der Anaphylaxie [44] einen festen Platz in der Notfallbehandlung auch von nahrungsmittelbedingten Allergien ein, obwohl in dieser Indikation keine systematischen klinischen Studien vorliegen [14, 17, 31, 43, 45, 57]. Aufgrund ihres langsamen Wirkungseintritts spielen sie in der akuten Phase nur über nichtgenomische Effekte in hoher Dosierung (500 – 1.000 mg Methylprednisolon) eine Rolle, sind aber bei mittlerer Dosierung (1 – 2 mg Methylprednisolon pro kg Körpergewicht) auch effektiv bei der Behandlung der akuten Bronchialobstruktion und wirken protrahiert verlaufenden Reaktionen entgegen [24, 44, 54] Für die orale Anwendung zur Akutversorgung durch den Patienten selbst sind in der Regel 100 mg Prednisolon-Äquivalent ausreichend [44].

Dinatrium-Cromoglykat (DNCG)

Orales DNCG wurde 1973 erstmals zur Behandlung von Nahrungsmittelallergien eingesetzt [16]. Die Datenlage ist widersprüchlich [11]. Bei Patienten mit gastrointestinalen Beschwerden kann die Therapie versuchsweise zeitlich begrenzt eingesetzt werden. Doppelblinde, plazebokontrollierte Untersuchungen liegen nicht vor, so dass eine generelle Therapie mit DNCG nicht empfohlen werden kann.

Anaphylaxie-Register

IgE-vermittelte Nahrungsmittelallergien können mit schweren allergischen Reaktionen einhergehen. Um zukünftig Informationen über die Auslöser und Begleitumstände solcher Reaktionen zu erhalten, wurde das Anaphylaxie-Register ins Leben gerufen. Hier werden mittels eines onlinegestützten Fragebogens extrakutane Reaktionen mit respiratorischen Symptomen und/oder Kreislaufdysregulation systematisch erfasst. In Übereinstimmung mit Vorpublikationen [30] bestätigen die ersten Analysen, dass Nahrungsmittel im Kindesalter an erster Stelle als Auslöser schwerer allergischer Reaktionen stehen. Auch bei Erwachsenen sind sie häufig Auslöser schwerer allergischer Reaktionen.

Meldungen über schwere allergische Reaktionen können über www.anaphylaxie.net erfolgen.

Gefährdete Patienten sollten nach Schulung mit einem Adrenalin-Autoinjektor, einem Antihistaminikum und einem Glukokortikosteroid zur Selbstmedikation ausgestattet werden.

Spezifische Immuntherapie

Unterscheiden muss man hier die Therapie der pollenassoziierten Nahrungsmittelallergie und die Therapie der klassischen, systemischen Nahrungsmittelallergie, z.B. gegen Kuhmilch oder Erdnuss.

Spezifische Immuntherapie bei pollenassoziierter Nahrungsmittelallergie

Der potentielle Effekt einer spezifischen Immuntherapie mit Baumpollenextrakt auf eine assoziierte Nahrungsmittelallergie wurde in verschiedenen Studien untersucht. Aufgrund der sehr unterschiedlichen Studiendesigns sind diese Arbeiten schwer miteinander zu vergleichen. So zeigten verschiedene Studien, die in den Jahren 1986 – 1998 durchgeführt wurden, einen positiven Effekt der subkutanen spezifische Immuntherapie (SCIT) mit Birkenpollenextrakt auf die assoziierte Nahrungsmittelallergie in 30 – 84% der Behandelten [2, 20, 32, 63]. Leider waren die meisten dieser Untersuchungen nicht plazebokontrolliert. In den letzten Jahren wurden drei weitere Studien zu diesem Thema durchgeführt, eine davon plazebokontrolliert [7, 9, 19]. In der dänischen Studie [19] nahm die SCIT keinen Einfluss auf die assoziierte Nahrungsmittelallergie, während bei den anderen beiden Untersuchungen eine partielle Verbesserung der Apfelallergie beobachtet wurde. Eine weitere Untersuchung mit Nachkontrollen bei Patienten, deren Apfelallergie mittels SCIT zunächst erfolgreich mit Birkenpollenextrakt behandelt wurde, stellt einen Langzeiteffekt der spezifischen Immuntherapie mit Birkenpollen auf den Verlauf der pollenassoziierten Nahrungsmittelallergie in Frage [5].

Daher wird zur Zeit zur Therapie von Nahrungsmittelallergien auf Frischobst, Rohgemüse und Nüsse eine spezifische Immuntherapie mit Baumpollenextrakt bei fehlenden oder geringen pollenabhängigen Atemwegsbeschwerden (manifester Frühjahrspollinosis) nicht empfohlen.

Bei pollenassoziierter Nahrungsmittelallergie sollte eine spezifische Immuntherapie mit Pollenallergenen nur dann erwogen werden, wenn zusätzlich eindeutige pollenabhängige Atemwegsbeschwerden vorliegen.

Zukünftige Therapieoptionen

Alle in der Folge genannten Therapieoptionen sind spezialisierten Zentren im Rahmen kontrollierter Studien vorbehalten.

Spezifische Immuntherapie bei Nahrungsmittelallergien mit systemischen Reaktionen

Subkutane Immuntherapie mit Nahrungsmittelextrakten

Die subkutane spezifische Immuntherapie mit Nahrungsmitteln bietet sich als eine potentiell wirksame Methode an. Sie wurde bisher bei Erdnussallergikern untersucht. Obwohl die Therapie zu einer erhöhten Toleranz gegenüber Erdnuss führte, wird die Therapie aufgrund der hohen Rate an Nebenwirkungen selbst während der Erhaltungsphase nur im Rahmen kontrollierter Studien empfohlen [36, 38].

Orale Immuntherapie / Spezifische orale Toleranzinduktion „SOTI" mit nativen Nahrungsmitteln

Bei der oralen Immuntherapie mit nativen Nahrungsmitteln wird versucht, eine klinische Toleranz durch orale Gaben ansteigender Mengen des entsprechenden Nahrungsmittels zu induzieren. Begonnen wird hierbei mit sehr kleinen Dosierungen, die je nach Verträglichkeit gesteigert werden [28]. Diese Methode zeigte für Patienten mit Kuhmilch- und Hühnereiallergie gute Erfolge [29,39]. Es war jedoch nicht möglich zu unterscheiden, ob es sich dabei um eine natürlich erworbene Toleranz im Laufe der Zeit oder um eine induzierte Immunmodulation handelt [52]. Daher sind weitere kontrollierte Langzeitstudien zu Wirkungs- und Nebenwirkungsraten der SOTI erforderlich, bevor klare Empfehlungen zum Einsatz dieser Therapie gegeben werden können.

Ähnlich wie bei der subkutanen Immuntherapie gibt es auch bei der oralen Immuntherapie viele Nebenwirkungen [29, 52]. Die beschriebenen Nebenwirkungen während der oralen Immuntherapie sind in der Regel leicht bis mittelschwer. Anhand der derzeitigen Studienlage scheint eine regelmäßige Einnahme des Nahrungsmittels für einige Patienten notwendig zu sein, um eine induzierte klinische Toleranz aufrechterhalten zu können [46]. Augmentationsfaktoren, wie Infekte oder Sport können die Schwellenwerte während der oralen Immuntherapie senken und erfordern eine entsprechende Anpassung der Dosis [52]. Die orale Immuntherapie wird zurzeit außerhalb von kontrollierten Studien nicht empfohlen.

Sublinguale Immuntherapie

Die sublingualen Immuntherapie mit Nahrungsmittelextrakten wurde bisher nur in einer Studie für die Haselnussallergie untersucht [15]. Hierbei wurden Patienten mit pollenassoziierten Symptomen und Patienten mit systemischer Haselnussallergie eingeschlossen. Es konnte gezeigt werden, dass die Schwellendosis für allergische Symptome erhöht wird. Eine weitere Studie war mit einem Birkenpollenextrakt durchgeführt worden und zeigte weder klinisch noch immunologisch einen wesentlichen Effekt auf die zusätzliche bestehende pollenassoziierte Apfelallergie [26]. Ob die sublinguale Immuntherapie in Zukunft eine Option für die kausale Therapie der Nahrungsmittelallergie ist, muss in weiteren klinischen Studien geklärt werden.

Weitere Therapieoptionen

Eine Option für die Behandlung von Patienten mit schweren Nahrungsmittelallergien ist die Gabe von humanisierten anti-IgE Antikörpern. In einer Studie bei Erdnussallergikern konnte durch die Verabreichung eines IgE-Antikörpers (TNX 901), der gegen die Ce3 Domäne der Fc Region von IgE gerichtet ist, der Schwellenwert für eine klinische

Reaktion für die meisten Patienten beachtlich erhöht werden [27]. Bemerkenswerterweise waren in dieser Studie allerdings ein Viertel der Patienten „Non-Responder". Zudem hat die Therapieoption mit Anti-IgE in Deutschland für die Nahrungsmittelallergie zurzeit keine Zulassung.

Probiotika konnten – auch bei Kindern mit atopischem Ekzem – in den bisherigen Studien therapeutisch nicht überzeugen [60]. Daten für isolierte Nahrungsmittelallergien liegen nicht vor. Zurzeit ist nicht zu erwarten, dass Probiotika eine Rolle bei der Therapie von Nahrungsmittelallergien spielen werden.

Im Tiermodell verhinderte die Gabe der chinesischen Heilkräutermischung FAHF-2 eine Anaphylaxie bei erdnussallergischen Mäusen bis zu 5 Wochen nach Therapie. Dieses Ergebnis war assoziiert mit einer Herunterregulation von TH2-Antworten [51]. Studien beim Menschen liegen allerdings nicht vor.

Eine neue Möglichkeit der spezifischen Immuntherapie könnte sich aus der Möglichkeit der Herstellung rekombinanter Allergene ergeben. Inwieweit modifizierte Allergene (Mutanten), die zwar immunogen, jedoch nicht allergen wirken [49], einen Vorteil für die Hyposensibilisierung von klinisch relevanten Nahrungsmittelallergien bringen, muss in kontrollierten Studien ermittelt werden. In ferner Zukunft könnte eine orale DNA-Vakzinierung anaphylaktische Reaktionen vermindern [47].

Die subkutane Immuntherapie mit Nahrungsmittelextrakten, die orale Immuntherapie mit nativen Nahrungsmitteln und die sublinguale Immuntherapie stellen zwar potentielle Therapieoptionen dar, sollten derzeit jedoch nur im Rahmen von kontrollierten Studien angewandt werden. Als weitere Optionen werden die Therapie mit Anti-IgE-Antikörpern, mit Probiotika, mit der chinesischen Heilkräutermischung FAHF-2 und die spezifische Immuntherapie mit rekombinanten Allergenen diskutiert.

Kritische Schlussbemerkung

Es gibt keine einheitliche Kostform, die Nahrungsmittelallergikern generell empfohlen werden kann. Gerade auf dem Gebiet der Diätetik werden z.T. unsinnige Vorgehensweisen empfohlen. Berichte über erhebliche Fehlernährungen durch einseitige Diäten liegen vor [13, 18, 25]. Die insbesondere von einigen Berufsgruppen empfohlene Rotationskost, aber auch Diäten aufgrund unsinniger IgG-Bestimmungen [53] bei Nahrungsmittelallergie als Therapieoption besitzen keine wissenschaftliche Grundlage [1].

Auch „bioenergetische Verfahren" wie Elektroakupunktur nach Voll oder die Bioresonanz, die als diagnostische und therapeutische Möglichkeiten angeboten werden, zählen zu den wissenschaftlich nicht gesicherten und daher abzulehnenden Verfahren.

Die Therapie bei Nahrungsmittelallergie sollte in enger Kooperation zwischen dem behandelnden Arzt und der allergologisch versierten Ernährungsfachkraft erfolgen. Sie sollte individuell angepasst werden und sich nach den genannten Kriterien richten. Es ist von besonderer Wichtigkeit, dass die Nahrungsmittelallergie einwandfrei, möglichst mittels doppelblind und plazebokontrolliert durchgeführter oraler Nahrungsmittelprovokation (DBPCFC, double-blind, placebo-controlled food challenge), nachgewiesen ist [37]. Ein optimales Krankheitsmanagement bestehend aus hinreichender allergologischer Diagnostik, der Verordnung von Notfallmedikamenten und einer individuellen Ernährungstherapie ist für den Erhalt einer hohen Lebensqualität betroffener Patienten notwendig.

Fehlernährung durch einseitige Diäten muss vermieden werden. Nicht empfohlen werden können z.B. Rotationskost und so genannte „bioenergetische Verfahren".

Literatur

[1] *Anonymous; American College of Physicians.* Clinical ecology. Ann Intern Med. 1989; *111:* 168-178.

[2] *Asero R.* Effects of birch pollen-specific immunotherapy on apple allergy in birch pollen-hypersensitive patients. Clin Exp Allergy. 1998; *28:* 1368-1373.

[3] *Asero R.* Detection and clinical characterization of patients with oral allergy syndrome caused by stable allergens in Rosaceae and nuts. Ann Allergy Asthma Immunol. 1999; *83:* 377-383.

[4] *Asero R, Mistrello G, Roncarolo D, de Vries SC, Gautier MF, Ciurana CLF, Verbeek E, Mohammadi T, Knul-Brettlova V, Akkerdaas JH, Bulder I, Aalberse RC, van Ree R.* Lipid transfer protein: a pan-allergen in plant-derived foods that is highly resistant to pepsin digestion. Int Arch Allergy Immunol. 2000; *122:* 20-32.

[5] *Asero R.* How long does the effect of birch pollen injection SIT on apple allergy last? Allergy. 2003; *58:* 435-438.

[6] *Bock SA.* The natural history of food sensitivity. J Allergy Clin Immunol. 1982; *69:* 173-177.

[7] *Bolhaar ST, Tiemessen MM, Zuidmeer L, van Leeuwen A, Hoffmann-Sommergruber K, Bruijnzeel-Koomen CA, Taams LS, Knol EF, van Hoffen E, van Ree R, Knulst AC.* Efficacy of birch-pollen immunotherapy on cross-reactive food allergy confirmed by skin tests and double-

blind food challenges. Clin Exp Allergy. 2004; *34:* 761-769.

[8] *Bohle B.* The impact of pollen-related food allergens on pollen allergy. Allergy. 2007; *62:* 3-10.

[9] *Bucher X, Pichler WJ, Dahinden CA, Helbling A.* Effect of tree pollen specific, subcutaneous immunotherapy on the oral allergy syndrome to apple and hazelnut. Allergy. 2004; *59:* 1272-1276.

[10] *Dannaeus A, Inganäs M.* A follow-up study of children with food allergy. Clinical course in relation to serum IgE- and IgG-antibody levels to milk, egg and fish. Clin Allergy. 1981; *11:* 533-539.

[11] *Darlath W.* Einsatz von oral appliziertem Dinatrium cromoglicicum (Colimune®) bei der Therapie der Nahrungsmittelallergie. Allergologie. 1984; *10:* 381-387.

[12] *David TJ.* Anaphylactic shock during elimination diets for severe atopic eczema. Arch Dis Child. 1984; *59:* 983-986.

[13] *Davidovits M, Levy Y, Avramovitz T, Eisenstein B.* Calcium-deficiency rickets in a four-year-old boy with milk allergy. J Pediatr. 1993; *122:* 249-251.

[14] *Ellis AK, Day JH.* Diagnosis and management of anaphylaxis. CMAJ. 2003; *169:* 307-311.

[15] *Enrique E, Pineda F, Malek T, Bartra J, Basagana M, Tella R, et al.* Sublingual immunotherapy for hazelnut food allergy: a randomized, double-blind, placebo-controlled study with a standardized hazelnut extract. J Allergy Clin Immunol. 2005; 116: 1073-1079.

[16] Freier S, Berger H. Disodium cromoglycate in gastrointestinal protein intolerance. Lancet. 1973; *I:* 913-915.

[17] *Greenberger PA, Patterson R.* The prevention of immediate generalized reactions to radiocontrast media in high-risk patients. J Allergy Clin Immunol. 1991; *87:* 867-872.

[18] *Grüttner R.* Mangelzustände bei Fehlernährung durch alternative Kost im Säuglings- und Kleinkindesalter. Dtsch Arztebl. 1992; *89:* B462-B466.

[19] *Hansen KS, Ballmer-Weber BK, Lüttkopf D, Skov PS, Wüthrich B, Bindslev-Jensen C, Vieths S, Poulsen LK.* Roasted hazelnuts--allergenic activity evaluated by double-blind, placebo-controlled food challenge. Allergy. 2003; *58:* 132-138.

[20] *Henzgen M, Rudeschko O, Schlenvoigt G, Herrmann D, Frank E.* Immunparameter der Apfelallergie unter Hyposensibilisierung mit Birkenpollen. Allergologie. 1999; *22:* 655-664.

[21] *Høst A, Halken S.* A prospective study of cow milk allergy in Danish infants during the first 3 years of life. Clinical course in relation to clinical and immunological type of hypersensitivity reaction. Allergy. 1990; *45:* 587-596.

[22] *Kilburn SA, Nordlee JA, Hefle SL, Taylor SL, Warner JO, Warner JO; Hourihane JO'B.* An evaluation of the sensitivity of subjects with peanut allergy to very low doses of peanut protein: a randomized, double-blind, placebo-controlled food challenge study. J Allergy Clin Immunol. 1997; *100:* 596-600.

[23] *Jankiewicz A, Aulepp H, Baltes W, Bögl KW, Dehne LI, Zuberbier T, Vieths S.* Allergic sensitization to native and heated celery root in pollen-sensitive patients investigated by skin test and IgE binding. Int Arch Allergy Immunol. 1996; *111:* 268-278.

[24] *Kaiser H, Kley H, eds.* Cortisontherapie – Corticoide in Klinik und Praxis. Stuttgart–New York: Thieme; 2002.

[25] *Kanaka C, Schütz B, Zuppinger KA.* Risks of alternative nutrition in infancy: a case report of severe iodine and carnitine deficiency. Eur J Pediatr. 1992; *151:* 786-788.

[26] *Kinaciyan T, Jahn-Schmid B, Radakovics A, Zwölfer B, Schreiber C, Francis JN, Ebner C, Bohle B.* Successful sublingual immunotherapy with birch pollen has limited effects on concomitant food allergy to apple and the immune response to the Bet v 1 homolog Mal d 1. J Allergy Clin Immunol. 2007; *119:* 937-943.

[27] *Leung DYM, Sampson HA, Yunginger JW, Burks AW Jr, Schneider LC, Wortel CH, Davis FM, Hyun JD, Shanahan WR Jr; Avon Longitudinal Study of Parents and Children Study Team.* Effect of anti-IgE therapy in patients with peanut allergy. N Engl J Med. 2003; *348:* 986-993.

[28] *Meglio P, Bartone E, Plantamura M, Arabito E, Giampietro PG.* A protocol for oral desensitization in children with IgE-mediated cow's milk allergy. Allergy. 2004; *59:* 980-987.

[29] *Meglio P, Giampietro PG, Gianni S, Galli E.* Oral desensitization in children with immunoglobulin E-mediated cow's milk allergy--follow-up at 4 yr and 8 months. Pediatr Allergy Immunol. 2008; *19:* 412-419.

[30] *Mehl A, Wahn U, Niggemann B.* Anaphylactic reactions in children--a questionnaire-based survey in Germany. Allergy. 2005; *60:* 1440-1445.

[31] *Merk HF, Ott H.* Allergie-Taschenbuch. Berlin: ABW-Verlag; 2008.

[32] *Möller C.* Effect of pollen immunotherapy on food hypersensitivity in children with birch pollinosis. Ann Allergy. 1989; *62:* 343-345.

[33] *Mofidi S.* Nutritional management of pediatric food hypersensitivity. Pediatrics. 2003; *111:* 1645-1653.

[34] *Müller U, Mosbech H, Blaauw P, Dreborg S, Malling HJ, Przybilla B, Urbanek R, Pastorello E, Blanca M, Bousquet J, Jarisch R, Youlten L.* Emergency treatment of allergic reactions to Hymenoptera stings. Clin Exp Allergy. 1991; *21:* 281-288.

[35] *Muñoz-Furlong A, Weiss CC.* Characteristics of food-allergic patients placing them at risk for a fatal anaphylactic episode. Curr Allergy Asthma Rep. 2009; *9:* 57-63.

[36] *Nelson HS, Lahr J, Rule R, Bock A, Leung D.* Treatment of anaphylactic sensitivity to peanuts by immunotherapy with injections of aqueous peanut extract. J Allergy Clin Immunol. 1997; *99:* 744-751.

[37] *Niggemann B, Erdmann S, Fuchs T, Henzgen M, Jäger L, Kleine-Tebbe J, Lepp U, Raithel M, Reese I, Saloga J, Vieluf I, Vieths S, Zuberbier T, Werfel T.* Standardisierung von oralen Provokationstests bei Nahrungsmittelallergien.(AMWF-Leilinien-Register Nr. 061/003). Allergo J. 2006; *15:* 262-270.

[38] *Oppenheimer JJ, Nelson HS, Bock SA, Christensen F, Leung DYM.* Treatment of peanut allergy with rush immunotherapy. J Allergy Clin Immunol. 1992; *90:* 256-262.

[39] *Patriarca G, Nucera E, Roncallo C, Pollastrini E, Bartolozzi F, De Pasquale T, Buonomo A, Gasbarrini G, Di Campli C, Schiavino D.* Oral desensitizing treatment in food allergy: clinical and immunological results. Aliment Pharmacol Ther. 2003; *17:* 459-465.

[40] *Pastorello EA, Farioli L, Pravettoni V, Ortolani C, Ispano M, Monza M, Baroglio C, Scibola E, Ansaloni R, Incorvaia C, Conti A.* The major allergen of peach (Prunus persica) is a lipid transfer protein. J Allergy Clin Immunol. 1999; *103:* 520-526.

[41] *Pastorello EA, Stocchi L, Pravettoni V, Bigi A, Schilke ML, Incorvaia C, Zanussi C.* Role of the elimination diet in adults with food allergy. J Allergy Clin Immunol. 1989; *84:* 475-483.

[42] *Pumphrey RSH.* Anaphylaxis: can we tell who is at risk of a fatal reaction? Curr Opin Allergy Clin Immunol. 2004; *4:* 285-290.

[43] *Reimers A, Müller U.* Behandlung des anaphylaktischen Schocks. Ther Umsch. 2000; *58.* 325-328.

[44] *Ring J, Brockow K, Duda D, Eschenhagen T, Fuchs T, Huttegger I, Kapp A, Klimek L, Müller U, Niggemann B, Pfaar O, Przybilla B, Rebien W, Rietschel E, Rueff F, Schnadt S.* Tryba, Worm M, Sitter H, Schultze-Werninghaus G. Akuttherapie anaphylaktischer Reaktionen. (AWMF-Leitlinien-Register 061/025). Allergo J. 2007; *16:* 420-434.

[45] *Ring J.* Angewandte Allergologie, 3. Aufl. München: Urban & Vogel; 2004.

[46] *Rolinck-Werninghaus C, Staden U, Mehl A, Hamelmann E, Beyer K, Niggemann B.* Specific oral tolerance induction with food in children: transient or persistent effect on food allergy? Allergy. 2005; *60:* 1320-1322.

[47] *Roy K Mao H-Q, Huang S-K, Leong KW.* Oral gene delivery with chitosan--DNA nanoparticles generates immunologic protection in a murine model of peanut allergy. Nat Med. 1999; *5:* 387-391.

[48] *Sampson HA.* Food allergy. Part 2: diagnosis and management. J Allergy Clin Immunol. 1999; *103:* 981-989.

[49] *Schramm G, Kahlert H, Suck R, Weber B, Stüwe HT, Müller WD, Bufe A, Becker WM, Schlaak MW, Jäger L, Cromwell O, Fiebig H.* "Allergen engineering": variants of the timothy grass pollen allergen Phl p 5b with reduced IgE-binding capacity but conserved T cell reactivity. J Immunol. 1999; *162:* 2406-2414.

[50] *Sheikh A, Ten Broek V, Brown SG, Simons FE.* H1-antihistamines for the treatment of anaphylaxis: Cochrane systematic review. Allergy. 2007; *62:* 830-837.

[51] *Srivastava KD, Kattan JD, Zou ZM, Li JH, Zhang L, Wallenstein S, Goldfarb J, Sampson HA, Li XM.* The Chinese herbal medicine formula FAHF-2 completely blocks anaphylactic reactions in a murine model of peanut allergy. J Allergy Clin Immunol. 2005; *115:* 171-178.

[52] *Staden U, Rolinck-Werninghaus C, Brewe F, Wahn U, Niggemann B, Beyer K.* Specific oral tolerance induction in food allergy in children: efficacy and clinical patterns of reaction. Allergy. 2007; *62:* 1261-1269.

[53] *Stapel SO, Asero R, Ballmer-Weber BK, Knol EF, Strobel S, Vieths S, Kleine-Tebbe J; EAACI Task Force.* Testing for IgG4 against foods in not recommended as a diagnostic tool. EAACI Task Force Report. Allergy. 2008; *63:* 793-796.

[54] *Stark BJ, Sullivan TJ.* Biphasic and protracted anaphylaxis. J Allergy Clin Immunol. 1986; *78:* 76-83.

[55] *Stich O, Pichler WJ.* Nahrungsmittelallergie bei Pollensensibilisierung. Allergologie. 1993; *16:* 288-294.

[56] *Tryba M, Ahnefeld FW, Barth J, Dick W, Doenicke A, Fuchs T, Gervais H, Laubenthal H, Löllgen H, Lorenz W, Mehrkens HH, Meuret GH, Möllmann H, Piepenbrock S, Przybilla B, Ring J, Schmutzler W, Schultze-Werninghaus G, Schüttler J, Schuster HP, et al.* Akuttherapie anaphylaktoider Reaktionen. Allergo J. 1994; *3:* 211-224.

[57] *Tryba M.* Therapie des anaphylaktischen Schocks. Notfall Med. 1997; *23:* 238-244.

[58] *Vieths S, Aulepp H, Schöning B, Tschirnich R.* Untersuchung zur Apfelallergie bei Birkenpollenallergikern. Allergologie. 1995; *18:* 89-97.

[59] *Vieths S, Holzhauser T, Erdmann S, Fuchs T, Henzgen M, Kleine-Tebbe J, Lepp U, Niggemann B, Raithel M, Reese I, Saloga J, Vieluf I, Zuberbier T, Werfel T.* Neue Deklarationspflicht für Nahrungsmittelallergene in Lebensmitteln. Allergo J. 2006; *15:* 114-122.

[60] *Viljanen M, Savilahti E, Haahtela T, Juntunen-Backman K, Korpela K, Poussa T, Tuure T, Kuitunen M.* Probiotics in the treatment of atopic eczema/dermatitis syndrome in infants: a double-blind placebo-controlled trial. Allergy. 2004; *60:* 494-500.

[61] *Werfel T, Reese I.* Diätetik in der Allergologie. Diätvorschläge, Positionspapiere und Leitlinien zu Nahrungsmittelallergie und anderen Unverträglichkeiten. München–Orlando: Dustri-Verlag; 2006.

[62] *Winbery SL, Lieberman PL.* Histamine and antihistamines in anaphylaxis. Clin Allergy Immunol. 2002; *17:* 287-317.

[63] *Wüthrich B, Hofer T.* Nahrungsmittelallergien. III. Therapie: Eliminationsdiät, symptomatische medikamentöse Prophylaxe und spezifische Hyposensibilisierung. Schweiz Med Wochenschr. 1986; *116:* 1401-1410., 1446-1449.

[64] *Wüthrich B, Stäger J, Johansson SGO.* Celery allergy associated with birch and mugwort pollinosis. Allergy. 1990; *45:* 566-571.

Fruktosemalabsorption

Stellungnahme der AG Nahrungsmittelallergie in der Deutschen Gesellschaft für Allergologie und klinische Immunologie (DGAKI)

C. Schäfer, I. Reese, B.K. Ballmer-Weber, K. Beyer, S. Erdmann, T. Fuchs, M. Henzgen, I. Huttegger, U. Jappe, J. Kleine-Tebbe, U. Lepp, B. Niggemann, M. Raithel, J. Saloga, Z. Szepfalusi, S. Vieths, T. Werfel, T. Zuberbier und M. Worm*

*Die Autoren bilden die Arbeitsgruppe Nahrungsmittelallergie der DGAKI

Stand: 25. September 2009

Arbeitskreis Diätetik in der Allergologie

Einleitung

Der Begriff der Nahrungsmittelunverträglichkeit umfasst eine Vielzahl von unterschiedlichen Pathomechanismen. Vor allem bei gastrointestinalen Symptomen spielen Enzymdefekte und Malabsorptionen differenzialdiagnostisch zur IgE-vermittelten Nahrungsmittelallergie eine wichtige Rolle, so dass in der folgenden Stellungnahme auch aufgrund der hohen Prävalenz der Fruktosemalabsorption die wichtigsten Schritte einer sinnvollen Diagnostik und Therapie zusammenfassend dargestellt werden.

Verbesserte Diagnostikmethoden und ein verändertes Ernährungsverhalten haben zu einer gehäuften Diagnosestellung der Fruktosemalabsorption geführt. Die Fruktosemalabsorption ist zwar pathophysiologisch ein bekanntes, aber mit therapeutischen Unsicherheiten behaftetes Beschwerdebild, über dessen Krankheitswert Uneinigkeit herrscht. Eine Vielzahl von vorliegenden Studien ist hinsichtlich fehlender Standardisierung der Testverfahren zum Teil nicht vergleichbar und deshalb bezüglich ihrer Schlussfolgerungen inkohärent und kritisch zu bewerten [18].

Pathophysiologie und Diagnostik der Fruktosemalabsorption

Anders als bei den Monosacchariden Glukose und Galaktose, die im oberen Duodenum bzw. Jejunum vollständig resorbiert werden, ist die Resorptionskapazität für Fruktose begrenzt [19, 26]. Wegen dieser langsamen Resorbierbarkeit besteht für Fruktose eine physiologische Kohlenhydratmalabsorption, wenn mehr als 35 – 50 g aufgenommen werden [3, 6, 25]. Durch veränderte Verzehrgewohnheiten ist die Fruktoseaufnahme stetig gestiegen und kann bei ausgiebigem Süßigkeiten- und/oder Obstkonsum die physiologischen Grenzen übersteigen [9].

Vor allem ein niedriger Fett- und Proteingehalt der Nahrung führen zu einer deutlichen Transitbeschleunigung des Speisebreis im oberen Gastrointestinaltrakt, so dass die Aufnahme von Fruktose eingeschränkt ist (Abb. 1) [12, 14, 24]. Nicht resorbierte Fruktose gelangt in tiefer gelegene Darmabschnitte und wird dort durch Bakterien – vor allem im Kolon – metabolisiert. Hierdurch entstehen vermehrt kurzkettige Fettsäuren, und es kommt zu einer verstärkten Gasbildung (u.a. H_2, CO_2, Methan), die dann zu Beschwerden führen kann [5].

Als Fruktosemalabsorption wird die unphysiologisch begrenzte Aufnahmekapazität von < 25 g Fruktose mit Auftreten von typischen Symptomen nach Verzehr bezeichnet [20]. Die Fruktosemalabsorption wird mittels des H_2-Atemtests diagnostiziert. Bei der Durchführung von H_2-Testungen werden 25 g Fruktose in 250 ml Wasser (Kinder: 1 g/kg Körpergewicht) gelöst. Vorher und in 20-minütigen Abständen über 3 h werden die H_2-Konzentrationen in der Atemluft gemessen und das Auftreten von Beschwerden dokumentiert. Als pathologisch wird ein Anstieg > 20 ppm vom Leerwert, verbunden mit klinischen gastrointestinalen Symptomen, definiert. Die Messung des Blutzuckerspiegels ist nicht zur Diagnostik einer Fruktosemalabsorption geeignet [25, 27].

Differenzialdiagnostisch ist die Fruktosemalabsorption von der hereditären Frukto- seintoleranz (HFI), einem genetisch bedingten Enzymdefekt (Aldolase-B-Mangel), abzugrenzen (Tab. 1).

Fruktose ist ein Monosaccharid mit einer physiologischen Aufnahmekapazitätsgrenze von 35 – 50 g. Die Aufnahme erfolgt über passive Diffusion und über den GLUT-5-Transporter (erleichterte passive Difussion) im Duodenum/Jejunum und ist über die Kostzusammensetzung vielfältig beeinflussbar. Die Fruktosemalabsorption bezeichnet die Unverträglichkeitsreaktion von < 25 g Fruchtzucker infolge einer gestörten Aufnahme im Dünndarm mit gastrointestinalen Beschwerden nach Ingestion.

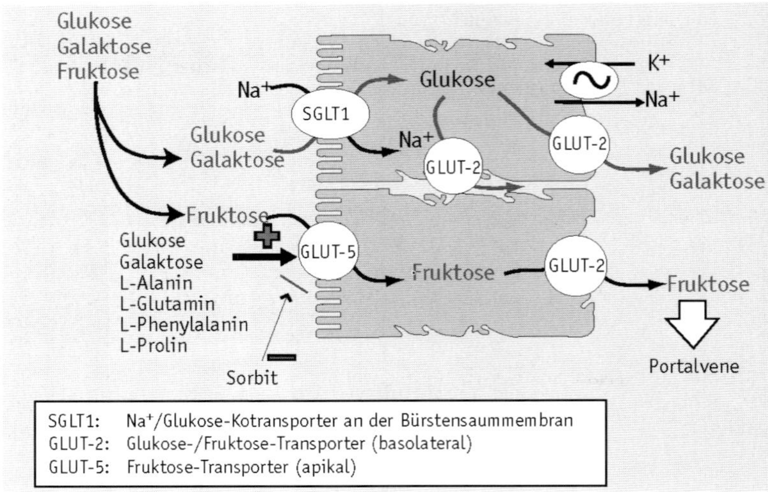

Abb. 1. Modell der Fruktoseresorption durch den Enterozyten im Duodenum/Jejunum (modifiziert nach [15, 24]).

Therapie der Fruktosemalabsorption

Die therapeutischen Empfehlungen für eine gesicherte Fruktosemalabsorption beinhalten eine zeitlich befristete moderate Fruktosereduktion [10, 17]. Anschließend können durch eine begleitende Kostumstellung die Expression des GLUT-5-Transporters gesteigert und die Verträglichkeit von Fruktose in der täglichen Nahrung in physiologischen Mengen erreicht werden [4, 11, 16, 25].

Nahrungsmittelempfehlungen, die bei Vorliegen einer HFI indiziert sind, verfolgen diätetisch eine lebenslange strikte Fruktosemeidung und sind für Fruktosemalabsorber nicht sinnvoll [13]. Durch eine fruktosefreie Kost würde es zwar initial zu einer kurzfristigen Verbesserung der Symptome, im Verlauf jedoch zu einer zunehmenden gastrointestinalen Symptomatik kommen, da die

Tab. 1. Differenzialdiagnostik der Fruktoseunverträglichkeit.

	Hereditäre Fruktoseintoleranz (HFI)	Fruktosemalabsorption (FM)	Fruktoseüberhang
Prävalenz	Deutschland: 1 : 20.000	Europa/Nordamerika: 1 von 3 Erwachsenen, 2 von 3 Kleinkindern	
Pathophysiologie	Angeborene Stoffwechselstörung mit Defizienz der Fruktose-1-Phosphat-Aldolase (Aldolase B), so dass es zur toxischen Akkumulation von Fruktose-1-Phosphat in Leber, Niere und Dünndarm kommt	Eingeschränkte Transportkapazität (< 25 g) in der Biomembran führt zu Anflutung von Fruktose im Dickdarm, die dort bakteriell zersetzt wird	Physiologische Resorptionskapazität von Fruktose (35 g) wird durch das augenblickliche Nahrungsangebot und die Zusammenstellung der Nahrung überschritten [2]
Symptome	Übelkeit, Erbrechen, schwere Hypoglykämien, Transaminasenerhöhung, Quick-Erniedrigung, unklare Leber- und/oder Nierenfunktionsstörungen	Meteorismus, Flatulenz, Völlegefühl, breiige Stühle, Diarrhö, Obstipation	Unregelmäßige wiederkehrende weiche breiige Stühle, Diarrhö, Flatulenz, Obstipation
Diagnostik	2 – 5 ml EDTA-Blut zur Aldolase-B-Gen-Mutationsanalyse (DNA-Test bezüglich der Mutationen A149P, A174D, Y203X, N334K)	H2-Atemtestung mit 25 g Fruktose in 250 ml Wasser (Messabstände alle 20 min über 180 min): klinische Symptome und durchschnittlicher Anstieg um 20 ppm gegenüber dem Ausgangswert [18, 21, 23]	Kontrolle der Ernährungs- und Symptomprotokolle
Therapie	Lebenslang bestehende Störung, die strengster fruktosefreier Kost bedarf	Temporär befristete moderate Fruktosereduktion der Nahrung mit anschließender Austestung des individuellen Schwellenwerts	Ernährungsumstellung durch Beseitigung isolierter Verzehrangebote von Zuckeralkoholen

Tab. 2. Konzept der Ernährungstherapie.

Phase	Ziel	Empfehlung	Dauer
1. Phase: Karenz	Weitestgehende Beschwerdereduktion	Fruktosearme Kost durch Beschränkung der Fruktosezufuhr Verzicht auf Zuckeralkohole Unterstützung der Fruktoseresorption durch die gleichzeitige Aufnahme von Glukose	Maximal 2 Wochen
2. Phase: Testphase	Erweiterung der Nahrungsmittelauswahl unter Berücksichtigung der Speisenkombinationen und ggf. einer Fett- und Proteinanreicherung, um die physiologische Verträglichkeit von Fruktose zu erhöhen	Prinzipien der leichten Vollkost Fruktosemodifizierte Kost Wiedereinführung von verschiedenen Obstsorten Verzicht auf Zuckeralkohole Strikte Diätvorgaben "aufweichen" Ermittlung der individuellen Fruktoseverträglichkeit	Bis zu 6 Wochen
3. Phase: Dauerernährung	Nährstoffbedarfsdeckung	Individuelle Ernährungsempfehlungen, die sich an Patientenvorgaben bezüglich Mahlzeitenanzahl und Mahlzeitenrhythmus orientieren	

Expression des fruktosespezifischen GLUT-5-Transporters durch die Fruktosekarenz absinkt [1, 7, 22].

Eine Ernährungsumstellung auf eine fruktosemodifizierte Kost führt für Fruktosemalabsorber zu einer verbesserten Fruktoseverträglichkeit. Dabei wird durch eine veränderte Mahlzeitenkomposition sowie durch Anhebung der Fett- und Proteinmenge in der Nahrung eine verbesserte Aufnahme der Fruktose im Dünndarm erreicht.Fruktosefreie Ernährungsempfehlungen, die sich vorrangig am Fruktosegehalt in der Nahrung orientieren, sind nicht zielführend für die Therapie der Fruktosemalabsorption.

Eine effektive therapeutische Ernährungsempfehlung gründet sich auf eine dreiphasige Ernährungsumstellung, die über Beeinflussung von Mahlzeitenkomposition, Fett- und Proteingehalt der Nahrung die Fruktoseverträglichkeit wieder ansteigen lässt (Tab. 2) [8, 15, 17, 21, 28].

Die diätetische Führung der Patienten mit einer Fruktosemalabsorption sollte während der Karenz- und Testphase durch eine versierte Ernährungsfachkraft erfolgen, da die alleinige Reduktion der Fruktosezufuhr in der Nahrung nicht zielführend ist, sondern individuelle Ernährungsmuster in die Verzehrempfehlungen Eingang finden sollten. So können die Nahrungsmittelauswahl ohne Pauschalverbote großzügig gestaltet, Nährstoffdefizite verhindert und die Lebensqualität gesichert werden.

Patientenliteratur

- Kamp A, Schäfer C. Gesund essen, Fruktosearm genießen. München: Gräfe und Unzer, 2007.
- Schäfer C, Kamp A. Köstlich essen: Fruktose, Laktose & Sorbit vermeiden. Stuttgart: TRIAS, 2008.

Erklärung zum Interessenkonflikt

Die Autoren erklären, dass kein Interessenkonflikt vorliegt.

Literatur

[1] *Bell GI, Burant CF, Takeda J, Gould GW.* Structure and function of mammalian facilitative sugar transporters. J Biol Chem. 1993; *268:* 19161-19164.

[2] *Born P, Kamenisch W, Müller S, Paul F.* Fruktosemalabsorption – Normalisierung durch Glukosezugabe. Verdauungskrankh. 1991; *9:* 239-241.

[3] *Buddecke E.* Grundriss der Biochemie, 6. Aufl. Berlin: DeGruyter, 1980: 195.

[4] *Caspary WF.* Diarrhoea associated with carbohydrate malabsorption. Clin Gastroenterol. 1986; *15:* 631-655.

[5] *Caspary WF.* Physiology and pathophysiology of intestinal absorption. Am J Clin Nutr. 1992; *55 (Suppl):* 299S-308S.

[6] *Caspary WF, Stein J.* Digestion und Resorption von Makro- und Mikronährstoffen. In: Stein J, Jauch KW: Praxishandbuch Klinische Ernährung und Infusionstherapie. Berlin: Springer, 2003: 126-145.

[7] *Corpe CP, Burant CF, Hoekstra JH.* Intestinal fructose absorption: clinical and molecular

aspects. J Pediatr Gastroenterol Nutr. 1999; *28:* 364-374.

[8] Eisenmann A, Ledochowski M. Fruktosemalabsorption. E&M – Ernährung und Medizin. 2009; 24: 10-14.

[9]. Ernährungsbericht 2008. Bonn. Umschau. 2008; 31-38.

[10] *Fernández-Bañares F, Rosinach M, Esteve M, Forné M, Espinós JC, Maria Viver J.* Sugar malabsorption in functional abdominal bloating: a pilot study on the long-term effect of dietary treatment. Clin Nutr. 2006; *25:* 824-831.

[11] *Gaby AR.* Adverse effects of dietary fructose. Altern Med Rev. 2005; *10:* 294-306.

[12] *Harder H, Hernando-Harder AC, Singer M.* Meteorismus – Ursachen und gezielte Therapieansätze. Dtsch Arztebl. 2005; *102:* A3264-A3270.

[13] *Harms HK.* Was ist eine Fruchtzuckerunverträglichkeit des Darms oder inkomplette Fruchtzuckerabsorption? DZG Aktuell. 2003; *3:* 16-17.

[14] *Helliwell PA, Richardson M, Affleck J, Kellett GL.* Stimulation of fructose transport across the intestinal brush-border membrane by PMA is mediated by GLUT2 and dynamically regulated by protein kinase C. Biochem J. 2000; *350:* 149-154.

[15] *Hoekstra JH, van den Aker JH.* Facilitating effect of amino acids on fructose and sorbitol absorption in children. J Pediatr Gastroenterol Nutr. 1996; *23:* 118-124.

[16] *Johlin FC Jr, Panther M, Kraft N.* Dietary fructose intolerance: diet modification can impact self-rated health and symptom control. Nutr Clin Care. 2004; *7:* 92-97.

[17] Kamp A, Schäfer C. Ernährungstherapie bei Kohlenhydratmalassimilationen. E&M – Ernährung und Medizin 2009; 24: 24-27.

[18] *Keller J, Franke A, Storr M, Wiedbrauck F, Schirra JGerman Society for Neurogastroenterology and Motility; German Society for Digestive and Metabolic Diseases].* Klinisch relevante Atemtests in der gastroenterologischen Diagnostik -- Empfehlungen der Deutschen Gesellschaft für Neurogastroenterologie und Motilität sowie der Deutschen Gesellschaft für Verdauungs- und Stoffwechselerkrankungen. Z Gastroenterol. 2005; *43:* 1071-1090.

[19] *Ketz A.* Grundriß der Ernährungslehre, 2. Aufl. Jena: VEB Gustav Fischer, 1984: 34.

[20] *Koletzko S, Koletzko B.* Wenn Zucker krank macht: Maldigestion und metabolische Unverträglichkeiten. Akt Ernähr Med. 2006; *31 (Suppl):* S68-S75.

[21] *Layer P, Rosien U.* Praktische Gastroenterologie, 2. Aufl. München: Elsevier, 2004.

[22] *Ledochowski M, Widner B, Bair H, Probst T, Fuchs D; M. Ledochowski, B. Widner, H. Bair.* Fructose- and sorbitol-reduced diet improves mood and gastrointestinal disturbances in fructose malabsorbers. Scand J Gastroenterol. 2000; *35:* 1048-1052.

[23] *Ravich WJ, Bayless TM, Thomas ME.* Fructose: incomplete intestinal absorption in humans. Gastroenterology. 1983; *84:* 26-29.

[24] *Rehner G, Daniel H.* Biochemie der Ernährung, 2. Aufl. Heidelberg: Spektrum, 2002: 24.

[25] *Riemann J, Fischbach W, Galle P.* Mössner J. Gastroenterologie: das Referenzwerk für Klinik und Praxis. Stuttgart: Thieme, 2008: 626.

[26] *Suter P.* Checkliste Ernährung, 2. Aufl. Stuttgart: Thieme, 2005.

[27] *Vonk RJ, Stellaard F, Hoekstra H, Koetse HA.* 13C carbohydrate breath tests. Gut. 1998; *43 (Suppl 3):* S20-S22.

[28] Werfel T, Reese I. Diätetik in der Allergologie. Diätvorschläge, Positionspapiere und Leitlinien zu Nahrungsmittelallergien und anderen Unverträglichkeiten, 2. Aufl. Deisenhofen: Dustri, 2006.

Leitlinie
der DGAKI, GPA und ÄDA

Vorgehen bei Verdacht auf Unverträglichkeit gegenüber oral aufgenommenem Histamin

Leitlinie der Deutschen Gesellschaft für Allergologie und klinische Immunologie (DGAKI), der Gesellschaft für Pädiatrische Allergologie und Umweltmedizin (GPA) und des Ärzteverbandes Deutscher Allergologen (ÄDA)

I. Reese, B.K. Ballmer-Weber, K. Beyer, S. Erdmann, T. Fuchs, J. Kleine-Tebbe, L. Klimek, U. Lepp, M. Henzgen, B. Niggemann, J. Saloga, C. Schäfer, T. Werfel, T. Zuberbier und M. Worm

Entwicklungsstufe
S1

AWMF-Leitlinien-Register-Nummer
061/030

Erstellungsdatum
23. Juni 2011

Gültigkeit
bis 31. Mai 2016

Überprüfung
geplant für 2015

ICD-10-Nummern
T78., T61., K90.4

Arbeitskreis Diätetik in der Allergologie

Einleitung

Nahrungsmittelunverträglichkeiten sind deutlich seltener objektiv nachweisbar als subjektiv empfunden. Insbesondere zum wissenschaftlichen Kenntnisstand nichtallergischer Überempfindlichkeitsreaktionen bestehen große Defizite. Ein Beispiel ist die Histaminunverträglichkeit, die aufgrund der starken Thematisierung in den Medien und im Internet von Betroffenen oftmals als Auslöser ihrer Gesundheitsbeschwerden vermutet wird. Die wissenschaftliche Evidenz für die postulierten Zusammenhänge ist begrenzt, eine verlässliche Laborbestimmung zur definitiven Diagnose nicht vorhanden. Obwohl wissenschaftliche Untersuchungen zur Unverträglichkeit gegenüber exogen zugeführtem Histamin bisher ausschließlich bei Erwachsenen durchgeführt wurden, wird die Diagnose auch bei Kindern und Jugendlichen gestellt, mit oftmals einschneidenden Konsequenzen für den Speiseplan der Betroffenen.

Die vorliegende Leitlinie der Arbeitsgruppe Nahrungsmittelallergie der Deutschen Gesellschaft für Allergologie und klinische Immunologie (DGAKI) in Zusammenarbeit mit dem Ärzteverband Deutscher Allergologen (ÄDA) und der Gesellschaft für Pädiatrische Allergologie und Umweltmedizin (GPA) fasst wichtige Aspekte zur Histaminunverträglichkeit und deren Konsequenzen für die Diagnostik und Therapie zusammen.

Als Ursache von (unspezifischen) Gesundheitsbeschwerden wird häufig eine Unverträglichkeit gegenüber exogen zugeführtem Histamin vermutet, obwohl die wissenschaftliche Datenlage für ein derartiges Krankheitsbild begrenzt ist.

Symptome und Differenzialdiagnosen bei Patienten mit vermuteter Histaminunverträglichkeit

Das Symptomspektrum bei einer Histaminunverträglichkeit kann mehrere Organsysteme betreffen und ist komplex. Als klassische Symptome werden plötzliche Hautrötungen (Flush-Symptomatik) sowie Juckreiz und Rötungen am Körper angegeben. Auch gastrointestinale Symptome wie Übelkeit und/oder Erbrechen bzw. Diarrhö und abdominale Schmerzen werden auf eine Histaminunverträglichkeit zurückgeführt. Seltener, aber ebenfalls möglich, werden respiratorische oder kardiovaskuläre Symptome wie Blutdruckabfall, Schwindel oder Tachykardie beschrieben [4, 11, 21].

Gemäß der umfangreichen klinischen Symptome ist eine breite Differenzialdiagnostik zu berücksichtigen, die u.a. sowohl Hauterkrankungen wie die Urtikaria als auch chronisch entzündliche Darmerkrankungen, Kohlenhydratverwertungsstörungen, die Zöliakie oder allergische Erkrankungen umfasst (Tab. 1).

Tab. 1. Symptome und Differenzialdiagnosen bei Patienten mit vermuteter Histaminunverträglichkeit.

Symptome	Differenzialdiagnose(n)
Flush*	Neuroendokrine Tumoren
Juckreiz*	Urtikaria, Pruritus sine materia, Prurigo
Übelkeit/Erbrechen*	chronisch-entzündliche Darmerkrankungen, Kohlenhydratverwertungsstörungen (Laktoseintoleranz, Fruktosemalabsorption), Zöliakie
Rhinitis*	allergische und nicht allergische Rhinitis
Dyspnoe, Stimmstörung*	allergisches und nicht allergisches Asthma
Tachykardie*, Blutdruckabfall, Schwindel	nahrungsmittelinduzierte Anaphylaxie

*Die Analyse der Symptome in Bezug auf das zeitliche Auftreten gibt wichtige differenzialdiagnostische Hinweise. Nur bei einer zeitlichen Assoziation zur Nahrungsaufnahme (min. < 4 h) besteht ein Verdacht auf Nahrungsmittelunverträglichkeit.

Intoxikation durch biogene Amine am Beispiel Histamin

Histamin ist ein biogenes Amin und wird durch endogene Synthese aus der Aminosäure Histidin gebildet. Endogen gebildetes und vorwiegend in Mastzellen und Basophilen gespeichertes Histamin ist einer der wichtigsten Mediatoren Immunglobulin-E(IgE)-, aber auch nicht-IgE-abhängiger klinischer Reaktionen.

Auch exogen aufgenommene biogene Amine können Unverträglichkeitsreaktionen hervorrufen: Histaminmengen > 100 mg können leichte und > 1.000 mg schwere Intoxikationen auslösen. Am häufigsten tritt eine Histaminintoxikation nach Verzehr von z.B. verdorbenem Fisch – vor allem aus der Familie der *Scombridae* (Thunfisch, Makrele etc.) – auf.

Histamin wird vom Körper abgebaut. Es sind zwei Abbauwege für Histamin bekannt (Abb. 1):

- die Methylierung durch die Histamin-N-Methyltransferase (HNMT) und
- der oxidative Abbau durch die Diaminoxidase (DAO).

Hypothese einer Histaminintoleranz durch Störung im Histaminabbau

Seit Mitte der 80er-Jahre stehen biogene Amine im Verdacht, auch nach Aufnahme geringer Mengen, d.h. unterhalb der Vergiftungsdosis, bei bestimmten Personen Unverträglichkeitsreaktionen hervorzurufen. Die Diskussion beschränkt sich meist auf die Unverträglichkeitsreaktionen gegenüber histaminhaltigen Nahrungsmitteln, obwohl andere biogene Amine (Mono- und Polyamine) wie Cadaverin, Tryptamin, Tyramin, Serotonin, Putrescin, Spermin, Spermidin u.a.) ebenfalls Unverträglichkeitsreaktionen hervorrufen bzw. den Histaminmetabolismus beeinflussen können [3]. Als Pathomechanismus für Reaktionen auf oral aufgenommenes Histamin wird eine Abbaustörung der katabolisierenden Enzyme, vor allem der DAO, vermutet [11].

Der Begriff der „Histaminintoleranz" wurde in Anlehnung an den Begriff der Laktoseintoleranz (Milchzuckerunverträglichkeit infolge eines Mangels an spaltendem Enzym, der Laktase) geprägt. Bislang fehlen jedoch prospektive, kontrollierte Studien, die einen Enzym- und/oder Enzymaktivitätsmangel als Ursache einer Unverträglichkeit gegenüber oral aufgenommenem Histamin sicher belegen. Dabei ist zu berücksichtigen, dass Histamin über zwei Wege abgebaut werden kann (Abb. 1). Zur Diagnose einer „Histaminintoleranz" wurden die Bestim-

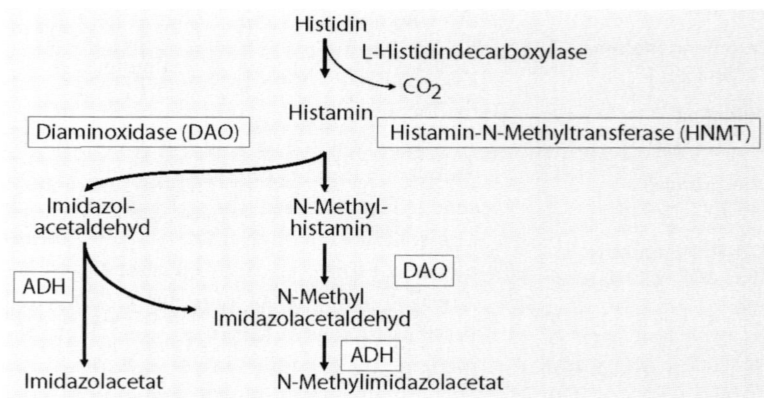

Abb. 1. Abbauwege von Histamin.

mung der DAO-Aktivität (im Serum) und die Bestimmung des Plasmahistaminspiegels bzw. der Methylhistaminkonzentration im Urin vorgeschlagen [4, 11]. Nach der aktuellen Datenlage ist die Diagnose einer Histaminunverträglichkeit anhand einer Messung der DAO-Enzymaktivität im Blut nicht als aussagekräftig anzusehen [7, 19].

Als Ursache einer Unverträglichkeit gegenüber oral aufgenommenem Histamin wird ein gestörter Katabolismus von Histamin infolge eines Diaminoxidasemangels postuliert. Bewiesen ist dieser kausale Zusammenhang bisher nicht.

Bevorzugter Abbau von exogenem Histamin im Darm

Eine diagnostische Aussagekraft kommt möglicherweise der Messung der Enzymaktivität(en) (DAO und ggf. HNMT) in der Darmschleimhaut zu, da diese als wichtigstes Organ zum Abbau exogen zugeführten Histamins gilt. Nach aktuellem Kenntnisstand lassen beim Menschen – im Gegensatz zum Tiermodell – die Konzentrationen der DAO im Blut allerdings keinen Rückschluss auf die Enzymaktivität der DAO im Dünndarm zu[1] [5].

Bedeutung von Medikamenten

Einer Reihe von Medikamenten wurde ein negativer Einfluss auf die histaminabbauenden Enzyme, primär auf die DAO zugeschrieben [15, 16]. Hier werden Medikamente wie Acetylcystein, Metamizol, Verapamil, Metronidazol oder Metoclopramid erwähnt [1, 14]. Die Datenlage zu diesen älteren Berichten ist nach aktueller Literaturrecherche inkonsistent. Weitere Forschungsarbeiten sind erforderlich, um den Einfluss dieser und anderer Medikamente auf die histaminabbauenden Enzyme zu validieren und potenzielle pharmakologische Wechselwirkungen bei exogen zugeführtem Histamin zu ermitteln.

Die Bedeutung bestimmter Medikamente im Hinblick auf die Abbaukapazität der Diaminoxidase gilt es in weiteren Untersuchungen zu validieren.

Abbauwege von Histamin in der Darmschleimhaut

Ob die Bestimmung der DAO-Enzymaktivität der Dünndarmschleimhaut Aufschluss über die Abbaukapazität von exogen zugeführten Histaminmengen gibt, muss durch weitere wissenschaftliche Untersuchungen geklärt werden.

Kuefner et al. [9] zeigten einen Trend für eine erniedrigte DAO-Aktivität in der Kolonschleimhaut von Patienten mit Nahrungsmittelallergien auf, ohne jedoch Signifikanzniveau zu erreichen.

Dagegen war die Aktivität der HNMT deutlich gemindert. Parallel dazu waren die Histaminwerte in der Darmschleimhaut erhöht. Die Autoren sehen die Ursache für den gestörten Histaminmetabolismus im Kolon vor allem in der verminderten HNMT-Aktivität. Der Einfluss von exogen mit der Nahrung zugeführtem Histamin wurde in der Arbeit allerdings nicht untersucht.

Die gleiche Arbeitsgruppe [10] konnte zeigen, dass auch bei Patienten mit Kolonadenom sowohl die Aktivität der DAO als auch noch deutlicher die Aktivität der HNMT in geschädigtem Gewebe erniedrigt sind. Bei diesen Patienten fanden die Autoren gering erhöhte Histaminkonzentrationen im Darmgewebe, allerdings korrelierten diese nicht mit der Enzymaktivität. Es wurde gefolgert, dass das Histamin der Kolonschleimhaut eher durch eine vermehrte Freisetzung als durch einen verminderten Histaminabbau erhöht ist. Der Einfluss exogen zugeführten Histamins wurde nicht untersucht.

Der Abbau von Histamin im Darm erfolgt nicht nur über die Diaminoxidase, sondern möglicherweise auch über die Histamin-N-Methyltransferase.

Histaminkonzentrationen im Plasma

Die Bedeutung der Bestimmung des Histamingehalts im Plasma ist wissenschaftlich umstritten: Giera et al. [2] provozierten Patienten mit vermuteter Histaminunverträglichkeit und Kontrollen mit 75 mg Histamin und Placebo. Der Histaminanstieg im Plasma nach Verumgabe war bei den Patienten mit vermuteter Histaminunverträglichkeit minimal und unterschied sich nicht von dem nach Placebo, auch nicht bei Patienten, die Symptome auf die Provokation zeigten. In

[1]Persöliche Mitteilung Raithel 2009.

der Kontrollgruppe dagegen kam es zu einem deutlichen Histaminanstieg im Plasma nach Verumgabe, allerdings ohne begleitende Symptome.

Methylhistamin im Urin

Die Bestimmung des Methylhistamingehalts im Urin ist kritisch zu hinterfragen, da die Werte für Methylhistamin nicht nur vom Histamin-, sondern auch generell vom Proteinanteil der Nahrung abhängen und auch dann ansteigen, wenn eine eiweißreiche, aber histaminarme Kost gegessen wird [6].

Es gibt bisher keine objektiven Parameter für das Vorhandensein einer Unverträglichkeit gegenüber exogen zugeführtem Histamin.

Orale Provokation mit Histamin – zwischen diagnostischer Schwellendosis und unbeabsichtigter Intoxikation

Die geeignete Methode zur Sicherung einer Histaminunverträglichkeit wäre eine titrierte orale Provokation, die idealerweise in einem doppelblinden placebokontrollierten Provokationstest durchgeführt wird und klinische Parameter als Endpunkt haben sollte. Für die Routineanwendung in der Praxis existiert hierfür bislang kein etabliertes Verfahren. Voraussetzung für eine diagnostisch aussagekräftige orale Provokation ist die Festlegung einer sinnvollen Provokationsdosis. Diese sollte bei einem ausreichend großen Kollektiv von Gesunden keine Reaktionen auslösen und bei vermeintlich Intoleranten die beschriebenen Symptome induzieren. Kommt es zum Auftreten unerwarteter systemischer Reaktionen, die in der Krankengeschichte nicht beschrieben wurden, ist die provozierte Dosis zu hoch.

Die in den bisher vorliegenden Untersuchungen meist gewählte Dosis von 75 mg Histamin löste in einer Studie bei der Hälfte der gesunden Personen Symptome aus [21]. In einer Untersuchung bei Patienten mit atopischer Dermatitis (AD) kam es nach einer Dosis von 0,75 mg/kg KG Histamindihydrochlorid (1 mg Histamin entspricht 1,6 mg Histamindihydrochlorid) bei sieben Patienten und vier Kontrollpersonen zu systemischen Reaktionen, nach einer Dosis von

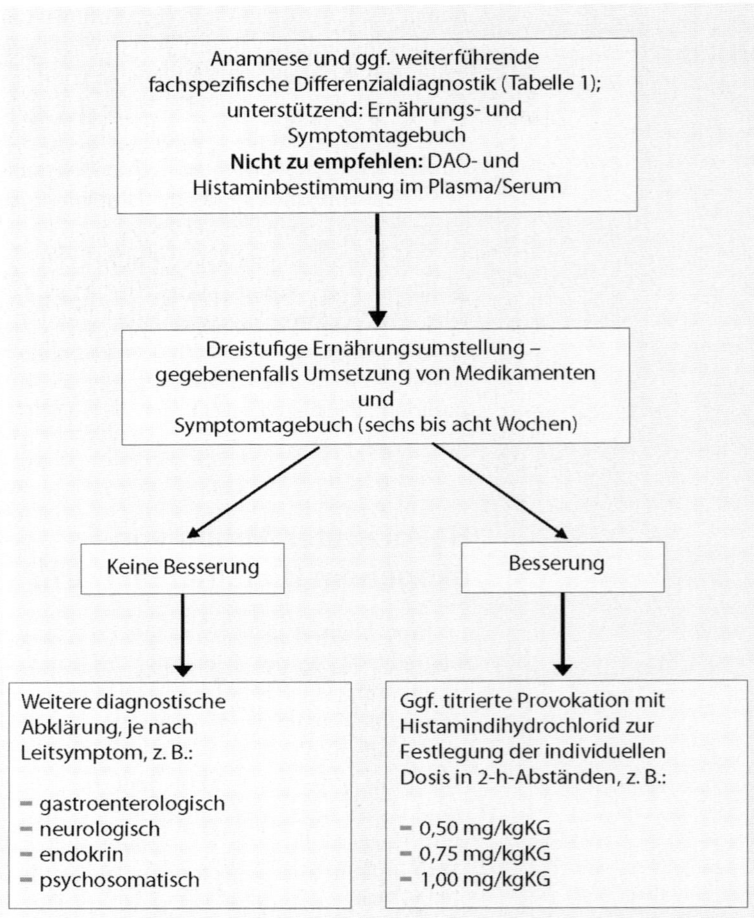

Abb. 2. Vorschlag zum Vorgehen bei Histaminunverträglichkeit.

1,5 mg/kg KG bei 14 AD-Patienten und elf Kontrollen [22]. In beiden Studien haben die Provokationsdosen auch bei gesunden Kontrollen Reaktionen ausgelöst, sodass subtoxische Wirkungen zu vermuten sind. Es ist daher zweifelhaft, ob diese Dosierungen geeignet sind, um überempfindliche Personen zu diagnostizieren.

Als praktikables Vorgehen (Abb. 2) zur Objektivierung des Auftretens von Symptomen nach Histaminaufnahme wird bis zum Vorliegen eines validierten Testsystems folgendes Vorgehen vorgeschlagen: Bei den Patienten sollte zunächst eine dreistufige Ernährungsumstellung (Tab. 2) durchgeführt werden. Anschließend dient eine titrierte Provokation in aufsteigender Dosierung in Zweistundenabständen (z.B. 0,5 mg/kg KG, 0,75 mg/kg KG bis 1,0 mg/kgKG) mit His-

Tab. 2. Phasen der dreistufigen Ernährungsumstellung.

Phase	Ziel	Empfehlung	Dauer
1: Karenz	weitestgehende Beschwerdereduktion	histaminarme Kost durch Beschränkung der Zufuhr an biogenen Aminen, insbesondere der Histaminzufuhr; Nährstoffoptimierung; Veränderung der Mahlzeitenzusammensetzung; Prinzipien der leichten Vollkost	10 bis 14 Tage
2: Testphase	Erweiterung der Nahrungsmittelauswahl unter Berücksichtigung individueller Einflussfaktoren (Stress, Menstruation, Medikamenteneinnahme etc.)	gezielte Wiedereinführung histaminreicher Nahrungsmittel unter Beachtung der individuellen Kostvorgaben des Patienten; strikte Diätvorgaben „aufweichen"; Ermittlung der individuellen Histaminverträglichkeit	bis zu 6 Wochen
3: Dauerernährung	dauerhafte bedarfsdeckende Nährstoffzufuhr; hohe Lebensqualität	individuelle Ernährungsempfehlungen, die sich an der individuellen Histaminverträglichkeit unter der Berücksichtigung exogener Einflussfaktoren orientieren	

tamindihydrochlorid dazu, die individuell verträgliche Dosis festzulegen. Eine titrierte Histaminprovokation muss unter ärztlicher Aufsicht erfolgen, da systemische Reaktionen wie Übelkeit oder Erbrechen bis zu vorübergehenden Kreislaufdysregulationen auftreten können. In der Regel treten diese Symptome kurzfristig auf und können durch die Gabe von Antihistaminika beherrscht werden.

Allerdings muss berücksichtigt werden, dass die individuelle Empfindlichkeit sehr stark schwanken kann und zahlreiche Begleitfaktoren einen Einfluss auf die Darmpermeabilität haben können, unter anderem:

- die Einnahme von Acetylsalicylsäure, anderen nichtsteroidalen Antiphlogistika und weiteren Medikamenten,
- verschiedene – vor allem entzündliche – Darmerkrankungen,
- gleichzeitiger Alkoholgenuss,
- der Hormonstatus
- sowie wahrscheinlich auch die Zusammensetzung der Darmflora und weitere Faktoren.

Eine geeignete Histamindosis kann zur Durchführung oraler Provokationstestungen aufgrund fehlender Daten derzeit nicht vorgeschlagen werden. Bis dahin können titrierte Provokationen zur Abschätzung der individuell verträglichen Dosis wichtige Hinweise auf das mögliche Vorliegen einer Histaminabbaustörung geben.

Variabler Histamingehalt in Nahrungsmitteln

Die Diagnostik und Therapie einer Histaminunverträglichkeit ist dadurch erschwert, dass der Histamingehalt in Nahrungsmitteln in Abhängigkeit von Reifegrad, Lagerdauer und Verarbeitung stark schwankt. Folglich können die enthaltenen Histaminmengen trotz gleicher Sortenwahl sehr unterschiedlich sein. So schwankt beispielsweise der Gehalt von Histamin in Emmentaler Käse von < 0,1 – 2.000 mg/kg oder der Gehalt in geräucherter Makrele von < 0,1 – 1.788 mg/kg [13]. Daher ist es schwierig, den Histamingehalt einzelner Mahlzeiten abzuschätzen.

Darüber hinaus sind einige der vorliegenden diätetischen Empfehlungen nicht wissenschaftlich belegt. So werden beispielsweise in vielen gängigen histaminarmen Kostformen Nahrungsmittel verboten, die kein Histamin enthalten (z.B. Hefe), oder es wird geraten, sogenannte „Histaminliberatoren" (pharmakologisch aktive Substanzen, die eine Histaminausschüttung bewirken) zu meiden, ohne dass deren Existenz in Lebensmitteln bzw. ihre klinische Bedeutung für das Auftreten von Nahrungsmittelunverträglichkeiten sicher belegt ist[2] [20]. Die inkonsistente Datenlage zu biogenen Aminen in Nahrungsmitteln erschwert sichere Empfehlungen zur Diagnosestellung und Festlegung therapeutischer Maßnahmen.

Der Histamingehalt von Nahrungsmitteln unterliegt – auch bei gleicher Sortenwahl – je

[2]Brief der Versuchsanstalt der Hefeindustrie, 2006.

nach Reifegrad, Lagerdauer oder bestimmten Verarbeitungsprozessen starken Schwankungen und erschwert damit die Diagnosestellung und Beratung.

Histaminunverträglichkeit oder Histaminintoleranz

Zusammenfassend ist zum jetzigen Zeitpunkt nicht gesichert, ob eine individuelle Empfindlichkeit auf oral zugeführtes Histamin als Krankheitsbild einer „Histaminintoleranz" im Sinne eines Enzymdefekts bezeichnet werden kann. Möglicherweise handelt es sich weniger um ein isoliertes Krankheitsbild als vielmehr um einen „Symptomenkomplex, der nur in einzelnen Fällen auf oral aufgenommenes Histamin allein zurückgeführt werden kann" [8]. Folglich sind anamnestisch beschriebene Symptome auf geringe Mengen von Histamin häufig nicht reproduzierbar [8]. Es ist möglich, dass es bei Betroffenen nur unter bestimmten Begleitumständen (s. oben) zu Beschwerden kommt. In diesem Zusammenhang könnte eine Veränderung der Dünndarmpermeabilität als Voraussetzung für die Entstehung von Symptomen bedeutsam sein.

Wir schlagen vor, dass bis zur Klärung des zugrunde liegenden Pathomechanismus für Reaktionen auf sehr geringe Histaminmengen, d.h. weit unterhalb der toxikologisch relevanten Dosis, der Begriff der Histaminunverträglichkeit bevorzugt wird.

Einflussfaktoren, die die Empfindlichkeit gegenüber Histamin erhöhen, können verschiedenster Art sein. Bei weiblichen Patienten wurde prämenstruell vermehrt über Beschwerden berichtet [11]. Aber auch diätetische Faktoren wie die Lebensmittelauswahl oder die Zusammensetzung der Mahlzeiten sowie die Mahlzeitenabstände können das Beschwerdebild beeinflussen.

Die bisherigen Erfahrungen (z.B. im Rahmen individueller Ernährungstherapien) zeigen, dass sich die Verträglichkeit von Histamin und biogenen Aminen durch eine dreistufige Kostumstellung (Tab. 2) erhöhen lässt. Inwieweit durch eine Veränderung der Ernährung tatsächlich biologische Effekte erzielt und der natürliche Verlauf der Unverträglichkeit beeinflusst werden bzw. wie stark psychologische Effekte durch eine kompetente Beratung erzielt werden, muss in kontrollierten Untersuchungen abgegrenzt und weiter untersucht werden.

Das beschriebene Vorgehen (Abb. 2) wird aufgrund des eingeschränkten Wissens über den Pathomechanismus einer Histaminunverträglichkeit empfohlen, um pauschale, restriktive und dauerhafte histaminarme Diätformen, die die Lebensqualität der Patienten unnötig einschränken, zu vermeiden.

Eine diagnostische Abklärung, verbunden mit einer individuellen Ernährungstherapie, die vor allem die Nährstoffoptimierung im Fokus hat und die Patienten zu einer sicheren Abgrenzung des Beschwerdebilds hinführt, ist gegenüber pauschalen, restriktiven Diätformen zu bevorzugen.

Praktisches Vorgehen im Alltag

Auch ohne Kenntnis des zugrunde liegenden Pathomechanismus können Patienten bei Verdacht auf eine Histaminunverträglichkeit im Hinblick auf ein verändertes Ernährungsverhalten sinnvoll beraten werden. Vorab sollten allerdings mögliche Differenzialdiagnosen (Nahrungsmittelallergien, Kohlenhydratverwertungsstörungen, entzündliche Veränderungen der Darmschleimhaut etc.) abgeklärt und ggf. therapiert werden. Bleibt der Verdacht einer Histaminunverträglichkeit bestehen, können anhand eines Symptom- und Ernährungstagebuchs verdächtige Mengen biogener Amine individuell eingegrenzt und Begleitumstände, die eine Überempfindlichkeit induzieren bzw. fördern, identifiziert werden.

Bedeutung von Antihistaminika

Doppelblinde placebokontrollierte prospektive Studien zur Wirksamkeit von Histaminrezeptor-Typ-1(H1)- und Histaminrezeptor-Typ-2(H2)-Blockern bei einer Unverträglichkeit von exogen zugeführtem Histamin liegen nicht vor. Jedoch ergibt sich aus dem Wirkmechanismus der Medikamente, dass sie zur Behandlung einzelner Symptome (z.B. Flush durch H1-Blocker oder Übelkeit/Erbrechen durch H2-Blocker) geeignet sein sollten – zumindest im Rahmen akuter Belastungen (massive Diätfehler, z.B. bei Feierlichkeiten, oder Scromboidvergiftung) [12, 17, 18]. Es ist als pragmatisches Vorgehen denkbar, Patienten mit einer vermuteten Histaminunverträglichkeit über einen definierten Zeitraum mit H1/H2-Rezeptorblockern zu behandeln, um zu überprüfen, ob sich das Beschwerdebild verändert.

Schlussfolgerungen

Zusammenfassend zeigen die vorliegenden Ausführungen, dass die Diagnose einer Histaminunverträglichkeit bislang ausschließlich klinisch erfolgt, ohne dass aussagekräftige Laborparameter zur Verfügung stehen. Das therapeutische Vorgehen orientiert sich an der individuellen Verträglichkeit der Betroffenen. Pauschale Einschränkungen der Nahrungsmittelauswahl sind lediglich diagnostisch von Bedeutung, stellen aber langfristig keine Hilfe für betroffene Patienten dar.

Ausblick

Es sind weitere Forschungsarbeiten notwendig, um die Bedeutung der Messung von Biomarkern, Einflussfaktoren der Darmfunktion und -barriere sowie Konzentrationen zur pharmakologischen Wirkung von Histamin aufzuklären. Bis dahin kann mittels einer fachkompetenten Ernährungsberatung vermieden werden, dass Patienten Kostformen umsetzen, die zu einer unnötigen Einschränkung der Lebensqualität führen.

Beteiligte Gesellschaften

- Deutsche Gesellschaft für Allergologie und klinische Immunologie (federführende Fachgesellschaft),
- Gesellschaft für Pädiatrische Allergologie und Umweltmedizin,
- Ärzteverband Deutscher Allergologen (mitbeteiligte Gesellschaften).

Verfahren zur Leitlinien-Entwicklung

Literaturrecherche, Konsensus von Experten.

Adressaten der Leitlinie (Anwenderzielgruppe)

Allergologen, Ärzte, die Patienten mit Nahrungsmittelunverträglichkeiten behandeln, Ernährungsfachkräfte.

Versorgungssektor und Patientenzielgruppe

Ambulant, Nahrungsmittelunverträglichkeit.

Koordinator

Prof. Dr. med. Margitta Worm.

Erklärung zum Interessenkonflikt

Die Autoren erklären, dass kein Interessenkonflikt vorliegt.

Literatur

[1] *Befani O, Shiozaki TS, Turini P, Gerosa P, Mondovi B.* Inhibition of diamine oxidase activity by metronidazole. Biochem Biophys Res Commun. 1995; *212:* 589-594.
[2] *Giera B, Straube S, Konturek P, Hahn EG, Raithel M.* Plasma histamine levels and symptoms in double blind placebo controlled histamine provocation. Inflamm Res. 2008; *57 (S1):* 1-2.
[3] *Häberle M.* Biogene Amine – Klinische und lebensmittelchemische Aspekte. Zbl Haut. 1987; *153:* 157-168.
[4] *Jarisch R.* Histamin-Intoleranz. Histamin und Seekrankheit. 2. Aufl. Stuttgart: Georg Thieme, 2004.
[5] *Leserbrief JR.* Allergologie. 2009; *32:* 41-42.
[6] *Keyzer JJ, Breukelman H, Wolthers BG, van den Heuvel M, Kromme N, Berg WC.* Urinary excretion of histamine and some of its metabolites in man: influence of the diet. Agents Actions. 1984; *15:* 189-194.
[7] *Kofler H, Aberer W, Deibl M, Hawranek T, Klein G, Reider N, Fellner N.* Diamine oxidase (DAO) serum activity: not a useful marker for diagnosis of histamine intolerance. Allergologie. 2009; *32:* 105-109.
[8] *Komericki P, Klein G, Hawranek T, Land R, Reider N, Strimitzer T, Kranzelbinder B, Aberer W.* Oral verabreichte Diaminoxidase (DAO) bei Patienten mit Verdacht auf Histamin-Intoleranz. Allergologie. 2008; *31:* 190.
[9] *Kuefner MA, Schwelberger HG, Weidenhiller M, Hahn EG, Raithel M.* Both catabolic pathways of histamine via histamine-N-methyl-transferase

and diamine oxidase are diminished in colonic mucosa of patients with food allergy. Inflamm Res. 2004; *53:* 31-32.

[10] *Kuefner MA, Schwelberger HG, Hahn EG, Raithel M.* Decreased histamine catabolism in the colonic mucosa of patients with colonic adenoma. Dig Dis Sci. 2008; *53:* 436-442.

[11] *Maintz L, Novak N.* Histamine and histamine intolerance. Am J Clin Nutr. 2007; *85:* 1185-1196.

[12] *Morrow JD, Margolies GR, Rowland J, Roberts LJ II.* Evidence that histamine is the causative toxin of scombroid-fish poisoning. N Engl J Med. 1991; *324:* 716-720.

[13] *Pechanek U, Pfannhauser W, Woidich H.* Untersuchung über den Gehalt biogener Amine in vier Gruppen von Lebensmitteln des österreichischen Marktes. Z Lebensm Unters Forsch. 1983; *176:* 335-340.

[14] *Sandilands EA, Bateman DN.* Adverse reactions associated with acetylcysteine. Clin Toxicol (Phila). 2009; *47:* 81-88.

[15] *Sattler J, Lorenz W.* Intestinal diamine oxidases and enteral-induced histaminosis: studies on three prognostic variables in an epidemiological model. J Neural Transm Suppl. 1990; *32:* 291-314.

[16] *Sattler J, Häfner D, Klotter HJ, Lorenz W, Wagner PK.* Food-induced histaminosis as an epidemiological problem: plasma histamine elevation and haemodynamic alterations after oral histamine administration and blockade of diamine oxidase (DAO). Agents Actions. 1988; *23:* 361-365.

[17] *Steinbrecher I, Jarisch R.* Histamin und Kopfschmerz. Allergologie. 2005; *28:* 84-91.

[18] *Taylor SL, Eitenmiller RR.* Histamine food poisoning: toxicology and clinical aspects. Crit Rev Toxicol. 1986; *17:* 91-128.

[19] *Töndury B, Wüthrich B, Schmid-Grendelmeier P, Seifert B, Ballmer-Weber B.* Histaminintoleranz: Wie sinnvoll ist die Bestimmung der Diaminoxidase-Aktivität im Serum in der alltäglichen klinischen Praxis? Allergologie. 2008; *31:* 350-356.

[20] *Vlieg-Boerstra BJ, van der Heide S, Oude Elberink JNG, Kluin-Nelemans JC, Dubois AEJ.* Mastozytosis and adverse reactions to biogenic amines and histamine-releasing foods: what is the evidence? Neth J Med. 2005; *63:* 7.

[21] *Wöhrl S, Hemmer W, Focke M, Rappersberger K, Jarisch R.* Histamine intolerance-like symptoms in healthy volunteers after oral provocation with liquid histamine. Allergy Asthma Proc. 2004; *25:* 305-311.

[22] *Worm M, Fiedler EM, Dölle S, Schink T, Hemmer W, Jarisch R, Zuberbier T.* Exogenous histamine aggravates eczema in a subgroup of patients with atopic dermatitis. Acta Derm Venereol. 2009; *89:* 52-56.